V&R

Kritische Studien
zur Geschichtswissenschaft

Herausgegeben von
Helmut Berding, Dieter Gosewinkel, Jürgen Kocka,
Paul Nolte, Hans-Peter Ullmann, Hans-Ulrich Wehler

Band 197

Vandenhoeck & Ruprecht

Stephanie Neuner

Politik und Psychiatrie

Die staatliche Versorgung
psychisch Kriegsbeschädigter
in Deutschland 1920 – 1939

Vandenhoeck & Ruprecht

Bibliografische Information der Deutschen Nationalbibliothek

Die Deutsche Nationalbibliothek verzeichnet diese Publikation in der
Deutschen Nationalbibliografie; detaillierte bibliografische Daten sind
im Internet über http://dnb.d-nb.de abrufbar.

ISBN 978-3-525-37020-9
ISBN 978-3-647-37020-0 (E-Book)

Umschlagabbildung: Kriegsbeschädigte in einem Zuge zu einer Versammlung auf dem
Wittenbergplatz in Berlin, 1919 © ullstein bild – Haeckel

Gedruckt mit Unterstützung der Gerda Henkel Stiftung, Düsseldorf und der Geschwister
Boehringer Ingelheim Stiftung für Geisteswissenschaften in Ingelheim am Rhein.

© 2011 Vandenhoeck & Ruprecht GmbH & Co. KG, Göttingen /
Vandenhoeck & Ruprecht LLC, Oakville, CT, U.S.A.
www.v-r.de

Druck und Bindung: ⊕ Hubert & Co, Göttingen

Gedruckt auf alterungsbeständigem Papier.

Inhalt

Vorwort

Dieses Buch ist die überarbeitete Fassung meiner Dissertation, die im Frühjahrstrimester 2009 an der Universität der Bundeswehr in München angenommen wurde.

Die Entstehung der vorliegenden Studie hat meine Doktormutter Prof. Merith Niehuss mit großem Engagement gefördert. Sie hat mich stets sicher durch die Untiefen des Promovierens gelotst. Für die Übernahme des Zweitgutachtens danke ich Prof. Margit Szöllösi-Janze. Die Gespräche mit ihr über die wissenschaftsgeschichtlichen Dimensionen meines Themas waren für mich sehr bereichernd.

Die Dissertation wurde durch ein Stipendium des Freistaates Bayern zur Förderung des künstlerischen und wissenschaftlichen Nachwuchses sowie von der Gerda Henkel Stiftung finanziell unterstützt. Dank dieser Förderung konnte ich ausgedehnte Archivrecherchen realisieren sowie das Manuskript konzentriert fertigstellen. Die Gerda Henkel Stiftung hat durch einen großzügigen Druckkostenzuschuss das Erscheinen dieses Buches ermöglicht. Die Arbeit wurde zudem gedruckt mit Hilfe der Geschwister Boehringer Ingelheim Stiftung für Geisteswissenschaften in Ingelheim am Rhein. Für die Aufnahme in die Reihe der Kritischen Studien zur Geschichtswissenschaft möchte ich mich bei den Herausgebern herzlich bedanken. Für die freundliche Betreuung im Verlag Vandenhoeck & Ruprecht gilt mein Dank Daniel Sander.

In den Jahren, in denen dieses Buch entstanden ist, habe ich vielerorts große Hilfe und Unterstützung erfahren. Dazu gehörten selbstverständlich die Mitarbeiter und Mitarbeiterinnen der besuchten Archive, die sich geduldig mit meinen Wünschen befassten und mir den Weg durch Aktenüberlieferungen wiesen. Insbesondere möchte ich den Benutzungsdiensten der Bayerischen Staatsbibliothek danken; der Allgemeine Lesesaal wurde über die Jahre zum vertrauten Ort, an dem es sich gut arbeiten ließ.

Dieses Buch ist in München, Berlin, Köln und Dresden entstanden. In all diesen Städten haben mich Freunde und Kollegen mit offenen Armen empfangen und mich in vielerlei Hinsicht sehr unterstützt. Sie haben ganz wesentlich dazu beigetragen, dass die Zeit der Dissertation mit vielen schönen Erinnerungen verbunden ist. Mein besonderer Dank gilt Dr. Sarah Hadry, die meine Promotionsphase vom ersten bis zum letzten Moment durch ihren Humor und ihre Zuversicht bereichert hat. Dr. Hans-Georg Hofer und Dr. Gerrit Hohendorf haben mir wichtige inhaltliche Anregungen gegeben und Licht ins Dunkel gebracht, wann immer ich Fragen hatte. Für psychiatrische Expertise und technischen Support danke ich meiner Schwester Dr. Irene Neuner und Axel Dubbert. Für Korrekturen und Kritik gilt mein Dank insbesondere Dr. Ulrike Lindner, Dr. Philippa Söldenwagner, Claudia Reitinger und Philip Eicker.

Meinen Eltern, die die Promotion immer vertrauensvoll begleitet haben, danke ich von ganzem Herzen. Gençer Çağlayan war in dieser Zeit immer an meiner Seite, auch wenn wir viel zu oft nicht an einem Ort waren.

Dresden, Februar 2011   Stephanie Neuner

Einleitung

Am 19. Mai 1927 schilderte die Tageszeitung Germania ihren Lesern eine bizarre Szenerie aus dem Alltagsgeschäft des staatlichen Versorgungswesens: Vor dem Reichsversorgungsgericht versuchten körperlich entstellte und psychisch versehrte Kriegsveteranen in geradezu verzweifelter Manier ihren Rentenanträgen ein letztes Mal Nachdruck zu verleihen. Mit einem gedanklichen Blick aus den Sitzungssälen des – unweit des Berliner Lustgartens – gelegenen Reichsversorgungsgerichts resümierte der Autor des Artikels:

Hier wird noch immer der Krieg liquidiert und hier kann man das wahre Gesicht des Krieges kennen lernen. Wer sich an Stahlhelmparaden im Lustgarten begeistert, der sollte auch einmal einige Stunden in den Verhandlungssälen des Reichsversorgungsgerichts sitzen.[1]

Die so eindrucksvoll entworfene Dichotomie zwischen der sichtbaren Zerstörung von Geist und Körper als Spiegelbild des brutalen Frontalltags des Weltkrieges und dem erneuten Zelebrieren eines militärischen Habitus in der Hauptstadt verdeutlicht recht bildhaft die gespaltene Erinnerung an den Ersten Weltkrieg in Deutschland nach 1918.[2] Zudem verwies der Autor auf ein wesentliches Merkmal der politischen Kultur und Gesellschaft der Weimarer Zeit: Wiewohl der Erste Weltkrieg im November 1918 zu Ende war, tobte er über den Waffenstillstand und die Versailler Friedensverhandlungen hinaus als »Krieg in den Köpfen« weiter.[3] Die Verortung der militärischen Niederlage samt ihrer katastrophalen wirtschaftlichen, soziokulturellen und politischen Konsequenzen im kollektiven Gedächtnis aktivierte mannigfaltige Bewältigungsstrategien und generierte zutiefst divergierende Erinnerungskulturen.[4]

---

1 BArch R 116/254, Anonym, Auf dem Reichsversorgungsgericht in Berlin, in: Germania. Zeitung für das deutsche Volk am 19. Mai 1927, o. S.

2 Zur Symbolik der Kriegsversehrten nach 1918 vgl. *Kienitz*, Beschädigte Helden, S. 23–27; *Ziemann*, Die Konstruktion des Kriegsveteranen.

3 Zur missglückten gesamtgesellschaftlichen Demobilisierung nach 1918 siehe *Horne*. Trotz erfolgreicher wirtschaftlicher und personeller Demobilmachung belasteten die Nachwirkungen des Ersten Weltkriegs langfristig die Wirtschaft und vor allem die politische Kultur der Weimarer Republik erheblich. Die gesellschaftliche Auseinandersetzung um die »Kriegsschuld«, den Versailler Friedensvertrag oder die »Dolchstoßlegende« ließen zudem erkennen, dass es nicht gelungen war, eine umfassende »kulturelle Demobilmachung« zu erreichen. Zur Erinnerungsgeschichte des Ersten Weltkrieges in Kultur und Gesellschaft vgl. die einschlägigen Veröffentlichungen von *Krumeich*, Versailles 1919; *Winter*, The Great War; *Ulrich*, Die umkämpfte Erinnerung. Obwohl Krieg sicherlich als eine kollektive Erfahrung gelten kann, für die Staat und Gesellschaft verantwortlich sind, bleibt eine kollektive soziale Verarbeitung des kriegsbedingten, individuellen psychischen Leidens zumeist aus. Vgl. *Summerfield*, S. 233 f.

4 Die Wahrnehmung und Interpretation der Vergangenheit bildet die Grundlage für individuelle

11

Nicht weniger langfristig als der Erste Weltkrieg das öffentliche Bewusstsein nach 1918 prägte, blieb auch dem Einzelnen das eigene Kriegserlebnis im Gedächtnis. Auf der individuellen Ebene manifestierten sich die Kriegserfahrungen alsbald in Erinnerungen und erfuhren abhängig von Biografik und persönlicher Verarbeitungsweise ihre spezifische Ausprägung.[5] Die Herausforderung, das Erlebte zu bewältigen, betraf auf ganz spezielle Weise jene Männer, die während des Krieges psychische Verwundungen erlitten und über dessen Ende hinaus mit den gesundheitlichen und sozioökonomischen Auswirkungen ihrer psychischen Versehrtheit zu kämpfen hatten. Ihre persönliche Erinnerung an das Geschehene stand zwar stets neben gesellschaftspolitisch weit wirkungsmächtigeren Vergangenheitsentwürfen, aber auch ihre »Geschichte« konnte die öffentliche Bühne betreten, sobald sie auf Grund des 1920 erlassenen Reichsversorgungsgesetzes Versorgungsansprüche beantragten. Die Erinnerung psychisch Versehrter an das im Krieg Erlebte stand dann plötzlich inmitten politischer Debatten und fachwissenschaftlicher Diskurse. Auf eben dieses Szenario verwies der Artikel, der 1927 in der *Germania* erschien. Denn er benannte das konkrete Setting, in dem das Spannungsverhältnis zwischen unterschiedlichen Erinnerungsmustern und Bewertungen der Kriegserfahrung zum Tragen kam: Vor dem Reichsversorgungsgericht trafen bei der Verhandlung der Versorgungsansprüche psychisch versehrter Weltkriegsteilnehmer medizinische und juristische Deutungsmuster zur Frage aufeinander, was der Mensch angesichts existenzieller Gewalterfahrungen im Krieg aushalten konnte, welche psychische Reaktion auf das Erlebte als normal oder anormal zu gelten hatte und inwieweit der Staat auch die wirtschaftlichen Nachteile durch kriegsbedingte psychische Versehrtheit entschädigen musste. In diesem Verfahren die individuell divergenten »subjektiven« Kriegserfahrungen und das damit verbundene psychische Leid der Versehrten anhand fachwissenschaftlicher Normen »objektivieren« zu wollen, um zu einem Urteil über den Rentenanspruch zu gelangen, beschreibt die grundsätzliche Problematik der Verhandlungen um das Kriegstrauma. Die Versorgungsfrage psychisch Kriegsbeschädigter gehörte daher zu den am schwierigsten greifbaren und gerade deswegen auch umstrittensten Gebieten der Sozialversicherung der Weimarer Zeit.

Die vorliegende Studie analysiert die staatliche Versorgungspolitik gegenüber psychisch Kriegsbeschädigten zwischen 1920 und 1939. Die Berentung psychisch versehrter Soldaten durch den Weimarer Staat und die Entziehung der Versorgung durch den NS-Staat bilden dabei den inhaltlichen Leitfaden.

---

und kollektive Identitätskonzepte. Harald Welzer bezeichnet die Vergangenheitsbildung als »soziales Gedächtnis«. Vgl. *Welzer*, S. 11. Zum Themenkomplex des »kulturellen« und »kollektiven« Gedächtnisses siehe außerdem *Assmann*, Erinnerungskultur; *Burke*; *Gilles*.

5 Zur perspektivischen Erinnerung siehe *Assmann*, Wie wahr sind Erinnerungen?, S. 113 f., S. 117 f.; zur Bearbeitung des psychischen Traumas im Sinne eines »verletzten Gedächtnisses« durch die interdisziplinäre Gedächtnisforschung siehe *Siegel*, S. 34 f., S. 40 f.; vgl. außerdem *Bronfen u. a.*

Die vorliegende Studie sucht das Thema, das sich an der Schnittstelle zwischen Politik-, Sozial-, Rechts- und Medizingeschichte befindet, interdisziplinär und multiperspektivisch zu fassen und widmet sich auf diese Weise einem bislang vernachlässigten Gebiet der Geschichte der Sozialpolitik in der Zwischenkriegszeit. Mittels dieser methodischen Herangehensweise sowie der Wahl des weit gestreckten Untersuchungszeitraums liefert die Untersuchung neue Erkenntnisse zur Geschichte des psychischen Traumas und der sozialmedizinischen Begutachtung sowie zur Interaktion zwischen Politik, Justiz und Wissenschaft in Weimarer Republik und Nationalsozialismus.

Im Zentrum des Erkenntnisinteresses stehen die sozialpolitischen und wissenschaftlichen Konzeptionen, die den Umgang mit psychisch Kriegsbeschädigten determinierten. Im Sinne einer politischen Kulturgeschichte wird die Versorgungspolitik als »kommunikativer Prozess«[6] aufgefasst.[7] Die in der Kompensationsfrage bei psychischen Störungen involvierten Akteure – Mediziner, Juristen, Verwaltungsangestellte und Kriegsversehrte – werden daher in ihren eng aufeinander bezogenen »Denkstilen«, Deutungsansprüchen und Handlungen dargestellt. Dieser methodische Zugriff schließt die Sichtweisen der betroffenen Versehrten ein. Sie ergänzen die Darstellung der Entschädigungspolitik von »oben« durch den Blick von »unten« und liefern so wertvolle Erkenntnisse über die konkreten sozioökonomischen Implikationen der Versorgungspolitik für die Betroffen sowie zu ihrer persönlichen Wahrnehmung des Berentungsprozesses.

Die Untersuchung nimmt die Entschädigungspolitik sowohl auf der Ebene ihrer Formulierung als auch Implementierung im Versorgungsalltag in den Blick.[8] Die methodische Relevanz zwischen der Entwicklung versorgungspolitischer Richtlinien im für die Kriegsbeschädigtenversorgung zuständigen Reichsarbeitsministerium einerseits sowie der konkreten Umsetzung dieser Normen durch Ärzte, Verwaltung und Rechtsprechung andererseits zu unterscheiden, ergibt sich aus dem Erkenntnisinteresse, die Aushandlungsprozesse zwischen Politik, Medizin und Justiz über die Entschädigungswürdigkeit psychischer Störungen herauszuarbeiten.[9] Der Fokus auf den Prozesscha-

---

6 Ute Frevert möchte neben Staats- und Verwaltungstätigkeiten auch soziale Gruppen und deren politische Handlungsspielräume in den Blick nehmen, um das Konstrukt des Politischen zu untersuchen. *Frevert*, Neue Politikgeschichte, S. 13.

7 Zur aktuellen Diskussion um eine Neuausrichtung der Politikgeschichte siehe außerdem *Kraus u. Nicklas*, S. 1–14; *Mergel*; *Lepenies*.

8 In diesem Zusammenhang sind die Konzepte der soziologischen Implementationsforschung der 1980er Jahre immer noch einschlägig. Vgl. *Mayntz*, Die Implementation politischer Programme.

9 Das Verwaltungshandeln zu untersuchen ist in diesem Kontext unerlässlich, da eine bloße Fixierung auf die Formulierungsebene keine Anhaltspunkte für die faktische Kompensationspolitik liefern kann. Bisherige Arbeiten zur Kriegs- und Nachkriegspsychiatrie ließen diese methodische Herangehensweise vermissen, weswegen es nicht zuletzt zu unscharfen Schlüssen kam, was den Interaktionsprozess zwischen Politik und Psychiatrie sowie insbesondere den Durchsetzungsgrad psychiatrischer Wissensbestände in der Versorgungspraxis anbelangt. *Riedesser u. Verderber*, S. 92; *Killen*, S. 201, S. 220; *Kloocke u. a.*, S. 53. *Thomann u. Rauschmann*, S. 116 f.

rakter mehrstufiger Politikumsetzung birgt zudem den Vorteil in sich, sowohl die Regulativen der Reichsversorgung als auch die psychiatrischen Erklärungsmuster und juristischen Grundsätze im Berentungsalltag auf den Grad ihrer Durchsetzungsfähigkeit hin untersuchen zu können.[10] Auf diese Weise lassen sich zum einen der Wirkungsbereich wissenschaftlicher Konzeptionen bei der Beurteilung der Versorgungsansprüche bestimmen; zum anderen können verfahrensrechtliche Hemmnisse und innerwissenschaftliche Konfliktlinien definiert werden, welche diese Einflussnahme – abhängig vom politischen System – regulierten.

Die Untersuchung spannt einen Bogen vom Deutschen Kaiserreich über die Zeit der Weimarer Republik bis zur nationalsozialistischen Diktatur der Jahre 1933 bis 1939 und reflektiert den Untersuchungsgegenstand somit vor drei unterschiedlichen politischen Systemen. Der zeitliche Schwerpunkt der Analyse liegt trotz des Rückgriffs auf die Zeit des Ersten Weltkrieges auf der Zwischenkriegszeit von 1920 bis 1939. Im Hinblick auf die Hauptakteure der Entschädigungspolitik – Politik, Justiz und Wissenschaft – lassen sich so die Kontinuitäten und Brüche innerhalb des komplexen Wirkungsgefüges der Formulierung und Implementierung versorgungspolitischer Maßnahmen gegenüber psychisch Kriegsversehrten nachvollziehen.

Die vorliegende Untersuchung legt dar, dass psychisch versehrte Kriegsteilnehmer nach 1918 quantitativ wie qualitativ ein enormes Problempotenzial für die Weimarer Kriegsbeschädigtenpolitik darstellten. Aus der Sicht der politischen Entscheidungsträger erwies sich die Versorgung psychisch Kriegsbeschädigter als diffiziles Terrain. Sie galt manchen Zeitgenossen sogar als das Kernproblem der gesamten Kriegsbeschädigtenversorgung.[11] Die Berentungsfrage bei psychischen Störungen, die oftmals schlagwortartig als »Neurosenfrage« zusammengefasst wurde, stand in der Weimarer Republik nicht nur für einen heftig, mitunter polemisch geführten medizinisch-juristischen Diskurs; die Debatte um die Entschädigungswürdigkeit psychischer Störungen beinhaltete nichts weniger als eine Grundsatzdebatte über das soziale Sicherungsnetz und den solidarischen Gedanken, der das Fundament des Wohlfahrtsstaates darstellte.

Die »Neurosenfrage« stand in der zeitgenössischen Wahrnehmung in zweierlei Hinsicht für ein als bedrohlich empfundenes sozialpolitisches Krisenszenario: Zum einen befürchteten Politiker wie Psychiater eine massenhafte Anzahl von Rentenanträgen psychisch Versehrter. Ärzte hatten während des Ersten Weltkrieges über eine halbe Million psychische Erkrankungen bei Soldaten diagnostiziert. Trotz intensiver kriegspsychiatrischer Bemühungen,

---

10 Die Soziologin Renate Mayntz hat hervorgehoben, dass je mehr unterschiedliche Instanzen und konkurrierende Deutungen innerhalb der Politikumsetzung existieren, die Wahrscheinlichkeit einer puren Adaption der administrativen Vorgaben sinkt. *Mayntz*, Soziologie der öffentlichen Verwaltung, S. 211–218.

11 *Rieth*, Diskussionsbemerkung zu Alfred Hoche, in: *Scholtze*, S. 71.

der »Kriegsneurose« Herr zu werden, kehrten viele dieser Weltkriegsteilnehmer psychisch versehrt aus dem Krieg zurück, die nach dem neuen Reichsversorgungsgesetz von 1920 potenziell versorgungsberechtigt waren. Angesichts knapper staatlicher Ressourcen verschärfte sich die Debatte um die Verteilungsgerechtigkeit staatlicher Sozialleistungen und individueller Anspruchsberechtigungen, insbesondere bei den wissenschaftlich wie sozialrechtlich schwer fassbaren psychischen Störungen. Zum anderen ließ sich die Problematik der Entschädigungsfrage auch auf die zivilen »Opfer der Arbeit« – wie es im kommunistischen Jargon hieß – übertragen. Da das Versorgungsrecht als Teil des Sozialversicherungsrechts konzipiert wurde, ergaben sich aus der Behandlung psychisch versehrter Soldaten auch Implikationen für die Verfahrensweise mit Arbeitern und Angestellten, die infolge eines Arbeitsunfalles psychische Störungen entwickelten und aufgrund dieser Renten der Unfall-, Invaliden- oder Knappschaftsversicherungen beanspruchten. Damit weitete sich die »Neurosenfrage« auf das gesamte Gebiet des Sozialversicherungsrechts aus. Das soziale Entschädigungsrecht, das sich nach 1918 stark differenzierte,[12] war in der Weimarer Zeit insgesamt mit »hoher Symbolkraft« belegt. Ivana Mikešić stellt für die Jahre zwischen 1918 und 1933 fest, dass »Krisenszenarien [...] ständige Begleiterscheinungen« der Sozialpolitik waren, die vielfach ein »Dauergefühl der ›Reformbedürftigkeit‹« vermittelte.[13] Die Tatsache, dass die Entschädigungspolitik gegenüber psychisch Versehrten zudem als »Ausdruck nationaler Solidarität« und im Kontext der gesamten Sozialversicherung wahrgenommen wurde, verstärkte dieses Krisengefühl.[14]

Die Weimarer Versorgungspolitik stand angesichts der sozialversicherungsrechtlichen Breitenwirkung der Entschädigungsfrage psychisch Kriegsbeschädigter nach Ende des Weltkrieges vor einer bedeutenden sozialpolitischen Herausforderung. Auf Erfahrungen im sozialrechtlichen Umgang mit psychisch Unfallverletzten und Kriegsheimkehrern konnte 1920 nur in begrenztem Umfang zurückgegriffen werden: Die sozialpolitische und medizinische Diskussion, inwieweit Traumata – im zeitgenössischen Verständnis vor 1914 überwiegend als organische Erschütterung der molekularen Struktur des Zentralnervensystems verstanden[15] – psychische Schädigungen nach sich ziehen konnten und ob diese durch den Verursacher zu kompen-

---

12 *Eichenhofer*, S. 222; Bogs;

13 *Mikešić*, S. 173.

14 *Zacher*, Abhandlungen zum Sozialrecht, S. 270.

15 Das Trauma bezeichnete ursprünglich eine körperliche Verletzung, abgeleitet von dem altgriechischen Wort für Wunde. Erst um die Wende vom 19. zum 20. Jahrhundert verwendeten Mediziner den Begriff für psychische Zustände. Zur Begriffsgeschichte des Traumas vgl. *Fischer-Homberger*, Haut und Trauma; zum psychoanalytischen Traumabegriff siehe einführend Erwin, S. 572; *Laplanche* u. *Pontalis*, S. 513–525. Beispiele für die Verwendung des Terminus »psychisches Trauma« in den 1920er Jahren finden sich etwa bei *Geisweid* sowie bei *Weizsäcker*, Über Rechtsneurosen (1929), S. 571, S. 580.

sieren waren, hatte mit der Beobachtung psychischer Störungen infolge von Eisenbahnunfällen Mitte des 19. Jahrhunderts begonnen.[16] Während es sich zunächst um zivilrechtliche Entschädigungsprozesse handelte, welche das Haftpflichtgesetz regelte,[17] beschäftigte die »traumatische Neurose«[18] mit Einführung der gesetzlichen Unfallgesetzgebung auch die deutsche Sozialversicherungsrechtsprechung.[19] Die vorhandenen zivil- und sozialrechtlichen Strategien aus der Zeit vor 1914 erwiesen sich jedoch für die Kriegsbeschädigtenversorgung des Weimarer Staates als unzureichend. Dies erforderte eine versorgungspolitische Neukonzeption der staatlichen Herangehensweise an die Entschädigungsfrage bei psychischen Störungen innerhalb der Reichsversorgung.

Die Analyse der Versorgungspolitik dokumentiert für die Formulierungswie Implementierungsebene, dass der Weimarer Wohlfahrtsstaat psychische Störungen als »Kriegsdienstbeschädigungen« anerkannte und dementsprechend berentete. Psychisch Kriegsbeschädigte waren nach dem 1920 erlassenen Reichsversorgungsgesetz den Körperbeschädigten gleichgestellt. Die vorliegende Studie legt dar, dass sich die Kriegsversehrtenpolitik bei der Entschädigung psychischer Versehrtheit – trotz vielerlei struktureller Mängel – als rechtsstaatlich, innovativ und funktionierend erwies. Trotz immerwährender Angriffe auf den Versorgungsanspruch psychisch Versehrter – vor allem seitens psychiatrischer Experten – beharrte der Weimarer Staat auf dem Rechtsanspruch auf Versorgung, sofern die psychische Schädigung als kriegsbedingt galt.

Die versorgungspolitische wie wissenschaftliche Diskussion um die Entschädigungswürdigkeit zeigt, dass es sich bei der »Neurosenfrage« vielfach um

16 Erste wissenschaftliche Beobachtungen wurden hier von dem Amerikaner John Eric Erichsen dargelegt, der die sich nach Unfällen einstellenden »nervösen« Erscheinungen als *railway spine* beschrieb. Zu den Verfechtern der Theorie eines ätiologischen Zusammenhangs zwischen äußerem »Trauma« und psychischen Störungen gehörte auch der Neurologe Hermann Oppenheim, der im Deutschen Kaiserreich den Begriff der »traumatischen Neurose« prägte. Die Entwicklung bis zum Ersten Weltkrieg skizzieren *Thomann u. Rauschmann*; *Schmiedebach*, Post-traumatic Neurosis.

17 Haftpflicht bezeichnet in juristischem Sinne »die Pflicht einen Schaden, der jemand anderem durch die eigene Person beigebracht wurde, durch Schadensersatz zu entschädigen«. Es besteht ein gesetzlicher Haftpflichtanspruch. Die Frage der Entschädigung kann in einem privatrechtlichen Kontext oder innerhalb eines Arbeitsverhältnisses auftreten. Der Staat haftet als juristische Person in Fällen von Kriegsfolgeschäden. Die staatliche Haftpflicht in Bezug auf die Reparationspolitik nach 1918 sowie »Wiedergutmachung« und Kriegsfolgeleistungen nach 1945 erläutern aus juristischer und historischer Perspektive *Doehring u. a.*

18 Zur Geschichte der »traumatischen Neurose« ist aufgrund ihres Detailreichtums immer noch die Studie von Fischer-Homberger einschlägig. *Fischer-Homberger*, Die traumatische Neurose, S. 11–169.

19 1884 wurde ein Fall von »traumatische Neurose« erstmals als entschädigungspflichtig anerkannt. *Lerner*, Hysterical Men, S. 32. Zur sozialrechtlichen Entschädigung von Neurosen vor dem Ersten Weltkrieg durch das Reichsversicherungsamt und das Reichsgericht vgl. *Barta*, S. 618 ff.; vgl. außerdem *Eghigian*; *Moser*, Der Arzt im Kampf.

eine gesellschaftspolitische »Krisenkonstruktion« handelte. Es ist an dieser Stelle wesentlich zwischen einer als zeitgenössisch wahrgenommenen Krise und einem realen »Versagen« des sozialpolitischen Anspruchs der Reichsversorgung in der Praxis zu unterscheiden. Die Versorgungskonzeption des Reichsarbeitsministeriums zeigt, dass der Gesetzgeber willens und auch dazu in der Lage war, sein sozialpolitisches Programm umzusetzen. Dieser Befund kann dazu beitragen, die Deutung der Weimarer Republik als »Krisenjahre der klassischen Moderne« (Detlev Peukert) neu zu reflektieren, so wie es kulturwissenschaftlich orientierte politikgeschichtliche Forschungen fordern.[20] Obwohl der Erste Weltkrieg einen enormen innovativen sozialpolitischen Entwicklungsschub nach sich zog,[21] wird die Wohlfahrtspolitik der 1920er und frühen 1930er Jahre oftmals, auch in Bezug auf die Kriegsbeschädigtenversorgung, als unzureichend bewertet. Die Studie von Deborah Cohen wies erstmals stichhaltig darauf hin, dass im europäischen Vergleich die Rentenbezüge der deutschen Veteranen sogar überdurchschnittlich gewesen seien.[22] Auch im Falle der Berentung psychisch Versehrter nach 1918 zeigt sich, dass es gewinnbringender ist, den Krisenbegriff der Weimarer Zeit nicht auf einen von vornherein zum Scheitern verurteilten sozialpolitischen Anspruch zu beziehen, sondern wohlfahrtsstaatliche Programme wieder stärker auf ihr Potenzial und ihren rechtsstaatlichen Impetus zu hinterfragen. Wie zu zeigen sein wird, scheiterte der Versorgungsanspruch bei psychischer Versehrtheit nicht an den wirtschaftlichen Krisen der Weimarer Zeit – auch wenn er ihn freilich in monetärer Hinsicht tangierte – sondern erst an der ideellen Neukonzeption der Versorgungspolitik nach 1933, die ihrerseits wiederum stark durch zeitgenössische »Krisen«- bzw. Bedrohungsszenarien« geprägt war.

Die Versorgungspolitik gegenüber psychisch Versehrten stellte einen kontinuierlichen Interaktionsprozess zwischen politischen Leitvorstellungen, psychiatrischen Wissensbeständen und rechtswissenschaftlichen Standpunkten zur »Neurosenfrage« dar. Charakteristisch für moderne Wissensgesellschaften[23] agierten Mediziner und Juristen als Experten auf unterschiedlichen Ebenen der Reichsversorgung: sie nahmen mittelbar wie unmittelbar Einfluss auf die Formulierung versorgungsrechtlicher Richtlinien und prägten

---

20 Vgl. *Landwehr.* Die Historiker Moritz Föllmer und Rüdiger Graf merken kritisch an, der Begriff der »Krise« habe sich in den letzten Jahrzehnten der Weimarforschung (zu Unrecht) als festgefahrenes Erklärungsmuster manifestiert. *Föllmer u. a.*; vgl. hierzu beispielhaft zu den demographischen Krisenszenarien *Reinecke*; siehe außerdem zur Krisensemantik *Hardtwig*, S. 12 f.

21 *Butterwege*, S. 47; *Reidegeld*, S. 10; vgl. hierzu auch das Standardwerk von *Preller*, S. 85. Die Untersuchung des Weimarer Wohlfahrtsstaates lehnt sich an den weiteren Begriff des Sozialstaates nach Gerhard A. Ritter an. *Ritter*, Entstehung und Entwicklung des Sozialstaates; vgl. dagegen *Abelshauser*, Die Weimarer Republik.

22 *Cohen*, The War Come Home, S. 9, S. 89, S. 192.

23 Vgl. *Szöllösi-Janze*, Wissensgesellschaft.

innerhalb des Berentungsverfahrens an Versorgungsämtern und Versorgungsgerichten als Gutachter und Richter die konkrete Ausgestaltung der gesetzlichen Regelungen.

Die vorliegende Untersuchung stellt neben Psychiatrie und Politik insbesondere auch Jurisprudenz und Verwaltung als wesentliche Akteure in der »Neurosenfrage« dar. Neuere Arbeiten zum sozialen Entschädigungsrecht und speziell zur Entschädigungsfrage bei psychischen Störungen unterstreichen – ebenso wie Untersuchungen zur historischen Kriminologie – den Mehrwert bzw. die Notwendigkeit, die Akteurskonstellation um die Rechtswissenschaft zu erweitern.[24] Die Jurisprudenz, die ebenso wie die Medizin als »Agent der sozialen Realität«[25] gelten kann, sollte indessen – gerade weil Verrechtlichungs- und Medikalisierungsprozesse oftmals miteinander verbunden sind – stärker in Studien zur Herausbildung und Funktionsweise von Expertenkulturen einbezogen werden.[26]

In der »Neurosenfrage« trafen Juristen und Mediziner als Expertengruppen mit je eigenem Anspruch auf unhinterfragte Deutungsmacht aufeinander. Psychiatrie und Rechtswissenschaft befanden sich zur Zeit der Weimarer Republik bereits inmitten eines Verwissenschaftlichungsprozesses, der sich dadurch auszeichnete, mittels »intellektualistischer Rationalisierung«[27] soziale und politische Probleme zu erfassen und aufzulösen. Wie Jan C. Joerden formuliert, fokussierten beide Fächer, die er als anwendungsorientierte »Verstehenswissenschaften« beschreibt, »pathologische« Fälle. Sowohl Psychiatrie als auch Rechtsfindung und Rechtsprechung reflektierten die individuelle Entschädigungswürdigkeit – und damit die Frage nach Ursächlichkeit, Krankheitswert und Erwerbseinschränkung – einerseits unter hoher Abstraktion, andererseits suchten sie den Einzelfall unter die fachspezifisch jeweils unterschiedliche Konzeption von Norm und Abnorm zu subsumieren.[28]

---

24 Vgl. einführend *Schmiedebach*, The Mentally Ill Patient; *Shorter; Kaufmann*, Aufklärung; *Brunner*, Trauma and Justice; zum Vordringen der wissenschaftlichen Psychiatrie im Bereich des Strafrechts im 19. und 20. Jahrhundert siehe *Galassi; Schmidt-Recla*; für die Zeit nach 1945 vgl. die Beiträge des Sammelbandes von *Sarat u. a.*

25 *Sarat u. a.*, S. 4.

26 Die wissenschaftsgeschichtliche Forschung zur Figur des Experten fokussiert bislang primär die Interaktion zwischen Medizin und Politik. Vgl. hierzu *Szöllösi-Janze*, National Socialism; *Dies.*, Der Wissenschaftler als Experte; *vom Bruch u. Kaderas; vom Bruch u. a.; Engstrom u. Hess; Bromann*. Wichtige grundlegende Arbeiten wurden in den letzten Jahren im Rahmen der Erforschung der Geschichte der Kaiser-Wilhelm-Gesellschaft vorgelegt. Vgl. hierzu die entsprechenden Beiträge in *Kaufmann*, Geschichte der Kaiser-Wilhelm-Gesellschaft im Nationalsozialismus. Dabei wurde insbesondere auf die Kategorien Anerkennung und Wertschätzung als Schlüsselkategorien innerhalb von wissenschaftlichen Expertenkulturen hingewiesen, sowie auf die Bedeutung von Netzwerken und gemeinsamem Habitus für den wissenschaftspolitischen Erfolg.; vgl. *Schüring*, S. 24; *Hachtmann*, Wissenschaftsmanagement, S. 26–41.

27 *Weber*, Wissenschaft als Beruf, S. 593 f., zitiert nach *Galassi*, S. 13

28 *Joerden*, S. 328 f.; *Schäfer u. Schnelle*, S. XIX. Fleck sieht das medizinische Denken in ständiger

Die vorliegende Untersuchung greift bei der Analyse der Interaktion beider Fachdisziplinen auf Ludwik Flecks Überlegungen zur »Entstehung und Entwicklung einer wissenschaftlichen Tatsache« zurück.[29] Sowohl Rechtswissenschaft als auch Psychiatrie erweisen sich in der »Neurosenfrage« als »Denkkollektive«, die sich durch spezifische »Denkstile«[30], also durch »gerichtetes Wahrnehmen mit entsprechendem gedanklichen und sachlichen Verarbeiten des Wahrgenommenen«[31] ausweisen und deren »Denkzwang«[32] sich durch starke »Beharrlichkeit«[33] auszeichnete: Beide Disziplinen beanspruchten die Objektivität[34] und den Wahrheitsgehalt[35] ihrer Aussagen und grenzten sich dementsprechend scharf voneinander ab. In der »Neurosenfrage« bezeichneten Juristen wie Psychiater die jeweils andere methodische Herangehensweise als »nicht beweisend und danebengreifend«.[36]

Besonders deutlich werden die Abgrenzungsstrategien anhand des Streites um fachspezifische Begrifflichkeiten, die Psychiatrie und Jurisprudenz verwendeten, um die Entschädigungswürdigkeit bei psychischer Versehrtheit zu fassen. Die Etablierung von Fachtermini und Fachsprachen ist ein wesentliches Merkmal von Verwissenschaftlichungsprozessen. Sie dienen nicht nur als Kommunikationsmedium, sondern stellen Orte der »Wissensakkumulation« dar.[37] Eine textgenaue Interpretation psychiatrischer und rechtswissenschaftlicher Publikationen, Gutachten und Urteile macht deutlich, dass die bestimmenden Begrifflichkeiten in jeweils fachspezifischen Denkmodellen zu verorten sind, dementsprechend unterschiedlichen Logiken folgten und insofern auch in ihrer Bedeutung differierten. Der Streit um die Deutungshoheit in der »Neurosenfrage« zwischen Medizin und Rechtswissenschaft kristalli-

Spannung zwischen dem Wunsch zur theoretischen Vereinheitlichung, die nur über Abstraktion zu erreichen ist, und der Notwendigkeit zur Konkretisierung dieser Aussagen.

29 Vgl. *Fleck*; einführend siehe *Löwy*; *Borck*;

30 Aus den Wechselwirkungen zwischen den individuellen und kollektiven Denkmustern entstehen letztlich Denkstile, die Fleck als unbedingte Voraussetzung wissenschaftlicher Neuerungen voraussetzt.

31 *Fleck*, S. 130.

32 Ebd., S. 40.

33 Ebd.

34 Vgl. *Daniel*, S. 390–400. Zur Methode der naturwissenschaftlichen Objektivierung mittels technisierter Verfahren siehe *Breidbach*, S. 24 f., S. 176–184. Der Begriff der Objektivität wird in seiner heutigen Bedeutung erst seit den 1820er Jahren verwendet. Vor 1700 verwendete man diesen fast im gegensätzlichen Sinne: als »objektiv« bezeichnete man »die Dinge, die sich dem Bewusstsein anboten«; das Wort »subjektiv« bezog »sich auf die Dinge selbst.« Siehe hierzu die Ausführungen von *Daston*.

35 Fleck konstatiert, »Wahrheit« unterscheide sich je nach Denkkollektiv. Er definiert sie als »stilgemäße Auflösung« von Problemen. *Fleck*, S. 131. Zur kulturgeschichtlichen Eingrenzung des Begriffes »Wahrheit« vgl. *Daniel*, S. 381–389; Vgl. außerdem exemplarisch *Goschler*, »Wahrheit«.

36 *Fleck*, S. 142.

37 *Böhme*, S. 238.

sierte sich im Diskurs um die Kausalität.[38] Sowohl für die Versorgungsrechtsprechung, als auch für die psychiatrische Ätiologie bildete die Frage nach dem ursächlichen Zusammenhang zwischen den Kriegsereignissen und der psychischen Versehrtheit der Soldaten den Dreh- und Angelpunkt, von dem aus sie die den Krankheitswert sowie die Anspruchsberechtigung auf staatliche Renten beurteilten.

Als weiterer wesentlicher Streitpunkt zwischen Medizinern und Juristen erwies sich die Beurteilung der kausalen Verbindung zwischen Krankheit bzw. Gesundheit und Arbeitsfähigkeit bzw. Arbeitsunfähigkeit. Im Diskurs um die Entschädigungswürdigkeit zwischen 1918 und 1939 waren Krankheit und Arbeit auf das engste miteinander verknüpft. Auf diesen problembeladenen Konnex verwies bereits 1958 Talcott Parsons, indem er Krankheit als Unfähigkeit definierte, spezifische gesellschaftlich erwartete Aufgaben auszuführen.[39] Nach Parsons verstehen moderne Arbeitsgesellschaften Gesundheit dementsprechend als »Zustand optimaler Leistungsfähigkeit eines Individuums für die Erfüllung der Rollen und Aufgaben, für die es sozialisiert worden ist.«[40] Der durchweg positiv aufgeladene bürgerliche Arbeitsbegriff fungierte in der Zwischenkriegszeit als zentraler Bezugspunkt der sozialpolitischen wie rechtswissenschaftlichen und medizinischen Konzeptionen zur Entschädigungsfrage. Rechtswissenschaftliches wie psychiatrisches Denken zeigte sich in dieser Hinsicht offen für zeitgenössische politische, kulturelle und ökonomische Bewertungen des Faktors Arbeit sowie den damit verbundenen gesellschaftspolitischen Erwartungen.[41] Wie sich das – nach 1933 überhöhte – Arbeitsethos auf die Rollenerwartung gegenüber psychisch Kriegsbeschädigten in Weimarer Republik und Nationalsozialismus konkret auswirkte, soll in dieser Arbeit detailliert untersucht werden.

Die vorliegende Untersuchung reflektiert die Interaktion zwischen Politik, Medizin und Rechtswissenschaft vor dem Hintergrund der strukturellen verfahrensrechtlichen und politischen Rahmenbedingungen, nicht nur um auf die Verschränkung unterschiedlicher Denkmodelle in der »Neurosenfrage« hinzuweisen, sondern um insbesondere Möglichkeiten und Grenzen der jeweiligen Machtbereiche aufzuzeigen. Psychiatrie und Jurisprudenz stellten integrale Bestandteile, also »Ressourcen«, der Versorgungspolitik dar. Sowohl die demokratische Revolution 1918 als auch die nationalsozialistische Machtübernahme 1933 stellten in mehrfacher Hinsicht eine tiefgreifende Umgestaltung der Ressourcenkonstellationen dar. Als wichtige Gradmesser der Versorgungspolitik in den unterschiedlichen politischen Systemen nimmt die Arbeit die innerwissenschaftliche Pluralität sowie die Autonomie fach-

---

38 Zur wissenschaftstheoretischen Reflexion des Begriffes der Kausalität vgl. *Bunge*, S. 396 – 423.
39 *Parsons*, Definition von Gesundheit; *ders.*, Struktur und Funktion moderner Medizin.
40 *Ders.*, Definition von Gesundheit, S. 71.
41 Vgl. zur soziokulturellen Prägung rechtswissenschaftlichen Denkens *Joerden*, S. 331 sowie *Barta*, S. 33. Der Rechtshistoriker Heinz Barta beschreibt das Prinzip der Kausalität »als ein von gesellschaftlichem Werturteil durchtränktes Gebiet«.

wissenschaftlicher Maßstäbe in den Blick, die einerseits durch verfahrensrechtliche, strukturelle Faktoren geregelt, andererseits durch standes- und machtpolitische Interessen bestimmt wurden. Sie legt dar, dass die anfangs beträchtlich divergierende Konzeptionalisierung der Entschädigungsfrage bei psychischen Störungen durch Psychiatrie und Rechtswissenschaft in der Weimarer Republik einer zunehmenden Annäherung beider Fachwissenschaften nach 1933 wich, so dass der diskursive Charakter der Entschädigungsfrage bei psychischen Störungen verloren ging.

Zentralen Stellenwert in der vorliegenden Untersuchung nimmt die Wissensproduktion der psychiatrischen *scientific community* zu den als »Kriegs«-, »Unfall«- und »Rentenneurosen« bezeichneten psychischen Störungen ehemaliger Kriegsteilnehmer ein. Die Versorgungspolitik forderte sowohl auf der Formulierungs- als auch auf der Implementierungsebene der Kriegsbeschädigtenversorgung medizinisches Wissen ein, um über die Entschädigungswürdigkeit bei psychischen Störungen zu entscheiden. Welche Faktoren auf struktureller und ideeller Ebene die Genese und machtpolitisch wirksame Etablierung psychiatrischer Erklärungsmodelle zum Kriegstrauma in Weimarer Republik und Nationalsozialismus determinierten, gilt es herauszuarbeiten. Besonderes Augenmerk wird zum einen auf den innerwissenschaftlichen psychiatrisch-psychologischen Diskurs sowie zum anderen auf den sozialpolitischen Impetus medizinischer Experten in der »Neurosenfrage« gelegt. Insgesamt sucht die vorliegende Arbeit die Reichweite und Durchsetzungskraft psychiatrischer Denkmodelle innerhalb der Versorgungspolitik zu bestimmen.

Generell hat sich das Kriegstrauma, das der israelische Psychologe Dan Bar-On als das »psychosoziale Phänomen des 20. Jahrhunderts«[42] bezeichnete, in den letzten zwei Jahrzehnten als neues Paradigma der Sozial- und Kulturgeschichte der Medizin etabliert.[43] Es wird als Phänomen verstanden, das sowohl

---

42 *Bar-On*, Kriegstrauma, S. 77.
43 Eli Zaretsky bezeichnet das Kriegstrauma als eines der »hottest topics« innerhalb der historischen Psychotraumatologie. *Zaretsky*, S. 117–137. Vgl. *Mülder-Bach*; *Young*; *Thomann u. Rauschmann*; *Neria u. a.*; *Micale u. Lerner*; *Shepard*; *Babington*; *Binneveld*; *Hofer*, Nervenschwäche und Krieg; *Leese*; *Lerner*, Hysterical Men. Zu den »Kriegsneurosen« aus französischer und deutscher Sicht siehe die vergleichende Studie von *Michl*, S. 181–271. Im gleichen Maße wie die Medizingeschichte sich dem psychischen Trauma seit einigen Jahren verstärkt annimmt, spielen psychische Traumatisierungen auch im aktuellen psychiatrisch-psychologischen Diskurs eine wachsende Rolle. Das vergleichsweise junge psychiatrische Spezialfach der Psychotraumatologie erkennt dabei die Relevanz einer historischen Auseinandersetzung mit Formen psychischer Traumatisierung an und eröffnet so ein besonders fruchtbares Feld interdisziplinärer Forschung. Vgl. *Eckart u. Seidler*; *Labisch*, Stand und Perspektiven der Medizingeschichte, S. 375; *Fischer u. Riedesser*, S. 28–40. Auf der anderen Seite fordern Historiker und Mediziner, die Einbettung neurobiologischer Erkenntnisse aus der Gedächtnisforschung in die Geschichtswissenschaft zu integrieren. Sie verlangen dementsprechend eine »kognitionswissenschaftlichen Historiografie«. *Bierbaumer u. Langewiesche*, S. 154 f.

Individuen als auch Gesellschaften – im Sinne eines breiteren kulturellen Prozesses – betrifft und daher sowohl persönliche Lebenswege als auch kollektive Erinnerungsmuster nachhaltig prägen kann.[44] Insgesamt hat sich der Fokus der älteren Psychiatrieforschung deutlich von den Versuchen gelöst, das Kriegstrauma als zeitloses Phänomen zu klassifizieren und dementsprechend retrospektiv als ein identisches Krankheitsbild zu diagnostizieren.[45] Allan Young hat in seiner Pilotstudie zur Geschichte der Posttraumatischen Belastungsstörung herausgearbeitet, dass die Ausformung psychischer Traumata von dem jeweiligen kulturellen Kontext abhängt und daher das Krankheitsbild des psychischen Traumas ein historisch kontigentes Phänomen darstellt.[46] Dementsprechend argumentieren neue psychiatriehistorische Forschungen beispielsweise, *flashbacks* seien erst seit den 1960er Jahren als typisches Symptom psychischer Traumatisierung aufgetreten, was als Ausdruck der zunehmender Medialisierung und visueller Kultur in dieser Zeit zu bewerten sei.[47]

Die Analyse des Expertendiskurses zur »Neurosenfrage« in Weimarer Republik und Nationalsozialismus fügt sich in ein inzwischen breites Feld an medizinhistorischen und wissenschaftsgeschichtlichen Untersuchungen ein, welche die Historizität des psychischen Traumas sowie den sozialen Konstruktionscharakter psychiatrischer Wissensbestände unterstreichen.[48] Für die Erforschung der Geschichte des psychischen Traumas gilt der methodische Ansatz, Medizingeschichte als lineare Erfolgsgeschichte zu zeichnen, dementsprechend als überholt.[49] Welche neuen methodischen Anforderungen das sozialkonstruktivistische Paradigma an die Medizin- und Wissenschaftsgeschichte stellen, definierten Hans-Georg Hofer und Lutz Sauerteig. Danach bedeute es, »nicht nur nach Ursachen und Bedingungen von wissenschaftlichen Durchsetzungsmustern zu fragen und dies mit sozialen Faktoren zu erklären, sondern auch die in Konstruktionsprozessen stets mit aufgerufenen kulturellen Ausdrucksformen wahrzunehmen und Austausch-

---

44 Vgl. zu den langfristigen Folgen der sich auch auf die nachfolgenden Generationen übertragenden psychischen Traumatisierungen, vor allem als Folge existenzieller Gewalterfahrung während des Zweiten Weltkrieges *Berger*; *Bar-On*, Die Last des Schweigens; vgl. außerdem den jüngst von *Withuis* herausgegeben Sammelband zur psychischen Verarbeitung der Kriegserfahrung des Zweiten Weltkrieges als kollektive Prozesse in Europa. *Sarat u. a.* nehmen in ihrer Publikation dagegen auch aktuelle Entwicklungen in den Blick, so z. B. die kollektive Bewältigung des Apartheidregimes in Südafrika.

45 Vgl. *Leven*.

46 Vgl. *Young*.

47 *Jones u. a.*, Flashbacks; *Porter*, Madness, S. 86 f. Zur Rolle der Medien im Rahmen kollektiver Traumatisierung vgl. *Showalter*, Hystories.

48 Vgl. hierzu die wegweisende Studie von *Latour u. Woolgar*; für eine der älteren Studien zum Sozialkonstruktivismus steht auch *Ingleby*; vgl. außerdem *Labisch*, The Social Construction of Health; *ders.*, Stand und Perspektiven der Medizingeschichte, S. 362.

49 *Daniel*, S. 12 f.; *Paul u. Schlich*, S. 12.

prozesse zwischen Medizin und Gesellschaft in den Blick zu nehmen«.[50] Volker Roelcke hat dies am Beispiel der so genannten Zivilisationskrankheiten deutlich gemacht und hier eine historische Studie vorgelegt, welche die methodische Tragfähigkeit des sozialkonstruktivistischen Konzepts belegt. Seine Untersuchung machte deutlich, dass Krankheitskonzepte eine zeitgenössische »Bewertung des aktuellen Zustands der Gesellschaft« darstellen.[51] Psychiatrische Diagnosen symbolisieren also, folgt man Roelcke, »Gesellschaftsdiagnosen«, die erhebliche politische Implikationen besitzen.[52] Nahezu einhellig konstatiert die jüngere medizinhistorische Forschung, dass sich die Psychiatriegeschichte ganz besonders dazu eigne, die zeitgenössischen Wechselwirkungen zwischen Medizin und Gesellschaft aufzuzeigen.[53] Diese kulturgeschichtlich orientierte Herangehensweise impliziert die Frage, inwiefern die als streng naturwissenschaftlich verstandene Wissensproduktion beeinflusst war von zeitgenössischen Mentalitäten und Identitätsentwürfen, kulturellen Prägungen und machtpolitischen Interessen. Damit wurde der Blick frei auf den komplexen und vielschichtigen Prozess der Wissensgenese, der nicht unabhängig von gesellschaftlichen Zuständen und politischen Interessenlagen interpretiert werden kann.[54] Mit dem Modell des Sozialkonstruktivismus verbindet sich außerdem die Dekonstruktion des Objektivitätscharakters naturwissenschaftlichen Wissens. Es geht jedoch insgesamt keineswegs darum, die Wissenschaftlichkeit von Human- und Naturwissenschaftlern grundsätzlich in Frage zu stellen oder sie als »Pseudowissenschaftler« zu enttarnen.[55]

Die vorliegende Untersuchung nimmt sozialkonstruktivistische Ansätze auf, da diese es ermöglichen, psychiatrische Erklärungsmodelle zur »Kriegs«-, »Unfall«- und »Rentenneurose« vor dem Hintergrund ihrer kulturellen Bedingtheit zu reflektieren. Der Krankheitsbegriff,[56] welchen Psychiater der Beurteilung psychischer Versehrtheit während und nach dem Ersten Weltkrieg zugrunde legten, wird daher historisch kontingent analysiert. Bei der Untersuchung des Kriegstraumas und der Entschädigungspraxis sind Aus-

---

50 *Hofer u. Sauerteig*, Perspektiven einer Kulturgeschichte der Medizin, S. 115.
51 *Roelcke*, Krankheit und Kulturkritik, S. 13.
52 Ebd., S. 11 f.
53 *Wiesemann u. Schnalke*; *Roelcke*, Möglichkeiten und Grenzen; *Schlich*.
54 *Hagner*, S. 31.
55 *Hofer u. Sauerteig*, Perspektiven einer Kulturgeschichte der Medizin, S. 112 f.; *Schlich*, S. 109, S. 113; *Daniel*, S. 362 f., S. 366; vgl. hierzu auch *Roelcke*, Programm und Praxis der psychiatrischen Genetik, S. 41. Wissenschaftliche Fakten sind aufgrund ihrer vergleichsweise kurzen Halbwertszeit als Übergangsprodukte zu verstehen. Die Diskrepanz zwischen behaupteten Fakten und Vorläufigkeit gehört zum Alltag der Wissenschaften.
56 Bereits vor dem Ersten Weltkrieg formulierte Karl Jaspers: »Was krank im allgemeinen sei, das hängt weniger vom Urteil der Ärzte, als vom Urteil der Patienten ab und von den herrschenden Auffassungen der jeweiligen Kulturkreise«. *Jaspers*, S. 652; vgl. hierzu auch *Schneider*, Die psychopathischen Persönlichkeiten, S. 3; zur heutigen Diskussion um den Krankheitsbegriff in der Psychiatrie siehe *Vollmoeller*, S. 14 f.

sagen über vergangene psychische Realitäten aus heutiger Perspektive nicht möglich. Es geht vielmehr darum, Diskurse und Praktiken zu analysieren, die Aufschluss über zeitgenössische Konzeptionalisierungen und deren sozio-kulturelle Verortung geben.

Bis heute diskutieren Psychiater und Medizinethiker über die für die ärztliche Praxis einerseits notwendige, andererseits ethisch problematische Grenzziehung zwischen Gesundheit und Krankheit.[57] Insbesondere für die Fachsprache in der Psychiatrie wird konstatiert, dass bislang nicht der Standard benachbarter Wissenschaftssprachen erreicht werden konnte.[58] Für die Psychiatriegeschichte ergibt sich aus dieser spezifischen Problematik ein spannendes Forschungsfeld, welches die Bedeutung der psychiatrischen Sprache und die Genese von begrifflichen Bedeutungen in der psychiatrischen Nosologie in den Blickpunkt rückt.[59]

Die psychiatrische Konzeptionalisierung der »Kriegs«-, »Unfall«- und »Rentenneurose« verdeutlicht, dass diese im zeitgenössischen Verständnis ganz überwiegend nicht als Krankheit im engeren Sinne, sondern als Sozialdiagnose gedacht wurde. Die medizinische Fachliteratur wie psychiatrische Gutachten rechneten die psychischen Störungen, die Kriegsteilnehmer während des Krieges entwickelten und die vielfach nach 1918 andauerten, der Gruppe der Psychopathien zu. In diesem Kontext wurde insbesondere die »Rentenneurose«, die auf den Konnex zwischen fehlendem »Willen« und psychisch bedingter Erwerbsbeschränkung verwies, primär als anti-soziale Verhaltungsweise gedeutet und in Zusammenhang mit delinquentem Handlungsmustern gebracht.

Die vorliegende Untersuchung legt dar, dass die psychiatrische Wissensproduktion in der »Neurosenfrage« zeitgenössische kulturelle Stereotypisierungen absorbierte und in ihr Denkmodell integrierte. Wesentliches Element der medizinischen Theorie zu den »Kriegs«-, »Unfall«- und »Rentenneurosen« bildete seit den Kriegsjahren 1914 bis 1918 der Begriff des »Willens«, der als zentrale Ursache für die psychischen Störungen der Soldaten und gleichermaßen als Hemmnis gesundheitlicher Rekonvaleszenz galt. Wie sich anhand der psychiatrischen Wissensbestände nachvollziehen lässt, verknüpfte der »Wille« bzw. der fehlende »Wille« pathologische Reaktionen mit unmännlichem Verhalten und degenerativer Minderwertigkeit. Das Bewertungskriterium des »Willens« war Teil der normativen Vorstellungen des bürgerlichen Wertekanons. Der »Wille« stellte eine soldatische Kardinaleigenschaft dar,[60] die insbesondere auf die Fähigkeit verwies, die eigenen Nerven zu kontrollieren.[61] Innerhalb dieser Logik ließen »Kriegsneurotiker« diesen

---

57 *Vollmoeller*, S. 18 f., S. 22 f.

58 Ebd., S. 24, S. 38; *Erwin*, S. 573.

59 *Loughran*, S. 26.

60 *Hofer*, Nervenschwäche und Krieg, S. 178; *Lerner*, »Ein Sieg deutschen Willens«; zum »Willen« als spezifische Tugend der Offizierskorps im Deutschen Kaiserreich siehe *Breymeyer* u. a.

61 *Radkau*, Das Zeitalter der Nervosität, S. 389–391.

»Willen« vermissen, so dass ihre psychische Reaktion auf die Kriegserfahrung als feiges und disziplinloses Verhalten interpretiert wurde. Die vorliegende Untersuchung wird für die Zeit des Ersten Weltkrieges daher auch auf die Militärjustiz eingehen, die Fälle von Fahnenflucht und Befehlsverweigerung verhandelte und mitunter zu prüfen hatte, inwieweit der Angeklagte aufgrund seiner psychischen Versehrtheit in seiner »freien Willensbestimmung« eingeschränkt gewesen war. Anhand der Quellen lässt sich nicht nur das soldatische Paradigma des »Willens« in militärischer wie psychiatrischer Sprache und Denkweise nachzeichnen, sondern auch die zeitgenössische Bewertung der Eigenverantwortlichkeit für die Genese psychisch abnormer Reaktionen sowie der Schuldfähigkeit für daraus resultierendes Verhalten ablesen.

Der Topos des »Willens« – und mit ihm die Frage der Verantwortlichkeit – zieht sich durch die psychiatrisch-psychologischen und fürsorgerischen Diskurse um die »Neurosenfrage« der gesamten Zwischenkriegszeit. Die vorliegende Untersuchung arbeitet heraus, dass der »Wille« ein wesentliches argumentatives Bindeglied für die zeitgenössische Bewertung der Korrelation zwischen psychischer Störung und Arbeitsunfähigkeit darstellte. Es wird deutlich werden, dass der attestierte fehlende Wille oder die »Willensschwäche« in jedem Fall ein geschlechtsspezifisches Versagen gegenüber dem Kollektiv bedeutete: Im Krieg nicht die »Männlichkeitsprobe«[62] bestanden und damit vermeintlich die Schützengrabengemeinsschaft sabotiert zu haben, nach 1918 die soziale Verantwortungslosigkeit angesichts notwendiger nationaler Kraftanstrengung, indem Kriegsteilnehmer aufgrund psychischer Versehrtheit nicht oder nur teilweise erwerbsfähig waren.[63] Der Begriff des »Willens« verknüpfte demnach konsequent Individuum und nationale Gemeinschaft. Er bildete eine Brücke zwischen psychophysischen Zustandsbildern und der Welt der Wünsche und verband psychisch Kriegsversehrte mit der Hysterie als Krankheit willensschwacher Frauen.[64] Insbesondere der Konnex zwischen fehlendem Willen, psychischer Störung und Arbeitsscheu soll nach dem politischen Systemwechsel 1933 im Hinblick auf die sozialrechtlichen Implikationen für psychisch Versehrte nachvollzogen werden.

In enger Verbindung mit dieser sozial- und verhaltenspathologischen Deutung der »Kriegs«-, »Unfall«- und »Rentenneurosen« stand die angenommene Heredität dieser psychischen Störungen. Die Psychiatrie leitete aus der genetischen Determiniertheit die Forderung ab, keinesfalls eine Kriegsbeschädigtenrente zu gewähren bzw. diese wieder zu entziehen. Entscheidend war für die weitere Entwicklung der Versorgungspolitik der 1920er und 1930er Jahre, dass fehlender »Wille« biologistisch auf eine »minderwertige« genetische Disposition zurückgeführt wurde.[65] Die Konsequenzen aus der Natura-

---

62 *Frevert,* Militär als Schule der Männlichkeit, S. 159; vgl. außerdem *Schilling.*
63 *Kienitz,* Beschädigte Helden, S. 254 f.
64 *Weickmann,* S. 83 – 107.
65 Zum Determinismus als Grundposition in der philosophischen Debatte um die Willensfreiheit

lisierung von nicht-normgerechten Phänomenen als »anlagebedingt« und im nächsten Schritt »rassisch minderwertig« waren zunächst der Verzicht auf jede Therapie, danach der Anspruch, degenerierte, »willensschwache« Rentenempfänger aus dem Kreise der Versorgungsberechtigten und schließlich auch im Rahmen negativer eugenischer Maßnahmen aus der gesunden »Volksgemeinschaft« auszuschließen.

Für die Analyse des psychiatrischen Expertendiskurses und Expertenhandelns sind verschiedene Gruppen von Psychiatern in den Blick zu nehmen. Zum einen wird die Gruppe der Vertreter der zeitgenössisch als »herrschend« bezeichneten Lehrmeinung um Karl Bonhoeffer, Leiter der Nervenklinik der Berliner Charité, dargestellt. Als Vertreter der dominierenden Lehre in der »Neurosenfrage« bildeten sie die Hauptreferenz der wissenschaftlichen und sozialpolitischen Debatte um die Entschädigungspflicht des Staates gegenüber psychisch Kriegsversehrten. Die Fokussierung dieser Kerngruppe, die mehrheitlich der forschenden psychiatrischen *scientific community* zuzurechnen ist, folgt damit dem vorrangigen medizinhistorischen Interesse an wissenschaftlichen Eliten.

Eine Begrenzung der Analyse auf diese Wissensträger birgt jedoch deutliche Nachteile, wie anhand des hier untersuchten Themas verdeutlicht werden kann. Die Konzentration auf medizinische Denkmodelle, die zeitgenössisch als »herrschende« beschrieben wurden, versperrt den Blick auf den wissenschaftlichen Dissens um derart dominante Lehrmeinungen und führt schließlich dazu, den diskursiven Charakter medizinischer Wissensproduktion zu vernachlässigen.[66] Demgegenüber gilt es, historische Wissensbestände dahingehend zu reflektieren, ob es sich um historische Tatsachen oder um zeitgenössische Selbstzuschreibungen bestimmter Gruppen innerhalb einer *scientific community* handelte. Wie die vorliegende Arbeit zeigt, involvierte

des Menschen vgl. *Kane*, S. 1–11; weiterführend vgl. *Jäger*, Determinismus; *Beckermann*; zur historischen Auseinandersetzung zwischen Medizinern und Juristen um den determinierten Willensbegriff im Strafrecht siehe *Schmidt-Recla*, S. 134–139; zur aktuellen Diskussion zwischen Hirnforschung und Strafrecht vgl. exemplarisch *Hillenkamp u. Dölling*.

66 Daher laufen medizinhistorische Darstellungen bei der Beurteilung der Weltkriegspsychiatrie und dem Schicksal der ehemaligen »Kriegsneurotiker« bisweilen darauf hinaus, das zeitgenössisch formulierte Wissen unreflektiert als historische Tatsache zu übernehmen. Nichts macht dies deutlicher als die von Schott und Tölle in ihrem Kompendium zur Psychiatriegeschichte getätigte Feststellung, psychisch Kriegsversehrte habe es in der Weimarer Republik nicht gegeben, da diese keine Entschädigungszahlungen zu erwarten gehabt hätten. *Schott u. Tölle*, S. 375. Auch konstatiert beispielsweise Doris Kaufmann, dass es zu der dominanten Lehrmeinung der psychiatrischen Elite um Karl Bonhoeffer nur »schwache Gegenstimmen« gegeben habe. Sie bezieht sich in ihrer Analyse ausschließlich auf den Bestand der Nervenklinik Charité, deren Direktor Karl Bonhoeffer war und die deshalb als »Hochburg« der »herrschenden« Lehre gelten kann. *Kaufmann*, »Widerstandsfähige Gehirne«, S. 221. In der juristischen Forschungsliteratur findet sich des Weiteren die Annahme, der Weimarer Staat habe ab Mitte der 1920er Jahre die Rentenansprüche »in allen Kriegszitterrerfällen« aufgrund der medizinischen Sachverständigenmeinung entzogen. *Schmitt*, S. 73.

die medizinische Diskussion zur »Neurosenfrage« weit mehr als eine geltende Lehrmeinung, sie stand vielmehr häufig im Kreuzfeuer der Kritik. Es wurden daher auch diejenigen Mediziner in die Untersuchung mit eingeschlossen, die außerhalb des engeren Zirkels der psychiatrischen *scientific community* standen und sich in der Zeit der Weimarer Republik als »Gegner« der »herrschenden« Lehre profilierten. Als Gegenkonzept zu der zeitgenössisch als »herrschende« klassifizierten Lehrmeinung stellt die vorliegende Untersuchung das Konzept zur »Kriegs«-, »Unfall«- und »Rentenneurose« der psychotherapeutisch orientierten Medizin um Arthur Kronfeld dar. Die wissenschaftliche und soziale Prägung der in der »Neurosenfrage« agierenden psychiatrischen Elite um Karl Bonhoeffer sowie der psychotherapeutisch orientierten Psychiatrie um Arthur Kronfeld darzustellen, ist umso wichtiger, als damit ihre Verortung in zeitgenössischen Denkkollektiven sichtbar wird. Aus diesem Grund werden die wissenschaftlichen Laufbahnen, das gesellschaftspolitische Umfeld und nicht zuletzt auch die jeweiligen persönlichen Erfahrungen mit den »Kriegsneurosen« während des Ersten Weltkrieges erläutert.

Als *scientific community* wird in der vorliegenden Arbeit demnach eine heterogene Gruppe verstanden, die sich nicht allein auf klinisch arbeitende und forschende Mediziner beschränkt.[67] Diese weiter gefasste Definition bringt außerdem einen Erkenntnisgewinn hinsichtlich der Inklusions- bzw. Exklusionsmechanismen einer *scientific community*. Der Wandel von der pluralistischen Wissenschaftslandschaft der Weimarer Republik hin zu einer monolithischen Wissenschaftskultur im Nationalsozialismus kann auf diese Weise besonders herausgestellt und anhand der Geschichte der Entschädigungspolitik gegenüber psychisch versehrten Weltkriegsteilnehmern zwischen 1920 und 1939 exemplarisch herausgearbeitet werden.

Insbesondere die psychiatrische *scientific community* um den Psychiater Karl Bonhoeffer stellte nicht nur Wissen bereit, indem sie als Berater des Reichsarbeitsministeriums in der »Neurosenfrage« und als ärztliche Gutachter innerhalb des Versorgungsalltags fungierten. Die vorliegende Arbeit nimmt die von Lutz Raphael ins Feld geführte Frage nach der »Verwissenschaftlichung der Politik« und der »Politisierung der Wissenschaft« auf, um die Interaktion von Politik und Psychiatrie in der Versorgungspolitik zu analysieren.[68] Die Untersuchung dieser diskontinuierlich verlaufenden Prozesse am Beispiel der Berentungspolitik der psychisch Versehrten gibt zum

---

67 Cay-Rüdiger Prüll hat in seiner vergleichenden Studie zur britischen und deutschen Weltkriegspathologie darauf hingewiesen, dass es für die historische Analyse wesentlich ist, die naturwissenschaftlich ausgerichtete Medizin des frühen 20. Jahrhunderts nicht als »monolithischen Block« aufzufassen. Die oftmals scharfe Trennung zwischen theoretischer Wissensproduktion im Labor und ärztlicher Praxis zeigten wesentlich mehr Überschneidungen und Berührungspunkte als oftmals angenommen. *Prüll*, S. 16 f.

68 *Raphael*, Die Verwissenschaftlichung des Sozialen; vgl. hierzu auch *Lengwiler*, Risikopolitik im Sozialstaat, S. 355, S. 366; vgl. außerdem *Ash*, Wissenschaft und Politik.

einen Aufschluss darüber, inwieweit die psychiatrische Doktrin versorgungspolitische Richtlinien sowie den Bewilligungsalltag faktisch beeinflusste; zum anderen wird deutlich, dass sich die psychiatrische Profession in der »Neurosenfrage« sozialpolitische Probleme zu eigen machte, und diese versuchte mittels medizinischer Lösungsstrategien zu entschärfen. Die psychiatrischen Experten arbeiteten daran, durch aktive Intervention die als bedrohliche empfundene Situation, die ihrer Ansicht nach für die Gesellschaft aus der »Rentenneurose« folgte, dauerhaft zu beheben. Am Beispiel der psychisch Kriegsversehrten lässt sich belegen, wie Psychiater seit dem Weltkrieg ihre Professionalisierung als Disziplin über ihre Rolle als Gutachter im sich immer dichter verknüpfenden Schnittbereich von Politik, Militär, Gerichtswesen und Sozialverwaltung vorantrieben. Ihr Deutungsanspruch steigerte sich im Untersuchungszeitraum zum Deutungsmonopol. Analoge Prozesse der Machterweiterung der Psychiatrie sind in der Wissenschaftsgeschichte auch für andere Bereiche des Umgangs mit Abweichungen von einer vermeintlich objektiv feststellbaren Norm herausgearbeitet worden, beispielsweise bei der Konstituierung des »geborenen Verbrechers«.[69]

Zentrales Erkenntnisinteresse der Untersuchung ist es, die Begutachtung- und Berentungspraxis in Fällen psychischer Kriegsbeschädigung in der Zwischenkriegszeit darzustellen. Die Auswertung von ca. 1600 individuellen Versorgungsakten macht die Aushandlungsprozesse um die Entschädigungswürdigkeit psychischer Störungen zwischen Psychiatrie, Verwaltung und Justiz transparent und lässt gleichzeitig die konkreten sozioökonomischen Implikationen der Entschädigungspolitiken zwischen 1920 und 1939 für die Kriegsversehrten plastisch zu Tage treten.

Die Untersuchung der Adressatenebene der Versorgungspolitik lässt erkennen, dass es »die« typische Berentungsgeschichte nicht gibt. Es wird vielmehr deutlich werden, dass sich die psychiatrische Diagnostik, die Bemessung der Erwerbsminderung und damit auch die Höhe der Rentenbezüge vor 1933 nicht an einem stringenten Raster orientierten. Die Feststellung der Rentenansprüche war – auch auf der Grundlage divergierender medizinischer Gutachten – äußerst unterschiedlich, häufig sogar widersprüchlich. Sie zeugte von der großen Unsicherheit der Psychiater bei der sozialmedizinischen Begutachtung der psychischen Zustandsbilder sowie dem großen Handlungsspielraum der Verwaltungs- und Spruchinstanzen der Reichsversorgung bei der Rentenvergabe.

Die Alltagserfahrungen psychisch versehrter Soldaten in Weimarer Republik wurden bislang nur skizzenhaft in der historischen Forschung abgehandelt.[70] Allein Christine Beil und Doris Kaufmann reißen die vielschichtigen

---

69 Vgl. hierzu *Galassi*.
70 Auf die Bedeutung von Invalidität für familiäre Strukturen wies Reinhard Sieder bereits 1988 hin. Er geht davon aus, dass die multiplen gesundheitlichen Schädigungen und damit ver-

Probleme an, denen die Veteranen nach 1918 gegenüberstanden.[71] Studien zur Selbstwahrnehmung psychisch Kriegsbeschädigter des Ersten Weltkrieges nach dem Vorbild einschlägiger Aufsätze, die sich auf Sozial- und Kleinrentner während der Weimarer Republik beziehen, fehlen indes.[72] Insbesondere die Wirkung der Verrechtlichung und Bürokratisierung sozialrechtlicher Entschädigungsverfahren auf den Fürsorgeempfänger stellt ein bislang wenig erforschtes Gebiet dar, in welche die vorliegende Untersuchung vorstößt.[73]

Psychisch Kriegsversehrte verfügten im engeren Sinne über keine eigene *agency* innerhalb der Versorgungspolitik. Die Kriegsbeschädigtenverbände unterschiedlicher politischer Couleur unterstützen zwar ihre Anliegen und Rentenanträge wie die alle ihrer Mitglieder, dennoch existierten nach den ausgewerteten Quellen keine institutionalisierten Gruppen analog zu den Kriegsblinden oder Hirnverletzten. Die Kriegsbeschädigtenverbände traten in der »Neurosenfrage« nicht als entschiedene Akteure auf und leisteten auch keine programmatische Verbandsarbeit für die Besserstellung psychisch Versehrter innerhalb der Versorgungspolitik. Dennoch sind psychisch Kriegsbeschädigte als Akteure im Versorgungsalltag dokumentiert. Ihre in Akten, Gutachten und Urteilen festgehaltenen Lebensläufe und –umstände komplementieren zusammen mit ihren Selbstzeugnissen, vor allem in Form von Briefen an die Versorgungsverwaltung, die Untersuchung der Entschädigungspolitik zwischen 1920 und 1939.

Den exakten Anteil psychisch Versehrter an der Gesamtzahl der Kriegsbeschädigten im Deutschen Reich nach 1918 zu bestimmen, erweist sich methodisch als äußerst problematisch. Eine reichsweite Zählung des Zentralverbandes deutscher Kriegsbeschädigter und -hinterbliebener aus dem Jahr 1927 verzeichnete 804 »Geisteskranke« unter insgesamt 94 418 Kriegsbeschädigten, was einem Prozentsatz von lediglich 0,85 entspricht.[74] Quellen

---

bundenen Minderwertigkeitsgefühle bei Kriegsteilnehmern zu Brutalität in der häuslichen Gemeinschaft führten. Siehe hierzu *Sieder*.

71 Auf der Grundlage einzelner Versorgungsgutachten klassifiziert Kaufmann die Frauen und Witwen der »Kriegsneurotiker« als »soziale Gruppe«. *Kaufmann*, »Kriegsbeschädigungen«; Christine Beil beklagt zwar das Desiderat an alltagsgeschichtlichen Studien zur Kriegsversehrtenproblematik nach 1918, kann allerdings ihre Forderung auf der Quellengrundlage der von ihr ausgewerteten Verbandszeitschriften der Kriegsbeschädigtenorganisationen nicht erfüllen. Beil folgert zudem aus der Tatsache, dass »Kriegsneurotiker« in diesen Zeitschriften nicht auftauchten, dass »der Eindruck entstehen [könnte], von ›Kriegsneurosen‹ sei nur eine unbedeutende, verschwindend geringe Anzahl der zurückgekehrten Soldaten betroffen gewesen«. Vgl. *Beil*, S. 143 f.

72 Vgl. z. B. *Crew*, »Wohlfahrtsbrot ist bitteres Brot«; *ders.*, Germans on Welfare; *Führer*, Für das Wirtschaftsleben »mehr oder weniger wertlose Personen«.

73 Die stärkere Beachtung bürokratischer Prozesse und ihrer Wirkung auf die Bürger in der historischen Forschung fordert beispielsweise *Trommler*, S. 72.

74 BayHStA MF 67351/551, Zählung der Kriegsbeschädigten und Kriegshinterbliebenen, Zentralverband deutscher Kriegsbeschädigter und -hinterbliebenen e. V., Landesverband Bayern am 15. Januar 1927, o. S.

aus der Fürsorgearbeit berichten dagegen von wesentlich höheren Werten: Für die Rheinprovinz erschienen in einschlägigen Veröffentlichungen für die Zeit während des Krieges »Nervenkranke« mit einem Anteil von 7,6 % sämtlicher durch die Kriegsbeschädigtenfürsorge betreuter Soldaten.[75] Das Kreiswohlfahrtsamt Herford-Land in Westfalen zählte 1920 2108 Kriegsbeschädigte, von denen 675 »Nerven«- oder »Geisteskranke« waren, also sogar rund 32 % der Versehrten.[76] Der Mediziner Philipp Jolly schätzte 1929 die Zahl der Kriegsbeschädigten, die als »Hysteriker« Renten bezogen, auf insgesamt 23 800.[77]

Aufgrund der recht unterschiedlichen Bezeichnungen von psychisch versehrten Kriegsteilnehmern in amtlichen Statistiken sowie des Mangels an entsprechenden fortlaufenden Zählungen durch die Versorgungsverwaltung kann eine exakte Gesamtzahl jedoch nicht errechnet werden. Als Richtwert mag die zahlenmäßige Feststellung der während des Krieges als »Nervenleiden« diagnostizierten Gesundheitsstörungen gelten, die in den Jahren zwischen 1914 und 1918 maximal 11 % aller Verwundeten und Kranken im deutschen Heer ausmachten.[78] Dieser Prozentsatz stimmt auch in etwa mit den Zahlen der durch die Kriegsbeschädigtenfürsorge behandelten psychisch versehrten Veteranen in den unmittelbaren Kriegsjahren überein: Von den beim Stadtmagistrat Nürnberg zwischen 1915 und 1918 insgesamt 8448 gemeldeten Invaliden waren knapp 9 % »nervenleidend«.[79]

Die Auswertung der Fülle an Einzelschicksalen beleuchtet Möglichkeiten und Grenzen der Reintegration in den Arbeitsmarkt und therapeutischer Hilfe nach 1918. Um den sozioökonomischen Alltag psychisch Kriegsbeschädigter zu rekonstruieren galt es, einen gesamten Faktorenkomplex zu analysieren: Inwieweit beeinträchtigten die psychischen Störungen die Rückkehr der Betroffenen in das Erwerbsleben der Nachkriegszeit und mit welchen tradierten – und nicht zuletzt durch die »herrschende« psychiatrische Lehrmeinung manifestierten – Negativstereotypen hatten sie dabei zu kämpfen? Welche fürsorgerischen Programme und medizinischen Therapieangebote standen psychisch Versehrten in der Zeit zwischen 1920 und 1933 prinzipiell zur Verfügung? Und: Wie wirkte sich der politische Systemwechsel 1933 und genauer die Programmatik der nationalsozialistischen Arbeits- und Gesundheitspolitik auf ihre persönlichen Lebenswege aus?

Zweifelsohne hingen die Chancen auf eine erfolgreiche Wiedereingliederung in den Arbeitsmarkt von den Ausgangsbedingungen des Einzelfalls ab.

75 *Franzisket*, S. 10.
76 LWL 610/35, Statistik des Kreiswohlfahrtsamts Herford-Land, Herford am 23. Oktober 1920.
77 *Jolly*, Über den weiteren Verlauf hysterischer Reaktionen, S. 640.
78 Eine Umrechnung der im HSB angegebenen Zahlenwerte in Prozentwerte hat Lembach vorgenommen. Der Wert 11,1 % bezieht sich zeitlich auf das Jahr 1916/1917. Der Durchschnittswert für die Jahre 1914–18 ergibt auch hier 2 %. *Lembach*, S. 175.
79 BayHStA Mkr 12683 V, Stadtmagistrat Nürnberg (Hg.), Das zweite und dritte Jahr der Nürnberger Bürgerlichen Kriegsinvalidenfürsorge März 1916-März 1918.

Alter, Ausbildung, Familiensituation und der Grad der Einschränkung durch die psychische Versehrtheit ergaben jeweils individuelle Problemlagen, die das sozioökonomische Schicksal der Kriegsbeschädigten beeinflussten. Selbstverständlich erfasst die hier unternommene Analyse nur jene Kriegsversehrten, die eine Versorgungsrente beantragen – wohl auch, weil sie finanziell darauf angewiesen waren. Die vorliegende Studie möchte verdeutlichen, dass sich psychische Kriegsversehrtheit und die damit verbundenen sozialen und wirtschaftlichen Nachteile auch auf das familiäre Umfeld der Betroffenen auswirkten. Deshalb wird auch dargestellt, inwiefern die Situation der Väter und Ehemänner den Familienalltag belastete.

Breiten Raum nehmen die persönlichen Erfahrungen psychisch Kriegsbeschädigter ein, die in ihren zeitgenössischen Wahrnehmungs- und Deutungsweisen begriffen werden müssen.[80] Die Biografien der Betroffenen verdeutlichen, wie nachhaltig die Versehrtheit ihre soziale und wirtschaftliche Situation prägte und schließlich auch ihr Selbstbild berührte. Diese Perspektive »von unten« reflektiert die Sicht auf das eigene psychische Leid sowie die heftigen Reaktionen in der Auseinandersetzung mit ärztlicher und staatlicher Autorität – sowohl um die Deutung des psychischen Leidens als auch um den Anspruch auf Rente.[81]

Der Berentungsprozess zeichnete sich in Weimarer Republik und Nationalsozialismus durch ein hohes Maß an Medikalisierung und Verrechtlichung aus.[82] Die aktuelle historischen Traumaforschung spricht in diesem Zusam-

---

80 *McNally*, S. 283.
81 *Condrau*; vgl. dagegen *Porter*, The Patient's View. Die Medizingeschichte aus der Perspektive von »unten« ist seit den 1980er Jahren ein ungebrochener Trend. Dabei wird aktuell vor allem über quellenmethodische Fragen diskutiert. Ein am Institut für Ethik und Geschichte der Medizin der Albert-Ludwigs-Universität Freiburg beheimatetes Projekt zum Thema »Krieg und medikale Kultur« widmete sich den Patientenschicksalen in den Weltkriegen 1914 bis 1918 und 1939 bis 1945 vornehmlich anhand von Krankenakten und ärztlichen Aufzeichnungen. Die Quellen können zwar nur beschränkt Einblick in das persönliche Erleben der Krankheitssituation durch die Patienten geben, jedoch können durch die Analyse der medizinischen Dokumente individuelle Krankheitsbiografien erarbeitet werden. Vgl. hierzu die Ergebnisse in *Quinkert u. a.*
82 Unter Medikalisierung versteht die medizinhistorische Forschung einen mit dem Ausbau des frühmodernen Staates voranschreitenden Prozess, infolge dessen die Bürger zunehmend unter die Aufsicht der medizinischen Professionen gestellt wurden. Vgl. die Definition bei *Loetz*, S. 148; außerdem *Frevert*, Akademische Medizin; *Porter*, Health, Civilization and the State, S. 5. Michel Foucault zufolge betrachtete der Staat seit Mitte des 18. Jahrhunderts die individuelle wie kollektive Gesundheit als eine »essentielle[n] Funktion von Macht«. *Foucault*, Die Politik der Gesundheit, S. 315. In Foucaults wissenschaftshistorischen Werken nahm der disziplinierende Effekt der Medikalisierung zentralen Raum ein, so beispielsweise in *ders.*, Überwachen und Strafen, S. 34: »Die Seele tritt auf die Bühne der Justiz, und damit wird ein ganzer Komplex ›wissenschaftlichen‹ Wissens in die Gerichtspraxis einbezogen. Zu untersuchen ist, ob dies nicht dadurch bewirkt wird, dass sich die Art und Weise, in welcher der Körper von Machtverhältnissen besetzt wird, transformiert hat.« Eng verbunden mit dem Paradigma der Medikalisierung ist das der Verrechtlichung. Der Frühneuzeithistoriker Winfried Schulze definiert die Verrechtlichung als »umfassende[n] Prozess der Regelung sozialen, wirtschaftlichen und

menhang von der »medicalization of human experiences« und fordert, stärker als bisher geschehen nach der Wirkung dieses Prozesses auf das Individuum zu fragen – ein Anstoß, der in der vorliegenden Arbeit aufgenommen wird.[83] In Bezug auf die Entschädigungspolitik lässt sich die enge Verzahnung von Medikalisierung und Verrechtlichung besonders gut herausarbeiten. Beide Prozesse spiegeln sich am stärksten in der sozialmedizinischen Begutachtung wider, die von psychiatrischen Experten durchgeführt und supervisiert wurde und zentraler Teil des Versorgungsalltags war. Innerhalb des Berentungsprozesses waren die betroffenen psychisch Versehrten in ein strukturelles Netz eingebunden, das ihre psychische Krankheit »medikalisierte« und »verrechtlichte« und damit der medizinischen und juristischen Definition von Krankheit und Gesundheit unterwarf. Vor diesem Hintergrund stellt sich die Frage, welche ethischen Implikationen sich hieraus für das Arzt-Patienten-Verhältnis ergaben und wie sich dies auf die gegenseitige Wahrnehmung von Ärzten und psychisch Kriegsbeschädigten auswirkte.[84] Es soll außerdem nachgezeichnet werden, inwieweit Kriegsbeschädigte psychiatrische Krankheitsmodelle auf die Selbstwahrnehmung ihrer psychischen Störungen übertrugen oder ob sich zwischen der ärztlichen und persönlichen Bewertung vielmehr ein Konflikt entwickelte.

Eine umfassende Untersuchung zur Entschädigungspolitik gegenüber psychisch versehrten Soldaten des Ersten Weltkrieges in der Zeit der Weimarer Republik und des Nationalsozialismus liegt bislang nicht vor. Insofern schließt die vorliegende Studie eine vorhandene Forschungslücke. Die Ausgangsfrage, die sich bei der Behandlung des Untersuchungsgegenstandes stellte, zielte darauf ab, ob psychisch versehrte Kriegsteilnehmer, deren gesundheitliche Störungen nach Ende des Krieges in chronische psychische und psychophysische Leiden übergingen, durch den Weimarer Sozialstaat überhaupt entschädigt wurden. Blickt man in die vorliegende politik- und sozialgeschichtliche sowie rechts- und medizinhistorische Fachliteratur, so lässt sich ein klares Forschungsdesiderat feststellen.

Obwohl die Zahl der Arbeiten zur Weimarer Kriegsbeschädigtenfürsorge und insbesondere zur Kriegspsychiatrie des Ersten Weltkrieges in den letzten Jahren merklich angewachsen ist, beschäftigten sich Wissenschaftler und

---

politischen Verhaltens durch Normierung und Rechtsetzung«. Dieser fällt zwar aus historiografischer Sicht am ehesten im 15. und 16. Jahrhundert ins Auge, ist aber über diesen Zeitraum hinaus eine grundlegende Entwicklung, die sukzessive sämtliche gesellschaftlichen Bereiche erfasst und im Zeitalter der Moderne ihre stärkste Ausprägung erfährt. *Schulze*, S. 80 ff. Vgl. hierzu aus juristischer Perspektive *Zacher*, Verrechtlichung; *Senn*.

83 *Sarat u. a.*, S. 4.

84 Vgl. hierzu *Noak u. Fangerau*, S. 81 – 90. Dass sich durch die Entwicklung der naturwissenschaftlichen Medizin eine ärztliche Distanzierung vom Menschen, der Verlust einer empathisch-ärztlichen Haltung eingestellt hat, wird übereinstimmend konstatiert. *Hohendorf u. Rotzoll*, S. 36; *Porter*, Die Kunst des Heilens, S. 637, S. 685.

Wissenschaftlerinnen bislang nicht vertieft mit der Frage, wie die Weimarer Versorgungspolitik auf die Masse an psychisch versehrten Weltkriegsteilnehmern reagierte und wie sich das Schicksal ehemaliger »Kriegsneurotiker« in sozioökonomischer und gesundheitlicher Hinsicht gestaltete.[85] Medizinhistorische Arbeiten streiften die Entschädigungsfrage bei psychischen Störungen nach 1918 lediglich im Rahmen überblicksartiger Aufsätze zur Geschichte der Psychotraumatologie und Psychiatrie.[86]

Allein Paul Lerner verfolgte in seiner 2003 erschienenen Studie zur deutschen Weltkriegspsychiatrie die Geschichte der psychisch versehrten Veteranen bis zum Jahr 1930. Allerdings konzentrierte sich Lerner stark auf den psychiatrischen Diskurs ohne die Adressatenebene der Betroffenen vertieft in den Blick zu nehmen. Daran anschließend lieferte Jason Crouthamel mit seinen Forschungen zur politischen Debatte um das Kriegstrauma nach 1918 wichtige Beiträge zur Entschädigungspolitik gegenüber psychisch Versehrten. Allerdings kommt es auch hier zu keiner interdisziplinären Untersuchung der Aushandlungsprozesse zwischen Verwaltung, Justiz und Medizin sowie der sozioökonomischen Implikationen der Versorgungspolitik auf breiterer Quellenbasis.[87]

Im Rahmen der Geschichte der Sozialpolitik befasste man sich vor allem in jüngster Zeit – auch aus vergleichender europäischer Perspektive – recht ausführlich mit der Versorgung der Kriegsbeschädigten nach 1918 sowie deren Wiedereingliederung in die Nachkriegsgesellschaft.[88] Diese Arbeiten

---

85 *Lerner*, Hysterical Men; *ders.*, Rationalizing the Therapeutic Arsenal; *Hofer*, Nervenschwäche und Krieg; Zur Militärpsychiatrie in Großbritannien, Russland und Frankreich vgl. *Roudeboush*; *Thomas*; *Merridale*; *Bourke*.

86 So beispielsweise zuletzt *Kloocke u. a.*; *Thomann u. Rauschmann*; *Schmiedebach*, Post-traumatic Neurosis.

87 *Crouhamel*, The Great War; *ders.*, Nervous Nazis; *ders.*, War Neurosis. Der Autor sieht in der gesellschaftspolitischen Debatte um das »psychologische Trauma« in der Weimarer Republik klare parteipolitische Fronten: Die linken Parteien und Kriegsbeschädigtenorganisationen vertraten die Anspruchsberechtigung bei psychologischer Schädigung; die politische Rechte verweigerte dies mit Hilfe der Bürokratie und Psychiatrie. Die Problematik der Versorgung von Kriegsteilnehmern mit psychischen Störungen gehörte nicht zu den großen, bestimmenden Themen der Reichstagsdebatten um die Kriegsbeschädigtenversorgung. Dennoch tauchten sie als Gruppe innerhalb der einzelnen Diskussionen um die Problematik der Leichtbeschädigten oder das als korrupt bezeichnete ärztliche Vertrauensarztsystem immer wieder auf. Die Angriffe linker Abgeordneter auf das Versorgungswesen und speziell das Vertrauensarztsystem müssen im Kontext der allgemeinen Agitation gegen die »Klassenjustiz« und »Klassenmedizin« gesehen werden. Dass in diesem Zusammenhang auch psychisch Versehrte als Beispiel angeführt wurden, kann nicht zwangsläufig dahingehend gedeutet werden, dass die Angehörigen linker Parteien sich grundsätzlich für psychisch Versehrte einsetzten, während die Vertreter konservativer Parteien stets gegen deren Rentenanspruch agierten. Es existieren keine spezifischen Debatten zu den »Kriegsneurotikern« als Gruppe, als dass hierzu verbindliche Aussagen getroffen werden könnten. Eine eindeutige Polarisierung bezüglich der Entschädigungsfrage nach politischer Einstellung, wie sie Crouthamel vornimmt, ist zwar glaubhaft, muss jedoch aufgrund des Quellendefizits hypothetisch bleiben.

88 Als Pilotforschung kann hier der Aufsatz von Michael Geyer gelten. *Geyer*, Ein Vorbote des

konzentrierten sich jedoch ausschließlich auf Körperbeschädigte und waren methodisch nicht darauf ausgerichtet, die Reintegration der Kriegsveteranen empirisch zu untersuchen. Allein in Großbritannien beschäftigten sich Forscher vertieft mit dem Schicksal psychisch versehrter Weltkriegsteilnehmer.[89] Aus rechtsgeschichtlicher Sicht ist die Entschädigungspolitik gegenüber psychisch Kriegsbeschädigten Teil des historischen Sozialrechts.[90] Für die spezielle Fragestellung der Entschädigungspolitik gegenüber psychisch Versehrten liegen jedoch auch hier keine Forschungsarbeiten vor. Es wurde daher auf Werke zur geschichtlichen Genese des Sozialrechts zwischen 1918 und 1945 sowie auf einzelne Forschungsarbeiten zum sozialen Entschädigungsrecht zurückgegriffen.[91] Hier besteht auch für die Zukunft ein deutliches Forschungsdesiderat. Es stellt daher vor dem Hintergrund der »Verrechtlichung des Sozialen« eine vordringliche Aufgabe dar, die Rechtsgeschichte stärker als bisher geschehen in die historische Untersuchung sozialpolitischer Problemlagen mit einzubeziehen.[92]

Während zur spezifischen Fragestellung der vorliegenden Arbeit keine breitere Forschungsliteratur zur Verfügung stand, konnte für die Teilbereiche der Entschädigungspolitik auf die hier bereits erläuterten Forschungen primär aus der Medizin- und Wissenschaftshistoriografie zurückgegriffen werden. Vor allem die in den letzten Jahren stark angewachsene Forschung zur Geschichte des psychischen Traumas war auf konzeptioneller Ebene von großem Gewinn. Insbesondere das diesen Arbeiten zugrunde gelegte Paradigma der »sozialen Konstruktion« von Krankheit ist für die vorliegende Untersuchung ausschlaggebend. Die Aushandlungsprozesse um die Entschädigungsfrage zwischen Medizin, Justiz und Verwaltung in Verbindung mit einer Erfahrungsgeschichte der Betroffenen herauszuarbeiten, hat unlängst Svenja Goltermann für die Zeit nach 1945 unternommen. Während die historische Forschung zur deutschen Wiedergutmachungspolitik nach 1945 sich lange darauf beschränkte, die staatliche Entschädigung wirtschaftlicher Folgen zu

---

Wohlfahrtsstaates; *Diehl*; *Whalen*; *Cohen*, Will to work; *Dies.*, The War Come Home; *Rudloff*, Die Wohlfahrtsstadt, Bd. 1, S. 289 – 329; *Hudemann*; *Hausen*; *Fojcik*.

89 Ted Bogacz zufolge erhielten ca. 65 000 psychisch Kriegsbeschädigte Versorgungsrenten. Vgl. *Bogacz*, S. 227. Ben Shepard spricht von 120 000 britischen Veteranen, die Renten aufgrund psychischer Störungen zugesprochen bekamen. Dies entspreche 15 % sämtlicher berenteter Kriegsversehrter. Siehe *Shepard*, S. 144. Peter Barham ermittelte, dass 60 % der aufgrund psychischer Versehrtheit gestellten Anträge durch das *Ministry of Pensions* abgelehnt wurden. *Barham*, S. 186 – 189. Vgl. außerdem *Jones u. a.*, War Pensions; *ders. u. Wessely*, Shell Shock to PTSD.

90 Zur Begriffsdefinition und -erläuterung vgl. *Zacher*, Abhandlungen zum Sozialrecht, S. 249 – 256.

91 Siehe hierzu in erster Linie *Stolleis*, Geschichte des Sozialrechts. Für die ältere thematisch relevante rechtshistorische Literatur kann z. B. *Dannecker* stehen. Zur Entwicklung des Rechtsstaates und der Gesetzgebung nach 1933 vgl. insbesondere *Müller-Dietz*; *Rüthers*, Wir denken die Rechtsbegriffe um.

92 *Dilcher;* vgl. hierzu exemplarisch den Aufsatz von *Collin*.

untersuchen, blieben die psychischen Gesundheitsstörungen nicht umfassend untersucht.[93] Dieser gewinnbringende und auf die neuesten Forschungen aus der Wissenschaftsgeschichte verweisende methodische Ansatz liegt prinzipiell auch der vorliegenden Untersuchung zu Grunde.

Für die Analyse der Versorgungspolitik gegenüber psychisch versehrten Weltkriegsteilnehmern in der Zeit zwischen 1920 und 1939 stand insgesamt ein breiter Quellenfundus bereit. Hierzu zählen für den Bereich der rechts-und politikgeschichtlichen Aspekte Gesetzestexte und staatliche Regulativen vor allem der Versorgungsabteilung des Reichsarbeitsministeriums. Für die Zeit des Nationalsozialismus wurden zudem Akten der Heeres-Sanitätsinspektion sowie der Reichspropagandaleitung ausgewertet und mit Schrifttum zur nationalsozialistischen Kriegsbeschädigtenversorgung ergänzt. Einen wesentlichen Bestandteil des zu analysierenden Quellenmaterials machten des Weiteren die gedruckten und erhalten gebliebenen ungedruckten Akten des Reichsversorgungsgerichtes aus. Der juristische Diskurs zur Entschädigungsfrage bei psychischen Störungen ergab sich außerdem aus zeitgenössischen Veröffentlichungen und Standardwerken zum Sozial- und Versicherungsrecht. Um den Stellenwert der Versorgung psychisch Kriegsbeschädigter innerhalb der parlamentarischen Debatte auszumachen, wurden die stenografischen Protokolle des Reichstages für die Zeit der Weimarer Republik ausgewertet.

Da die psychiatrische und psychotherapeutische Wissensproduktion sowie deren »Träger« zentralen Stellenwert innerhalb der Untersuchung einnehmen, wurden zeitgenössische fachwissenschaftliche Publikationen zu den »Kriegs«-, »Renten«- und »Unfallneurosen« systematisch ausgewertet. Die Frage der Entschädigungsberechtigung psychisch versehrter Soldaten überschnitt sich nach 1918 mit der Berentungsfrage der durch Arbeitsunfälle psychisch Geschädigten. Beide Diskussionen verschmolzen in Weimarer Republik und Nationalsozialismus in der Debatte um die »Rentenneurose«. In die Auswertung wurden daher auch wissenschaftliche Publikationen einbezogen, die sich den »Unfallneurosen«, also dem zivilen Pendent zur »Kriegsneurose«, widmeten.[94]

Für die Verortung der Psychiater in den wissenschaftlichen Denktraditionen wurde außerdem auf deren Veröffentlichungen vor der Zeit des Ersten

---

93 *Goschler*, Wiedergutmachung; *Hockerts u. a.*; *Winstel*; zur methodischen Analyse des psychiatrischen, rechtlichen und politischen Umgangs mit psychisch versehrten Kriegsheimkehrern nach 1945 vgl. *Goltermann*, Die Gesellschaft der Überlebenden, S. 32 – 34.

94 Ende der 1920er Jahre schrieb der Psychiater Philipp Jolly in einer psychiatrisch-neurologischen Fachzeitschrift, es existiere eine »nicht mehr überschaubare[n] Menge von Veröffentlichungen auf dem Gebiet der sog. Neurosen nach Unfall und Kriegsdienst.« *Jolly*, Über den weiteren Verlauf hysterischer Reaktionen, S. 589; *Strassmann*, Gerichtsärztliche Erfahrungen, S. 309.

Weltkrieges zurückgegriffen.[95] Für die Darstellung der Biografien der porträtierten Wissenschaftler mussten zum Teil ungedruckte Quellen wie Personalakten und wissenschaftliche Nachlässe konsultiert werden.

Einen wichtigen Quellenbestand für die Darstellung der psychiatrischen Gutachtertätigkeit in Weimarer Republik und Nationalsozialismus bildeten des Weiteren medizinische Gutachten, die hauptsächlich aus dem Archiv der Nervenklinik Charité in Berlin stammen; sie wurden ergänzt durch die zu den weiter unten erläuterten Einzelfallakten der Versorgungsbehörden gehörenden individuellen psychiatrischen Expertisen. Da den Gutachten zumeist ausführliche Krankengeschichten beiliegen, lässt sich oftmals auch die gesundheitliche Entwicklung und soziale Situation des Beschädigten – natürlich durch den »ärztlichen Blick« – nachzeichnen.

Für die Analyse der Implementierungsebene der Versorgungspolitik gestaltete sich die Quellenlage zunächst schwierig. Infrage kommende Aktenüberlieferungen der Versorgungsämter und Versorgungsgerichte in der Zeit zwischen 1920 und 1945, welche die Verwaltungs- und Spruchtätigkeit der Versorgungsbehörden dokumentieren könnten, sind größtenteils in Folge der Bombardements des Zweiten Weltkrieges vernichtet worden. Im Bestand der Ämter verbliebene Akten wurden des Weiteren häufig in gegebenem zeitlichem Abstand durch die Behörden vernichtet. Die wenigen Aktenbestände, die ermittelt werden konnten und aufgrund ihres medizinisch relevanten Inhalts archiviert wurden, sind noch immer durch das Sozialministerium gesperrt (so z. B. im Falle der Versorgungsämter München) und stehen der Forschung daher nicht zur Verfügung. Auch die Einzelfallakten des Reichsversorgungsgerichts bis 1940 fielen im Jahr 1944 einem Bombenangriff zum Opfer. Einzelne Sitzungsprotokolle und Einzelfallentscheidungen sind indes erhalten und wurden für die vorliegende Arbeit ausgewertet, ebenso wie erhalten gebliebene Akten der Versorgungsgerichte, so beispielsweise jenes in Detmold-Lippe.

Im Bestand des Bundesarchivs Berlin-Lichterfelde fand sich schließlich eine Überlieferung zur Versorgungspolitik gegenüber psychisch versehrten Weltkriegsteilnehmern aus der Zeit nach 1934. Die insgesamt circa 1800 Rentenakten, welche die Berentungsgeschichten und die behördlichen Entscheidungen im Versorgungswesen für die Zeit zwischen maximal 1914 und 1945 beinhalteten, konnten die geschilderte Überlieferungslücke weitestgehend schließen. Entschädigungs- und Rückerstattungsakten werden erst seit kurzem durch Historiker untersucht, können aber, wie das vorliegende Beispiel zeigt, in vielerlei Hinsicht als Ersatzüberlieferung dienen.[96]

---

95 Die dargestellten psychiatrischen Diskurse reichen inhaltlich bis in das 19. Jahrhundert zurück, waren also nicht in jeglicher Hinsicht neu. Die Wissenschaftsgeschichte fordert daher mit Recht, für eine historische Untersuchung der Medizin eine Zäsur in das letzte Drittel des 19. Jahrhunderts zu setzen, um gerade die langfristigen wissenschaftlichen Entwicklungen aufzuzeigen.
96 Vgl. *Grau*; außerdem *Jones u. Wessely*, War Syndromes, S. 57–61; *Young*, S. 158 f.

Auf Grund der großen Anzahl an Einzelfallentscheidungen, die fast gänzlich Männer betreffen,[97] lag eine quantitative Auswertung dieser Sozialdaten nahe. Für die Untersuchung der Implementierung der Versorgungspolitik stand auf diese Weise ein seltener Bestand an Quellen zur Verfügung, der gleichermaßen das Verwaltungshandeln der Verwaltungs- und Spruchinstanzen der Reichsversorgung für das gesamte Deutsche Reich, die psychiatrische Gutachtertätigkeit und das gesundheitliche wie sozioökonomische Schicksal der Betroffenen für die Zeit zwischen 1920 und 1939 nachzeichnete. Die Auswertung des Bestandes nach der Methodik der quantitativen und qualitativen Sozialforschung ermöglichte es, sowohl durchschnittliche Werte für die Gesamtzahl der psychisch versehrten Versorgungsempfänger zu ermitteln, als auch die Möglichkeiten und Grenzen des Verwaltungshandelns im Einzelfall aufzuzeigen.

Das alltägliche Leben psychisch Kriegsbeschädigter zwischen Ende des Ersten und Beginn des Zweiten Weltkrieges darzustellen, ermöglicht nur die Zusammenführung diverser Quellenbestände. Für die Bestimmung der sozioökonomischen Situation der psychisch Kriegsversehrten, die Entwicklung ihres Gesundheitszustandes sowie die ihnen zur Verfügung stehenden medizinischen Versorgungsangebote der Fürsorge wurde vor allem auf die Quellen der staatlichen Versorgungsverwaltung zurückgegriffen. Die Akten der lokalen Kriegsbeschädigtenfürsorge, die wie die Versorgungsbehörden standardisierte Formulare für jeden Kriegsbeschädigten anlegten, wurden von den bundesdeutschen Sozialbehörden insbesondere im Laufe der 1970er Jahre größtenteils vernichtet, sofern sie nicht den Bombardements des Zweiten Weltkrieges zum Opfer gefallen waren. Einzelfallakten aus der Kriegsbeschädigtenfürsorge, die sich explizit auf psychisch Kriegsversehrte beziehen, konnten daher nur in singulären Fällen ermittelt werden.[98] Hierin enthaltene Informationen wurden, soweit möglich, durch die Überlieferung der Wohlfahrtsämter und Arbeitsnachweise bzw. Arbeitsämter ergänzt. Für die Darstellung der medizinischen Versorgungsmöglichkeiten wurde zum Teil auf gedruckte Quellen, zum Teil auf ungedruckte Quellen verschiedener Stadtarchive, so der Städte Köln und München, zurückgegriffen.

Der Blick »von unten«, also die eigene Perspektive der psychisch Kriegsversehrten auf den Berentungsprozess, sowie die Selbsteinschätzung ihrer

---

97 Bei den wenigen Ausnahmen handelt es sich um Frauen im Sanitätsdienst. BArch R 3901/10176, Versorgungssache der Klara D., VA Darmstadt am 14. November 1936; ebd., Schreiben des HVA Hessen an den Reichsarbeitsminister am 2. Dezember 1936. Die 1888 geborene Klara D. erhielt ab 1922 eine Vollrente wegen »schwerer hysterischer Geisteskrankheit«, die ihr 1936 durch die Versorgungsabteilung des Reichsarbeitsministeriums entzogen wurde. Sie war zu dieser Zeit in einer Heil- und Pflegeanstalt untergebracht.

98 In der Überlieferung des Landschaftsverbandes Westfalen-Lippe (Archiv LWL, Münster) finden sich Einzelfallakten aus der Kriegsbeschädigtenfürsorge, die jedoch aus Platzgründen teilweise kassiert wurden, so dass der ursprüngliche Bestand um ein Vielfaches geschmälert wurde. Erhalten blieben nur ca. 10 % des ursprünglichen Aktenbestandes.

Lebens- und insbesondere ihrer Krankheitssituation ergibt sich freilich nur aus autobiographischen Schilderungen. Für die Zeit nach 1933 sind dies vor allem Briefe an die Versorgungsbehörden, welche primär die Verbitterung der Kriegsversehrten über den Rentenentzug ausdrückten, gleichermaßen jedoch von ihrer persönlichen, wirtschaftlichen und gesundheitlichen Lebenssituation berichteten.

Im Bundesarchiv Berlin-Lichterfelde finden sich im Bestand der ehemaligen Versorgungsabteilung des Reichsarbeitsministeriums ca. 1800 Individualakten aus der staatlichen Kriegsbeschädigtenversorgung für die Zeit nach 1934. Es handelt sich hierbei um personalisierte Verwaltungsformulare, die in sehr unterschiedlichem Umfang durch ärztliche Gutachten und amtlichen Schriftverkehr ergänzt sind. Der Aktenbestand dokumentiert in mehrfacher Hinsicht das versorgungspolitische Schicksal psychisch Kriegsversehrter von den 1920er bis in die frühen 1940er Jahre. Im Zuge der Novellierung des Versorgungsverfahrensgesetzes von 1934, wodurch vor 1933 rechtskräftig gewährte Renten durch die nationalsozialistische Versorgungsbürokratie entzogen wurden, legte die Versorgungsverwaltung ab Mitte der 1930er Jahre diese Erfassungsbögen an. Die Einzelfallakten stammen aus dem geographischen Zuständigkeitsbereich der in diesen Grenzen bis 1945 bestehenden Hauptversorgungsämter Bayern, Brandenburg-Pommern, Hessen, Mitteldeutschland, Niedersachen-Nordmark, Ostpreußen, Sachsen, Schlesien, Südwestdeutschland und Rheinland. Die Überlieferungsdichte steht zwar einerseits in Relation zur Bevölkerungsdichte der jeweiligen Region – so ist beispielsweise die Überlieferung für das preußische Rheinland mit über 500 Einzelfällen die stärkste Gruppe, andererseits ist die Aktenlage beispielsweise für Bayern mit unter 50 Fällen äußerst gering, so dass es sich bei dem Bestand im Reichsarbeitsministerium wohl nicht um die absolut vollständige Dokumentation des gesamten Verwaltungsprozesses nach 1934 handelt. Dies stützt außerdem die Tatsache, dass sich entsprechende Rentenakten auch in anderen Beständen des Bundesarchivs wiederfinden, so z. B. in den Akten des Reichsversorgungsgerichts oder des Reichsversicherungsamtes. Um die Aussagekraft dieser kleineren (und wohl unvollständigen) Länderbestände bewerten zu können, wurden ihre Auswertungsergebnisse stets mit dem Gesamtbestand verglichen. Es ergaben sich hier – trotz der unterschiedlichen Überlieferungsdichte – stets vergleichbare Ergebnisse.

Nach Verwaltungsangaben der Versorgungsbürokratie Mitte der 1930er Jahre umfasste der Aberkennungsprozess ca. 16 000 Personen im Deutschen Reich, denen die Renten entzogen wurden. Soweit der Bestand im Reichsarbeitsministerium ausgezählt werden konnte, handelt es sich um eine Gesamtzahl von ca. 1800 Fällen, die hier archiviert sind – also etwa 10 % der angegebenen 16 000 Einzelfälle. Es handelt sich mithin um die Aberkennungsfälle, die ihren Weg in die Ministerialbürokratie gefunden haben. Zwar mag es durchaus sein, dass die jeweiligen Mittelbehörden unterschiedlich

»fleißig« Akten zur Entscheidung nach Berlin ablieferten, doch jenseits solcher Überlegungen belegt die Gleichförmigkeit der abgelieferten Akten, dass diese zuverlässig und repräsentativ die Rentenvergabepraxis und die zugehörigen Argumentationsmuster während der Weimarer Jahre und im Nationalsozialismus dokumentieren. Die im Reichsarbeitsministerium ab 1934 zusammengetragenen Fälle sind sozusagen als »Restfälle« derjenigen psychisch versehrten Kriegsbeschädigten zu betrachten, die zwischen 1914 und 1933 jemals Rente bezogen hatten und 1933 noch lebten – und über deren Versorgungsanspruch der Reichsarbeitsminister schließlich endgültig zu entscheiden hatte. Die Zahl sämtlicher Kriegsversehrten, die zwischen 1914 und 1933 über eine gewisse Zeitspanne Renten bezogen hatten, muss daher ungleich höher als 16 000 angesetzt werden, da die Zugangsbedingungen zur Rente für Kriegsbeschädigte seit Ende des Krieges kontinuierlich beschnitten wurden, so dass eine Vielzahl ehemaliger – und damit auch psychisch versehrter – Soldaten aus dem Kreise der Rentenempfänger bereits vor 1933 ausschied.

Der besondere Quellenwert der hier ausgewerteten Rentenakten liegt darin, dass sich die verwaltungsmäßigen Feststellungen der Versorgungsberechtigung zeitlich nicht nur punktuell auf das Jahr 1934 sowie die Folgejahre beschränken, sondern oftmals die gesamte Berentungsgeschichte der Kriegsbeschädigten seit der erstmaligen Anerkennung einer Dienstbeschädigung aufrollen. So reichen die hierin gegebenen Informationen bis weit vor das Jahr der »Machtergreifung« – teilweise sogar bis 1914 – zurück und geben daher den gesamten Ablauf des »Rentenkampfes« der Versehrten aus der Sicht der Versorgungsbürokratie sowie sämtliche Entscheidungen der Versorgungsverwaltung und Versorgungsgerichte wieder. Gerade die akribische Dokumentation der Berentungsverfahren ermöglicht eine vergleichende Analyse des langfristigen und systemübergreifenden versorgungspolitischen Handelns, bezogen auf diejenige Gruppe von psychisch Versehrten, die erfolgreich Renten beantragten; den Rentenakten beigefügte ärztliche Gutachten und juristische Urteilsbegründungen zeigen außerdem die unterschiedlichen fachspezifischen Bewertungen der Anspruchsberechtigung auf. Im Einzelnen bieten die Erfassungsbögen der nationalsozialistischen Versorgungsverwaltung folgende drei (hier in Abschnitten unterteilte) Informationseinheiten:

Abschnitt A enthält die Basisinformationen zur Person des Kriegsbeschädigten (Name, Wohnort, Geburtsdatum, ohne Angabe zur Konfession) sowie zur aktuellen Versorgungssituation zum Zeitpunkt der verwaltungsmäßigen Erhebungen, der zumeist zwischen 1935 und 1938 liegt. Hier wird das Versorgungsleiden benannt und dessen offizielle Ursache vermerkt sowie die erstmalige Anerkennung der Dienstbeschädigung datiert. Außerdem wird die genaue Zusammensetzung der entsprechenden finanziellen Bezüge aufgeschlüsselt, die sich hauptsächlich aus der Bemessung der Minderung der Erwerbsfähigkeit (MdE) errechnete. Über einzelne Zusatzzahlungen zur Grundrente können Rückschlüsse auf die berufliche

Ausbildung des Kriegsbeschädigten (Ausgleichszulage), seinen Gesundheitszustand (Pflegezulage) oder seine wirtschaftliche (Zusatzrente) und familiäre Situation (Kinder-/Frauenzulage) gezogen werden. Die in diesem Abschnitt der Quelle gegebenen Informationen erfassten die Versorgungsbehörden in standardisierter Form. Eine Sonderrolle nimmt die behördliche Bezeichnung der »Versorgungsleiden« ein. Diese bezogen sich auf die psychiatrischen Diagnosen und zeigen die Mannigfaltigkeit der ärztlichen Bezeichnung der psychischen Störungen.

Abschnitt B beinhaltet die formale Feststellung der Versorgungsverwaltung nach 1933, warum ihr der Entzug der Rente geboten erschien. Diesem Teil der Rentenerfassungsbögen sind häufig Anlagen beigefügt. Aus diesen Ausführungen, den beigegebenen ärztlichen Gutachten sowie den Auszügen aus älteren Rentenakten, teilweise sogar noch aus den militärischen Stammrollen, lässt sich die individuelle Geschichte des Kriegsbeschädigten rekonstruieren. Hier finden sich Erläuterungen zu seinem »Kriegserlebnis«, welche das psychische Leiden ausgelöst haben soll, seine militärischen Einsätze während des Weltkrieges sowie Angaben zur Krankengeschichte und Behandlung der Kriegsbeschädigten während und nach dem Ersten Weltkrieg. Des Weiteren eignet sich dieser Teil des Rentenbogens besonders für eine wissenschaftsgeschichtliche Untersuchung. Wie erläutert werden wird, können Semantik und Inhalt dieses Abschnittes des Rentenbogens darüber Aufschluss geben, inwieweit medizinische Erklärungsmuster das versorgungspolitische Verwaltungshandeln nach 1933 dominierten.

Abschnitt C erläuterte die wirtschaftliche Situation der Kriegsbeschädigten. Die Angaben zur sozioökonomischen Situation der Kriegsbeschädigten und ihrer Familien beinhalten detaillierte Informationen zur Arbeitssituation der Kriegsversehrten, daneben auch zu einer etwaigen Erwerbstätigkeit der Frau sowie der Ausbildungssituation der im Haushalt lebenden Kinder. Die finanzielle Gesamtsituation errechneten die Versorgungsbehörden aus Arbeitseinkommen, weiteren Bezügen aus der Sozialversicherung oder Zuwendungen der öffentlichen Fürsorge. Die Offenlegung der ökonomischen Verhältnisse war für die Versorgungsbehörden durchaus relevant, da eine finanzielle Bedürftigkeit – nach formeller Aberkennung des Rentenanspruchs – einen so genannten Härteausgleich bedingen konnte. Die behördlichen Feststellungen zur wirtschaftlichen Lage können jedoch häufig nur eine Momentaufnahme der Arbeitssituation der psychisch Versehrten liefern, da sie sich punktuell auf die Arbeits- und Einkommenssituation zum Zeitpunkt der Erhebungen zwischen ca. 1935 und 1937 beziehen. Dennoch enthalten sie oftmals zusätzliche Informationen, die über die Entwicklung der Arbeitssituation – günstigstenfalls – für die Zeit zwischen ca. 1918 und 1939 Aufschluss geben.

Um eine systematische Auswertung des Quellenbestandes zu gewährleisten, wurden die in den Rentenbögen gelieferten, individuell differierenden Angaben für die historische Analyse in ein Datenbanksystem übertragen.[99] Das Quellenmaterial wurde in zwei Grundgruppen geteilt. Ca. 1600 Fälle wurden nach Grunddaten abgefragt (z. B. Diagnosen, Minderung der Erwerbsfähigkeit), ca. 800 Einzelfälle vollständig nach insgesamt 117 Kriterien erfasst.[100] Diese komplett aufgenommenen Daten beziehen sich auf die Verwaltungseinheiten der Hauptversorgungsämter Schlesien, Ostpreußen, Rheinland und Niedersachsen-Nordmark. Die ausgewählten Versorgungsämter bildeten die zahlenreichsten Überlieferungen aus dem Bestand der Versorgungsabteilung des Reichsarbeitsministeriums und decken geographisch den west-, nord- und ostdeutschen Raum des Deutschen Reiches in seinen Grenzen von 1933 ab.

Das Formular, das als Dateneingabefenster diente, wurde entsprechend der originalen Struktur der Rentenbögen aus dem Reichsarbeitsministerium in drei Hauptabschnitte unterteilt. Die Quelleninhalte wurden in entsprechend generierte Text- und Zahlenfelder übernommen oder – in Anlehnung an die originale Quellensprache – eigenständig gewählten Kategorien zugeordnet. Um eine quantitative Analyse einschlägiger Daten möglich zu machen, war es notwendig, eine möglichst eindeutige Kategorisierung der Informationen vorzunehmen. Dies gestaltete sich vor allem bei jenen Kriterien problemlos, die bereits von den Versorgungsbehörden zeitgenössisch standardisiert abgefragt worden waren. Sie wurden in die Datenformulare identisch übernommen. Dies gilt vor allem für die in Abschnitt A und C der Rentenformulare gelieferten Angaben zur Person des Kriegsversehrten, der finanziellen Bemessung der Rentenzahlung und der sozioökonomischen Situation der Kriegsbeschädigten. Die in Textform vorliegenden Angaben der Versorgungsverwaltung wurden nach ihrem Inhalt Stichwort-Feldern zugeordnet, um auch diese quantifizierbar zu machen. Dieses Verfahren wurde vor allem auf die Entscheidungen der Versorgungsbehörden angewandt, um ihre argumentative Struktur herausarbeiten zu können. Einen Sonderfall in der Datenauswertung stellte die medizinische Nosologie dar, die sich in den Diagnosen manifestierte. So sollte einerseits auch hier eine quantitative Auswertung der entsprechenden Informationen ermöglicht werden, andererseits durften gerade die Eigenheiten der medizinischen Sprache im Sinne des medizinhistorischen Erkenntnisinteresses nicht verändert werden. Eine Kategorisierung nach heutigen eindeutigen Krankheitseinheiten kam daher nicht in Frage. Um dem Gegenstand der zeitgenössischen medizinischen Diagnostik methodisch gerecht zu werden, wurde daher auf eine solche eindeutige Kategorienbildung verzichtet. Zwar erschwert dies eine zahlenmäßige

---

99 Vgl. *Dörries*, Akten und Computer, S. 211.

100 Die beiden unterschiedlichen Gruppen werden im Folgenden bezeichnet als: Datensatz psychisch Versehrte 1 für die Gruppe der 1690 Einzelfälle sowie als Datensatz psychisch Versehrte 2 für die Gruppe der 759 Einzelfälle. Die Gesamtzahl (»N«) der Fälle variierte für die in den Rentenbögen enthaltenen bekannten Informationen. Unbekannte oder nicht auswertbare Informationen werden im Folgenden als »kA« kenntlich gemacht.

Auswertung der Diagnosen, doch bleibt auf diese Weise die Vielfalt der Krankheitsbezeichnungen in ihrem Wortlaut erhalten.[101]

Teil I der Untersuchung stellt die strukturellen und inhaltlichen Prägungen der Entschädigungspolitik der Weimarer Zeit dar. Dabei ist der Rückgriff auf die Zeit des Weltkrieges unerlässlich: Die medizinische, militärische und kriegsrechtliche Auseinandersetzung mit dem Phänomen der »Kriegsneurose« zwischen 1914 und 1918 definierte in mehrfacher Hinsicht die Ausgangslage für die sozialpolitische Behandlung psychisch versehrter Kriegsteilnehmer: Die Diskussion um den Ursprung der »Kriegsneurose« und der militärmedizinischen Bekämpfung dieser »Epidemie« in den Jahren des Ersten Weltkrieges bereiteten entscheidende Argumentationsmuster vor, welche auch die Herangehensweise an psychisch Kriegsbeschädigte nach 1918 im Rahmen der Versorgungspolitik determinierten. Die folgenden Kapitel widmen sich der Formulierung von spezifischen Programmen und Konzepten zur Entschädigungsfrage in Politik und Psychiatrie nach 1918. Mit der militärischen Niederlage und dem Zusammenbruch der Monarchie änderten sich auch die gesetzlichen Rahmenbedingungen für die Veteranenversorgung drastisch. Das 1920 verabschiedete Reichsversorgungsgesetz brach mit der militärischen Tradition und glich die Kriegsbeschädigtenversorgung dem zivilen Sozialversicherungsrecht an. Welche Chancen sich aus diesen neuen gesetzlichen Bestimmungen für die Entschädigung auch psychischer Gesundheitsschäden ergab, wird an dieser Stelle ausführlich behandelt. Wie sich aus der Beschreibung der Rahmen- und Verfahrensgesetzgebung des Versorgungsrechts der Weimarer Republik ergibt, forderte die Implementierung der rechtlichen Regelungen des Reichsversorgungsgesetzes in hohem Maße medizinisches Expertenwissen ein. Sowohl auf der konzeptionellen Ebene als auch im praktischen Versorgungsalltag spielten daher Ärzte als Berater und Gutachter eine bedeutende Rolle. Die zeitgenössisch als »herrschende« Lehre bezeichnete psychiatrische Theorie, wie sie sich in den 1920er Jahren innerhalb der klinischen Universitätsmedizin festigte, stellte dabei das machtpolitisch wirkungsmächtigste Deutungsmuster in Bezug auf die Entschädigungsfrage bei psychischen Störungen ehemaliger Kriegsteilnehmer dar. Als Kontrapunkt zur psychiatrischen Elite, welche die »herrschende« Doktrin in der Entschädigungspolitik gegenüber psychisch Kriegsbeschädigten vertrat, werden im letzten Kapitel die selbsternannten »Gegner« dieser Lehrmeinung dargestellt. Ihre wissenschaftlichen Ausführungen zur Problematik der »Kriegs«-, »Renten«- und »Unfallneurosen« stellten zeitgenössisch einen wichtigen Gegenpol und damit einen wesentlichen Teil des Diskurses um

---

101 Um die Diagnosen zahlenmäßig dennoch darstellbar zu machen, wurde nur eine äußerst behutsame Normierung vorgenommen, die den semantischen Kerngehalt nicht verändert. Dennoch wurde die gestellte Diagnose textlich belassen und eine Normierung lediglich in einer ergänzenden Variablen vorgenommen.

Krankheitswert und Entschädigungsberechtigung kriegsbedingter psychischer Störungen dar.

Teil II der Untersuchung wendet sich der Ebene der Politikimplementierung zu. Die Anerkennung psychischer Störungen durch die Weimarer Reichsversorgung dokumentiert sich hier anhand der Rentenvergabe in Fällen psychischer Versehrtheit. Das erste Kapitel liefert dementsprechend Basisdaten zu Anerkennungsjahr sowie der Feststellung der Minderung der Erwerbsfähigkeit. Besonderer Schwerpunkt ist außerdem die psychiatrische Nosologie der als kriegsbedingt anerkannten Störungen. Das folgende Kapitel beschreibt die Konfliktlinien zwischen den im Versorgungswesen dominierenden Juristen und Medizinern in der Diskussion um die Entschädigungsberechtigung bei psychischer Versehrtheit. Als machtpolitisch relevante Barriere für eine reibungslose Durchsetzung der psychiatrisch »herrschenden« Lehre in die versorgungspolitische Praxis kann die spezifisch rechtswissenschaftliche Herangehensweise an die Frage der Rentenberechtigung bei psychischen Störungen gelten. Im Vergleich zur Rechtsprechung der obersten Gerichte zum Entschädigungsrecht werden die Urteile des Reichsversorgungsgerichts auf ihre rechtswissenschaftlichen Argumentationsmuster untersucht. Besonderes Augenmerk wird hier auf die juristische Kausallehre gelegt.

Die Versorgungspolitik der Weimarer Republik, in deren Rahmen psychisch Kriegsbeschädigte berentet wurden, erfuhr durch den erneuten politischen Systemwechsel 1933 weitreichende Einschnitte. Das vierte Kapitel des zweiten Teils behandelt die Auswirkungen dieser Zäsur auf die Versorgungsgesetzgebung und insbesondere auf den Status psychisch Kriegsbeschädigter. Der nationalsozialistische Staat schloss ab 1934 psychisch Kriegsbeschädigte aus der Reichsversorgung aus. Volksgemeinschafts- und Frontkämpferideologie legitimierten die entsprechenden gesetzlichen Neuregelungen. Daneben war die Versorgungspolitik jedoch vor allem von bevölkerungs- und gesundheitspolitischen Überlegungen geleitet. Der Rentenentzug resultierte aus der Aushöhlung des Rechtsstaats sowie der Ausschaltung des Meinungspluralismus innerhalb der psychiatrischen *scientific community*. Außerdem wich die beträchtliche Divergenz zwischen der ärztlichen und juristischen Deutungshoheit in der »Neurosenfrage« zwischen 1918 und 1933 einer zunehmenden Angleichung unter dem autoritären Druck des politischen Systems und der Bereitschaft beider Expertenkreise, die innerwissenschaftliche Pluralität und Autonomie fachlicher Maßstäbe den versorgungspolitischen Zielen des Staates unterzuordnen.

Teil III thematisiert den Alltag psychisch Kriegsbeschädigter in der Weimarer Republik und der Zeit des Nationalsozialismus bis in die frühen 1940er Jahre. Anhand der übergeordneten Themen »Arbeit« und »Gesundheit« sollen die vorangegangenen Hauptteile der Untersuchung durch den Blick von »unten« auf die Kriegsbeschädigtenpolitik nach dem Ersten Weltkrieg ergänzt werden. Eine Beschreibung des Alltags psychisch Kriegsbeschädigter und ihrer Familien verbindet daher die persönlichen Sichtweisen der Betroffenen auf ihr psychisches Leiden sowie dessen Implikationen auf Berufsleben und soziales Leben mit Daten über ihre sozioökonomische Situation, die sich aus den Rentenakten sowie der Überlieferung der kommunalen Kriegsbeschädigtenfürsorge ergeben. Selbstzeugnisse von psychisch Kriegsbeschädigten sowie ihrer Angehörigen und Freunde erlauben subjektive Einblicke in die Versorgungsbürokratie sowie in das ärztliche Gutachterwesen. Sie reflektieren persönliche Gefühlslagen und Mentalitäten, die Aussagen über die Verarbeitungsstrategien und Kategorisierungsversuche ihrer Kriegserlebnisse und ihrer Kriegsleiden zulassen. Das letzte Unterkapitel, das sich mit zeitgenössischen medizinischen Versorgungsmöglichkeiten für die ehemaligen »Kriegsneurotiker« vornehmlich in der Zeit der Weimarer Republik beschäftigt, bildet den Schlusspunkt der hier vorgelegten Untersuchung. Es endet mit der Leidenssituation jener Kriegsversehrten, die aufgrund ihrer psychischen Störungen in den Fokus der nationalsozialistischen Vernichtungspolitik gerieten.

I. Die Entschädigungsfrage:
Konzeptionen in Politik und Psychiatrie

In einem Brief an das Versorgungsamt Koblenz beschrieb der Kriegsversehrte Konrad S. 1937 – zwanzig Jahre nach seinem Kriegsdienst – jenes Ereignis, welches er für sein seitdem bestehendes psychisches Leiden verantwortlich machte:

In meiner unmittelbaren Nähe war nachts eine schwere Mine in einem Unterstand eingeschlagen, alle Insassen, dabei ein guter Kamerad aus Düsseldorf waren vom Pulverschleim am ganzen Körper verbrannt, alle krochen auf Händen und Füssen immer [im] Kreise herum und schrien wie wilde Tiere bis alle tot waren, ich stand dabei und konnte nicht helfen, weil überhaupt keiner anfassbar war, was ich da seelisch ausgehalten habe, kann kein anderer ermessen.[1]

Wie Konrad S. berichteten viele psychisch Kriegsbeschädigte nach dem Ersten Weltkrieg ihre persönlichen Erlebnisse an die staatlichen Versorgungsbehörden, die für die Kriegsrenten zuständig waren. Sie versuchten auf diesem Wege, die psychischen und physischen Belastungen des Krieges als Ursache ihrer Gesundheitsstörungen glaubhaft zu machen. Durch ihre Erzählungen vergegenwärtigten die ehemaligen Soldaten auch Jahre nach Kriegsende den Schrecken der »Materialschlacht« und glorifizierten nicht das Fronterlebnis in »Stahlgewittern«.[2] Kriegsversehrte und ihre Angehörigen empfanden das psychische Leiden nicht als »abnorme« psychische Reaktionsweise.[3] In ihren Augen waren es die offensichtlichen Ausdrucksformen des industrialisierten

---

1 BArch R 3901/10208, Brief von Konrad S. an das Versorgungsamt Koblenz am 23. September 1937, S. 1.
2 Trotz der großen zeitlichen Distanz zum eigentlichen Kriegserlebnis erinnern die Beschreibungen der psychisch Kriegsbeschädigten an den Stil des frühen Antikriegsromans, wie vergleichsweise bei *Barbusse*, S. 302 f. Die Briefe der Kriegsbeschädigten an die Versorgungsverwaltung enthalten jedoch ebenso Erzählelemente der späteren Weltkriegsliteratur, so z. B. eine scheinbare Gleichgültigkeit gegenüber dem massenhaften Sterben. Exemplarisch für die Weltkriegsdarstellung ab Mitte der 1920er Jahre vgl. die 1924 erschienenen Erinnerungen von *Jünger*. Der Weltkriegshistoriker Gerd Krumeich beschreibt die bei Jünger heroisierte Kampferfahrung folgendermaßen: »Dieser mythisierte Frontsoldat gewinnt seinen (Gruppen-) Stolz aus der Tatsache, bei aller Gleichgültigkeit und Unwahrscheinlichkeit des Überlebens im ›Feuersturm‹ eine neue Härte, eine neue Intensität, ein neues Wissen um die Kraft des Willens und der Gleichgültigkeit gegenüber dem Entsetzen – auch dem eigenen Entsetzen – gewonnen zu haben.« *Krumeich*, Der Mensch als »Material«, S. 297.
3 BayHStA Mil.Ger. Nr. 7361, Gesuch der Frau W. um Freisprechung ihres Sohnes, des Vicefeldwebels Paul W. von der 9. Kompanie 23. Bayr. Inf. Regts. und um Unterbringung in ein Nerven-Sanatorium an das Gericht des 23. Bayer. Inf. Regt. Westen am 31. August 1918, S. 1 f.

Krieges, die für die seelischen Verletzungen verantwortlich waren: Stetiges »Trommelfeuer« hatte ihre »Nervenkraft« zermürbt, Verschüttungen in Granattrichtern hatten Todesangst ausgelöst und »Nervenschocks« verursacht, emotionale Leere und suizidale Gedanken resultierten aus der Erinnerung an das massenhafte Sterben auf dem Schlachtfeld.[4]

Obwohl sich psychisch Kriegsversehrte einerseits in ihrem eigenen Interesse bemühten, ihre psychischen Reaktionen nach außen hin zu begründen, beharrten viele – wie Konrad S. – andererseits darauf, dass ihre Erlebnisse singulär und daher nicht nachvollziehbar seien.[5] Wenngleich sich die individuellen Kriegserfahrungen der Soldaten zwangsläufig in einem kulturell vorgegebenen Deutungsspektrum vollzogen, blieben sie zutiefst subjektive Vorgänge.[6] Diese persönliche Wahrnehmung authentisch abzubilden war – und ist auch aus der heutigen Perspektive – methodisch problematisch.[7] Dementsprechend prekär erscheint der zeitgenössische Versuch, die Kriegserlebnisse der Soldaten durch eine »professionelle« Instanz zu objektivieren, zu kategorisieren und anhand einer Normenskala bewerten zu lassen, deren Interpretation des Erlebten ebenso wie die individuelle Deutung dem jeweiligen gesellschaftspolitischen Zeitgeist verpflichtet ist und gleichermaßen gruppenspezifische Interessenlagen und Mentalitäten reflektiert. Das Spannungsfeld zwischen Innen- und Außenperspektive stellt ein grundsätzliches Dilemma bei der Beurteilung psychischer Störungen dar, die sich im Anschluss an humanitäre Katastrophen bei Menschen einstellen und aus denen sozialstaatliche Ansprüche an ein Staatswesen abgeleitet werden können. Während der amtlichen Feststellungsverfahren dringen staatliche Behörden tief in das Innenleben und den privaten Alltag der Antragsteller vor. Dieses die Intimsphäre potenziell überschreitende Vorgehen gilt insbesondere für jene

---

4 Vgl. BArch R 3901/10230, Beschwerde des Franz B. an den Reichsarbeitsminister am 26. April 1938; BArch R 3901/10218, Brief des Fritz B. an die Reichskanzlei o. D. [Eingang 29. Oktober 1939].

5 Die individuelle Erinnerung an den Krieg war eingebettet in den die Gesellschaft spaltenden Diskurs um ein kollektives Gedenken an die Opfer des Ersten Weltkrieges. Zur »umkämpften Erinnerung« an den Krieg 1914–1918 vgl. *Ulrich,* Die umkämpfte Erinnerung.

6 »Erfahrung« und »Erlebnis« werden gemäß dem wissenssoziologischen Erfahrungsbegriff verwendet. Danach können Quellen, die »Erlebnisse« wiedergeben, aufgrund ihrer kulturellen Kontextgebundenheit keinen Anspruch auf Authentizität erheben. »Erfahrungen« erweisen sich außerdem als hybride Gebilde; sie unterliegen einem kontinuierlichen Prozess der »Externalisierung, Objektivation und Internalisierung«. Vgl. *Buschmann u. Carl.* Neben der individuellen Kriegserfahrung untersucht die historische Forschung auch das kollektive Erleben des Krieges. Neuere Studien, die sich mit dem »Augusterlebnis« beschäftigen, legen dar, dass die mythisierte kollektive Kriegsbegeisterung nicht der historischen Realität entsprach. Vgl. *Verhey; Ziemann,* Front und Heimat.

7 Zur Problematik der Auswertung und Aussagekraft von Egodokumenten vgl. *Ulrich,* Militärgeschichte von »unten«. Wie sich die Erlebnisverarbeitung in Bezug auf den Ersten Weltkrieg in unterschiedlichen persönlichen, militärischen und gesellschaftlichen »Interpretations- und Erwartungskontexten« (S. 307) vollzog, hat Bernd Ulrich am Beispiel der Feldpostbriefe herausgearbeitet. Vgl. *ders.,* Die Augenzeugen.

Fälle, in welchen die Haftpflicht des Staates für psychische Schädigungen zur Disposition steht: Der professionelle Blick fokussiert hier nicht mehr nur den Körper der Betroffenen, er weitet seine Deutungskompetenz auf die Psyche des Einzelnen, seine Erlebnisse und psychischen Verarbeitungsprozesse aus.

Im Falle der psychophysischen Schädigungen, die Militärpsychiater bei Soldaten zwischen 1914 und 1918 massenhaft feststellten, erforderte die juristische Entscheidung über einen etwaigen Versorgungsanspruch ein »objektives« ärztliches Urteil darüber, ob die geschilderten Kriegserlebnisse der Betroffenen faktisch geeignet sein konnten, chronische psychische Störungen zu verursachen. Wie die vorliegende Untersuchung darlegt, brach die medizinische, wohlfahrtsstaatliche und juristische Debatte um eine angemessene Entschädigungspolitik gegenüber psychisch versehrten Soldaten des Ersten Weltkrieges während der Jahre der Weimarer Republik niemals ab. Vielmehr ist ein sich verschärfender fachwissenschaftlicher und nicht minder politischer Diskurs um die Rentenberechtigung der »Kriegszitterer« auszumachen, der hinsichtlich seiner Argumentationsmuster und Konfliktlinien seinen Ursprung in den Jahren zwischen 1914 und 1918 hat.

1. Psychische Störungen als Massenphänomen im Ersten Weltkrieg

Dass im Rahmen kriegerischer Auseinandersetzungen Soldaten psychische Störungen entwickelten, war bereits aus dem Deutsch-Französischen Krieg 1870/71 und dem Russisch-Japanischen Krieg 1905 berichtet und dementsprechend vor 1914 in der internationalen Militärpsychiatrie diskutiert worden.[8] Als während des Ersten Weltkriegs nach dem Übergang vom Bewegungs- zum Stellungskrieg an der Westfront 1915/16 die Anzahl »Nervenkranker« stark anstieg,[9] weckte diese Tatsache weniger aufgrund der psychischen Symptomatik als vielmehr wegen der als dramatisch bewerteten Anzahl psychisch Versehrter das Interesse der militärischen Führung.[10] Angesichts

---

8 Zur Kriegspsychiatrie während des Deutsch-Französischen Krieges 1870/71 vgl. *Lengwiler*, Zwischen Klinik und Kaserne, S. 65 f. Zudem wurden die militärpsychiatrischen Erfahrungen des »Boxeraufstandes« 1900/01 und Burenkrieges 1899–1902 ausgewertet. *Lemmens*, S. 44. Die Bemühungen, psychische Störungen als Folge des Krieges – bis in die Antike – zurückzuverfolgen, sind mitunter auch mit dem Versuch verbunden, diese als direkte Vorläufer des heute gültigen Krankheitskonzepts der Post-Traumatic-Stress Disorder (PTSD) zu »entschlüsseln«. Vgl. *Binneveld*, S. 2 ff.

9 Der Zugang an »Nervenkranken« nahm mit den Kriegsjahren stark zu, stieg 1915 rasant an und verdoppelte sich bis Kriegende 1918. HSB, S. 146.

10 Die Westfront als Inbild der »Materialschlacht« dominiert bis heute das kollektive Weltkriegsgedächtnis. Dementsprechend fokussierte die Weltkriegshistoriographie bis in jüngste Zeit vornehmlich den »Stellungskrieg« im Westen. Inzwischen verweisen jüngere Beiträge auch auf den süd-östlichen Kriegsschauplatz (Alpen/Isonzo), wo trotz unterschiedlicher Geographie

der Befürchtung, die zahlreichen Ausfälle könnten die militärische Schlagkraft beeinträchtigen, bewertete sie die »Kriegsneurose« als »eine der wichtigsten Fragen im gesamten Sanitätsdienst«.[11] Im Kontext der zeitgenössischen politischen Rhetorik, die »Nervenstärke« zur unabdingbaren Voraussetzung des Sieges erklärte, erreichte die wachsende Zahl psychisch versehrter Soldaten eine scheinbar katastrophale Dimension.[12] »Kriegsneurotiker« und »Kriegshysteriker« wurden in der Außenwahrnehmung zu einer Gruppe von Soldaten, die ein militärisches Gefahrenpotenzial darstellten.

1.1 Die »Kriegsneurose« als Metapher des industriellen Krieges

Nach dem offiziellen Heeressanitätsbericht wurden zwischen 1914 und 1918 in der deutschen Armee insgesamt 613 047 Männer aufgrund von »Nervenkrankheiten« behandelt.[13] In den statistischen Tafeln und Tabellen findet sich jedoch nicht der Terminus der »Kriegsneurose« – wie er sowohl in militärischen Direktiven als auch in der psychiatrischen Fachdiskussion als zentrales Schlagwort gebraucht wurde. Hier erscheint stattdessen die – im Vergleich zu den somatischen Leiden zahlenmäßig kleine – Gruppe der »Nervenleidenden«.[14] In diese recht unspezifische Kategorie fielen »Geisteskrankheiten«, nicht näher klassifizierte »nervöse Störungen« sowie »Nervenleiden«, wobei unklar bleibt, ob es sich bei diesen um rein psychische oder neurologische Störungen handelte. Die einheitliche Terminologie der »Kriegshysterie« und »Kriegsneurose« bestätigt des Weiteren auch nicht die Durchsicht von Aufnahmebüchern der Kriegslazarette oder militärischen Sanitätsberichten.[15]

---

des Geländes teils ähnliche Bedingungen wie an der Westfront herrschten. Vgl. *Hofer*, Nervenschwäche und Krieg, S. 257.262, S. 275–280; *Storz.*

11 BayHStA Stv. GenKdo. II. AK., SanA. Bd. 14/I, Erlass des Preußischen Kriegsministeriums Berlin am 7. September 1917.

12 Der Deutsche Kaiser hatte 1910 an der Marineschule Flensburg-Mürwick eine Rede gehalten, aus welcher zu Beginn des Ersten Weltkrieges oftmals zitiert wurde. In dieser hieß es: »Der nächste Krieg und die nächste Seeschlacht fordern gesunde Nerven von Ihnen.« Zitiert nach *Ulrich*, Nerven und Krieg, S. 164.

13 HSB, S. 145. Eine Angabe der absoluten Zahl psychisch versehrter Soldaten ist grundsätzlich nicht möglich, da die Statistiken freilich nur die Behandelten erfassten. Außerdem erschweren die zeitgenössischen Angaben, welche die psychischen Grenzzustände teils unterschiedlichen Krankheitskategorien zurechneten, die Ermittlung exakter Zahlen. Alex Watson errechnet einen Anteil von ca. 5 % der Gesamtzahl aller mobilisierten deutschen Soldaten. Vgl. *Watson*, S. 248. Zum prinzipiellen Problem der Interpretation der statistischen Zahlen vgl. *Jones u. Wessely*, Psychiatric Battle Casualities, S. 242 f.

14 HSB, Tafel 17. Die Gruppe »Nervenkranke« (552 601) machte durchschnittlich ca. 2 % der Gesamtzahl (27 185 240) des »Krankenzugangs beim deutschen Feldheer« zwischen 1914 und 1918 aus.

15 BAOberbay, Aufnahmebücher der Heil- und Pflegeanstalt Eglfing Nr. 582, Zugänge männlich 1916–1928; BayHStA Stv. GenKdo. I. AK., SanA. Bd. 188, Liste der eingewiesenen Geisteskranken 1. Januar 1916–23. Oktober 1918.

Hingegen zeigen diese Quellen die Vielzahl diagnostischer Begrifflichkeiten, mit denen Kriegspsychiater die mannigfaltigen psychischen Störungen der Soldaten benannten. In der militärärztlichen Praxis herrschte – das zeigen auch die ausgewerteten Berentungsgeschichten zwischen 1914 und 1939 – ein wahres Sammelsurium an diagnostischen Bezeichnungen.[16] Die »Kriegsneurose« war zwar eine durchaus gebräuchliche, aber nur eine unter vielen Diagnosen. Viel häufiger wurden die psychischen Störungen rein deskriptiv nach ihrer äußerlichen Symptomatik oder ihrem vermeintlichen Auslöser benannt: Die Bezeichnungen »Zitterneurose« oder »Granatschock« haben hier ihren Ursprung. Außerdem griffen Ärzte auf weit vor 1914 etablierte psychiatrische Diagnosen für psychische Grenzzustände, nämlich die der Hysterie und Neurasthenie, zurück.[17] Nach einer statistischen Aufstellung im Frühjahr 1917 bildeten diese die häufigsten Diagnosen in der Kategorie »Nervenkrankheiten«, gefolgt von Melancholie, Epilepsie und Psychopathie.[18] Eine klare Bestimmung der Anzahl der »Kriegsneurotiker« lässt sich aufgrund der geschilderten Divergenz der zeitgenössischen statistischen Erhebungen nicht vornehmen. Als Richtwert mag die zahlenmäßige Feststellung der während des Krieges als »Nervenleiden« diagnostizierten Gesundheitsstörungen galten, die in den Jahren zwischen 1914 und 1918 maximal 11 % aller Verwundeten und Kranken im deutschen Heer ausmachten.[19] Trotz des verhältnismäßig niedrigen Prozentsatzes psychisch Versehrter gemessen an der Gesamtzahl kranker und verwundeter Soldaten bezeichnete der Tübinger Psychiater Robert Gaupp[20] die »Nervenkranken der Zahl nach [als] weitaus die wichtigste Kategorie aller Kranken« in der deutschen Armee.[21]

Die Symptome der psychischen Störungen, die Soldaten infolge der Kampfhandlungen erlitten, konnten sich sowohl körperlich als auch seelisch äußern. Zu den auffallenden äußerlichen Erscheinungen der »Kriegsneurose« gehörte der anfallsartige Schütteltremor des Körpers.[22] Häufig zeigten sich bei

16 Die detaillierte Beschreibung dieses Quellenbestandes erfolgt ebenso wie die eingehende Analyse der ärztlichen diagnostischen Begrifflichkeiten in Kap. II. 1.2 Da sich die Berentungsgeschichten auf die Bezugsdauer staatlicher Versorgung zwischen 1914 und ca. 1939 beziehen, enthalten sie auch Informationen zu den Erstdiagnosen, die während des Krieges gestellt wurden.
17 *Hofer*, »War Neuroses«. Hans-Georg Hofer nennt die »Kriegsneurose« einen wenig präzisen Begriff, der drei medizinische Konzepte des ausgehenden 19. Jahrhunderts, nämlich die der Neurasthenie, der traumatischen Neurose sowie der Hysterie miteinander verband.
18 HSB, S. 148, Krankenbewegung in der Nervenabteilung der 6. Armee, Februar/März 1917.
19 Eine Umrechnung der im HSB angegebenen Zahlenwerte in Prozentwerte hat Frank Lembach vorgenommen. Der Wert 11,1 % bezieht sich auf das Jahr 1916/1917. *Lembach*, S. 175.
20 Robert Gaupp (1870–1953) war zwischen 1906 und 1936 ordentlicher Professor und Direktor der Nervenklinik der Universität Tübingen. *Kreuter*, S. 430.
21 *Gaupp*, Die Nervenkranken des Krieges, S. 4.
22 BayHStA MilGer. 3. Div. Nr. 6630, Militärärztliches Gutachten zu dem wegen »erschwerter unerlaubter Entfernung« angeklagten Heinrich H. Ein ärztliches Gutachten zu dem Soldaten Heinrich H., der selbst angab, bei dem geringsten Trommelfeuer »seelisch zusammenzubrechen«, beschrieb seinen Zustand folgendermaßen: »H. fällt auf den ersten Blick durch den

psychisch Versehrten auch spastische Lähmungen und Kontrakturen, welche mit Störungen der Atem- oder Ausscheidungsfunktionen verbunden sein konnten.[23] Außerdem konstatierten Ärzte psychisch bedingte Sprach- und Hörstörungen, Magen-Darm-Krankheiten oder rheumatische Beschwerden.[24] Ebenso galten Schlaflosigkeit, depressive und melancholische Verstimmungen sowie wechselnde, extreme emotionale Zustände als typische Merkmale. Ein wiederkehrendes Motiv stellt das aggressive Verhalten psychisch Versehrter dar, welches sich gleichermaßen gegen Kameraden und Vorgesetzte richtete.[25] Andererseits konnten die psychischen Erschütterungen auch in Apathie und Suizidversuche münden.[26] Der Soldat Ludwig K. beispielsweise beschrieb seinen Zustand mit den Worten: »Ich war zunächst menschenscheu, litt an Schlaflosigkeit und Angstzuständen«.[27]

Ihre Symptome bezeichneten die Soldaten oft als ein Puzzle wechselnder psychischer und somatischer Erscheinungen. Was in zeitgenössischen psychiatrischen Ausführungen selten erscheint, ist die von Soldaten häufig gebrauchte Beschreibung von »Angst«. Diese konkretisierten die Betroffenen als konkrete Furcht vor Artilleriefeuer oder der unmittelbaren Todesgefahr oder einen permanenten unbestimmten »Angstzustand«.[28] Die psychisch Versehrten paraphrasierten ihre Zustände des Weiteren häufig mit den Worten, sie seien »völlig mit den Nerven am Ende«, »seelisch heruntergekommen« oder könnten den Krieg »nicht mehr nervlich aushalten«.[29] Aufgrund der vielfältigen und teils recht unspezifischen Symptome herrschte eine hohe Unsicherheit in der psychiatrisch-neurologischen Differenzialdiagnostik.

ängstlich verstörten Gesichtsausdruck auf. Wenn er unerwartet angesprochen wird, fährt er jedesmal erschreckt zusammen und verfällt in heftiges Zittern.«
23 Nach 1918 versuchten Psychiater, die unterschiedlichen Symptome systematisch zu beschreiben und zu ordnen. Vgl. *Riedesser u. Verderber*, S. 25–27.
24 *Hiddemann*, S. 15.
25 BAOberbay E 1910, Krankenakte des Paul O. des Reservelazaretts Eglfing, militärärztliches Zeugnis am 29. Mai 1918; EH 2047, Krankenakte des Maximilian P. der Heil- und Pflegeanstalt Eglfing, militärärztliches Zeugnis am 4. Mai 1916; BayHStA MilGer. 3. Div. Nr. 7010, Urteil in der Untersuchungssache des Ersatzreservisten in der 3. Kompanie K. 23. Infanterie-Regiments am 2. Februar 1917.
26 BayHStA MilGer. 3. Div. Nr. 6714, Krankengeschichte des August S. des Feldlazaretts X des II. AK. in Landau, Nervenabteilung. Der Patient berichtet darin von ständiger Todesangst und permanenten Angstzuständen. BayHStA MilGer. 3. Div. Nr. 6625, Militärärztliches Zeugnis der Nervenabteilung des Feldlazaretts 10 des Bayer. II. AK. zu […] am 3. August 1916.
27 BayHStA MilGer. 3. Div. Nr. 6924, Aussage des Ludwig K. am 9. November 1917 im Rahmen seines Disziplinarverfahrens.
28 BayHStA MilGer. 3. Div. Nr. 6777, Feldgerichtsprotokoll am 26. Juni 1917, Aussage des wegen »Feigheit« angeklagten Emil B.; Nr. 7017, Militärärztliches Gutachten am 6. März 1917 zu Arthur Sch. Der Angeklagte gab als Begründung für sein Verhalten an: »Ich bin deshalb fort, weil ich Furcht habe vor dem Todschießen. Ich habe nicht das Herz in Stellung zugehen«.
29 BayHStA MilGer. 3. Div. Nr. 6924, Militärärztliches Gutachten am 21. Januar 1916 zu Karl G.; BayHStA MilGer. 3. Div. Nr. 6769, Militärärztliches Gutachten zu Andreas B. am 18. Mai 1917, Angaben des Angeklagten.

Ärzten in Feld- und Heimatlazaretten fiel es offenbar schwer, die psychischen Störungen und Krankheiten eindeutig nosologisch zu klassifizieren. Dies dokumentiert sich – wie es sich insbesondere auch aus den Krankengeschichten und Rentenakten der Weimarer Zeit ergibt – in häufigen Umdiagnostizierungen von medizinischer Seite.[30]

Verantwortlich für die ungeheure Häufung psychischer Störungen machten Militärs und Mediziner die »Modernisierung«[31] des Krieges im Sinne der durch die industrielle Produktion veränderten Kriegstechnik. Gerade der Stellungskrieg mit der »aufreibenden Wirkung des Trommelfeuers« sorgte nach Ansicht der Kriegspsychiater für eine ungeheure »Abnutzung der Nervenkraft«.[32] In diesem Punkt herrschte ein minimaler Konsens zwischen Soldaten aus dem Mannschaftsgrad, ihren militärischen Vorgesetzten und Militärpsychiatern: Auch in den autobiografischen Schilderungen von Weltkriegsteilnehmern dominierte die neue Qualität und Quantität der Kriegstechnik, die unweigerlich zum Frontalltag gehörte und sich vor allem in stetigem »ohrenbetäubenden Lärm« manifestierte.[33] Die »nervenzerreibende« Wirkung anhaltenden Trommelfeuers oder explodierender Granaten bildet desgleichen einen festen Bestandteil der Berichte psychisch versehrter Soldaten.[34]

Die Einschätzung eines direkten Zusammenhangs zwischen Kriegstechnik und »Kriegsneurose« teilen auch heutige Weltkriegshistoriker:[35] Jay Winter spricht von der »Kriegsneurose« sogar als kulturgeschichtlicher Metapher für den industrialisierten Krieg.[36] Tatsächlich brachte der erste »totale Krieg«, wie ihn Erich Ludendorff in seinen Kriegserinnerungen 1935 nannte,[37] eine bis dato ungekannte Technisierung der Kampfmittel mit sich und war demzufolge ein Abbild der raschen Modernisierungsprozesse seit dem späten 19. Jahrhundert. Die Kämpfe um Verdun, an der Somme und in Flandern 1916/17

---

30 Vgl. BAOberbay E 2047, Die Krankenakte des Karl K. der Heil- und Pflegeanstalt Eglfing enthält die Krankenblätter der genannten Reservelazarette. Im August 1916 wurde der Soldat im Reservelazarett München mit »Neurasthenie« diagnostiziert, ein knappes Jahr später bezeichnete der behandelnde Arzt sein Leiden als »hysterischen Dämmerzustand«. Im Juni 1917 lautete seine Diagnose im Reservelazarett Eglfing Schizophrenie – woraufhin Karl K. bis 1924 stationär in der Anstalt behandelt wurde.

31 *Hofer*, Nervöse Zitterer, S. 19.

32 *Gaupp*, Schreckneurosen und Neurasthenie, S. 69.

33 *Habeck*, S. 101–132. Der »Höllenlärm« der Front fand auch in Feldpostbriefen Erwähnung. Vgl. *Reimann*, S. 131.

34 Vgl. BayHStA MilGer. 3. Div. Nr. 6878, Militärärztliches Gutachten zu Wilhelm Friedrich H. am 3. Dezember 1917. Der Angeklagte gab in seiner Vernehmung an: »Ich bin fort, weil ich glaubte das Artilleriefeuer nicht mehr aushalten zu können«.

35 *Leed*, S. 85–100; *Eckart*, Aesculap in the Trenches, S. 187. Dagegen plädiert Martin Lengwiler dafür, den Kausalzusammenhang zwischen der »Modernisierung« des Krieges und den auftretenden psychischen Störungen mit Skepsis zu betrachten. *Lengwiler*, Zwischen Klinik und Kaserne, S. 307.

36 *Winter*, Shell Shock, S. 7–11.

37 *Ludendorff*, S. 5, S. 9 f.

stehen für den Begriff der »Materialschlacht«, in der nur geringfügige Bodengewinne enormen menschlichen Verlusten entgegenstanden.[38] Faktisch stieg in dieser Zeit auch die Zahl der in Kriegslazarette eingelieferten »Nervenkranken« erheblich an.[39]

Aus der neuartigen Form der Kriegsführung ergab sich, dass Soldaten die Todesbedrohung allgegenwärtig, noch weniger kalkulier- und beeinflussbar erscheinen musste.[40] Die Form des Stellungskrieges prägte eine Situation, die durch eine Dichotomie aus »hektischer Aktivität« und »passivem Abwarten« zwischen Feuergefechten geprägt war.[41] Der Historiker Bröckling beschreibt diese Kampfsituation – und bedient sich hier selbst der psychiatrischen Terminologie – als Prozess der »Depersonalisation«,[42] in welchem der Mensch schließlich zu Material wurde.[43] Den Alltag der Soldaten an der Westfront dominierte das Leben in Schützengräben, welches zumeist mit Ungeziefer, Kälte und Nässe verbunden war und daher neben der beschriebenen psychischen auch eine große körperliche Belastung darstellte. Die Rentenakten der Weimarer Versorgungsverwaltung gaben die vielfältigen Frontbedingungen, die als offizielle Ursache der psychischen Störungen vermerkt wurden, nur standardisiert wieder. In der Mehrheit der Fälle verzeichneten sie recht allgemein »Anstrengungen«, »Aufregungen« und »Strapazen« als Grund für die psychische Versehrtheit von Soldaten.[44] Dazu zählten sowohl körperliche Überanstrengung als auch »seelische Erschütterungen«.[45] An konkreten Ereignissen, die einen »Schreck«[46] oder »seelisches Trauma«[47] auslösten, wurden am häufigsten die typischen Begleitumstände des Frontalltags genannt: Trommelfeuer, Gasvergiftungen, Fliegerangriffe und Explosionen. Speziell sticht die hohe Zahl von »Verschüttungen« als angegebene Ursache heraus: Soldaten wurden durch eine Explosion in einen Trichter geschleudert, der sich wieder mit Erde füllte, und verharrten dort unter Umständen stundenlang in der ständigen Angst zu ersticken.[48] Viele Betroffene führten außerdem ihre

---

38 Vgl. *Mollin*, S. 327 ff.

39 HSB, S. 145.

40 Die permanente Todesbedrohung manifestierte sich in einer starken Schützengrabengemeinschaft, die außerdem eine Entfremdung zur »Heimatfront« bewirkte. Vgl. *Reimann*, S. 138 f.

41 *Bröckling*, S. 200 f., S. 206. Zahlreiche Beschreibungen des Frontalltags in Egodokumenten, v. a. in Form von Feldpostbriefen finden sich in *Ulrich u. Ziemann*, S. 102–109.

42 Der Begriff definiert eine Beeinträchtigung oder den Verlust des Persönlichkeitsgefühls. Die Person kommt sich fremd und unwirklich vor. *Freyberger u. a.*, S. 12.

43 *Bröckling*, S. 206.

44 Übersicht über die von der Versorgungsverwaltung festgestellte Ursache des Versorgungsleidens: Datensatz psychisch Versehrte 1/Abfrage Ursache, N=1206.

45 BayHStA Mkr 11709, Erlass des Kriegsministeriums München, Pensions- und Versorgungsabteilung am 31. Oktober 1917, betreffs der Behandlung der Einsprüche von Versorgungsangelegenheiten.

46 BArch R 3901/10205, Versorgungssache des Heinrich P., VA Köln am 27. April 1937.

47 BArch R 3901/10172, Versorgungssache des Gustav S., VA Karlsruhe am 6. Juni 1936.

48 Die Erlebnisbeschreibung einer Verschüttung findet sich in dem Feldpostbrief eines deutschen

Kriegsgefangenschaft bzw. Internierung, auch in Verbindung mit körperlicher Misshandlung,[49] als Grund für ihre psychischen Schädigungen an. Ein wichtiger Faktor, der die Kriegserfahrung ausmachte, scheint außerdem das konfliktreiche Verhältnis zu militärischen Vorgesetzten und Kameraden gewesen zu sein. Schikanen und Willkür, unter Umständen auch Gewalt innerhalb der »Schützengrabengemeinschaft« erhöhten sicherlich die seelische Belastung und dementsprechend auch die Wahrscheinlichkeit eines psychischen Zusammenbruchs.[50] So gab beispielsweise der Soldat Karl K. bei der Aufnahme in eine psychiatrische Klinik an, er sei während des Krieges »beim Exerzieren [...] wie ein Hund behandelt« worden: Nachdem er seinem Vorgesetzten berichtet hatte, dass er beim geringsten Artilleriefeuer die »Nerven verlieren« würde, wurde von diesem angeordnet, ihn zwischen zwei Gewehre zu stellen und Platzpatronen abzufeuern.[51]

Die in den Rentenakten aufgeführten Ursachen spiegeln jedoch nicht zwingend die unmittelbare Einwirkung des technisierten Krieges wider. Sicherlich ist die argumentative Wirkungsmacht des industrialisierten Krieges gewaltig, um psychische Störungen bei Soldaten zu erklären. Sowohl die persönlichen Schilderungen von Soldaten als auch die militärärztlichen Erklärungsansätze für die starke Zunahme der psychisch Verwundeten unterstützen diese These hinlänglich. Entgegen den vorherrschenden Negativbeschreibungen des Frontalltags weisen neuere historische Forschungen jedoch auch auf die Gemeinschaft stiftenden Aktivitäten innerhalb der »Schützengrabengemeinschaft« hin, die den Soldaten dabei helfen konnten, sich den widrigen Gegebenheiten psychisch anzupassen.[52] Die neuartige Kriegstechnik konnte nicht ausschließlich Schrecken hervorrufen, sondern wie die Historikerin Mary H. Habeck argumentiert, die Soldaten gleichermaßen auch faszinieren und für den Kampf motivieren.[53] Zudem traten psychische Leiden

Soldaten vom August 1918. Dieser ist als Audiodatei veröffentlicht in Feldpostbriefe – Lettres des poilus. Eine Sendereihe im Deutschlandfunk 1998, CD 2, Track 9.

49 UA HU Nervenklinik 18, Gutachten an das Versorgungsgericht Frankfurt/Oder zu Arnold B. am 1. August 1928.

50 Ulrich Bröckling weist darauf hin, dass von einer die soziale Herkunft und militärische Dienstgrade nivellierenden Frontgemeinschaft keine Rede sein könne. *Bröckling*, S. 203. Auseinandersetzungen zwischen Untergebenen und Vorgesetzten bildeten auch einen wichtigen Grund zur Desertion. *Jahr*, S. 109 f.

51 BAOberbay EH Nr. 2846, Krankenakte des Karl K. der Heil- und Pflegeanstalt Eglfing-Haar.

52 Demnach waren ebenso wie der Schrecken der »Materialschlacht« die Gemeinschaft stiftenden Aktivitäten wie Singen, Rauchen und Witz das Leben in den Schützengräben bestimmende Faktoren. *Watson*, S. 247 – 268. Daneben betont Niall Ferguson die Möglichkeit, dass Soldaten auch »Freude« am Töten empfunden hätten. Vgl. *Ferguson*, S. 357 – 366. Dagegen argumentiert Edgar Jones, Soldaten, die gerne töteten, seien nicht typisch gewesen. Sie seien außerdem anfälliger gewesen für psychische Störungen als solche, die sich in der Defensive befanden. Vgl. *Jones*, The Psychology of Killing, S. 245.

53 *Habeck* argumentiert, dass es zu einer Anpassung an die Realitäten des Krieges kam. Die Zerstörungskraft der Kriegstechnik konnte die Soldaten sowohl demoralisieren als auch motivieren.

während des Ersten Weltkrieges auch bei Männern auf, die den als grauenvoll beschriebenen Frontbedingungen nicht ausgesetzt waren. Die psychischen Gesundheitsstörungen waren laut der Aufzeichnungen der Weimarer Versorgungsbehörden ebenso durch »Unfall« und »Sturz« im Garnisons- oder Heimatdienst ausgelöst worden oder wurden als Folge körperlicher Verwundung, vor allem nach Kopfschussverletzungen, betrachtet.[54] Diese Verletzungen und Unfälle waren häufig fern der Front passiert und hatten mit der »typischen« Kriegserfahrung an der Front nichts zu tun. Diese Tatsache lieferte den Kriegspsychiatern – und mitunter auch den Versorgungsbehörden nach 1918 – ein schlagfertiges Argument, um die Ursache der Störungen von den Umständen des Krieges auf die vermeintlich psychopathologische Persönlichkeit des Betroffenen zu lenken.[55]

1.2 Militär und Psychiatrie: Strategien im Umgang mit »Kriegsneurotikern«

Die sich ab 1915/16 massiv häufenden Fälle von psychischen Störungen bei Soldaten erzeugten bei militärischen Entscheidungsträgern, vor allem im Bereich Sanitätswesen, Handlungsdruck.[56] Die Mehrheit der kriegsministeriellen Erlasse zur Problematik der »Kriegsneurose« stammt aus dem Jahr 1917. Den militärischen wie psychiatrischen Befürchtungen entsprechend, das massenhafte Auftreten der »Kriegsneurose« könnte einen bedeutsamen strategischen Nachteil nach sich ziehen, stand im Zentrum der Direktiven die Forderung, die militärische Dienstfähigkeit der »Kriegsneurotiker« unter allen Umständen wiederherzustellen. Dabei ging es primär darum, die sich körperlich und psychisch äußernden Symptome rasch zu beseitigen, um zu gewährleisten, dass die betroffenen Soldaten zumindest physisch wieder einwandfrei funktionierten.[57] Das preußische Kriegsministerium hielt dieses Vorgehen angesichts des dringenden Ersatzbedarfes an Soldaten sowie an

---

54 BArch R 3901/10198, Versorgungssache des Josef T., VA Allenstein am 14. Januar 1937. Der Kriegsbeschädigte hatte 1915 während einer Dienstfahrt einen Eisenbahnunfall erlitten, worauf er »hysterisch« reagiert und eine Rente zugesprochen bekommen hatte. In einem anderen Fall zog sich ein Soldat im April durch einen »Sturz« ein »hysterisches« Leiden zu, das ebenfalls berentet wurde. Vgl. R 3901/10206, Versorgungssache des Heinrich Sch., VA Trier am 4. Juni 1937.

55 *Lerner*, Hysterical Men, S. 67.

56 Ab Herbst 1915 beklagten Ärzte verstärkt fehlende Betten für psychisch Erkrankte sowie den Mangel an psychiatrischen und neurologischen Fachärzten. Das Sanitätsamt des I. AK. in München veranlasste nach einem Erlass vom 28. April 1915, dass in den Reservelazaretten besondere Abteilungen zur Aufnahme der Nervenerkrankten geschaffen werden sollten. Vgl. BayHStA Stv. GenKdo. I. AK., SanA 485, Bayerisches Kriegsministerium an die Sanitätsämter des I.-III. AK. am 11. Oktober 1915; BayHStA Stv. GenKdo. I. AK. SanA. 186/13335.

57 BayHStA Stv. GenKdo. II. AK., SanA. Bd. 14/I, Bayerisches Kriegsministerium an das Sanitätsamt des III. AK. betreffs der Verwendung von Kriegshysterikern in der Landwirtschaft am 18. April 1917.

Arbeitskräften für die Kriegswirtschaft für unabdingbar.[58] Die behandelnden Ärzte in eigens eingerichteten »Neurotikerlazaretten« erhielten daher die militärische Anweisung, Heilungen zwischen 95 % und 100 % zu erzielen.[59]

Der Befehl zur unverzüglichen erfolgreichen ärztlichen Behandlung traf eine unvorbereitete Psychiatrie, die sich vor 1914 durch ihren »therapeutischen Pessimismus« ausgezeichnet hatte.[60] Zwar verzeichnete die klinische Forschung seit dem späten 19. Jahrhundert beträchtliche Fortschritte, beispielsweise in der Hirnforschung; doch war die Entwicklung langfristiger Therapiekonzepte für psychisch Kranke darüber vernachlässigt worden.[61] Dementgegen hatten sich Psychoanalytiker zwar ausführlich mit der Psychotherapie der Neurosen befasst, besonders rasche Heilungserfolge gehörten hier jedoch ebenso wenig zum fachlichen Repertoire wie in der klassischen Anstaltspsychiatrie. Beide Disziplinen erhofften sich durch ihr »kriegswichtiges« Engagement fachwissenschaftlichen Machtzuwachs, um sich innerhalb der naturwissenschaftlichen *scientific community* als eigenständige Fächer etablieren zu können. Obwohl die Psychoanalyse gegen Ende des Krieges bei den Sanitätsämtern der Armeen vermehrt Beachtung fand, konnten sich ihre »milderen« Methoden gegenüber der herkömmlichen psychiatrischen Herangehensweise nicht durchsetzen.[62] Die reguläre Kriegspsychiatrie griff zwar auf die in der Psychoanalyse praktizierten Methoden, wie die der Hypnose und Suggestion, in der Behandlung der Soldaten zurück, baute sie jedoch in ein gewaltsames und gegen den Patienten gerichtetes Therapiekonzept ein. Grundsätzlich teilten Psychoanalytiker und Kriegspsychiater die Auffassung, dass die auftretenden psychischen Störungen nicht aus einer organischen Verletzung resultierten, sondern allein durch einen rein psychologisch ablaufenden Vorgang verursacht seien.[63] Diese – in ihrer Tragweite für die Glaubwürdigkeit psychisch Versehrter keinesfalls zu unterschätzende – wissenschaftliche Auffassung von der Psychogenie der »Kriegsneurose« hatte

---

58 BayHStA Stv. GenKdo. II. AK., SanA. Bd. 11, Preußisches Kriegsministerium am 7. September 1917.

59 BayHStA Stv. GenKdo. II. AK., SanA. Bd. 14/I, »Leitsätze« des Reservelazaretts Würzburg, Abt. Nervenkranke; statistische Angaben der Reservelazarette Ludwigshafen, Würzburg und Speyer über die als geheilt und arbeitsfähig entlassenen Soldaten, deren Zahl mit 92 bis 95 % angegeben wurden; vgl. Schreiben des RL Speyer, Nervenstation an das Sanitätsamt des II. AK. am 21. Januar 1918.

60 *Lerner*, Hysterical Men, S. 17.

61 Zur Entwicklung der deutschen Psychiatrie im 19. Jahrhundert siehe die Darstellung von *Engstrom*, Clinical Psychiatry; vgl. hierzu auch die Ausführungen zu den wissenschaftlichen Viten der psychiatrischen Experten in der »Neurosenfrage« nach 1918 in Kap. I. 3.1. Während der Kriegsjahre wurde der psychiatrische Anstaltsbereich stark vernachlässigt. Außerdem unterbrach der Krieg die Bemühungen um die »Klarsicht psychischer Zustandsbilder«. *Blasius*, S. 129; zur Psychiatrie an der »Heimatfront« während des Ersten Weltkrieges vgl. *Faulstich*, S. 25–67.

62 *Hofer*, Nervenschwäche und Krieg, S. 366. Zur Psychoanalyse während des Krieges vgl. *Brunner*, Psychiatry, S. 352–365; *Lerner*, Hysterical Men, S. 171.

63 *Jones*, Die Kriegsneurosen, S. 73.

sich auf der »Kriegstagung« der Gesellschaft Deutscher Nervenärzte und des Deutschen Vereins für Psychiatrie 1916 in München etabliert. Hier kam es zur Auseinandersetzung zwischen bekannten Kriegspsychiatern wie Robert Gaupp, Max Nonne, aber auch dem den Entschädigungsdiskurs der Nachkriegszeit prägende Psychiater Karl Bonhoeffer und dem Berliner Neurologen Hermann Oppenheim.[64] Dieser ging in seinem Konzept der »traumatischen Neurose« von der Möglichkeit aus, dass auch ein rein psychischer »Schock« kleinste Läsionen im zentralen Nervensystem, also organische Verletzungen, verursachen könne. Diese nun als überholt eingestufte ätiologische Theorie hatte innerhalb der Unfallversicherung vor 1914 oftmals zur Anerkennung von Entschädigungsansprüchen geführt.[65] Im Gegensatz zu Oppenheims Modell sahen seine Kontrahenten den Grund für die psychischen Symptome vielmehr in dem fehlenden »Willen«, den Frontalltag auszuhalten sowie in »Begehrungsvorstellungen« und »Wünschen« der psychopathologisch veranlagten »Kriegshysteriker«, die darauf ausgerichtet waren, der Todesgefahr zu entkommen. Eine Versammlung von »Neurotikerärzten«, die 1918 unter der Ägide des preußischen Kriegsministeriums in Berlin abgehalten wurde, fasste dementsprechend in einem Merkblatt zusammen: »Der Begriff Neurose wird gefasst als eine innere Auflehnung gegen Kriegsverwendung«.[66] Das – hier stark verkürzte – psychiatrische Erklärungsmuster zur Ursache der »Kriegsneurosen« übernahm im Folgenden auch das Militär in seinen Direktiven: Bei Neurotikern handele es sich um Nervenschwächlinge, bei welchen sich »Sorge und Unlust [...] auf dem Boden der krankhaften Anlage abnorm leicht und abnorm lange in körperliche und seelische Krankheitszeichen« wandelten.[67] Zwar unterschieden Psychiater in der Theorie zwischen Simulation und »Kriegsneurose«, die Grenze zwischen beiden Kategorien verschwamm in der Praxis jedoch zusehends.[68]

»Kriegsneurose« und »Kriegshysterie« bildeten während des Ersten Weltkrieges die Leitbegriffe des militärischen und psychiatrischen Sprachgebrauchs. Der Terminus der Neurose verwies einerseits auf die Theorien Sigmund Freuds, der den »inneren Konflikt« als Ursache der Neurose definierte,

---

64 *Lerner*, Hysterical Men, S. 74–79. *Schott u. Tölle*, S. 368. Heinz Schott weist darauf hin, dass eine pauschale Unterscheidung zwischen »Somatogenikern« und »Psychogenikern« vereinfachend ist und nicht den Kern des wissenschaftlichen Problems trifft.

65 *Lerner*, Hysterical Men, S. 32 f.

66 BayHStA Stv. GenKdo. II. AK., SanA Bd. 14/I, Schreiben des RL Würzburg an das Sanitätsamt des II. A. K. am 14. Oktober 1918 betreffs Bericht über die vom Preußischen Kriegsministerium einberufene Versammlung der Neurotikerärzte.

67 BayHStA Stv. GenKdo. II. AK., SanA Bd. 14/I, Erlass des Preuß. Kriegsministeriums in Berlin am 9. Januar 1917.

68 Symptome wie Zucken und Zittern wurden beispielsweise als »hysterische Fixierung ursprünglich simulierter Symptome« so genannter »Krankseinwoller« gewertet. BayHStA Stv. GenKdo. II. AK., SanA. Bd.14/I, Diskussionsbemerkungen des Stabsarztes Dr. Kaufmann, RL Ludwigshafen, o. D., S. 3.

andererseits auch auf neurologische Nervenkrankheiten.[69] Mit der Adaption des Hysteriebegriffs und seiner Übertragung auf Soldaten schuf die Psychiatrie hingegen ein Stigma: Hysterie war ein in der Medizingeschichte klar weiblich konnotierter und abwertender Begriff.[70] Eine *hysteria virilis* attestierte unmännliches Verhalten und stand damit im Gegensatz zu dem Bild des Kriegshelden, der »Nervenstärke« und »eisernen Willen« besaß.[71] Ganz im Gegensatz zu einer körperlichen Kriegsverletzung – vergleichbar einer ehrenhaften *belle blessure* – standen die psychischen Störungen weder für Heldenhaftigkeit noch für die Aufopferungsbereitschaft für das Vaterland.[72] Der psychisch versehrte Soldat entsprach keineswegs dem von Ernst Jünger entworfenen Soldatentypus eines »entindividualisierten, maskenhaften, hoch aggressiven, mythisch verklärten Helden-Mannes«.[73] Dieser Logik entsprechend entschied das preußische Kriegsministerium 1918, Verwundetenabzeichen fortan nicht mehr an »Kriegsneurotiker« zu verleihen. Aus militärischer Sicht kam hierdurch eine offizielle Anerkennung des psychischen Leidens zum Ausdruck, die man aufgrund des unsoldatischen Beigeschmacks unter keinen Umständen wünschte.[74]

In dem Konzept zur Ursächlichkeit der »Kriegsneurose«, welches die Kriegspsychiater 1916 präsentierten, spielte die persönliche Sichtweise auf die Kausalität der eigenen Gesundheitsstörung sowie das individuelle Leiden keine Rolle. Ärzte sprachen den betroffenen Soldaten jeglichen Krankheitsstatus ab und empfahlen Sanitätsoffizieren, Krankmeldungen aufgrund psychischer Beschwerden nicht mehr anzunehmen. Bereits behandelte »Kriegsneurotiker« sollten außerdem durch ein »sofort ins Auge fallendes Farbenblatt« gekennzeichnet werden, um eine erneute Aufnahme in ein Lazarett zu vermeiden.[75] Der »Kriegshysteriker« litt nach militärpsychiatrischer Einschätzung überwiegend zu Unrecht und ohne Grund. Robert Gaupp beschrieb den »Typus« des »Kriegsneurotikers« als »entartet« und »sozial minderwertig«; entsprechende Personen seien von »niederer Moral« und besäßen zudem häufig »kriminelle Neigungen«.[76] Die gesellschaftliche Verortung der »Kriegsneurotiker« in »asozialen« Milieus der Unterschichten schädigte die

69 *Fischer-Homberger*, Die »traumatische Neurose«, S. 12–15
70 Zur weiblichen Konnotation von Hysterie vgl. *Bronfen*, S. 107–164.
71 *Hofer*, Nervenschwäche und Krieg, S. 226–231; *Malleier*, S. 147, S. 160. In der Militärpsychiatrie sei es um die »Zurichtung zur Männlichkeit« gegangen, so Elisabeth Malleier. Medizin und Militär richteten sich als »männerbündische Strukturen« gegen psychisch versehrte Soldaten, da diese die *male aggressive identity* gefährdeten.
72 Als *belle blessure* galt beispielsweise eine Verletzung, die sich eine Person im Rahmen eines Duells zugezogen hatte. Vgl. *Kienitz*, Körper – Beschädigungen, S. 189.
73 Ebd., S. 196.
74 BayHStA Stv. GenKdo. II. AK., SanA. Bd. 14/I, Erlass des Preuß. Kriegsministeriums am 16. August 1918.
75 Ebd., Diskussionsbemerkungen von Stabsarzt Dr. Kaufmann, Reservelazarett Ludwigshafen, o. D., S. 1 f.
76 *Gaupp*, Die Nervenkranken des Krieges, S. 11 f.

Glaubwürdigkeit psychisch Versehrter langfristig. Sie wurden in medizinischen Publikationen zum Inbegriff der »wenig arbeitenden, rentensüchtigen Hysteriker« erklärt, die durch Bettelei und »Zurschaustellung ihres Leidens ein unerwünschtes Bild der Großstadtstraßen darstellten«[77] – eine Typisierung, die sich in der Öffentlichkeit auch nach 1918 hartnäckig hielt.[78]

Bei der medizinischen Beurteilung psychischer Störungen lässt sich ein deutlicher Unterschied zwischen Offizieren und einfachen Soldaten ausmachen.[79] Wie aus Personalakten von Offizieren der bayerischen Armeen und der hierin enthaltenen Krankenblätter hervorgeht, wählten die behandelnden Ärzte bei ihnen im Gegensatz zu den einfachen Soldaten medizinische Begrifflichkeiten, denen die Konnotation der »Feigheit« fehlte.[80] Sie gebrauchten bevorzugt die Termini »Nervenzerrüttung«, »Melancholie« oder »nervöse Überregbarkeit«, um die Krankheitsbilder zu beschreiben.[81] Als Standarddiagnose für Offiziere diente außerdem die »Neurasthenie«. Derartige medizinische Begriffe besaßen im Vergleich zur »Hysterie« keinen unmännlichen Nimbus.[82] Die »Neurasthenie« lenkte – konträr zu den »Kriegshysterien« der Unterklassen – die Ursache für das Leiden klar auf die äußeren Kriegsverhältnisse: Die Sanitätsbehörden rechtfertigten die »nervösen Erschöpfungszustände« der Offiziere damit, dass diese einer höheren Belastung im Sinne einer höheren Verantwortung ausgesetzt seien. Insbesondere bei Sanitätsoffizieren sei »der nervöse Verbrauch […] absolut nachgewiesen«.[83] Der bekannte Kriegspsychiater Kaufmann begründete die gesteigerte Nervosität der

77 *Lorenz*, Beiträge zur Lehre der Kriegsneurosen, S. 20.

78 »Kriegsneurotiker« wurden in der Tagespresse als Verkäufer von Streichhölzern oder Ansichtskarten dargestellt, was oftmals mit dem Vorwurf verbunden war, sie würden das Mitleid der Passanten ausnutzen und Geld schinden. Wie leicht psychische Störungen angeblich zu simulieren seien, machten diverse Zeitungsmeldungen aus der unmittelbaren Nachkriegszeit deutlich. Vgl. z. B. BArch R 3901/9054, Anonym, Der ›Blinde‹ und der ›Schüttler‹, in: Berliner Lokalanzeiger vom 4. Dezember 1919.

79 Offiziere stellten nur einen kleinen Teil der in die Neurotikerabteilungen eingewiesenen Soldaten dar. BayHStA Stv. GenKdo. II. AK., SanA. Bd. 11. Das Neurotiker-Lazarett Würzburg gab am 31. Mai 1918 einen Gesamtkrankenbestand von 1212 Personen an, von welchen lediglich 17 Offiziere waren.

80 Das ergibt sich aus den Krankenlisten der Offiziere und Sanitätsoffiziere im Bestand des BayHStA Mkr 13802 III. Außerdem bestätigen dies die Personalakten der Offiziere. Vgl. z. B. BayHStA OP 2945, 53531, 21301, 44371, 50923, 47315, 47601, 50002, 70041.

81 BAOberbay E 1910, Krankenakte Paul O. des Reservelazaretts Eglfing, militärärztliches Zeugnis am 29. Mai 1918; EH 2047, Krankenakte Maximilian P. Heil- und Pflegeanstalt Eglfing, militärärztliches Zeugnis am 4. Mai 1916.

82 *Hofer*, Nervenschwäche und Krieg. S. 45–88, S. 380. Das Krankheitskonzept der Neurasthenie, das sich in der zweiten Hälfte des 19. Jahrhunderts entwickelte, beschrieb die Reaktion des bürgerlichen Menschen auf die industrialisierte Welt und kann als »Schlüsselkrankheit« des »nervösen Zeitalters« gelesen werden. Zum »nervösen Zeitalter« vgl. *Radkau*, Die wilhelminische Ära.

83 BayHStA Stv. GenKdo. II. AK., SanA. Bd. 14/I, Schreiben des Reservelazaretts Würzburg an das Sanitätsamt des II. A. K. am 14. Oktober 1918 betreffs des Berichts über die vom Preußischen Kriegsministerium einberufene Versammlung der Neurotikerärzte.

Psychiater im Armeedienst mit dem Argument, sie sei das logische Resultat des stetigen Umgangs mit »Kriegsneurotikern« und deren »bewusster Renitenz«.[84]

Sowohl die kriegsministeriellen Anweisungen als auch die Aussagen prominenter Kriegspsychiater skizzieren die dezidierte Ablehnung gegenüber »Kriegsneurotikern«. Sie verdeutlichen darüber hinaus, dass psychisch Versehrte innerhalb der kriegspsychiatrischen Behandlungen keinen persönlichkeitsrechtlichen Schutz zu erwarten hatten. Die militärischen Entscheidungsträger stützten vielmehr die Autorität und Machtkompetenz der sie behandelnden Ärzte.[85] Wurden »Kriegsneurotiker« zu Beginn des Krieges noch größtenteils als dienstuntauglich von der Front in Heilanstalten in das Heimatgebiet zurückgeschickt, gingen Kriegspsychiater ab ca. 1916 dazu über, sie in Lazaretten direkt in der Etappe zu behandeln, um sie möglichst schnell wieder als »kriegsverwendungsfähig« an die Front zu entlassen.[86] Die psychiatrische Behandlung konzentrierte sich auf die so genannte »aktive« Therapie, in der Ärzte auch aggressive und schmerzliche Methoden gebrauchten.[87] Die Militärs sanktionierten dieses Vorgehen ausdrücklich: »Energische Methoden«, so das ministerielle »Kriegsneurotikermerkblatt« von 1917, »sind überall dort angezeigt, wo mangelnder Gesundungswille sich der Behandlung entgegenstellt«.[88] Den militärischen Forderungen entsprechend, konzentrierte sich die Therapie auf die Beseitigung der körperlichen Symptome, die einer militärischen Verwendung im Wege standen. Die Behandlung selbst beschrieben Weltkriegspsychiater als »Gefecht« und »Exekution«. Dem Freiburger Psychiater Ferdinand Kehrer zufolge ging es bei der so genannten aktiven Therapie um die »Erziehung eines jungen Hundes zur Stubenreinlichkeit«.[89] Zu den Methoden gehörten vor allem Suggestivbehandlungen »unter Anwendung des militärischen Subordinationsverhältnisses«.[90] Hinzu kam die Behandlung mit elektrischen Strömen, wie z. B. die »Kauffmann-Kur«, die vereinzelt zu Todesfällen und daher nach Kriegsende zu schweren Anschuldigungen gegen einzelne Ärzte führte.[91] Die historische Forschung ist

---

84 BayHStA Stv. GenKdo. II. AK., SanA. Bd.14/I, Diskussionsbemerkungen des Stabsarztes Dr. Kaufmann, RL Ludwigshafen, o. D., S. 2.

85 Auf den autoritäten Status der Ärzteschaft verwies 1918 ein Beamter der Kriegsinvalidenfürsorge. Er konstatierte: »Offen gestanden, eher dürfte es angezeigt sein an der Person des Landesherrn Kritik zu üben als mit der Meinung eines Chefarztes anderer Anschauung zu sein.« StABbg C2/5985, Ortsausschuss für Kriegsinvalidenfürsorge Bamberg an das Stadtbauamt U[…]bach am 22. Juni 1918.

86 BayHStA Stv. GenKdo. I. AK., SanA. 458, Schreiben des Sanitätsamtes des I. AK. an das Bayer. Kriegsminsterium am 14. August 1915, S. 10.

87 *Riedesser u. Verderber*, S. 374.

88 BayHStA Stv. GenKdo. II. AK., SanA. Bd.14/I, Grundsätze für die Behandlung und Beurteilung der sogenannten Kriegsneurotiker (Neurotiker Merkblatt), o. D.

89 *Nonne*, S. 106 f.

90 *Riedesser u. Verderber*, S. 48.

91 Ebd., 50 f. Vgl. den geschilderten »Fall Kauder« bei *Hofer*, Nervöse Zitterer, S. 82 – 85.

sich weitgehend darüber einig, dass die gewaltsamen und schmerzlichen Therapiemethoden einen Strafcharakter hatten.[92] Ein Mitspracherecht besaßen die Soldaten als Patienten nicht. Es handele sich, so eine Direktive aus dem Kriegsministerium in Berlin, um keinen schwerwiegenden Eingriff, der eine Einverständniserklärung erfordere.[93] Für den Fall von Beschwerden aufgrund der Therapieverfahren sicherte das Bayerische Kriegsministerium den ihm unterstehenden Ärzten volle Rückendeckung zu.[94]

Wie der Historiker Paul Lerner in seiner Analyse der deutschen Weltkriegspsychiatrie beschreibt, wurden während des Krieges keine therapeutischen Innovationen erlangt, sondern vielmehr traditionelle Methoden angewandt. Nichtsdestotrotz inszenierten sich prominente Kriegspsychiater als omnipotente Heiler und präsentierten ihre therapeutischen Fähigkeiten in nahezu magischer Manier: Eine filmische Aufnahme, in welcher der Hamburger Psychiater Max Nonne vermeintliche Spontanheilungen durch Hypnose dokumentierte, untermauert Lerners Aussage anschaulich.[95] Eine Broschüre zur Kriegsbeschädigtenfürsorge aus dem Jahr 1918 formulierte den völlig übersteigerten Glauben in die eigene ärztliche Heilkunst mit den Worten: »Bei manchen ganz schwer erkrankten Neurotikern wurden durch Hypnose Heilungen erreicht, die fast an die Wunder des Neuen Testaments erinnern.«[96]

Die Erfahrung unter Militärpsychiatern an der Front zeigte jedoch, dass die Rückfallquote von bereits »geheilten« Neurotikern – konträr zu den propagierten Heilungserfolgen – äußerst hoch war, nachdem diese Männer als kriegsverwendungsfähig wieder an die Front geschickt worden waren.[97] Vor dem Hintergrund einer auf maximale Produktivität ausgerichteten rationalisierten Kriegswirtschaft sollte jedoch selbst auf die Arbeitskraft dieser psychisch Versehrten nicht mehr verzichtet werden und rückfällige »Kriegshysteriker« daher in der Kriegswirtschaft »nutzbar gemacht werden«.[98] Deswegen flocht die Kriegspsychiatrie die so dringend benötigte Arbeitskraft der

92 *Eckart u. Gradmann*, Medizin, S. 215.
93 BayHStA Stv. GenKdo. II. AK., SanA. Bd.14/I, Preuß. Kriegsministerium am 7. September 1917.
94 BayHStA Stv. GenKdo. II. AK., SanA. Bd.14/I, Bayer. Kriegsministerium am 8. August 1918, S. 2.
95 WCL 429 V, Dr. med. Max Nonne: »Funktionell-motorische Reiz- und Lähmungs-Zustände bei Kriegsteilnehmern und deren Heilung durch Suggestion und Hypnose«, Psychiatrische Klinik Hamburg-Eppendorf 1916. Vgl. auch die weiterführende Literaturhinweise bei *Lerner*, Hysterical Men, S. 86–88. Ein weiteres Filmdokument zur Behandlung der »Kriegsneurose« findet sich im Deutschen Hygiene-Museums, Dresden. DHMD 2007/871, »Reservelazarett Hornberg i. Schwarzwald, Behandlung der Kriegsneurotiker, ca. 1918.
96 *Spatz*, S. 14.
97 BayHStA AOK Bd. 247, Dr. Reh an sämtliche Korpsärzte und Etappenärzte am 23. März 1917; außerdem Stv. GenKdo. II. AK., SanA. Bd. 14/I, Generalsarzt Dr. Kimmel an das Sanitätsamt des II. AK am 22. Dezember 1916, Besprechung dringlicher dienstlicher Fragen in der Kaiser-Wilhelm-Akademie Berlin.
98 BayHStA Stv. GenKdo. II. AK., SanA. Bd. 14/I, Erlass des Preuß. Kriegsministeriums am 10. Februar 1917.

Betroffenen geschickt in ein vermeintliches Therapiekonzept ein, welches den Kriegsversehrten »zur vollen Ausnützung ihrer meist psychisch gehemmten Arbeitskraft« verhelfen sollte.[99]

Arbeit galt den führenden Militärpsychiatern als das beste Mittel, um die »Willensschwäche« der Betroffenen zu kurieren. Der in der »Arbeitstherapie« zu erbringende »Arbeitsnachweis« galt als Voraussetzung, um aus der therapeutischen Einrichtung überhaupt wieder entlassen zu werden.[100] Formell bestätigte eine abgeschlossene »Arbeitsbehandlung« die volle Erwerbsfähigkeit, wodurch der Anspruch auf eine spätere Rente deutlich erschwert wurde.[101] Die »Arbeitstherapie«, die vor allem in der Landwirtschaft stattfand,[102] sollte als so genannte Nachbehandlungen auch bereits aus der Armee entlassene »Kriegsneurotiker« erfassen, da eine »Belassung ihrer ursprünglichen Versorgungsgebührnisse« einer Anerkennung der Erfolglosigkeit des Heilverfahrens gleichkäme und in das Krankheitsbild der »Rentenfurcht«[103] münden könne, so ein Erlass des Kriegsamtes Berlin. Kriegspsychiater unterstützten diese Besorgnisse der Militärs hinlänglich: Der Psychiater Gaupp rief beispielsweise in einem Vortrag 1917 das anwesende Publikum dazu auf, »rentenquerulantische Leute«, welche »untätig herumliegen und jede Arbeit ablehnen«, den militärischen Behörden zu melden.[104]

Die ausgewerteten militärischen Direktiven und militärpsychiatrischen Konzepte können insgesamt ein Netz von Verfügungen und Anordnungen sichtbar machen, das ein System von »Heilung« schuf, das dem »Kriegsneurotiker« jeglichen Anspruch auf längerfristige psychiatrische Therapie sowie die Entlassung aus dem Militärdienst aus gesundheitlichen Gründen verwehren sollte. Die Kriegspsychiatrie war demnach maßgeblich daran beteiligt, das Reservoir an potenzieller Kampfkraft voll auszuschöpfen und selbst Kriegsversehrte im Rahmen der kriegsindustriellen Produktion einzusetzen.[105] In der medizinischen Therapie ging es daher keinesfalls um eine nachhaltige Rehabilitation der Betroffenen, sondern primär um eine kurzfristige Wiederherstellung der physischen Funktion im Dienste der militärischen Strategie.

---

99 BayHStA Stv. GenKdo. II. AK., SanA. Bd. 14/I, Erlass des Bayer. Kriegsministerium am 14. Mai 1917; Erlass des Preuß. Kriegsministeriums am 18. April 1917.

100 BayHStA Stv. GenKdo. II. AK., SanA. Bd. 14/I, Preuß. Sanitäts-Departement, o. D. [nach April 1918].

101 Vgl. BayHStA Stv. GenKdo. II. AK., SanA. Bd.14/I, Schreiben des RL Speyer, Nervenstation an das Sanitätsamt des II. AK., Krankenblatt des Karl H.

102 BayHStA Stv. GenKdo. II. AK., SanA. Bd.14/I, Schreiben des Bayerischen Kriegsministeriums an das Sanitätsamt des III. AK. am 18. April 1917 betreffs der »Verwendung von Kriegshysterikern in der Landwirtschaft«.

103 BayHStA Mkr 12681, Erlass des Kriegsamtes Berlin am 2. Februar 1917.

104 *Gaupp*, Die Nervenkranken des Krieges, S. 21.

105 *Lerner*, Hysterical Men, S. 6.

1.3 »Kriegsneurotiker« vor dem Kriegsgericht

Das subjektive Kriegserlebnis spielte im militärpsychiatrischen Kontext der Jahre 1914 bis 1918 keine wesentliche Rolle. Zu einem direkten, gleichberechtigten Dialog zwischen der stark divergierenden Innen- und Außenperspektive auf die Ursächlichkeit und gesundheitliche Tragweite der »Kriegsneurose« – beispielsweise innerhalb der ärztlichen Behandlung – kam es nicht. Dagegen bildeten militärgerichtliche Verfahren vor den Feldgerichten ein Refugium, in welchem Soldaten, Vorgesetzte und Ärzte über die Frage der psychischen Belastbarkeit im technisierten Krieg – in Ansätzen – kommunizieren konnten. Die Protokolle der vor den Feldgerichten verhandelten Disziplinardelikte, in welche »Kriegsneurotiker« involviert waren, können deswegen als besondere Quellen gelten, da sie sowohl die militärärztliche Sichtweise als auch die der Soldaten sowie ihrer militärischen Vorgesetzten auf das Phänomen psychischer Störungen während des Ersten Weltkrieges wiedergeben. Die hierin festgehaltenen Aussagen der am Verfahren Beteiligten sind eines der wenigen fassbaren Zeugnisse, in welchen diese einzelnen Akteure direkt zu Wort kommen.[106]

Darüber hinaus verdeutlichen die Akten der Militärjustiz die konkreten Auswirkungen psychischer Versehrtheit im Krieg: Soldaten, die sich vor den Feldgerichten für die militärischen Delikte der Fahnenflucht und des militärischem Ungehorsams zu verantworten hatten, versuchten ihre Vergehen durch ihre aus den Fugen geratene psychische Verfassung zu erklären. So begründete Jakob B. vor einem bayerischen Feldgericht seine mehrmalige Weigerung »in Stellung gegen den Feind zu rücken« mit den Worten: »Wenn ich schießen höre, werde ich von unüberwindlicher Angst befallen, ich zittere dann am ganzen Körper«.[107] Ein anderes Gerichtsprotokoll zeichnet ein identisches Disziplinardelikt aus der Perspektive des militärischen Vorgesetzten nach: Vor dem Feldgericht Briey wurde 1917 der Fall des 19-jährigen Friedrich W. verhandelt, der wie Jakob B. dem Befehl nicht nachgekommen war, zusammen mit seiner Kompanie zum Angriff auf den Feind überzugehen. Der ihm übergeordnete Offizier erläuterte in seiner Aussage vor dem Militärgericht die Situation:

---

106 Die Militärgerichtsakten protokollierten die Aussagen der Angeklagten. Außerdem erscheinen ihre Ausführungen auch zu Beginn der militärärztlichen Gutachten, meistens ebenfalls in der Form einer direkten Rede. Für die Patientenperspektive übliche Quellen, nämlich die Krankengeschichten, schildern das individuelle Leiden durch den ärztlichen Blick und geben damit nicht direkt die Sichtweise des Kranken wieder. Vgl. hierzu die methodischen Bemerkungen bei *Hofer*, Nervöse Zitterer, S. 85–87.

107 BayHStA MilGer. 3 Div. Nr. 6791, Militärärztliches Gutachten zu Jakob B. am 2. Juli 1917.

Das Zwischengelände lag unter starkem Artilleriefeuer. Weinend und mit allen Zeichen von Feigheit erklärte er sich außer Stande diesem Befehl nachzukommen. [...] Mit entsicherter Pistole trieb ich ihn [...] vorwärts.[108]

Die psychische Versehrtheit, die Soldaten als Grund dafür angaben, nicht mehr kampffähig zu sein, wurde, so belegen Feldprotokolle, nicht als Hindernis akzeptiert, um den militärischen Einsatz fortzusetzen. Manche Soldaten gaben an, von ihren Vorgesetzten aufgrund ihrer psychischen Beschwerden diskriminiert worden zu sein. Dementsprechend berichtete der Soldat Jakob E., ein Leutnant habe seine Krankmeldung aufgrund nervöser Beschwerden nicht angenommen und ihm ungeachtet dessen befohlen in Stellung zu rücken. Der Vorgesetzte begründete sein Handeln gegenüber dem Untergebenen mit den Worten: »Die Guten fallen, die Lumpen, Schlechten, Zuchthäusler bleiben in der Komp[anie]«.[109] Auch in einem anderen Fall hatte ein Offizier einen Soldaten als »Lump, Drückeberger, Blindgänger« beschimpft, weil dieser sich aufgrund psychischer Beschwerden außerstande sah, den Frontdienst weiter zu versehen. Das entsprechende Urteil des Militärgerichts stellte fest, dass die Ausdrücke des Vorgesetzten – wie »Ihr Benehmen ist das eines Feiglings, Blindgängers, Drückebergers« – vollkommen gerechtfertigt und sogar »im Interesse der Aufrechterhaltung der Disziplin notwendig« gewesen seien.[110]

Da die angeklagten Soldaten oftmals darauf beharrten, ihre Disziplinardelikte resultierten aus einer kriegsbedingten psychischen Versehrtheit, involvierten die Verfahren vor den Feldgerichten häufig die Anordnung eines psychiatrischen Gutachtens. Von insgesamt 250 Verfahren für den Bereich der 3. Bayerischen Infanteriedivision wurde in jedem dritten bis vierten Fall ein militärärztliches Zeugnis angefordert, um die Frage der Schuldfähigkeit im Sinne des § 51 RStGB zu prüfen.[111] Der militärärztliche Gutachter sollte feststellen, ob sich der Angeklagte zum Zeitpunkt seines Vergehens in einem »krankhaften Zustand der Geistestätigkeit« befunden hatte, wodurch seine freie Willensbestimmung ausgeschlossen war und er folglich für seine Tat strafrechtlich nicht in vollem Maße verantwortlich gemacht werden konnte. Die Gutachter kamen jedoch nur in sieben von 75 Fällen zu dem Ergebnis, dass die Bedingungen des § 51 RStGB erfüllt waren, woraufhin die Verfahren eingestellt wurden. In der überwiegenden Mehrheit der Fälle schlossen sie eine verminderte Schuldfähigkeit aus. Dies war auch beim wegen »Feigheit« angeklagten August H. der Fall, der angab, wegen eines erlittenen »Nervenschocks« nicht mehr kämpfen zu können. Der gutachtende Arzt war dagegen

---

108 BayHStA MilGer. 3. Div. Nr. 7071, Tatbericht am 2. Mai 1917; Urteil des Feldkriegsgerichts Briey/Frankreich am 7. Juli 1917.
109 BayHStA MilGer. 3. Div. Nr. 6612, Verfahren gegen Jakob E. wegen »erschwertem Ungehorsam«.
110 BayHStA MilGer. 3. Div. Nr. 6734, Militärärztliches Gutachten zu Paul Z.
111 BayHStA MilGer. 3. Div., Fallakten der Militärgerichte.

der Ansicht, dass die »nervösen Symptomen« die Befehlsverweigerung keinesfalls rechtfertigten und schloss mit der Bemerkung: »In einem derartigen Zustande befinden sich viele Leute, die Stellungsdienst machen.«[112]

Der bekannte Kriegspsychiater Robert Gaupp wertete Fahnenflucht als »Symptom neurotischer Willensschwäche« von Männern, die ohnehin eine ängstliche Veranlagung besäßen.[113] Diese Überzeugung spiegelte sich auch vielfach in den militärärztlichen Gutachten wider und verdeutlicht, in welchem Maße diese psychiatrische Doktrin der moralischen Aburteilung des Betroffenen Tür und Tor öffnete. Ein militärpsychiatrisches Gutachten aus dem Jahre 1916 beschrieb einen Soldaten beispielsweise als »schwer degenerierten hysterischen Lügner und Phantast ohne jeden Charakter«. Schon in seinem Äußeren biete er den Anblick eines Komödianten.[114] Derselbe Gutachter hielt die Beteuerung des Soldaten, er sei durch seine Kriegserlebnisse derart psychisch mitgenommen, dass er für seine Tat nicht verantwortlich gemacht werden könne, für unglaubwürdig. Er stellte hingegen fest, dass der Angeklagte »von zu Hause aus ein psychopathischer, willensschwacher Mensch ist, der seine Beschwerden übertreibt, um aus dem Felde wegzukommen«.[115]

Andererseits hielten Psychiater eine verminderte Schuldfähigkeit für gerechtfertigt. In ihren Gutachten beriefen sie sich nicht auf die seit 1916 von Nervenärzten und Psychiatern abgehaltenen Münchener Kriegstagung formulierten »herrschenden« Doktrin, sondern zogen die ebendort »besiegt« geglaubte Oppenheimsche Lehre heran. Im Fall des Friedrich Z. befand der ärztliche Gutachter, der Geisteszustand des Angeklagten resultiere aus den »wiederholten Nervenerschütterungen im Felde« und damit einhergehenden Verletzungen des zentralen Nervensystems. Er kommt abschließend zu dem Urteil, dass sich Friedrich Z. daher zum Tatzeitpunkt in einem Zustand gestörter Geistestätigkeit im Sinne des § 51 RStGB befunden habe.[116] Die Annahme einer verminderten Schuldfähigkeit musste jedoch nicht zwangsläufig auf die »alte« Lehre Hermann Oppenheims zurückgeführt werden. Gutachter erkannten schlicht die Bedingungen des Krieges als ausreichenden Grund dafür an, dass Soldaten in Extremsituationen »die Nerven verloren«. Dazu zählten Ärzte lange anhaltendes Artilleriefeuer, den Anblick von Schwerverwundeten oder das unmittelbare Erleben des Sterbens von Freunden oder

112 BayHStA MilGer. 3. Div. Nr. 6865, Urteil gegen August H. am 26. Juli 1917.

113 *Gaupp*, Schreckneurosen und Neurasthenie, S. 85. Kriegshysteriker« wurden in Zusammenhang mit Untersuchungen wegen Fahnenflucht und anderer Disziplinarvergehen als »sozial bedenkliche«, vornehmlich aus der unteren Gesellschaftsschicht stammende Gruppe charakterisiert. Vgl. Stoll, S. 3, S. 11.

114 BayHStA MilGer. 3. Div. Nr. 6714, Militärärztliches Zeugnis zu August S. am 18. November 1916, S. 2.

115 BayHStA MilGer. 3. Div. Nr. 6625, Militärärztliches Zeugnis zu […] am 3. August 1916.

116 BayHStA MilGer. 3. Div. Nr. 7083, Militärärztliches Gutachten zu Friedrich Z. am 27. Juli 1918.

Verwandten an der Front.[117] Sie folgten damit den Schilderungen der betroffenen Soldaten, beurteilten ihre Kriegserlebnisse als glaubwürdig und hielten die davon ausgehenden psychischen Wirkungen für durchaus realistisch.[118] Im Fall von Georg W. kommentierte der Gutachter die Angaben des Angeklagten mit den Worten: »Es ist ihm zu glauben, dass die besonders furchtbaren Erlebnisse in den Oktoberkämpfen bei Loos ihn mit großem Entsetzen und Angst erfüllt haben.«[119]

Dort, wo Ärzte eine solche Beeinträchtigung der freien Willensbestimmung nicht feststellten, bescheinigten sie den Angeklagten oftmals »geistige Minderwertigkeit« oder eine »psychopathische Natur«, die ihrer Ansicht nach das regelwidrige Verhalten erklärten. Die attestierte »minderwertige Anlage« oder »krankhafte Veranlagung« führte jedoch keineswegs zur besonderen Schwere der Schuld. Im Gegenteil, die Annahme einer erblichen psychopathischen Disposition resultierte häufig in einem milderen Urteil, für das die Militärpsychiater sich in ihren Gutachten ausdrücklich aussprachen.[120] Im Großteil der Verfahren, in denen die verminderte Schuldfähigkeit im Sinne des § 51 RStGB verneint wurde, orientierten sich die Gerichte an den Mindeststrafen; nur selten wurden langjährige Haftstrafen verhängt.[121] Dieses Ergebnis entspricht auch den vorliegenden historischen Untersuchungen zur deutschen Militärgerichtsbarkeit während des Ersten Weltkrieges.[122]

Die militärischen Disziplinarverfahren verdeutlichen, dass entgegen der gängigen militärpsychiatrischen Praxis die gutachterliche Expertise psychisch versehrten Soldaten auch dabei helfen konnte, ihrer psychischen Versehrtheit Glaubwürdigkeit zu verleihen und ihre Position dadurch maßgeblich zu unterstützen. Die gerichtlichen Verfahren und insbesondere die Regelung des § 51 RStGB veranschaulichen, dass sich durch das juristisch geregelte Prozedere neue Möglichkeiten einer mehrperspektivischen Auseinandersetzung mit der Problematik der »Kriegsneurose« ergaben. Für psychisch versehrte

117 BArch R 3901/10205, Rentensache des […] T., VA Aachen am 31. Mai 1937; BayHStA MilGer. 3. Div. Nr. 7361, Militärärztliches Gutachten zu Paul W. am 24. Juli 1918.
118 BayHStA MilGer. 3 Div. Nr. 6791, Militärärztliches Gutachten zu Jacob B. am 2. Juli 1917.
119 BayHStA MilGer. 3 Div. Nr. 6721, Militärärztliches Gutachten zu Georg W. am 22. Januar 1916.
120 So z. B. BayHStA MilGer. 3 Div. Nr. 7010, Urteil gegen Adolf Sch. am 2. Februar 1917.
121 Das Strafmaß orientierte sich aufgrund der Empfehlung der medizinischen Gutachten oft an der Mindeststrafe. In den untersuchten 75 Fällen verhängten die Gerichte nur sieben Mal Strafen über zehn Jahre. Dies ergibt die Untersuchung einer Auswahl von Feldgerichtsakten aus dem Bestand des BayHStA MilGer. 3. Div., Fallakten der Militärgerichte.
122 Für die Militärjustiz in Bayern konstatiert dies *Jahr*, S. 236. Siehe zur österreichischen Militärjustiz im Ersten Weltkrieg *Hofer*, Nervenschwäche und Krieg, S. 264. Demnach konnte die »psychiatrische Expertise« auch einen »Schutzraum« darstellen. Die Tatsache, dass sich die Gerichte generell »am unteren Bereich des Möglichen« bei der Strafbemessung orientierten, war auch dafür verantwortlich, dass es im europäischen Vergleich in Deutschland nur zu einer geringen Anzahl von Todesurteilen durch die Militärgerichte kam. *Bröckling*, S. 230; *Ulrich*, Nerven und Krieg, S. 183. Im Vergleich mit dem britischen Heer (269 Fälle) erwies sich die Zahl der Todesurteile in der Deutschen Armee (18 Fälle) als gering, vgl. die Zahlen bei *Jahr*, S. 18.

Soldaten bestanden in diesem Rahmen zumindest prinzipiell Chancen, dass ihr Leiden Glaubwürdigkeit erlangte.

Während des Ersten Weltkrieges hatte sich eine feste Allianz zwischen militärischen Entscheidungsträgern und Psychiatern etabliert. Die Psychiatrie wurde aufgrund ihres Engagements zu einer »Schlüsselwissenschaft«[123] des Krieges. Psychiater nahmen im Gegenzug allerdings eine langfristige Beschädigung des Arzt-Patienten-Verhältnisses in Kauf.[124] Eine über die punktuelle Behandlung hinausgehende Therapie erachtete die Mehrheit der Militärpsychiater nicht als notwendig, so dass selten dauerhafte Heilungen erreicht wurden.[125] Noch während des Krieges sagten Fachleute der Kriegsbeschädigtenfürsorge voraus, dass bei »Tausenden und Abertausenden von Kriegsteilnehmern« noch lange nach dem Krieg gesundheitliche Spätfolgen wie »Erschöpfungszustande« und Nervenleiden zu erwarten seien.[126] Ebenso konstatierten medizinische Studien Anfang der 1920er Jahre, dass »Kriegsneurotiker« während des Krieges nicht von ihrem Leiden kuriert worden seien und beschrieben die Behandlungen in den Neurotikerlazaretten im Nachhinein als nutzlos.[127]

Die »Kriegsneurose« oder »Kriegshysterie« bezeichnete während der Kriegsjahre keine etablierte Diagnoseeinheit, sondern fasste eine Vielfalt an psychischen Erkrankungen als Sammelbegriff zusammen.[128] Aufgrund ihres unspezifischen Charakters war sie in der kriegspsychiatrischen Praxis weder praktikabel, noch konnte sie sich als Leitmaxime in der psychiatrischen Begutachtung durchsetzen. Militärpsychiatrische Gutachten urteilten nicht uniform nach der auf der Münchener Kriegstagung 1916 etablierten Lehre, sondern gestanden den äußeren Kriegseinflüssen ebenso ätiologische Wirkung zu. Dieser Sichtweise entsprechend kam es – konträr zur psychiatrischen dominanten Lehrmeinung und zu militärischen Direktiven – während des Ersten Weltkrieges zur Anerkennung von Versorgungsansprüchen psychisch Versehrter. Die Rentenvergabe in Fällen psychischer Versehrtheit zeigt, dass rund 25 % bereits zwischen 1914 und 1918 bewilligt wurden.[129] Der Minimalkonsens zwischen Soldaten, militärischen Entscheidungsträgern und Ärzten über die psychische Wirkung der veränderten Kriegstechnik kam in diesen Berentungen zum Tragen. Die psychisch versehrten Soldaten, deren

123 *Hofer*, Nervenschwäche und Krieg, S. 385.
124 *Fischer-Homberger*, Der Erste Weltkrieg, S.127 f.
125 *Lerner*, Hysterical Men, S. 123.
126 *Geib*, S. 444.
127 Vgl. z.B. *Hiddemann*, S. 23.
128 *Kloocke* u. a., S. 44.
129 Zur Aufstellung der Rentenbewilligungen nach dem Anerkennungsjahr vgl. Kap. II. 1.1. HSB, S. 29. Für die Kategorie der »Nervenkranken« existiert keine Angabe bezüglich der Fälle, die mit Versorgung aus dem Heer zwischen 1914 und 1918 ausschieden. Als Anhaltspunkt mag die nicht näher spezifizierte Gruppe der »Geisteskranken« gelten: Ihr Anteil belief sich auf 4,4 % der als »verstümmelt anerkannten Heeresangehörigen«.

Symptome auch über den Krieg hinaus anhielten, erneut auftraten oder sich erst Monate später bemerkbar machten, wurden wie alle Kriegsbeschädigten und -hinterbliebenen nach 1918 zu einem sozialpolitischen Problem ersten Ranges.

2. Die staatliche Kriegsbeschädigtenversorgung in der Weimarer Republik

Die staatliche Versorgung der Kriegsbeschädigten und -hinterbliebenen blieb ein während der gesamten Weimarer Zeit hoch emotionalisiertes Thema und kam letztlich nie aus dem Kreuzfeuer der Kritik. Hierzu gehörte in erster Linie der nie verstummende Vorwurf der materiell unzureichenden staatlichen Renten – vor allem in den Zeiten der raschen Geldentwertung.[130] Insbesondere die linken Kriegsbeschädigtenorganisationen agitierten kontinuierlich gegen das als »Rentenquetsche« wahrgenommene Versorgungswesen, das ihrer Meinung nach primär die Interessen des Staatsfiskus und nicht der Kriegsversehrten wahrnahm.[131] Speziell »Leichtbeschädigte«, zu denen vielfach auch psychisch Versehrte zählten, galten innerhalb der Versorgungsbürokratie als stark benachteiligt. Ein Artikel des konservativen Reichsverbandes der Kriegsbeschädigten und Kriegshinterbliebenen urteilte beispielsweise pauschal: »Nervenleidende werden, das ist ja bekannt, vom Fiskus nur ungern als Kriegsopfer gesehen.«[132]

Es war jedoch nicht nur die mangelhafte finanzielle Kompensation der erbrachten Opfer im Krieg, die Kriegsbeschädigte und Angehörige aller Parteien im Reichstag beklagten. Vielmehr bemängelten sie die als »ärgerlich kalt« empfundene »rein formalistisch-bürokratische Hilfe«[133] des Versorgungswesens. Die angeprangerten Defizite der staatlichen Rentenpolitik wurden in den Augen der Veteranen zum Inbegriff einer generell fehlenden öffentlichen Wertschätzung. Der »Dank des Vaterlandes« wurde als uneinge-

---

130 *Anonym*, Steigende Teuerung.
131 Besonders häufig findet sich der Vorwurf der »Klassenjustiz« im Versorgungswesen. Vgl. z. B. Adolf Albrecht (USPD), in: RTPr. Bd. 325, 152. Sitzung am 17. Dezember 1921, S. 5334 C. Zwischen den gesellschaftlichen Schichten polarisierende Zeitungsmeldungen leisteten dem Vorwurf Vorschub, die Versorgungsbürokratie urteile einseitig zugunsten der bürgerlichen Schichten. So wurden beispielsweise Walther von Lüttwitz trotz seiner Teilhabe am Kapp-Lüttwitz Putsch 1920 nach Einstellung seines Verfahrens wegen Hochverrats seine Pensionsbezüge ab 1923 rückwirkend ausgezahlt. BArch R 116/254, *Anonym*, Dem Putscher die dankbare Republik, in: Berliner Morgenpost vom 15. Januar 1927; *Anonym*, Die Pension des Hochverräters, in: Vossische Zeitung vom 15. Januar 1927.
132 BArch R 116/254, *Anonym*, Ein großer Tag in der Versorgungsrechtsprechung, in: Der Reichsverband 4 (1929), o. S.
133 *Goldscheid*, S. 39.

löstes Versprechen in den Jahren nach 1918 zur Kampfparole der Kriegsbeschädigtenorganisationen.

Die permanente öffentliche Kritik an dem 1919/20 ins Leben gerufenen Versorgungssystem spiegelte die tiefe Enttäuschung über die staatliche Versorgungspolitik unter den Kriegsopfern wider. Dabei stand den Kriegsbeschädigten und -hinterbliebenen ein im europäischen Vergleich materiell sehr gut ausgestattetes Versorgungswesen zur Verfügung.[134] Inwiefern war daher eine kontinuierliche Anfeindung der staatlichen Kriegsbeschädigtenversorgung gerechtfertigt? Genossen psychisch Versehrte innerhalb des Versorgungswesens gegenüber den körperbeschädigten Veteranen Chancengleichheit oder erfuhren sie nach den Regelungen der staatlichen Versorgungsgesetzgebung tatsächlich grundsätzliche Benachteiligung?

2.1 Der »Dank des Vaterlandes«: Das Reichsversorgungsgesetz von 1920

Das Versorgungswesen für ehemalige durch »Dienstbeschädigung« versehrte Soldaten wurde durch das Reichsversorgungsgesetz (RVG) von 1920 und ein entsprechendes Verfahrensgesetz geregelt. Das »Gesetz über die Versorgung der Militärpersonen und ihrer Hinterbliebenen bei Dienstbeschädigung« wurde im Reichsarbeitsministerium unter erheblichem zeitlichem und politischem Druck erarbeitet und trat am 1. April 1920 in Kraft.[135] Das Reichsversorgungsgesetz kann als eines der wichtigsten Gesetze der Weimarer Zeit im Bereich Soziales gelten – gemessen an der hohen Anzahl potenzieller Anspruchsberechtigter und der damit verbundenen finanziellen Belastung des Fiskus.[136] 1920 waren zunächst etwa 1,5 Millionen Kriegsbeschädigte sowie fast 2 Millionen Kriegshinterbliebene, bestehend aus Witwen, Waisen und Eltern, im Rahmen des Reichsversorgungsgesetzes zu versorgen.[137] Die Anzahl der Kriegsbeschädigten sank zwar insgesamt bis Mitte der 1920er Jahre stark ab, nämlich auf nur mehr 720 000 Personen im Oktober 1924. Dennoch stieg die Zahl der anspruchsberechtigten Kriegsbeschädigten bis

---

134 In ihrer vergleichenden Studie zur Kriegsbeschädigtenpolitik in England und Deutschland von 1914 bis 1939 weist Deborah Cohen darauf hin, dass die deutschen Kriegsopfer finanziell mindestens genauso gut, wenn nicht sogar besser gestellt waren als die ihrer europäischen Nachbarn. Im Gegensatz zur Situation in Großbritannien kam es in Deutschland allerdings zu keiner gesamtgesellschaftlichen Würdigung der erbrachten »Kriegsopfer«. Diese Tatsache verhinderte Cohen zufolge eine positive Identifikation von Staat und Kriegsbeschädigten und war dafür verantwortlich, dass die Kriegsbeschädigten politisch nach rechts drifteten. *Cohen*, The War Come Home, S. 9, S. 89, S. 192.

135 RGBl. 1920, S. 989. Dem RVG fehlte es Michael Geyer zufolge an »politischem Engagement«, da es nicht wie in Frankreich oder Großbritannien einer emotionalisierten politischen Debatte entsprungen war. *Geyer*, Ein Vorbote des Wohlfahrtsstaates, S. 255–257.

136 *Whalen*, S. 131.

137 Denkschrift über das Versorgungswesen vom 1. April 1923, in: RTPr. Bd. 377, Anlage Nr. 5725, S. 6613.

Anfang der 1930er Jahre wieder erheblich an: Nach der Zählung des Reichsarbeitsministeriums waren im Mai 1928 ca. 760 000 kriegsbeschädigte Personen und im März 1930 840 000 Kriegsversehrte rentenberechtigt.[138] In einer Rede vor dem Reichstag im Juli 1924 betonte der für die Kriegsbeschädigtenversorgung zuständige Reichsarbeitsminister Brauns, er würde »soviel Mittel als irgend möglich« für die Reichsversorgung bereitstellen.[139] Insgesamt machte der Posten »Militärversorgung« für das gesamte Deutsche Reich 1926 beispielsweise fast 1,5 Milliarden RM aus.[140] Alleine die Kosten der Verwaltungs- und Spruchverfahren im Versorgungswesen beliefen sich in den Jahren 1928 bis 1930 auf jährlich ca. 65 Millionen RM.[141]

Die zu konzipierende Versorgungsgesetzgebung sollte die gesellschaftliche Anerkennung der überindividuellen Leistung der Kriegsteilnehmer für Volk und Vaterland symbolisieren.[142] Gerade aufgrund der Sonderstellung als »moralisch herausgehobene Versorgungsklasse«,[143] die der Staat den Kriegsopfern gewähren wollte, sollte die Versorgung nicht Teil der Armenfürsorge sein.[144] Die vielerorts geforderte Bevorzugung der Kriegsopfer vor sämtlichen anderen Empfängern staatlicher Sozialleistungen fand jedoch ebenso viele Kritiker wie Befürworter: Nach den Angaben der Abgeordneten der USPD Ziegler spiegele sich die Privilegierung der Kriegsbeschädigten ungerechtfertigterweise in der Bemessung ihrer finanziellen Zuwendungen wider: Danach bezogen Kriegsbeschädigte alleine aufgrund ihrer militärischen Verwendung ein Vierfaches der Unfallrentner sowie ein Siebenfaches der Invalidenrentner in der staatlichen Sozialversicherung.[145] Neben dem prinzipiellen

---

138 Die Zahl der Anspruchsberechtigten dezimierte sich zum Teil durch Modifizierungen des Gesetzes. Übersicht über die Ergebnisse der Zählung der Kriegsbeschädigten, Kriegshinterbliebenen und sonstigen Versorgungsberechtigten vom Oktober 1926 am 6. Januar 1927, in: RTPr. Bd. 413, Anlage Nr. 2894; BayHStA ML 3241, Zählung der Kriegsbeschädigten im Deutschen Reich im Mai 1928; Angabe zum Jahr 1930 bei Hugo Gräf (KPD), in: RTPr. Bd. 29. Sitzung am 21. Februar 1931, 1132 A.

139 Reichsarbeitsminister Brauns (Z), in: RT, Bd. 381, 16. Sitzung am 23. Juli 1924, S. 546 A.

140 StJB (1928), S. 520. Angaben der Ausgaben für die Kriegsopferversorgung Mitte der 1920er bis Anfang der 1930er Jahre vgl. StJB (1926), S. 409 sowie StJB (1930), S. 462. Der Reichshaushalt für »Innere Kriegslasten (Kriegsversorgung)« betrug 1924/25 1065 Mio. RM. 1925/26 stiegen die Ausgaben auf 1427 Mio. und bis 1929/30 auf 1743 Mio. an. Zwischen 1920 und 1932 machten die Ausgaben für Kriegsrenten 20 % des gesamten Staatshaushaltes aus. Diese Angabe findet sich bei *Cohen*, The War Come Home, S. 78.

141 BArch R 116/261, Begleitschreiben zum Entwurf eines sechsten Gesetzes zur Änderung des Reichsversorgungsgesetzes am 10. Juni 1930, Begründung, S. 23 f.

142 BArch R 116/2, Jubiläumsansprache des Vizepräsidenten des Reichsversorgungsgerichts am 5. März 1929, S. 1. *Herz*, S. 8. Anton Gilsing (Z), in: NVPr. Bd. 328, 56. Sitzung am 14. Juli 1919, S. 1540 A-C. Otto Thiel (DVP), in: RTPr. Bd. 355, 214. Sitzung am 19. Mai 1922, S. 7422 A.

143 *Rudloff*, Die Wohlfahrtsstadt, S. 328.

144 *Sachße u. Tennstedt*, Fürsorge und Wohlfahrtspflege, S. 89.

145 Anna Ziegler (USPD), in RTPr. Bd. 355, 214. Sitzung am 19. Mai 1922, S. 7432 B. Ein amtlicher Bericht der Kölner Kriegsbeschädigtenfürsorge spricht nur von dem doppelten Satz der Wohlfahrtsunterstützungen für das Jahr 1924. StadtAK Handakten Billstein 903/492, fol. 22,

Anspruch der Versorgungspolitiker, den Kriegsversehrten ob ihres »Dienstes für das Vaterland« eine »gehobene« Fürsorge zur Verfügung zu stellen, war die rechtliche Konzeption der Weimarer Versorgungsgesetzgebung inhaltlich vielmehr durch die rechtsstaatlichen Paradigmen des Weimarer Wohlfahrts-staates denn durch militärische Wertvorstellungen geprägt.

Das Reichsversorgungsgesetz vom Mai 1920 stellte die gesetzliche Grund-lage dar, auf der Soldaten bzw. deren Hinterbliebenen staatliche Entschädi-gung aufgrund einer »Dienstbeschädigung« beantragen konnten. Das Gesetz garantierte neben der finanziellen Leistung, der Rente, den Anspruch auf Heilbehandlung und soziale Fürsorge, die gemäß der Verordnung über die soziale Kriegsbeschädigtenfürsorge vom 8. Februar 1919 durchgeführt wurde.[146]

Das Reichsversorgungsgesetz orientierte sich in Teilen am Mannschafts-versorgungsgesetz von 1906 (MVG), wies ihm gegenüber jedoch eklatante Neuerungen auf.[147] Es besäße im Gegensatz zu diesem einen »demokratisch-sozialen Grundcharakter« und behandele den zu Versorgenden als »Men-schen« und nicht – im Vergleich zu früher – als »Soldat«, hieß es in einer kommentierten Ausgabe des Reichsversorgungsgesetzes von 1920.[148] Als wegweisend wurde die Regelung bewertet, die Renten nicht mehr entspre-chend der »militärischen Dienstleistung«,[149] also nach dem Dienstgrad, zu bemessen.[150] Im Gegensatz zum alten Mannschaftsversorgungsgesetz und

Die Kriegsbeschädigten- und Kriegshinterbliebenenfürsorge, 3. Juni 1924, Bürodirektor Eit-ner.

146 Die Optionen der sozialen Fürsorge speziell für die Gruppe der psychisch versehrten Soldaten, insbesondere hinsichtlich der Arbeitsvermittlung und Heilfürsorge, werden in Kap. III. aus-führlich behandelt. Zu den gesetzlichen Grundlagen der sozialen Fürsorge vgl. *Sachße u. Tennstedt*, Fürsorge und Wohlfahrtspflege, S. 89–92. Das RVG sah grundsätzlich auch die Möglichkeit einer Kapitalabfindung (§ 72) »zum Erwerb oder zur wirtschaftlichen Stärkung eigenen Grundbesitzes« vor, die dann gewährt werden sollte, wenn davon ausgegangen werde konnte, dass die Versorgungsgebührnisse später wegfallen würden. Die einzelnen Ansprüche nach dem RVG wurden in ab 1920 vielfach erscheinenden »Ratgebern« und »Wegweisern« zum RVG allgemeinverständlich erläutert. Zu den Aufgaben der sozialen Fürsorge vgl. *Panzer*, S. 93–96.

147 Gesetz über die Personen der Unterklassen des Reichsheeres, der Kaiserlichen Marine und der Kaiserlichen Schutztruppen (Mannschaftsversorgungsgesetz vom 31. Mai 1906).

148 Das neue Reichsversorgungsgesetz, S. 1. Nach dem MVG von 1906 erhielt ein Feldwebel eine jährliche Vollrente von 900 Mark, ein Sergeant 720, ein Unteroffizier 600 und ein »Gemeiner« 540 Mark.

149 *Herz*, S. 21.

150 Auch die Versorgung von Offizieren wurde nach dem RVG geregelt (§§ 96 ff). Die finanziellen Einbußen wurden durch Abfindungszahlungen ausgeglichen. Ein Beispiel der Härten nach der früheren Berechnung findet sich bei *Herz*, S. 4: »Unnötige und ungerechtfertigte Härten waren es, wenn ein 19jähriger Gymnasiast als schwerkriegsbeschädigter Leutnant 2400 Mark Pension, 1200 Mark Kriegszulage und evtl. 900 Mark Verstümmelungszulage erhielt, während ein 40jähriger Mann in selbständiger Stellung, der als Landsturmmann eingezogen war, einen Prozentsatz von 450 Mark sowie 180 Kriegszulage und 27 Mark monatliche Verstümme-lungszulage erhielt.«

dem 1938 eingeführten neuen Wehrmachtsfürsorge- und Versorgungsgesetz (WFVG) legte das Reichsversorgungsgesetz von 1920 keine festen Entschädigungssätze für klar definierte Gesundheitsstörungen fest.[151] Die Schwere der Beschädigung wurde vielmehr über die durch die Dienstbeschädigung bedingte »Minderung der Erwerbsfähigkeit« ermittelt. In dieser wie in weiteren Regelungen des Reichsversorgungsgesetzes drückte sich der zentrale Gedanke aus, dass nicht der militärische Rang, sondern der zivile Beruf des Versehrten die Grundlage für die Bemessung der Rentenhöhen bildete.

Das Reichsversorgungsgesetz schloss psychische Krankheit formell – sofern eine ursächliche Verbindung zum militärischen Dienst glaubhaft gemacht werden konnte – nicht aus der Versorgung aus. Das Gesetz machte den Anspruch auf Versorgung allein vom Nachweis einer »Dienstbeschädigung« abhängig.[152] Das Reichsversorgungsgesetz unterschied damit nicht prinzipiell zwischen körperlichen und seelischen kriegsbedingten Gesundheitsschädigungen. Dies stand im Gegensatz zu den zeitgenössischen Vertragsbedingungen der Privatversicherungsgesellschaften, welche explizit nur »organische Erkrankung[en] des Nervensystems« als versicherten Schaden anerkannten.[153] Auch das spätere Wehrmachtsfürsorge- und Versorgungsgesetz von 1938 schloss psychische Schädigungen dezidiert aus der Versorgung aus.[154]

Die finanzielle Entschädigung, die nur einen Teil der Leistungen nach dem Reichsversorgungsgesetz ausmachte, sollte nicht die erlittene gesundheitliche Schädigung an sich kompensieren, sondern deren Auswirkung auf die Arbeitsfähigkeit und die damit verbundene Erwerbseinbuße. Dies entsprach der Definition von Gesundheit im Sozialrecht der Weimarer Republik, die sich nach § 555 der Reichsversicherungsordnung nicht auf die körperliche Integrität, sondern auf »die Funktionen, welche die Arbeitskraft ausmachen«, bezog.[155] Wie der Historiker Michael Geyer herausgearbeitet hat, werteten sämtliche europäische Versorgungssysteme der Nachkriegszeit den militäri-

---

151 Im MVG von 1906 wurde die Rentenhöhe zwar auch über die MdE ermittelt (§ 1), zusätzlich bezog der Kriegsversehrte jedoch eine im Volksmund genannte »Knochentaxe«, eine sog. Verstümmelungszulage (§ 13), die pro Verlust eines Gliedmaßes oder Augenlichts bemessen wurde. Die Gesamtrente setzte sich nach WFVG vom 26. August 1938, in: RGBl. I, S. 1293 aus mehreren finanziellen Leistungen zusammen. Ein Bestandteil war das Versehrtengeld (§ 84), das nach dem Grad der Versehrtheit in drei Stufen bemessen wurde. Daneben existierte eine »Rente für Arbeitsverwendungsfähige, die nach Ortsklassen und Alter gestaffelt war (§ 85). Außerdem wurde durch die sog. Dienstgradzulage wieder der militärische Dienstgrad in die Rentenberechnung mit einbezogen.

152 Die Begriffsbestimmung des § 2 ist nahezu identisch mit § 3 des MVG von 1906. Es garantiert eine weite Auslegung, was durch den Terminus der Wahrscheinlichkeit nochmals unterstrichen wird. Vgl. Begründung zum Entwurf des RVG vom 17. April 1920, in: RTPr. Bd. 342, Anlage Nr. 2663, S. 27.

153 *Knoll*, Grundsätzliche Rechtsfragen, S. 72.

154 WFVG § 4 Abs. 1–2. »Als Körperschäden gelten nicht Zustände, die nur in der Vorstellung bestehen oder seelisch bedingt sind.«

155 Reichsversicherungsordnung, S. 130; *Eichelsbacher*, S. 201.

schen Dienst als Äquivalent zur zivilen Arbeit, wenn es um die Bemessung der Versorgungsleistungen ging.[156] Dies bestätigt sich auch dadurch, dass das Reichsversorgungsgesetz nach den bestehenden Regelungen der Unfallversicherung konzipiert wurde.[157]

Nach dem neuen Versorgungsgesetz von 1920 musste die erlittene Gesundheitsschädigung nicht mehr direkt an der Front erworben worden sein. Man hob hier die ältere Unterscheidung zwischen einer »Dienstbeschädigung« abseits des unmittelbaren Kampfgeschehens in der Etappe oder Garnison einerseits und einer »Kriegsdienstbeschädigung« direkt an der Front andererseits auf. Es war also nicht mehr entscheidend für die Rentenberechtigung, wo sich die Soldaten die gesundheitlichen Schäden zugezogen hatten. Dementsprechend wurde die Dienstbeschädigung in § 2 des Reichsversorgungsgesetzes folgendermaßen definiert:

Dienstbeschädigung ist die gesundheitsschädigende Einwirkung, die durch militärische Dienstverrichtung oder durch einen während der Ausübung des Militärdienstes erlittenen Unfall oder durch die dem Militärdienst eigentümlichen Verhältnisse herbeigeführt worden ist.

Das Reichsversorgungsgesetz fixierte in diesem Paragrafen außerdem die zentrale Voraussetzung für einen Rechtsanspruch auf Rente, nämlich die Kausalverbindung zwischen Krieg und Gesundheitsschädigung: »Zur Anerkennung einer Gesundheitsstörung als Folge einer D[ienst]B[eschädigung] genügt die Wahrscheinlichkeit eines ursächlichen Zusammenhangs.«

Grundsätzlich ließ diese Formulierung für die Versorgungsbeamten beträchtlichen Spielraum in der Frage, ob sie eine Versorgungsrente als gerechtfertigt erachteten oder nicht. Der Weimarer Gesetzgeber hatte also die Anspruchsberechtigung per Gesetz nicht einzugrenzen versucht, sondern diese – ganz im Gegenteil – möglichst offen gestaltet. Ein Lehrwerk zum Versicherungsrecht merkte an, dass das Reichsversorgungsgesetz nicht einmal einen »bestimmte{r}[n] Grad von Wahrscheinlichkeit« zum Nachweis einer Dienstbeschädigung verlangte. Stattdessen würde ein solcher »Grad« genügen, »dass sich vernünftigerweise die richterliche Überzeugung darauf gründen kann«.[158] Nach dem Reichsversorgungsgesetz könnte theoretisch jede Bedingung ursächlich sein, »die für den Eintritt des Erfolgs gewirkt hat«, so eine rechtswissenschaftliche Dissertation aus dem Jahr 1922.[159] Die Aufgabe des Richters war es daher, aus der Vielheit dieser *conditiones* eine Ursache herauszuheben, die für die Dienstbeschädigung ausschlaggebend gewesen war.[160] Die Bestimmung des Kausalzusammenhangs zwischen psychischer

156 *Geyer*, Ein Vorbote des Wohlfahrtsstaates, S. 236.
157 BArch R 116/261, Begleitschreiben zum Entwurf eines sechsten Gesetzes zur Änderung des Reichsversorgungsgesetzes am 10. Juni 1930, Begründung; vgl. *Laß*.
158 *Berend*, Versorgungsrecht, S. 3.
159 *Herz*, S. 14.
160 HRV, Sp. 656.

Störung und Militärdienst wurde zur zentralen Hürde auf dem Weg eines erfolgreichen Rentenantrags. Wie gezeigt werden wird, erwies sich die Beurteilung der Kausalität als fundamental für die staatliche Versorgung psychisch versehrter Soldaten nach dem Ersten Weltkrieg. Sie wurde nicht nur zum Fokus der rechtswissenschaftlichen Prüfung des Falls, sondern ebenso zum Mittelpunkt der psychiatrischen Theoriebildung. Darüber hinaus sollte die Diskussion um den Kausalzusammenhang den Nukleus eines Kompetenzstreits beider Fachwissenschaften um die Deutungsmacht in der »Neurosenfrage« bilden.[161]

Renten als Grundsicherung wurden entsprechend der Minderung der Erwerbsfähigkeit, welche durch die »Dienstbeschädigung« bedingt war, in Zehnerschritten kalkuliert.[162] Sie wurden gemäß § 63 RVG bis zu einer gewissen Einkommensgrenze nicht auf das Arbeitsentgelt angerechnet. Zu dem Rentengrundbetrag wurden prozentual Zulagen gezahlt, deren Höhe sich aus der spezifischen persönlichen Situation hinsichtlich Familie, Beruf oder etwaiger Pflegebedürftigkeit ergab. Die individuelle Erwerbsfähigkeit konnte nach § 25 RVG grundsätzlich dann als gemindert angesehen werden, wenn

der Beschädigte infolge der Beschädigung nicht mehr oder nur unter Aufwendung außergewöhnlicher Tatkraft fähig ist, sich Erwerb durch eine Arbeit zu verschaffen, die ihm unter Berücksichtigung seiner Lebensverhältnisse, Kenntnisse und Fähigkeiten billigerweise zugemutet werden kann.

Der Anspruch auf Rentenzahlungen bestand nach dem Stand von 1920 ab einer Minderung der Erwerbsfähigkeit von 15 %. Diese Minimalgrenze wurde in der Begründung zum Reichsversorgungsgesetz folgendermaßen erläutert: »Infolge der schlechten Ernährung und Überreizung der Nerven« hätten nicht nur Soldaten, sondern die gesamte Bevölkerung einen gewissen Teil ihrer »Leistungsfähigkeit« und »Erwerbsfähigkeit« eingebüßt, so dass eine geringfügige gesundheitliche wie wirtschaftliche Schädigung als normal zu gelten habe.[163] Psychische Beschwerden im Sinne von Begleiterscheinungen bei beispielsweise schwerer körperlicher Verletzung oder Entstellung würden bei der Bemessung der Minderung der Erwerbsfähigkeit bereits automatisch mit kalkuliert, so ein Mitarbeiter des Reichsarbeitsministeriums. Nur wenn sie »über das Normale hinaus« gingen, könnten sie eigenständig berentet werden.[164] Im Laufe der 1920er Jahre wurde die Mindestgrenze für eine zu be-

---

161 Vgl. Kap. II. 2.1.
162 Die prozentuale Bemessung der MdE wurde von Abgeordneten der linken Parteien im Reichstag scharf kritisiert; sie bewerteten dieses Prozedere als nicht verhältnismäßig zur eigentlichen Schwere der Leiden. Vgl. z. B. Georg Berthelé (USPD), RTPr. Bd. 344, 13. Sitz. am 29. Juli 1920, S. 387 C.
163 Begründung zum Entwurf des RVG vom 17. April 1920, in: RTPr. Bd. 342, Anlage Nr. 2663, S. 36.
164 *Scholtze*, S. 117 f.

rentende Erwerbsbeschränkung auf bis zu 30 % angehoben. Im Reichstag empörten sich sowohl Abgeordnete der USPD als auch der DNVP über die Anhebung der für eine Berentung erforderlichen Mindest-Erwerbsminderung. Ihnen zufolge handelte es sich auch bei Gesundheitsstörungen wie Arm- oder Beinversteifungen, rheumatischen Beschwerden, Nervenleiden oder Tuberkulose, die von den Versorgungsbehörden als gering erwerbsbehindernd eingestuft wurden, um schwere Leiden, die eine wesentliche wirtschaftliche Benachteiligung der Betroffenen nach sich zögen.[165]

Ab einer Erwerbsminderung von 50 % erhielt der Beschädigte zusätzlich zur Grundrente gemäß § 27 RVG eine Schwerbeschädigtenzulage. In der Begründung zum Reichsversorgungsgesetz hieß es ausdrücklich, dass die Hauptsorge der Versorgungs- und Fürsorgebehörden diesen Schwerbeschädigten gelten sollte.[166] Die Leistungen nach dem Gesetz wurden daher durch arbeitsmarktregulierende Bestimmungen flankiert, die gerade die Integration dieser Gruppe in den Arbeitsmarkt erleichtern sollten.[167] Dementsprechend bestimmte das so genannte Schwerbeschädigtengesetz,[168] dass privatwirtschaftliche Betriebe sowie staatliche Institutionen ab einer bestimmten Mitarbeiterzahl prozentual zur Zahl der Beschäftigten Kriegsbeschädigte mit einer MdE ab 50 % einzustellen hatten.[169]

Die Konzentration der Fürsorge auf die Gruppe der Schwerbeschädigten führte auf der anderen Seite zu einer deutlichen Benachteiligung der Gruppe der Leichtbeschädigten. Nerven- und Lungenleiden machten nach den Worten des Abgeordneten des Zentrums, Josef Andre, tatsächlich den Großteil der Kriegsbeschädigten aus.[170] Für diese Fälle waren keine speziellen arbeitsrechtlichen Schutzbestimmungen geschaffen worden, so dass sie in viel stärkerem Maße von den Schwankungen des Arbeitsmarktes abhängig waren.[171]

Die Vergabe eines so genannten Beamtenscheins stellte eine weitere Maß-

---

165 August Karsten (USPD), in: RTPr. Bd. 359, 346. Sitzung am 4. Mai 1923, S. 11380 C; ebenso Otto Weber (KP), in: RTPr. Bd. 394, 366. Sitzung am 21. Oktober 1927, S. 11667 B-C; Gustav Budjuhn, (DNVP), in: RTPr. Bd. 360, 346. Sitzung am 4. Mai 1923, S. 11386 B-C.

166 Begründung zum Entwurf des RVG vom 17. April 1920, in: RTPr. Bd. 342, Anlage Nr. 2663, S. 26.

167 *Knaak*, S. 1.

168 Gesetz über die Beschäftigung Schwerbeschädigter in der Fassung vom 12. Januar 1923. Eine Gleichstellung von Leichtbeschädigten war nach den §§ 8 und 20 möglich. Vgl. *Knaak*, S. 25 f.; zur historischen Bewertung des Schwerbeschädigtengesetzes in Deutschland vgl. *Jackson*, S. 417–455.

169 Ein Betrieb mit 300 Beschäftigten sollte sechs, einer mit 500 beispielsweise zehn Schwerbeschädigte beschäftigen. Im Reichsarbeitsministerium selbst waren am 1. Januar 1927 10, 51 % Schwerbeschädigte beschäftigt. *Schoppen*, S. 41 f.

170 Josef Andre (Z), in: RTPr. Bd. 354, 214. Sitzung am 19. Mai 1922, S. 7427 C.

171 *Rudloff*, Die Wohlfahrtsstadt, S. 325; ebenso *Sachße u. Tennstedt*, Fürsorge und Wohlfahrtspflege, S. 91. Für eine Verbesserung der Situation der Leichtbeschädigten sprachen sich bspw. aus: Anton Gilsing (Z), in: NVPr. Bd. 328, 56. Sitzung am 14. Juli 1919, S. 1541 B; Adolf Albrecht (USPD), in: RTPr. Bd. 355, 214. Sitzung am 19. Mai 1922, S. 7443 A.

nahme dar, Schwerbeschädigte dauerhaft in Arbeit zu bringen.[172] Dies setzte jedoch nach § 33 Abs. 2 RVG voraus, dass die in Frage kommenden Personen »nach ihrem gesamten Verhalten zum Beamten geeignet« erschienen. Nach einem Urteil des Bayerischen Landesversorgungsgerichts aus dem Jahr 1926 galt diese Voraussetzung bei Menschen mit psychischen Schädigungen als nicht erfüllt:

Wer an schwerer Hysterie mit Anfällen leidet, kann eine Beamtenstelle offenbar nicht wahrnehmen. Das Beamtenverhältnis setzt eine besondere Gehorsams-, Treue- und Arbeitspflicht voraus und bedingt ein besonderes Unterordnungsverhältnis gegenüber der öffentlichen Gewalt und ein gewisses Überordnungsverhältnis gegenüber den Staatsbürgern.[173]

Dementsprechend lautete auch der Inhalt eines psychiatrischen Fachartikels, wonach Menschen mit »psychoneurotischen Symptomen« als Ausdruck einer entsprechenden »psychische[n] Veranlagung« von vornherein nicht in ein Beamtenverhältnis übernommen werden sollten.[174]

In besonderem Maße berücksichtigte das Reichsversorgungsgesetz den zivilen Beruf des Kriegsbeschädigten, den dieser vor 1914 ausgeübt hatte. Um die durch die gesundheitliche Beeinträchtigung bedingten Nachteile für die berufliche Laufbahn auszugleichen, gewährte das Reichsversorgungsgesetz die so genannte einfache oder doppelte Ausgleichszulage.[175] Nach § 28 wurde sie dann gewährt, wenn der Beschädigte vor dem Krieg einen Beruf ausgeübt hatte, der »erhebliche Kenntnisse und Fertigkeiten« erfordert hatte bzw. »wenn nur die Beschädigung den Betroffenen daran hinderte einen Beruf auszuüben, den er sonst nach seinen Verhältnissen, Kenntnissen und Fähigkeiten« hätte erreichen können. Zu den entsprechenden Berufsgruppen gehörten beispielsweise Gewerbetreibende, Landwirte oder Buchhalter. Eine doppelte Ausgleichszulage konnte dann gewährt werden, wenn »der frühere Beruf [...] noch ein besonderes Maß von Leistung und Verantwortung vorausgesetzt hatte«.[176] Dies konnte für Ärzte, Rechtsanwälte sowie »Künstler von Ruf« gelten.[177] Die Ausgleichzulage bildete einen gewaltigen Stein des Anstoßes für das linke Parteienspektrum: Die spezifische Zusatzleistung unterstütze eine »Klassenjustiz«, da sie ungelernten Arbeitern automatisch verwehrt bleibe, empörten sich beispielsweise Abgeordnete der USPD im Reichstag.[178]

---

172 *Anonym*, Kriegsbeschädigte und Kriegerhinterbliebene.
173 Urteil des Bayerischen Landesversorgungsgerichts vom 1. Juli 1926, zitiert nach *Arendts*, Reichsversorgungsgesetz, S. 150.
174 *Moser*, Zur Frage der Neurosebegutachtung, S. 828.
175 *Panzer*, S. 46 f.
176 Das neue Reichsversorgungsgesetz, S. 10.
177 *Panzer*, S. 47.
178 Georg Berthelé (USPD), RTPr. Bd. 344, 13. Sitzung am 29. Juni 1920, S. 387; ebenso August Karsten (USPD), in: RTPr. Bd. 359, 346. Sitzung am 4 Mai 1923, S. 11380 C.

Neben den regulären Rentenanteilen existierte eine Reihe von Kann-Bezügen, welche die Härten des Reichsversorgungsgesetzes ausgleichen sollten.[179] Da ein Kardinalproblem der Versorgungsgebührnisse das Schritthalten mit der anhaltenden Geldentwertung im Zuge der Inflation darstellte,[180] versuchte die Versorgungsverwaltung beispielsweise durch Teuerungszulagen und Zusatzrenten 1924 in Fällen von Bedürftigkeit diese negativen Auswirkungen der gesamtwirtschaftlichen Entwicklung auf die Kriegsversehrten abzuschwächen.[181] Des Weiteren konnte ein so genannter Härteausgleich in jenen Fällen gewährt werden, in welchen »der ursächliche Zusammenhang zwischen einem Leiden und dem Militärdienst [...] nicht ausreichend erweisbar« war, ein rechtskräftiger Versorgungsanspruch staatlicherseits also nicht gewährt wurde. Das entsprechende Regulativ aus dem Jahre 1927 hatte dabei speziell die »Versorgung geisteskranker und anderer erwerbsunfähiger und nicht versorgungsberechtigter Personen« im Auge.[182]

Im Zentrum der Versorgungs- und Fürsorgepolitik nach dem Ersten Weltkrieg stand der Gedanke der gesundheitlichen Rehabilitation der Kriegsbeschädigten, um ihre Arbeitsfähigkeit soweit als möglich wiederherzustellen. Zum Zweck der gesundheitlichen Rekonvaleszenz sicherte das Reichsversorgungsgesetz in den §§ 4–20 kostenlose Heilbehandlung zu. Diese wurde dann gewährt, wenn die Aussicht bestand, das Leiden zu heilen oder den Gesundheitszustand wesentlich zu verbessern. Zu den medizinischen Maßnahmen zählte die ärztliche Betreuung, entsprechende Medikation sowie die Bereitstellung orthopädischer Prothesen. Die medizinische Versorgung schloss außerdem auch die Behandlung in einer psychiatrischen Heil- und Pflegeanstalt ein.[183]

Das sozialpolitische Ziel bildete nach erfolgreicher gesundheitlicher Rehabilitation die reibungslose Integration der Kriegsbeschädigten in den Arbeitsmarkt. Daher waren Arbeitsvermittlung, Umschulung und Berufsberatung »als tradierte Formen der Effektivierung des Angebot-Nachfrage-Mechanismus« wichtiger Bestandteil der kommunalen Kriegsbeschädigtenfür-

---

179 Der Historiker Wilfried Rudloff sieht in diesen nach Bedürftigkeit ausgegebenen Zusatzleistungen ein wesentliches Merkmal der Fürsorge verkörpert, das das RVG zu überwinden gesucht hatte. *Rudloff*, Die Wohlfahrtsstadt, S. 323. Die Zusatzrente aufgrund von Bedürftigkeit wurde 1934 mit der Begründung abgeschafft, eine derartige Regelung sei nach der derzeitigen Lage des Arbeitsmarktes nicht mehr notwendig; vgl. *Förster*, Die Zusatzrente.

180 *Anonym*, Steigende Teuerung.

181 Reichsarbeitsminister Brauns (Z), in: RTPr. Bd. 394, 324. Sitzung am 21.10.1927, 11653 B.

182 BArch R 3901/9579, Der Reichsarbeitsminister an das HVA Hannover am 2[?]. Dezember 1928; Reichsversorgungsblatt (RVBl.) Nr. 50 vom 16. Mai 1927, S. 19, Versorgung geisteskranker und anderer erwerbsunfähiger und nicht versorgungsberechtigter Personen als Härteausgleich.

183 Die kostenlose Heilbehandlung konnte auch dann zugesprochen werden, wenn über den Versorgungsanspruch noch nicht endgültig beschieden worden war. *Arendts*, Reichsversorgungsgesetz, S. 29.

sorge.[184] Die Ausrichtung auf die Rehabilitation spiegelte damit den generellen Primat der Weimarer Sozial- und Arbeitsmarktpolitik wider, die sich auch in den Konzepten der »produktiven Erwerbslosenfürsorge« und »wertschaffenden Arbeitslosenfürsorge« ausdrückte.[185] Die Arbeitskraft als »höchstes Gut der Nation«[186] wurde in dem Grundrechtsteil der Weimarer Reichsverfassung unter besonderen Schutz gestellt. In Art. 161 garantierte sie ausdrücklich die »Erhaltung der Gesundheit und Arbeitsfähigkeit« durch ein »umfassendes Versicherungswesen unter maßgebender Mitwirkung der Versicherten«.[187] Der Grundsatz »Jeder Deutsche ist ein Wertgegenstand der Nation«, so ein Kommentar zur Reichsverfassung 1919,[188] brachte klar zum Ausdruck, dass die individuelle Arbeitsfähigkeit als Grundlage der gesamtgesellschaftlichen Produktivität gewertet wurde.[189] Folglich bestand auch eine klare Erwartungshaltung gegenüber dem Bürger »seine geistigen und körperlichen Kräfte so zu betätigen, wie es das Gesamtwohl erfordert«.[190] Sozialpolitische Regelungen zum Schutze der Arbeitskraft beinhalteten dementsprechend auch Maßnahmen, die den Missbrauch staatlicher Leistungen verhindern und Arbeitsverweigerung bestrafen sollten.[191] So enthielt beispielsweise das Gesetz zur umfassenden Neuregelung der Arbeitslosenunterstützung 1927 einen 28 Paragrafen umfassenden Strafkodex.[192] Die starke Konzentration auf die Wiederherstellung der Erwerbstätigkeit schloss sowohl in der Arbeitslosenversicherung als auch in der Reichsversorgung die Frage nach der Arbeitswilligkeit mit ein.[193] »Arbeitsscheu« konnte nach § 361 Ziff. 7 und § 362 StGB mit einer Haftstrafe geahndet werden, wenn eine Person öffentliche Unterstützung empfing und sich aus »Arbeitsscheu« weigerte, einer zumutbaren Arbeit nachzugehen.[194]

Der starke Fokus in der Versorgungsgesetzgebung auf die gesundheitliche und wirtschaftliche Rehabilitation der Kriegsbeschädigten bedingte eine Versorgungs- und Fürsorgestruktur, die sowohl leicht- als auch schwerbeschädigte Kriegsteilnehmer kontinuierlich dazu anhielt, im Rahmen ihrer verbliebenen Arbeitskraft erwerbstätig zu sein. Dieser konzeptionelle Schwer-

---

184 *Bender.* S. 139.
185 GStAPK I Rep. 77, Tit. 923, Nr. 22 E, Bd. 1, Preußisches Ministerium des Innern, Maßnahmen zur »produktiven Arbeitslosenfürsorge«.
186 *Poetsch*, S. 109.
187 Ebd., S. 136.
188 Ebd., S. 110.
189 Vgl. *Stolleis*, Geschichte des Sozialrechts, S. 151 f.
190 *Stier-Somlo*, S. 45.
191 Nach § 19 der Reichsfürsorgepflichtverordnung von 1924 konnte Pflichtarbeit zwar angeordnet werden, diese wurde jedoch nicht implementiert, da sie politisch nicht durchsetzbar war. Siehe hierzu *Ayaß*, »Asoziale«, S. 17 f.
192 Vgl. *Collin.*
193 Für die Arbeitslosenversicherung stellten dies fest *Sachße u. Tennstedt*, Fürsorge und Wohlfahrtspflege, S. 96.
194 *Hoffmann*, Arbeitsscheu, S. 282.

punkt der Versorgungspolitik eröffnete breiten Raum für eine fachmedizinische Auseinandersetzung mit der Arbeitsfähigkeit und insbesondere dem »Arbeitswillen« Kriegsbeschädigter.

2.2 Wege und Barrieren: Das Versorgungsverfahren

Das Verfahren in Versorgungssachen wurde durch ein entsprechendes Gesetz vom 10. Januar 1922 wie durch eine neue Fassung vom 20. März 1928 geregelt.[195] Das zum Reichsversorgungsgesetz gehörende Verfahrensgesetz (VerfG) darf in seiner Bedeutung keinesfalls unterschätzt werden. Das Reichsversorgungsgesetz gewährte zwar recht großen Spielraum für die Beurteilung der Dienstbeschädigungsfrage durch die Versorgungsbehörden, jedoch bestimmte das Verfahren die Möglichkeiten und Grenzen, den Rechtsanspruch auf Versorgung durchzusetzen. Hier waren dementsprechend auch die Rechtsmittel, wie die Möglichkeit der Berufung oder des Rekurses, festgelegt.[196]

Gemessen an der Zahl der potenziell Versorgungsberechtigten sowie aufgrund des zu erwartenden Arbeitsaufwandes bei der Prüfung der Anträge wurde eine reichsweite Versorgungsbürokratie angelegt, die 1920 ca. 40 000 Personen beschäftigte. Als Beamte im höheren Dienst standen 1923 822 Personen, deren Zahl sich zu ca. zwei Dritteln aus ehemaligen Offizieren und zu einem Drittel aus Juristen und Verwaltungsbeamten zusammensetzte.[197] Die Versorgung der Kriegsbeschädigten wurde nicht wie in Großbritannien durch ein eigenes Ministerium, das *Ministry of Pensions*, verwaltet.[198] Im Deutschen Reich wurden unter der Ägide des Reichsarbeitsministers für das Versorgungswesen Verwaltungs- und Spruchbehörden geschaffen, die Hauptversorgungs- bzw. Versorgungsämter sowie die Versorgungsgerichte.[199] Nach einem Verzeichnis der Versorgungsbehörden von 1922 existierten zu diesem

---

195 Gesetz über das Verfahren in Versorgungssachen vom 10. Januar 1922; Gesetz über das Verfahren in Versorgungssachen vom 20. März 1928.

196 Diese Rechtsmittel dienten dazu, das »subjektive Recht« des Bürgers zu schützen. *Friedrichs*, Subjektives Recht, S. 824. Das »subjektive Recht« wurde hier definiert als »diejenige Stellung der Untertanen zum Staat«, aus welcher der Bürger »vom Staat etwas verlangen kann und ihm gegenüber etwas tun darf«.

197 Denkschrift über das Versorgungswesen (1. April 1923), in: RTPr. Bd. 377, Anlage Nr. 5725, S. 6610.

198 *Cohen*, The War Come Home, S. 16.

199 Zur Entwicklung der Versorgungsbürokratie vgl. BArch R 116/2, Jubiläumsansprache des Vizepräsidenten des Reichsversorgungsgerichts am 5. März 1929. Das Versorgungswesen in Bayern unterstand dem Reichsarbeitsministerium, verfügte jedoch über ein eigenes Landesversorgungsgericht in München. Außerdem existierte hier (temporär) eine eigene sog. Landesdienststelle für Rentenversorgungswesen beim bayerischen Innenministerium. Das Bayerische Landesversorgungsgericht München bestand bis 1934. BayHStA IV, Mkr 11925, Landesdienststelle für das Rentenversorgungswesen in Bayern an das Militärversorgungsgericht Nürnberg am 8. Februar 1921; HWRV, S. 136.

Zeitpunkt insgesamt 24 Hauptversorgungsämter. Innerhalb der einzelnen Verwaltungsbezirke kamen des Weiteren bis zu zwanzig Versorgungsämter hinzu.[200]

Das Verfahren teilte sich nach dem Verfahrensgesetz grundsätzlich in ein Verwaltungsverfahren (Feststellungsverfahren) und ein gerichtliches Verfahren (Spruchverfahren).[201] Der Kriegsbeschädigte konnte mündlich oder schriftlich einen Antrag auf Rente bei dem für ihn zuständigen Versorgungsamt stellen. Er hatte die Möglichkeit, gegen den rechtswirksamen Bescheid der Behörde in Berufung vor das entsprechende Versorgungsgericht zu gehen.[202] Das Urteil dieses Gerichts in erster Instanz konnte außerdem vor dem Reichsversorgungsgericht in Berlin angefochten werden, das als höchste Spruchinstanz des Versorgungswesens fungierte und dessen Entscheidungen endgültig waren.[203] Das Spruchverfahren in Versorgungssachen schuf damit ein für die Reichsversorgung eigenes verwaltungsgerichtliches Verfahren, welches eine Kontrolle der Verwaltung im Sinne der individuellen Rechtssicherheit gewährleisten sollte.[204]

Die Kosten des Versorgungswesens trug zu großen Teilen das Reich. Die finanziellen Aufwendungen für die im Reichsversorgungsgesetz garantierte soziale Fürsorge übernahm das Reich zu vier Fünfteln. Die Zweiteilung des Systems in den Versorgungs- und Fürsorgebereich wurde stetig als zu kostenintensiv kritisiert. Durch die Zusammenlegung beider Bereiche könnten, so eine Wirtschaftsexpertise aus dem Jahre 1922, 25 % der Ausgaben eingespart werden.[205]

Die staatliche Versorgung der Kriegsbeschädigten und -hinterbliebenen fand sich während der gesamten Weimarer Zeit im Zwiespalt zwischen Sparzwang und der Forderung nach rascher Erledigung der Rentenanträge im Sinne der Kriegsbeschädigten. Nachdem das Reichsversorgungsgesetz 1920 in Kraft getreten war, mussten alle bis dato vorgenommenen Berentungen, auch die während des Krieges, erneut bemessen werden. Dieses so genannte Umanerkennungsverfahren verursachte zu Beginn der 1920er Jahren gewaltigen bürokratischen Aufwand und erstreckte sich über mehrere Jahre.[206] Hinzu

200 EntRVGer 2 (1922), S. 298–305.
201 Gesetz über das Verfahren in Versorgungssachen vom 10. Januar 1922, erster Teil, erster Abschnitt § 1; BArch R 116/2, Ansprache des Vizepräsidenten des Reichsversorgungsgerichts, gehalten zum 10jährigen Bestehen des RVG am 5. März 1923, S. 5.
202 Die Rechtsmittel waren festgelegt in §§ 90, 92, 97 ff des Verfahrensgesetzes.
203 VerfG 1922, § 25.
204 *Kohl*, S. 67. Nach Kohl kann der Schutz des subjektiven Rechts zumindest als ein Merkmal der Verwaltungsgerichtsbarkeit gelten (S. 21). Zur ideengeschichtlichen Herleitung einer Verwaltungsgerichtsbarkeit vgl. S. 9 ff.
205 LAB B Rep. 142–04, Nr. 500, Hermann Körding, Vereinfachte Fürsorge für Kriegsbeschädigte (= Täglicher Berichtdienst für Kommunalwirtschaft und Kommunalpolitik, hg. v. Erwin Stein, Nr. 22), Berlin am 3. Oktober 1922.
206 Denkschrift über das Versorgungswesen (1. April 1923), in: RTPr. Bd. 377, Anlage Nr. 5725, S. 6612.

kamen kontinuierlich neue Anträge auf erstmalige Bewilligung oder Erhöhung der Rente. So stieg das Arbeitsvolumen stetig auf über 380 000 Anträge im Jahre 1929.[207] Zwangsläufig geriet der laufende Betrieb bei der Bearbeitung der Akten soweit in Verzug, dass Rentenbescheide bis zu 24 Monate in Anspruch nehmen konnten.[208] Am deutlichsten wurde die Überlastung der Versorgungsbehörden an der Tätigkeit der obersten Spruchbehörde, dem Reichsversorgungsgericht. Der Rechtsanspruch auf Rente schloss auch die oben genannten Rechtsmittel ein. Ein Verwaltungsbescheid konnte vor den Spruchinstanzen sowohl vom Kriegsbeschädigten wie Reichsfiskus angefochten werden. Obwohl die Rekursmöglichkeiten im Laufe der Weimarer Republik eingeschränkt wurden, um – wie es in offiziellen Stellungnahmen hieß – das Reichsversorgungsgericht zu entlasten und eine Beschleunigung der Verfahren zu gewährleisten, entstand ein immenser Überhang an unerledigten Rekurssachen.[209] Für das Jahr 1921 nannte der Reichsbund die Zahl von über 8000 unerledigten Rekursen.[210] 1927 waren es einer offiziellen Zählung zufolge bereits mehr als 78 000 und 1930 sogar mehr als 100 000 unerledigte Sachen.[211] Dies resultierte nicht allein in beträchtlichen Unkosten, die einer Einschätzung aus dem Reichsarbeitsministerium zufolge »fast soviel« wie die der gesamten Sozialversicherung ausmachen würden, sondern auch darin, dass die Rechtsprechung in den bis zu 26 Senaten Ende der 1920er Jahre nicht mehr als einheitlich gelten konnte.[212] Das Reichsversorgungsgericht als Aushängeschild »soziale[r] Gesetzgebung«[213] stellte daher ausreichend Angriffsfläche für die Kriegsbeschädigtenorganisationen zur Verfügung. Es würden hier keine richterlichen Entscheidungen mehr getroffen, die das Vertrauen der Versorgungsberechtigten besäßen, so der sozialdemokratische Reichsbund 1930.[214] Nach einer Statistik des Reichsarbeitsministeriums aus

207 BArch R 116/261, Begleitschreiben zum Entwurf eines sechsten Gesetzes zur Änderung des Reichsversorgungsgesetzes am 10. Juni 1930, Begründung, S. 19 f.

208 Vgl. die Klagen der Kriegsbeschädigtenorganisationen, so z. B. BayHStA Mkr 11925, Bayerischer Landesverband des Reichsbundes der Kriegsbeschädigten. Kriegsteilnehmer und Kriegshinterbliebenen an die Landesdienststelle für Rentenversorgungswesen in Bayern am 13. November 1920. Der Reichsarbeitsminister wies in einem Erlass ausdrücklich darauf hin, dass alle Berufungs- und Rekurssachen mit äußerster Beschleunigung zu bearbeiten seien. BayHStA Mkr 11925, Erlass des Reichsarbeitsministers Nr. 1256 vom 11. Januar 1920.

209 BArch R 116/2, Jubiläumsansprache des Vizepräsidenten des Reichsversorgungsgerichts am 5. März 1929, S. 13: Eine wesentliche Einschränkung der Rekursmöglichkeit wurde vorgenommen durch das 4. Gesetz zur Änderung des Verfahrensgesetzes vom 17. März 1928.

210 *Anonym*, Drohender Zusammenbruch.

211 BArch R 116/2, Jubiläumsansprache des Vizepräsidenten des Reichsversorgungsgerichts am 5. März 1929, S. 17.

212 BArch R 116/261, Begleitschreiben zum Entwurf eines sechsten Gesetzes zur Änderung des Reichsversorgungsgesetzes am 10. Juni 1930, Begründung, S. 25.

213 BArch R 116/2, Jubiläumsansprache des Vizepräsidenten des Reichsversorgungsgerichts am 5. März 1929, S. 18.

214 BArch R 116/254, Eingabe des Reichsbundes an das Reichsarbeitsministerium, abgedruckt in: Reichsbund 5 (1930), o. S.

dem gleichen Jahr wurden Berufungen vor dem Reichsversorgungsgericht in 80 % der Fälle zu Gunsten des Fiskus entschieden. Die Zahl der erfolglosen Rekurse erhöhte sich auf bis zu 90 %, nachdem bestimmt wurde, dass Rekurse auch ohne mündliche Verhandlung zurückgewiesen werden konnten.[215] Für viele Kriegsveteranen galt das Reichsversorgungsgericht angesichts der wenig aussichtsreichen Chancen, den Rentenantrag positiv beschieden zu bekommen, als das »bürokratischste aller deutschen Klassengerichte«.[216]

Einen weiteren Kritikpunkt bildete die starke personelle Verflechtung zwischen Reichsversicherungsamt[217] und Reichsversorgungsgericht, vor allem die Personalunion der Präsidenten beider Behörden.[218] Außerdem konnte das jeweilige Personal zwischen beiden Institutionen versetzt werden.[219] Die enge Verzahnung beider Behörden ließ die Frage nach der Unabhängigkeit der richterlichen Entscheidungen laut werden. Aus diesem Grund forderten Kriegsbeschädigtenverbände eine Unterstellung des Reichsversorgungsgerichts unter das Reichsjustizministerium.[220] Aber auch innerhalb der einzelnen Senate des Reichsversorgungsgerichts beklagte man Parteilichkeit. Diese setzten sich aus dem Richter und vier Beisitzern zusammen, die sich folgendermaßen aufteilten: ein Mitglied des Reichsversorgungsgerichts, ein richterliches Mitglied eines ordentlichen Gerichts, ein in der sozialen Fürsorge sowie ein im Versorgungswesen Tätiger sowie ein versorgungsberechtigter Kriegsinvalide oder eine Vertreterin der Hinterbliebenen.[221] So würden die vorgeschriebenen Beisitzer aus der sozialen Fürsorge oftmals durch pensionierte Ärzte und Richter aus dem Versorgungswesen gestellt, kritisierten gleichermaßen der Reichsbund und der Reichskriegerbund Kyffhäuser.[222]

Bis in die späten 1920er Jahre wurde der Versorgungsapparat kontinuierlich abgebaut. Im Juli 1923 arbeitete gerade noch ein Viertel der ursprünglichen

---

215 BArch R 116/261, Begleitschreiben zum Entwurf eines sechsten Gesetzes zur Änderung des Reichsversorgungsgesetzes am 10. Juni 1930, Begründung, S. 20.

216 BArch R 116/254, *Anonym*, Reichsversorgungsgericht treibt proletarische Kriegsopfer zum Selbstmord, in: Rote Fahne Nr. 208 vom 18. Oktober 1929; *Anonym*, Selbstmord, in: Internationaler Bund 2 (1930), S. 21 f.

217 Das 1884 gegründete RVA sollte zunächst die Unfallversicherung der Arbeiter und Arbeiterinnen in den industriellen Betrieben einrichten. Weitere Arbeitsgebiete kamen 1889 durch die Einführung der Invaliden- und Altersversicherung hinzu: Das RVA übte die oberste Rechtsprechung und leitende Verwaltungstätigkeit auf dem Gebiet der Invalidenversicherung aus. Vgl. Reichsversicherungsamt, Bestand R 89, S. I; *Stolleis*, Reichsversicherungsamt.

218 Vgl. z. B. *Anonym*, Beisitzer aus der sozialen Fürsorge, S. 1 f.; vgl. hierzu aus rechtshistorischer Perspektive *Bürck*, S. 167–169. Die organistorische und personelle Verzahnung zwischen RVA und Reichsversorgungsgericht resultierte darin, das der Präsident des Reichsversorgungsgerichts nicht als unabhängiger Richter agierte. Dennoch beschreibt Bürck das Reichsversorgungsgericht insgesamt als organisatorisch weitgehend selbständiges Gericht, dessen Verfahren heutigen rechtsstaatlichen Erfordernissen genügten.

219 VerfG 1922, erster Teil, erster Abschnitt § 1.

220 BArch R 116/254, Versorgungs-Fürsorge. Beiblatt zum Kyffhäuser am 16. Januar 1927, o. S.

221 VerfG 1922, erster Teil, erster Abschnitt § 26.

222 BArch R 116/254, Versorgungs-Fürsorge. Beiblatt zum Kuffhäuser am 16. Januar 1927, o. S.

Beschäftigten im Versorgungswesen.[223] Dafür, dass vor dem Reichsversorgungsgericht – wie es in der Jubiläumsrede zum zehnjährigen Bestehen des Reichsversorgungsgerichts hieß – »täglich die traurigen und doch großen Erinnerungen des Weltkrieges […] lebendig werden« sollten, blieb angesichts der staatlich verordneten Abbaumaßnahmen bei gleichzeitig steigender Zahl von Rentenanträgen schier keine Zeit mehr.[224]

Ärzte waren als Gutachter integraler Bestandteil des Berentungsprozesses. 1923 beschäftigte das Versorgungswesen 815 verbeamtete oder angestellte Ärzte, die größtenteils ehemalige Sanitätsoffiziere waren.[225] Sie waren als Sachverständige sowohl in das Verwaltungsverfahren als auch in das Spruchverfahren involviert. Die Machtposition, die ihnen durch das Verfahrensgesetz zugestanden wurde, war durchaus ambivalent. Formal machte die ärztliche Begutachtung nur einen Teil des Berentungsprozesses aus, in welchem der Sachverhalt zunächst »aufgeklärt« werden sollte. Das ärztliche Gutachten fungierte sowohl innerhalb des Verwaltungsverfahrens als auch vor den Gerichten nach den gesetzlichen Vorschriften lediglich als Beweismittel.[226] Ärzte wurden außerdem nicht in die unmittelbare richterliche Entscheidung mit einbezogen, wie die beschriebene Besetzung der Senate des Reichsversorgungsgerichts zeigt. Die Begründung zum Reichsversorgungsgesetz betonte ausdrücklich, dass der ärztliche Befund oftmals nicht ausreiche, um die durch die Gesundheitsschäden verursachte Erwerbsminderung festzustellen. Vor allem die »Vielseitigkeit und individuelle Verschiedenheit« der Fälle werde ärztlicherseits nicht immer hinreichend gewürdigt.[227]

Andererseits maßen die gesetzlichen Regelungen der ärztlichen Begutachtung großes Gewicht bei der Beurteilung eines etwaigen Rentenanspruchs bei. Bei Beantragung einer Rente war die amtsärztliche Begutachtung obligatorisch. Diese einmalige ärztliche Begutachtung sollte – den Ausführungsbestimmungen des Verfahrensgesetzes zufolge – bereits eine »abschließende Beurteilung« ermöglichen. Zwar konnten vom Antragsteller privatärztliche

---

223 Denkschrift über das Versorgungswesen (1. April 1923), in: RTPr. Bd. 377, Anlage Nr. 5725, S. 6628.

224 BArch R 116/2, Jubiläumsansprache des Vizepräsidenten des Reichsversorgungsgerichts am 5. März 1929, S. 2.

225 Denkschrift über das Versorgungswesen (1. April 1923), in: RTPr. Bd. 377, Anlage Nr. 5725, S. 6610.

226 *Lorenz*, Der ärztliche Sachverständige, S. 588. Zusätzliche ärztliche Sachverständige durften nach § 22 VerfG nicht aus dem Kreise der fest angestellten Versorgungsärzte ausgewählt werden; vgl. § 22 des VerfG i. d. Fassung v. 1922: Der Sachverständige »ergänzte« lediglich den »fehlenden Sachverstand« des Richters. Vgl. *Ebermayer*, S. 77; außerdem HRV, S. 786, AB zu § 80. Zu den »Ermittlungen« und der »Beweiserhebung« gehörten die »Zeugenbefragung« und die Anhörung von Sachverständigen. Im Spruchverfahren gehörte die ärztliche Untersuchung ebenfalls nach § 103 VerfGes zur Beweisaufnahme.

227 Begründung zum Entwurf des RVG vom 17. April 1920, in: RTPr. Bd. 342, Anlage Nr. 2663, S. 36.

Gutachten beigebracht werden, die auch gewürdigt werden sollten, doch lag die hauptsächliche medizinische Urteilskompetenz bei dem verbeamteten Versorgungsarzt.[228] Die ärztlichen Beurteilungen hatten sicherlich Konsequenzen von großer Tragweite für den individuellen Fall. Sie stelle die entscheidende Grundlage für die Beschlüsse der Verwaltungs- oder Spruchbehörde dar, so das offizielle Handbuch zur Reichsversorgung.[229] Die zentrale Aufgabe des im Versorgungswesen tätigen Arztes war die Beurteilung der Erwerbsfähigkeit. Der Mediziner sollte darüber befinden, »inwieweit der Beschädigte fähig ist, sich Erwerb durch eine Arbeit zu verschaffen, die ihm in Ansehung der genannten persönlichen und sozialen Verhältnisse billigerweise zugemutet werden kann«.[230] Die ärztliche Begutachtung wurde im Rahmen einer persönlichen Untersuchung oder lediglich anhand von Aktenmaterial vorgenommen.[231] Sie sollte sich außerdem nicht ausschließlich auf die medizinische Untersuchung der körperlichen Beschädigung oder seelischen Störung beschränken, sondern darüber hinaus die Einschätzung der individuellen »Gesamtpersönlichkeit« mit einschließen, wozu man explizit auch das alltägliche Verhalten des Rentenbewerbers rechnete.[232] Der Arzt wurde dazu angehalten, in der Untersuchungssituation scharf zu trennen zwischen dem eigenen objektiven Befund und den subjektiven Angaben der zu begutachtenden Person. Gleichzeitig wiesen die obersten Behörden der Reichsversorgung jedoch darauf hin, in der amtlichen Begutachtungssituation »jede Schärfe und persönliche Färbung [...] peinlich zu vermeiden« und »kritische Bemerkungen« tunlichst zu unterlassen.[233]

Der ärztliche Gutachter wurde zu einem Kristallisationspunkt des Ärgers über das Versorgungswesen. Der Konflikt zwischen Kriegsbeschädigten und Medizinern wurde bis in den Reichstag getragen, fand seinen Niederschlag in Handgreiflichkeiten und gegenseitigen Klagen vor Gerichten.[234] Selbst der bekannte Gesundheitspolitiker der SPD und Arzt Julius Moses bezeichnete das Vertrauensarzt-System im Versorgungswesen als korrupt. Hier würde ausschließlich »Klassenmedizin« betrieben, indem Ärzte mittels »Gefälligkeitsatteste[n]« Angehörige der oberen Gesellschaftsschichten begünstigten.[235] In

228 HRV, Sp. 786, AB zu § 80 VerfG.
229 Ebd., Sp. 645.
230 Ebd., Sp. 693.
231 UA HU Nervenklinik 18, Gutachten an das Reichsversorgungsgerichts zu Willi B. am 12. Juli 1927, S. 1; so auch das Gutachten von Martin Reichardt an das HVA Münster zu Hermann Sch. am 7. November 1923 im Best. BArch R 3901/8721.
232 *Scholtze*, S. 121.
233 HRV, Sp. 646.
234 Vgl. hierzu die Ausführungen in Kap. III. 1.1.
235 Julius Moses (SPD), in: RTPr. Bd. 350, 131. Sitz., 5 Juli 1921, S. 4438 B-C. Der jüdische Mediziner Moses war an prominenten Entscheidungen in Gesundheitsfragen während der Weimarer Republik beteiligt. So leistete er einen entscheidenden Beitrag zu einem Gesetz, das Humanexperimente untersagte. Er wurde 1942 im KZ Theresienstadt ermordet. Vgl. zu Moses Kap. III. 2.2.

anderen Redebeiträgen von Abgeordneten der KPD und USPD warf man den medizinischen Beamten vor, ausschließlich zu Gunsten des Fiskus zu gut-achten.[236] Noch 1931 stellte der Vorsitzende der kommunistischen Kriegsbe-schädigtenorganisation »Internationaler Bund«, Hugo Gräf, die Analogie zwischen versorgungsärztlicher und militärärztlicher Begutachtung während des Weltkrieges her: Man wisse über die Medizin als »sehr stark korrumpiertes Gebiet« bereits Bescheid, da man sie »während des Krieges als k[riegs].v[er-wendungsfähig].-Maschine kennengelernt« habe.[237]

Zu den empfindlichsten Eingriffen in die ärztliche Tätigkeit im Rahmen des Berentungsprozesses gehörte die staatliche Forderung nach Auskünften über die Krankengeschichten von Rentenbewerbern. Damit ging es um ei-nen Kernbereich des ärztlichen Berufsethos: das Arztgeheimnis. Nach dem Strafgesetzbuch stellte der Bruch der ärztlichen Schweigepflicht dann keinen Straftatbestand nach § 300 StGB dar, wenn dies zum Schutz eines höherwer-tigen Rechtsgutes oder einer »bedeutungsvolleren Pflicht« erfolgte.[238] Inner-halb des Versorgungsverfahrens ergab sich eine »Pflichtenkollision« zwischen Berufsgeheimnis und der Aufforderung zur Rechtshilfe durch die Versor-gungsbehörden.

Über die Verpflichtung zur Herausgabe von Krankenblättern und -ge-schichten kam es zu einer vehementen Auseinandersetzung zwischen Ärzten, Versorgungsbehörden und staatlichen Stellen. Das Reichsministerium des Innern verwies in einem Erlass vom 13. Dezember 1925 darauf, dass Ge-meindekrankenhäuser nach § 75 des VerfG vom 10. Januar 1922 zur Rechts-hilfe verpflichtet seien.[239] Obwohl der entsprechende Paragraf das Einver-ständnis des Versorgungsberechtigten hierfür ausdrücklich voraussetzte,[240] stellte der Präsident des Reichsversorgungsgerichts fest, dass aus Überle-gungen »grundsätzlicher Art und im Hinblick auf die daraus folgende Ge-schäftserschwerung [...] eine Verpflichtung der ersuchenden Versorgungs-behörde zunächst die Einwilligung des Antragsstellers einzuholen, nicht an-erkannt werden« könne.[241] Der Preußische Innenminister entgegnete dem in einer Stellungnahme 1926, er könne in Bezug auf § 75 VerfG – in Einverneh-men mit Justizminister und Minister der Volkswohlfahrt – der Auffassung

236 Adolf Albrecht (USPD), in: RTPr. Bd. 325, 152 Sitzung am 17. Dezember 1921, S. 5334 C; August Karsten (USPD), in: RTPr. Bd. 392, 281. Sitzung am 10. März 1927, S. 9302 D.

237 Hugo Gräf (KP), in: RTPr. Bd. 445, 29. Sitzung am 21. Februar 1931, S. 1134 B.

238 Die Verletzung des Berufsgeheimnisses konnte mit einer Geldstrafe bis zu zehn Millionen RM und bis zu drei Monaten Gefängnis geahndet werden. *Frank*, S. 135, S. 237; *Spengler*, S. 41–49; sog. Offenbarungspflichten bezogen sich beispielsweise auf die Anzeige von Geschlechts-krankheiten.

239 BArch R 116/265, Runderlass der Preuß. Ministeriums des Innern betreffs der Rechtshilfe in Versorgungsangelegenheiten seitens der Gemeinden und Gemeindeverbände am 13. Dezem-ber 1925.

240 VerfG 1928, § 75.

241 BArch R 116/265, Der Präsident des Reichsversorgungsgerichts am 12. Mai 1926 zur Über-sendung der Krankengeschichte an das Reichsversorgungsgericht.

nicht beitreten, dass »Ärzte in allen Fällen ohne die Einwilligung dessen, der das Geheimnis anvertraut hat, zur Überlassung der Krankenblätter an die Versorgungsbehörden befugt und verpflichtet sind«.[242]

Der Verein der Krankenhausärzte Deutschlands übersandte dem Präsidenten des Reichsversorgungsgerichts 1927 eine Denkschrift, die sich mit der Frage beschäftigte, ob Ärzte im Rahmen der ärztlichen Schweigepflicht zur Herausgabe der Krankengeschichte berechtigt seien oder gar verpflichtet werden könnten. Die Antwort lautete klar, dass der Krankenhausarzt nur dann zur Herausgabe der Krankengeschichte berechtigt sei, wenn er vorher von seiner ärztlichen Schweigepflicht entbunden worden war.[243] Dies sei im Rahmen der Versorgungsverfahren wohl kaum der Fall, da das »stillschweigende Einverständnis« der Rentenbewerber nicht von vornherein als gegeben angesehen werden könnte.[244] Der Direktor der Universitätsklinik für psychische und Nervenleiden in Göttingen formulierte in einem Schreiben ebenfalls seine Bedenken gegen die Herausgabe der persönlichen Krankengeschichten an die Versorgungsbehörden. Die darin enthaltenen medizinischen, aber auch persönlichen Informationen zu den Kriegsteilnehmern könnten zum Nachteil der Patienten ausgelegt werden. Für das Vertrauensverhältnis zwischen Arzt und Patient bliebe daher die »strengste Einhaltung« der Schweigepflicht die höchste Priorität. Diese werde »aber in jedem Fall illusorisch, wenn der Arzt gleichzeitig Beamter ist.«[245]

Das ethische Dilemma, welches sich aus der Verpflichtung zur Rechtshilfe einerseits und dem Berufsgeheimnis andererseits ergab, wurde rein rechtlich dann irrelevant, wenn der Arzt in der mündlichen Verhandlung des Versorgungsfalles als Sachverständiger vernommen wurde. Denn § 84 VerfG schrieb vor, dass sich Ärzte in diesem Falle nicht auf die ärztliche Schweigepflicht berufen konnten.[246] Ein Reichsgerichtsurteil stellte 1927 ausdrücklich fest, dass der medizinische Sachverständige in dieser Situation nicht als »Vertrauensperson« fungiere, sondern vielmehr als Beauftragter des Gerichts.[247]

242 StAK Bst. 690, Nr. 277, fol. 426, Schreiben des Oberbürgermeisters der Stadt Köln an die chef- und dirigierenden Ärzte der städtischen Krankenanstalten betreffs der Überlassung von Krankenblättern an Versorgungsbehörden am 23. Dezember 1931; außerdem BArch R 116/265, Schreiben des Preußischen Ministers des Innern an den Präsidenten des Reichsversorgungsgerichts am 15. September 1926.

243 BArch R 116/264, Schreiben des Vereins der Krankenhausärzte e. V. an den Präsidenten des Reichsversorgungsgerichts am 15. Oktober 1927, S. 8.

244 Ebd., S. 4.

245 BArch R 116/263, Schreiben des Direktors der staatlichen Universitätsklinik für psychische und Nervenkrankheiten Göttingen an den Präsidenten des Reichsversorgungsgerichts am 28. April 1926. Ärzte warnten andererseits jedoch ebenso davor, dass sich Rentenbewerber »hinter dem § 300 StGB verstecken« könnten, also die ärztliche Schweigepflicht für die Durchsetzung ihres Rentenanspruchs instrumentalisieren könnten, indem sie beispielsweise etwaige Vorerkrankungen verschleierten. Vgl. *Rosenfeld*, Zur Frage der Herausgabe von Originalkrankengeschichten.

246 *Lorenz*, Der ärztliche Sachverständige, S. 588.

247 *Bohne*, S. 349.

Der Präsident des Reichsversicherungsamtes und Reichsversorgungsgerichts empfahl daher Ärzte, die sich auf ihr Berufsgeheimnis bezogen und nicht über die Krankengeschichte des Kriegsbeschädigten Auskunft geben wollten, als Zeugen zu vernehmen.[248]

Bereits gewährte Renten konnten nach § 57 RVG sowie mittels des § 65 Abs. 2 VerfG wieder entzogen werden. Die Anwendung dieser Regelungen auf bereits erteilte Rechtsansprüche gestaltete sich jedoch im Sinne der Rechtssicherheit der Kriegsbeschädigten schwierig.[249]

Eine »Neufeststellung der Versorgungsgebührnisse« war nach § 57 RVG grundsätzlich möglich, vorausgesetzt, dass in den gesundheitlichen Verhältnissen, die für die Feststellung der Rente maßgebend waren, eine »wesentliche Veränderung« eingetreten war.[250] Eine Veränderung umfasste sowohl eine Verbesserung des Zustandes als auch eine Verschlechterung desselben. Sowohl Versorgungsbehörden als auch Kriegsbeschädigte, die damit auf eine Erhöhung ihrer Rente hofften, beantragten Neufeststellungen.[251] Zentraler Bestandteil dieses Verfahrens war die erneute ärztliche Begutachtung. Die Ausführungsbestimmungen zu § 57 RVG wiesen ausdrücklich darauf hin, dass sich die »maßgebliche Veränderung« allein auf den faktischen Gesundheitszustand des Kriegsbeschädigten und nicht auf eine Veränderung der ärztlich wissenschaftlichen Beurteilung aufgrund neuerer medizinischer Erkenntnisse beziehen müsse.[252] In den Fällen psychischer Störungen, die bereits als durch den Krieg verursachte Dienstbeschädigung anerkannt worden waren, ergab sich aus dieser gesetzlichen Regelung in den Jahren der Weimarer Republik ein

248 BArch R 116/264, Verfügung des Präsidenten des Reichsversicherungsamtes und Reichsversorgungsgerichts am 10. November 1927. Ob der Arzt in seiner Funktion als Zeuge sich auf das Zeugnisverweigerungsrecht berufen konnte oder nicht, stellte eine weitere Kontroverse in der juristischen Fachwelt dar. *Spengler*, S. 42–44. Nach der herrschenden Meinung würde die Aussage als Zeuge keinen Verstoß gegen § 300 StGB darstellen. Der Autor wendet sich gegen diese Auffassung: Es würde auch in diesem Fall kein »Wahlrecht für den Arzt« bestehen; sofern keine Befreiung von der Schweigepflicht durch den Patienten vorliege. Der Arzt würde demnach gegen das Berufsgeheimnis verstoßen, wenn er nicht von seinem Zeugnisverweigerungsrecht Gebrauch machte. Die Schweigepflicht könne nur dann gebrochen werden, wenn »höhere Interessen« oder der »Schutz des Lebens Dritter« dies bedingten. In diesem Sinne äußert sich auch *Lübke*, S. 34, S. 37. In der Ablegung eines Zeugnisses liege eine »unbefugte Offenbarung«.

249 VerfG, 1928, § 65, »Rechtskraft erlangen die Bescheide der Verwaltungsbehörden mit der Zustellung an den Reichsfiskus; Rechtskräftige Entscheidungen dürfen nur geändert oder aufgehoben werden, wenn sie unrichtig waren«. In der Fassung des Versorgungsverfahrensgesetzes von 1922 war letztgenannter Passus dahingegen nicht aufgenommen.

250 *Menzel*, S. 98, S. 174.

251 BArch R116/341, Urteil des Reichsversorgungsgerichts in der Versorgungssache des Emil L. vom 24. November. Der Anspruch des Klägers auf eine Neufeststellung der Versorgungsgebührnisse wurde hier gemäß § 57 RVG als gerechtfertigt angesehen. Die Urteilsbegründung stellte fest, dass die Geisteskrankheit, die »anfangs als Hysterie bezeichnet« wurde und »nunmehr für Jugendirresein gehalten wird«, sich »wesentlich verschlimmert« hatte.

252 HRV, Sp. 660.

heftiger Disput zwischen den im Versorgungswesen tätigen Juristen und Medizinern. Während zwischen 1914 und 1918 in vielen Fällen psychische Versehrtheit als Dienstbeschädigung anerkannt worden war, vertraten einflussreiche Psychiater in der Weimarer Republik vehement die These, dass chronische psychische Störungen grundsätzlich nicht auf den Krieg zurückgeführt werden könnten.[253] Dem hielt noch 1929 ein Ministerialbeamter aus dem Reichsarbeitsministerium entgegen, eine »wesentliche Veränderung« nach § 57 RVG sei nicht darin zu erblicken, dass nach wissenschaftlicher Auffassung »lediglich infolge Zeitablaufs die Vermutung für eine Beseitigung der DB Folgen spricht«.[254] Es müsse vielmehr bewiesen werden, dass nun statt der Dienstbeschädigung neue schädigende Ursachen die »nervösen Erscheinungen« unterhielten.[255] Bestanden nervöse Störungen bei ehemaligen Soldaten nach dem Ersten Weltkrieg also unvermindert weiter, so waren dem Entzug der Gebührnisse eindeutig rechtliche Hürden auferlegt.

Die zweite Möglichkeit, den Rechtsanspruch auf Rente wieder aufzuheben, bildete der als Ausnahmevorschrift definierte § 65 Abs. 2 des Versorgungsverfahrensgesetzes, dessen Anwendung der Zustimmung des Reichsarbeitsministers bedurfte.[256] Der § 65 VerfG bezog sich auf grundsätzliche Irrtümer und sollte äußerst eingeschränkt angewendet werden. Demnach konnte die Rechtskraft des Rentenbescheids dann aufgehoben werden, wenn nachgewiesen werden konnte, dass bereits die erstmalige Anerkennung der »Dienstbeschädigung« sachlich »unrichtig« gewesen war.[257] Der § 65 VerfG wurde auf dem Wege des Ermächtigungsgesetzes vom 13. Oktober 1923 in das Verfahrensgesetz zum Reichsversorgungsgesetz von 1920 eingefügt. Danach wurde die Regierung ermächtigt, die Maßnahmen zu treffen, die sie auf finanziellem, wirtschaftlichem und sozialem Gebiet für erforderlich und dringlich erachtete.[258] Wie das Reichsversorgungsgericht in einer Entscheidung von 1925 ausführte, war es »offenbar das Ziel, das Reich [dadurch] von unberechtigten Rentenbezügen zu befreien«.[259]

Der § 65 Abs. 2 VerfG wurde im Laufe der Jahre der Weimarer Republik durch die Spruchinstanzen unterschiedlich ausgelegt und zog sich dem Reichsverband zufolge den »Haß aller Kriegsopfer« zu. Die Versorgungsverwaltung versuchte hier, wie auch im Rahmen des § 57 RVG, Renten mit dem

253 Vgl. hierzu Kap. II. 3.2.
254 *Scholtze*, S. 114.
255 HRV, Sp. 661.
256 Ebd., Sp. 767 f., Sp. 768a.
257 Ebd., Sp. 768.
258 Änderungen im Versorgungswesen vom 10. November 1923; Verordnung zur Herabminderung der Personalausgaben des Reichs (Personal-Abbau-Verordnung) vom 27. Oktober 1923; § 65 VerfG lautete in der Fassung von 1922: »Bescheide und Urteile sind rechtskräftig, soweit sie für beide Parteien unanfechtbar sind.« Die neue Fassung von 1928 lautete: »Die Rechtskraft steht der Änderung oder Aufhebung unrichtiger Bescheide nicht entgegen«.
259 EntRVGer 5 (1926) vom 15. Mai 1925, S. 42.

Argument zu entziehen, dass die ursprüngliche Anerkennung des vorliegenden Leidens als »Dienstbeschädigung« auf einer veralteten medizinischen bzw. psychiatrischen Auffassung beruhe. Insofern könnten alte Anerkennungen von psychischen Störungen als »unrichtig« im Sinne des § 65 Abs. 2 VerfG gelten. Sowohl das Reichsarbeitsministerium als auch das Reichsversorgungsgericht stellten sich während der Weimarer Republik gegen eine derartige Auslegung.[260] Eine neue medizinische Sichtweise könnte keine »Unrichtigkeit« der Rentenanerkennung bedingen, da sich der Rentenbescheid nicht ausschließlich auf die ärztliche Meinung stütze, sondern ein Zusammenwirken von Rechtswissenschaft und Verwaltung sei. Für eine Berichtigung sei nur dann Platz, wenn nach dem damaligen medizinischen Wissensstand die Diagnose bereits »unrichtig«, also falsch war.[261] Um den Versorgungsanspruch zu entziehen, reichte juristisch nicht eine »Wahrscheinlichkeit« für die »Unrichtigkeit« des früheren Bescheides. Im Gegensatz zur Formulierung des Reichsversorgungsgesetzes in Bezug auf die Anerkennung von Gesundheitsstörungen als »Dienstbeschädigungen« musste bei der Aberkennung des Rechtsanspruchs der »zweifelsfreie Nachweis« erbracht werden. Nach der Ansicht eines Ministerialrats im Reichsarbeitsministerium bleibe aufgrund dieser gesetzlichen Bestimmungen grundsätzlich »wenig Raum für die Aberkennung« der Renten mittels des § 65 Abs. 2 des Versorgungsverfahrensgesetzes.[262]

2.3 Die Versorgungspolitik zwischen Anspruch und Wirklichkeit

Als der Vizepräsident der obersten Spruchbehörde im Versorgungswesen anlässlich des zehnjährigen Bestehens des Reichsversorgungsgerichts hervorhob, seine Behörde sei besonders »eng verbunden« mit den Menschen, hatten sich die Fronten zwischen Versorgungsbehörden und Kriegsbeschädigtenorganisationen bereits verhärtet. Der »Dank des Vaterlandes« war innerhalb kurzer Zeit im Sprachgebrauch der Kriegsversehrten zu einer Negativfloskel verkommen. Den Frontsoldaten werde in Deutschland keine »kameradschaftlich-sportliche Haltung« oder »patriotische Achtung« wie in Frankreich und England entgegengebracht, sondern es würde lediglich »beziehungslose Banalität« zwischen den Kriegsbeschädigten und dem Rest der Gesellschaft herrschen.[263]

Obwohl der Staat ein mit beträchtlichen Mitteln ausgestattetes und weit verzweigtes Versorgungswesen geschaffen hatte, litt die Abwicklung der

---

260 BArch R 116/254, *Anonym*, Ein großer Tag in der Versorgungsrechtsprechung, in: Der Reichsverband 4 (1929), o. S.
261 Vgl. hierzu Kap. II. 2.4.
262 *Scholtze*, S. 118 f.
263 *Helmschmied*, S. 149.

Rentenansprüche von Hunderttausenden von Kriegsbeschädigten und -hinterbliebenen unter Problemen. Strukturelle und finanzielle Mängel in der Reichsversorgung verhinderten eine der hohen moralischen Selbstverpflichtung entsprechende, optimale Umsetzung der Versorgungsgesetzgebung. Die hehren Ziele, die das Reichsarbeitsministerium mit dem Reichsversorgungsgesetz anfangs verwirklicht sehen wollte, blieben weit hinter der versorgungspolitischen Realität zurück: Die Versorgungsleistungen verschlechterten sich in den Endjahren der Weimarer Republik drastisch, wenn auch innerhalb der politischen Sphäre stets betont wurde, dass die »Kriegsopfer nur zu allerletzt unter der kommunalen Finanznot und den Verkehrtheiten der herrschenden Finanz- und Steuerpolitik«[264] leiden dürften.[265] Die zunehmende Einschränkung der beschriebenen Rechtsmittel innerhalb der Versorgungsverfahren und eine zeitgleiche Anhebung der minimalen Erwerbsminderung für Berentungen auf 30 % verengten außerdem den Zugang von Kriegsversehrten zur Versorgung erheblich.

Die Kriegsbeschädigtenorganisationen und ihre Mitglieder verstanden die materiellen und strukturellen Unzulänglichkeiten in der Versorgung als Ausdruck einer generellen staatlichen und sogar gesamtgesellschaftlichen Geringschätzung ihrer im Krieg erbrachten persönlichen Opfer. Sie wetterten daher kontinuierlich und mit aller Härte gegen das Versorgungswesen und speziell gegen die »Abbaupsychose«[266] in der staatlichen Versorgung am Ende der Weimarer Republik.

Dennoch kann das Reichsversorgungsgesetz als Ausdruck einer Kriegsbeschädigtenpolitik gelten, die den »Dank des Vaterlandes« verkörpern wollte und diese Aufgabe ernst nahm. Dies lässt sich nicht zuletzt an den bereitgestellten finanziellen Mitteln ablesen. Die staatliche Versorgung der Kriegsbeschädigten und -hinterbliebenen gründete sich auf rechtsstaatliche und egalitäre Prinzipien und brach eindeutig mit der militärischen Tradition der bisherigen Veteranenversorgung. Seit 1920 unterstand die staatliche Versorgung ehemaliger Soldaten nicht mehr dem Oberkommando der Streitkräfte, sondern ging auf eine zivile Verwaltungsbehörde, das Reichsarbeitsministerium, über.[267] Sie orientierte sich weder an militärischen Dienstgraden noch soldatischer Kampfesleistung bei der Bemessung von Renten. Die Anspruchsvoraussetzungen waren nach dem Gesetz derart geregelt, dass eine breite Masse an körperlich wie seelisch Versehrten Anspruch auf staatliche Versorgung haben konnte. Das Reichsversorgungsgesetz ermöglichte es auch

---

264 GStAPK I. HA Rep. 77, Tit. 923, Nr. 68, Schreiben des Verbandes Deutscher Landkreise Berlin an das Reichsarbeitsministerium (Abschrift) am 9. Mai 1923, S. 2.

265 *Sachße u. Tennstedt*, Der Wohlfahrtsstaat im Nationalsozialismus, S. 184 f.; *Geyer*, Ein Vorbote des Wohlfahrtsstaates, S. 255; *Hausen*, S. 731. Vgl. auch Notruf der Kriegsopfer.

266 *Goldscheid*, S. 47.

267 BayHStA Mkr 11925. Nach einem Erlass der Reichswehr-Befehlsstelle Preußen, am 30. September 1919, ging ab dem 1. Oktober 1919 die Leitung des Versorgungswesens von der Heeresverwaltung auf das Reichsarbeitsministerium über.

Soldaten mit psychischen Störungen, Rentenanträge zu stellen. Nach dem Verfahrensgesetz konnten sie des Weiteren gegen Bescheide der Verwaltungsbehörden und Urteile der Versorgungsgerichte bis vor das Reichsversorgungsgericht klagen. Sie waren damit in jeder Hinsicht den übrigen Gruppen an Kriegsbeschädigten rechtlich gleichgestellt. Sofern sie zu den Leichtbeschädigten gezählt wurden, erfuhren sie die damit verbundenen Nachteile ebenso wie beispielsweise die lungenkranken Veteranen. Allerdings ließ sich am Beispiel des »Beamtenscheins« zeigen, dass im Rahmen der Implementierung der gesetzlichen Regelungen die moralischen Vorurteile, die »Hysteriker« stigmatisierten, durchaus zum Tragen kamen.

Die finanzielle Kompensation entsprechend der Minderung der Arbeitskraft festzustellen, sollte eine gerechte Beurteilung des Einzelfalls ermöglichen. Sicherlich standen hinter diesem Verfahren gesamtökonomische Interessen – dennoch berücksichtigte es im Kern die Idee, dass gesundheitliche Schädigungen individuell wirken und dementsprechend für die zivile Berufstätigkeit von unterschiedlichem Nachteil sein konnten. Der SPD-Abgeordnete Beyer ging in einem Redebeitrag vor der verfassungsgebenden preußischen Landesversammlung noch weiter, indem er den Wunsch äußerte, die staatliche Kriegsbeschädigtenversorgung solle an erster Stelle das subjektive Leiden würdigen:

Ich will erreichen, daß man nicht feststellen soll, ob in der Nähe des Kranken eine Granate krepierte oder ob der Mann verschüttet wurde oder einen Streif- oder Durchschuß bekam, sondern man soll feststellen, wie hat der Mann subjektiv gelitten.[268]

Das Anliegen des Reichsversorgungsgesetzes war es, jenseits sämtlichen Schematismus zu wirken. Ein System, das dem Einzelfall gerecht werden wollte, ließ zwangsläufig gleichzeitig Spielraum bei seiner Beurteilung. Die staatliche Versorgung der Kriegsbeschädigten blieb trotz allem ein bürokratischer Prozess, in dem das individuelle Leiden und persönliche Kriegserlebnis – wie im obigen Zitat angedeutet – geprüft, kategorisiert und dessen Wirkung bewertet werden musste.

---

268 BArch R 3901/9338, Redebeitrag Dr. Beyer (SPD), in: Verfassungsgebende Nationalversammlung 30. Sitzung am 4. Juni 1919, Sp. 2323.

3. Der Einfluss der psychiatrisch »herrschenden« Lehre auf die Entschädigungspolitik

Das Reichsversorgungsgesetz von 1920 hatte den rechtlichen Rahmen geschaffen, in dem auch psychische Störungen finanziell kompensiert werden konnten. Diese bei der Anerkennung einer Dienstbeschädigung – recht offen formulierten Passagen des Gesetzestextes schufen jedoch gleichzeitig bei der der Gesetzesauslegung ein Vakuum. Diese Lücke, die das Reichsversorgungsgesetz auch zu Gunsten des psychisch Beschädigten ließ, versuchten Psychiater auf der Grundlage ihrer in Universitätskreisen größtenteils als »herrschenden« Lehre akzeptierte Theorie zur »Neurosenfrage« auszufüllen und damit den Versorgungsanspruch der »Neurotiker« zu unterminieren. Die staatliche Verfahrensregelung hatte innerhalb des Berentungsprozesses ein erhebliches Maß an Abhängigkeit von ärztlichen Gutachtern geschaffen.[269] Durch die im Versorgungswesen fest verankerte Machtposition des Arztes als sachverständiger Gutachter wurde die psychiatrische Theorie zur Ätiologie der »Kriegs«-, »Unfall«- und »Rentenneurose« zu einem zentralen Element innerhalb des Berentungsprozesses, um die mögliche Kausalverbindung zwischen den Kriegserlebnissen und den psychischen Symptomkomplexen zu beurteilen. Die Kompensationsfrage involvierte jedoch nicht nur im Rahmen ihrer praktischen Umsetzung ärztliche Sachverständige. Psychiater agierten darüber hinaus als Politikberater. Inwieweit diese Experten Einfluss auf die Formulierung von die »Neurotikerfrage« betreffenden Regulativen des Reichsarbeitsministeriums nahmen, wird nach der Darstellung ihres wissenschaftlichen Selbstverständnisses und psychiatrischen Krankheitskonzeptes erörtert.

3.1 Psychiater als Politikberater: Ärztliches Selbstverständnis nach 1918

Als fachliche Berater in der »Neurosenfrage« fungierte auf politischer Ebene ein exklusiver Kreis von Psychiatern, die sich in ihrer Gesamtheit durch hohe wissenschaftliche Reputation, themenspezifische Qualifikation und gesellschaftspolitisches Renommee auszeichneten.[270] Zu den Protagonisten auf dem sozialpolitischen Parkett gehörten die Psychiater Karl Bonhoeffer (1868 – 1948), Direktor der Nervenklinik der Charité Berlin, der Berliner außeror-

---

269 *Geyer*, Ein Vorbote des Wohlfahrtsstaates, S. 249; *Rudloff*, Die Wohlfahrtsstadt, S. 296.

270 Die Psychiater werden hier als Gruppe betrachtet, auch wenn sich die genannten Personen nicht explizit als solche im institutionellen Sinne konstituierten. Sie waren überdies (mehrheitlich) fest innerhalb der klinischen Universitätspsychiatrie verankert und stellten hinsichtlich ihrer Profession, gesellschaftlichen Stellung und weltanschaulichen Prägung eine homogene Gruppe dar. Zu den Kriterien, die es ermöglichen, Einzelpersonen einem Kollektiv zuzuordnen sowie zur Methodik der kollektiven Biographik der Historischen Sozialforschung vgl. *Schröder u. a.*, S. 68 – 76.

dentliche Professor für Psychiatrie Ewald Stier (1874–1962) sowie die Psychiater Martin Reichardt (1874–1966), der zwischen 1925 und 1939 die Psychiatrische Klinik der Universität Würzburg leitete,[271] und Karl Weiler (1878–1973), Leiter der Versorgungsärztlichen Untersuchungsstelle des Münchener Hauptversorgungsamtes.[272] Im Rahmen ihrer Sachverständigentätigkeit versuchten diese Wissenschaftler die in Universitätskreisen zeitgenössisch als »herrschende« Lehre in der »Neurosenfrage« bezeichnete Theorie als Leitkonzept der staatlichen Entschädigungspolitik gegenüber psychisch versehrten Soldaten durchzusetzen. Sie sprachen sich prinzipiell gegen die Entschädigung chronischer psychischer Störungen aus, die während oder nach dem Kriege bei Soldaten aufgetreten waren und kein organisches Korrelat aufzuweisen hatten, also nicht dezidiert auf somatische Hirnverletzungen zurückgeführt werden konnten. Bonhoeffer, Reichardt, Stier und Weiler repräsentierten mit dieser grundsätzlichen Auffassung die überwiegende Mehrheit der klinisch forschenden Psychiater. Das bestätigt die Durchsicht der einschlägigen psychiatrisch-neurologischen Fachpresse der 1920er und 1930er Jahre.[273]

Die professionelle Beziehung zwischen der Expertengruppe und den politischen Entscheidungsträgern zeichnete sich durch eine rege Interaktion aus. Die Versorgungsabteilung im Reichsarbeitsministerium wertete die fachwissenschaftlichen Publikationen Bonhoeffers, Stiers, Reicharts und Weilers aus und zirkulierte diese auf dem Behördenweg in der Republik.[274] Die in ihren Kliniken erstellten Obergutachten und psychiatrischen Expertisen zogen die Verwaltungs- und Spruchbehörden des staatlichen Versorgungswesens als Leitbeispiele für die Begutachtung psychischer Störungen heran.[275]

Die Nachfrage der Versorgungspolitiker nach medizinischem Sachverstand entsprach dabei dem starken Engagement der Psychiater, sich wissenschaftspolitisch zu profilieren. Die Vertreter der »herrschenden« Lehre wurden nicht nur durch die Ministerialbürokratie um ihre Mitarbeit gebeten, indem sie zu Konferenzen und Sitzungen ins Reichsarbeitsministerium und Reichsversicherungsamt geladen wurden, sondern traten auch von sich aus mit diesen Behörden in Kontakt, übersandten Publikationen, luden zu Vor-

---

271 *Kreuter,* S. 1157–1160.
272 Zu den Einzelpersonen liegen keine wissenschaftlichen Monographien vor. Allein Karl Bonhoeffer findet nachhaltiges Interesse in der historischen Forschung. Für Stier und Reichardt existieren knappe Einträge in den gängigen biografischen Lexika der Medizin. Karl Weiler erscheint in diesen nicht. Die fehlenden biographischen Zusammenhänge konnten weitgehend durch archivalische Quellen ergänzt werden.
273 Vgl. die Ausführungen in diesem Kapitel; exemplarisch für diese These siehe die zeitgenössische Einschätzung bei *Hasenpatt,* S. 21.
274 NRWStADT L. 80.06, Nr. 3. Schreiben des HVA Münster an die Versorgungsgerichte Arnsberg, Dortmund, Münster, Mindern, Detmold, Recklinghausen am 26. November 1926. Überstellung des Artikels von *Weiler,* »Renten-neurose«.
275 Als einschlägig können gelten *Bonhoeffer u. Jossmann* sowie *Stier,* Acht Leitsätze.

trägen ein und baten um persönliche Gespräche.[276] Besonders der Münchener Psychiater Karl Weiler suchte wiederholt den direkten Kontakt zum Reichsarbeitsministerium und unterbreitete konkrete konzeptionelle Vorschläge zur Versorgungsgesetzgebung.[277]

Die Vertreter der »herrschenden« Lehre verfügten über etablierte Verbindungen zu Militär und staatlicher Verwaltung. Diese machtpolitisch bedeutungsvollen Netzwerke verliehen ihnen – neben ihrer wissenschaftlichen Reputation – ausreichend politische Glaubwürdigkeit, um sie in den Augen der Versorgungsbürokratie für eine politische Beratertätigkeit attraktiv zu machen. Die Mitglieder der Expertengruppe waren bereits während des Krieges in unterschiedlichen Positionen als militärärztliche Berater mit dem Phänomen der »Kriegsneurosen« befasst gewesen. Bonhoeffer war im preußischen Militär fachärztlicher Berater für Neurologie und Psychiatrie, ebenso wie Stier, der den Rang eines Oberstabsarztes innehatte.[278] Ewald Stier, den Lengwiler in seiner Studie zur Militärpsychiatrie vor 1918 den »unangefochtenen Tonangeber in der Militärpsychiatrie«[279] nennt, hatte an der militärärztlichen Kaiser-Wilhelm-Akademie studiert und war später dort selbst als Dozent tätig. Er habilitierte sich 1911 in Psychiatrie und Neurologie und wurde 1917 zum außerordentlichen Professor an der Berliner Friedrich-Wilhelm Universität ernannt.[280] Karl Weiler war während des Krieges eng in sanitätspolitische Fragen der bayerischen Armee eingebunden.[281] Er war zwischen 1914 und 1918 insbesondere für die ärztliche Versorgung des Militärgefängnisses in München sowie die Überprüfung militärpsychiatrischer Zeugnisse zuständig.[282] Die Professoren Bonhoeffer und Reichardt blieben während des Krieges

---

276 BArch R 89/15114, Schreiben des an der Universitätsklinik Charité in Berlin tätigen Internisten Wilhelm His an den Präsidenten des Reichsversicherungsamtes am 30. Oktober 1925 betreffs Einladung zum Vortrag von Wilhelm His und Karl Bonhoeffer am 30. November 1925; R 89/ 15115, Begleitschreiben Martin Reichardts an das Reichsversicherungsamt, Abteilung für Unfallversicherung am 10. April 1931 zu seinen beigelegten neuesten Publikationen. Das Anbieten von Sachverstand findet sich des Öfteren in den Akten des Reichsarbeitsministeriums. Auch weniger prominente Wissenschaftlicher boten hier ihr »Wissen« an. Vgl. z. B. R 89/ 15114, Schreiben des Direktors der Psychiatrischen Nervenklinik Freiburg/Breisgau Hauptmann an das Reichsversicherungsamt am 7. März 1926.
277 BayHStA MInn 85351, selbstverfasster Lebenslauf des Dr. med. Karl Weiler am 23. April 1945.
278 HÄE, S. 168.
279 *Lengwiler*, Zwischen Klinik und Kaserne, S. 17, 70. Lengwiler verweist auf die traditionell engen personellen Verbindungen zwischen der Kaiser-Wilhelm-Akademie und der Berliner Universitätsklinik. Die Charité übernahm die praktische Ausbildung der angehenden Militärärzte. Gleichzeitig zählten die Direktoren der Kliniken der Charité zum Lehrpersonal an der Kaiser-Wilhelm-Akademie.
280 UA HU UK Personalia St 64a, Bd. 1, fol. 1, fol 4; die Lehrtätigkeit an der Berliner Kaiser-Wilhelm-Akademie ist erwähnt bei *Fischer*, Biographisches Lexikon, S. 1512 f.
281 BayHStA MInn 85351, selbstverfasster Lebenslauf des Dr. med. Karl Weiler am 23. April 1945. Biographische Angaben konnten über seine Personalakte beim Bayerischen Innenministerium sowie den polizeilichen Meldebogen bei der Stadt München (StadtAM PMB W 108) ermittelt werden.
282 Autobiographische Angaben bei *Weiler*, Nervöse und seelische Störungen (1933), S. 13–14.

an der »Heimatfront« zwar klinisch tätig, sie waren in dieser Zeit jedoch vorwiegend beratend und organisatorisch für das Militär aktiv.[283] Auch Karl Weiler hatte – wie er selbst feststellte – »leider [...] keine Gelegenheit, die Verhältnisse an der Front aus eigener Anschauung kennen zu lernen«. Die Experten in der »Neurosenfrage« waren daher im Gegensatz zu den Lazarettärzten an der Front nicht unmittelbar mit psychisch versehrten Soldaten konfrontiert gewesen. Dementsprechend kannten sie die faktischen Bedingungen des Kriegsalltags weder aus eigener Erfahrung, noch teilten sie die mannigfaltigen Kriegserlebnisse der Soldaten.

Mit dem Psychiater Karl Bonhoeffer, der innerhalb seines wissenschaftlichen Umfelds als »unkritisierbar«[284] beschrieben wurde, hatte sich das Reichsarbeitsministerium den Kopf einer prestigeträchtigen wissenschaftlichen Institution ins Haus geholt.[285] In dem deutschen »Who is who?« von 1928 tauchte er als einer der 15 000 »in ihren engeren Kreisen führenden Männer« auf.[286] Bonhoeffer stammte aus einem großbürgerlichen Elternhaus, hatte sich bei der wissenschaftlichen Koryphäe Carl Wernicke[287] in Breslau 1897 habilitiert und wurde 1912 zum Direktor der Nervenklinik der Charité ernannt. Als Vertreter einer der führenden deutschen Lehrstühle für Psychiatrie galt er als wissenschaftliche Kapazität und verfügte damit gleichzeitig über hohe gesellschaftliche Reputation in der Hauptstadt. Bonhoeffer nahm neben seiner eigentlichen klinischen Tätigkeit mehrere wissenschaftspolitische – wie die des Vorsitzes des Deutschen Vereins für Psychiatrie – und als Mitglied im Preußischen Landesgesundheitsrat und Reichsgesundheitsrat ebenso gesundheitspolitische Funktionen wahr.[288] Des Weiteren war Bonhoeffer im Stiftungsrat der Deutschen Forschungsanstalt für Psychiatrie in München vertreten.[289]

---

283 Den verfügbaren gedruckten biographischen Quellen konnte eine aktive militärärztliche Tätigkeit an der Front nicht entnommen werden. Vgl. *Graml*, S. 67.
284 *Grell*, S. 214.
285 Eine wissenschaftliche Monographie zu Leben und Werk von Karl Bonhoeffer steht noch aus. Die populärwissenschaftliche Biographie von Neumärker gelangt zu keiner umfassenden Gesamtwürdigung Bonhoeffers, gibt aber einen detaillierten Überblick über seine familiäre Herkunft und seinen beruflichen Werdegang und geht vertieft auf die vier männlichen Familienmitglieder ein, die 1943/44 durch die Nationalsozialisten ermordet wurden. *Neumärker*, Karl Bonhoeffer.
286 *Degener*, S. 166.
287 Der Psychiater Carl Wernicke (1948–1905) war ab 1890 Direktor der städtischen Irrenanstalt in Breslau. Er betrieb Grundlagenforschung zur Funktionsweise des menschlichen Gehirns. *Engelhardt*, S. 679. Zur wissenschaftlichen Tätigkeit Bonhoeffers bei Wernicke in Breslau siehe zusammenfassend *Stertz*, S. 20.
288 Am bekanntesten ist in diesem Zusammenhang Bonhoeffers Stellungnahme zu dem Antrag des Zwickauer Medizinalrates Heinz Boeters im Jahr 1924, der die Zwangssterilisierung »geistig Minderwertiger« forderte. Die Funktionen Bonhoeffers in den staatlichen Gremien ist erwähnt bei *Weindling*, S. 340; *Labisch u. Tennstedt*, S. 170; *Grell*, S. 209 f.; *Gerrens*, S. 63 ff.
289 MPG-Archiv, I. Abt, Rep. 1 A, Nr. 2442, fol. 1; *Harnach*, S. 202. Bonhoeffer wird noch 1941 als

Ihre wissenschaftlichen Arbeiten wiesen die Vertreter der »herrschenden« Lehre als Spezialisten auf dem Gebiet der Versicherungs- und Militärmedizin sowie der forensischen Psychiatrie aus.[290] Im Falle Bonhoeffers und Reichardts stellten diese Themen jedoch nur einen Schwerpunkt ihres umfangreichen wissenschaftlichen Schaffens dar. Sie publizierten grundsätzlich thematisch innerhalb eines wesentlich weiteren Spektrums als Stier und Weiler. Reichardt beschäftigte sich zunächst mit der physikalischen Hirnforschung.[291] Karl Bonhoeffer hatte sich mit seinen Arbeiten zu den symptomatischen Psychosen und der daraus abzuleitenden Unterscheidung exogener und endogener psychischer Reaktionstypen in der psychiatrischen Fachwelt profiliert.[292] Er untersuchte, inwiefern äußere Schädigungen wie Vergiftungen oder Infektionskrankheiten psychische Störungen hervorriefen.[293] 1911 veröffentlichte er in der Allgemeinen Zeitschrift für Psychiatrie die Ergebnisse seiner Studien zur Unterscheidung psychogener[294] und hysterischer Zustände, in welchen er den »Wunschkomplex« als zentrales Unterscheidungskriterium zwischen beiden Formen festlegte.[295]

Das Forschungsspektrum Bonhoeffers, Reichardts und Stiers lässt sowohl die zeitgenössische thematische als auch methodische Ausrichtung der Psychiatrie des ausgehenden 19. und frühen 20. Jahrhunderts deutlich zu Tage treten. Die Experten in der »Neurosenfrage« gehörten zu den in den 1860er und 1870er geborenen Wissenschaftlern, die in den Jahren um die Jahrhundertwende unter dem Eindruck rapiden wissenschaftlichen Erkenntniszuwachses in der Medizin promovierten und habilitierten. Ihre eigene psychiatrische, wissenschaftliche Ausbildung und spätere Forschung war geprägt durch die inhaltlichen und methodischen Prämissen, die Wilhelm Griesinger

Mitglied des Stiftungsrates der DFA aufgeführt. Angabe in MPG-Archiv, I. Abt, Rep. 1 A, Nr. 2442, fol. 75.

290 *Reichardt*, Bemerkungen über Unfallbegutachtung. Entsprechend seiner forensischen Fachexpertise war er nach dem Ersten Weltkrieg beratend für das Bayerische Justizministerium tätig. Information bei *Reichardt*, Kriegsbeschädigung, S. 76; *Stier*, Fahnenflucht; *ders.*, Der Militärdienst der geistig Minderwertigen; *ders.*, Die akute Trunkenheit.

291 Die Erforschung des Hirnstamms ermöglichte Reichardt Aussagen über die Beziehung zwischen Hirnstamm und physiologischen Symptomen. Vgl. *Fischer*, Biographisches Lexikon, S. 1279 f.

292 *Bonhoeffer*, Die symptomatischen Psychosen; vgl. hierzu ausführlich *Dunn*.

293 *Hoff*, S. 16. Für die Entwicklung der Psychiatrie war die in diesem Kontext von Bonhoeffer entwickelte »nosologische Unspezifität psychopathologischer Symptome« von großer Bedeutung. Danach besitzt das menschliche Gehirn nur eine begrenzte Anzahl von Reaktionsmöglichkeiten auf die theoretisch unbegrenzte Zahl von Schädigungen. Dies bedeutet, dass man von einem bestimmten Symptom nun nicht mehr zwangsläufig auf eine spezifische Krankheit schließen konnte.

294 »Psychogen ist der Ausdruck dafür, dass das Symptombild durch psychische Einwirkungen verursacht wurde.« Dies entsprach der Auffassung Karl Bonhoeffers und Emil Kraepelins, siehe *Kutzinski*, S. 190.

295 *Stertz*, S. 22.

mit seinem Konzept einer »physiologischen« Psychiatrie postuliert hatte.[296] Dieses somatisch-biologische Paradigma, das in der Literatur oft (verkürzt) als die Vorstellung von »Geisteskrankheiten als Gehirnkrankheiten«[297] zusammengefasst wird, prägte die psychiatrische Forschung seit dem späten 19. Jahrhundert und spiegelte die »Hinwendung [des Fachs] zu klinischer Empirie, der Neuroanatomie und Neuropathologie« wider.[298] Charakteristisch für die neue, »empirische« Psychiatrie, wie sie sich in Kraepelins bis heute gültigen Nosologie[299] ausdrückt, war ihre Anlehnung an die naturwissenschaftlichen Verfahren der erfolgreichen »Laborwissenschaften« wie der Bakteriologie. Mittels einer streng naturwissenschaftlichen Forschungsmethodik versuchten Mediziner über eine exakte Bestimmung ätiologischer Faktoren Krankheiten zu »beherrschen«[300]. Was für eine Reihe somatischer Leiden möglich schien, sollte nun auch für psychische Störungen und Geisteskrankheiten gelten.[301] Wie in den erfolgreichen medizinischen Nachbardisziplinen wollten Psychiater verlässliche Diagnosen und Lösungen anbieten, die in sozialpolitische Programme einfließen konnten.[302] Dieses Erkenntnisinteresse stand damit einerseits in der langen Tradition der Sozialhygieniker, die medizinisches Wissen in sozialpolitisches Handeln übersetzten.[303] Andererseits waren die wissenschaftlichen Voraussetzungen für eine umfassende »psychische« Hygienik[304] Anfang des 20. Jahrhunderts nicht gegeben. Gesicherte Erkenntnisse zur Ätiologie psychischer Erkrankungen existierten

296 *Roelcke*, Krankheit und Kulturkritik, S. 207.
297 *Hoff*, S. 11.
298 *Roelcke*, Laborwissenschaft und Psychiatrie, S. 95. Zur Entwicklung der deutschen Psychiatrie im 19. Jahrhundert siehe die einschlägige Darstellung von *Engstrom*, Clinical Psychiatry.
299 Nosologie = systematische Beschreibungen der Krankheiten.
300 *Schlich*, S. 14 f. u. S. 20 f.
301 Über die Ermittlung der mikrobiologischen Ursache sollten epidemisch auftretende Erkrankungen wie die Cholera fortan nicht mehr nur akut bekämpft werden. Es sollte vielmehr möglich werden, diese durch Prävention gänzlich zu verhindern. Vgl. hierzu die jüngst erschienen Studie von *Gradmann*.
302 *Roelcke*, Laborwissenschaft und Psychiatrie, S. 95, S. 115.
303 Der Begriff der »sozialen Hygiene« wandelte sich von der engeren Bedeutung nach Max von Pettenkofer im Sinne einer Bekämpfung und Prävention von epidemisch auftretenden Infektionskrankheiten im Laufe des 19. Jahrhundert. Nach dem Ersten Weltkrieg fasste er sämtliche Zweige der öffentlichen Gesundheitspflege, wie die Schulgesundheitspflege, die Säuglings- und Tuberkulosenfürsorge, die Geschlechtskrankenfürsorge und die öffentliche »Krüppelfürsorge.« Vgl. *Gottstein*; siehe zur Präventionsgeschichte als Kulturgeschichte *Lenwiler u. Madarász* sowie insbesondere zur Rolle der Prävention im Konzept von Alfred Grotjahn *Ferdinand*.
304 Vgl. *Roemer*. Der Begriff der »Psychischen Hygiene« kam in deutschen Sprachgebrauch um 1900 auf und griff auf die zentralen Forderungen der amerikanischen *mental hygiene* Bewegung zurück, die 1908 durch den Arzt Clifford W. Beers begründet wurde. Zu den zentralen Anliegen der Vereinigung gehörten die Verhütung von psychischen Störungen und Krankheiten, die Optimierung der Pflege psychisch Kranker – vor allem im Anstaltswesen – sowie die Aufklärung der Öffentlichkeit über Geistes- und Nervenkrankheiten. In Deutschland kam es erst 1927 zu einer Institutionalisierung der »psychischen Hygiene«.

kaum. Gesundheitspolitische Methoden, die einer »Assanierung der Städte«[305] in psychischer Hinsicht gleichgekommen wären, konnten zu dieser Zeit wissenschaftlich nicht legitimiert werden.

Für die Psychiatrie ergaben sich aus dem forcierten ätiologischen Erkenntnisinteresse Neuerungen, die ihre weitere Entwicklung entscheidend prägten. Zum einen konzentrierte sich das ärztliche Interesse zukünftig stärker auf ein abstraktes Kollektivwohl, hinter dem das individuelle Leiden zwangsläufig zurücktrat. Zum anderen förderte der Anspruch, präventiv wirken zu wollen, das gesundheitspolitische Engagement von Psychiatern als Experten.[306] Inhaltlich stützten sich die psychiatrischen Forschungen bei der Klärung der Fragen der »psychischen Hygiene« auf die zeitgenössisch populären Erklärungsmodelle der Rassenhygiene, des Sozialdarwinismus und der älteren Degenerationslehre, womit auch eine Fokussierung auf die Erblichkeit psychischer Störungen verbunden war. Im Mittelpunkt stand nun der Genotyp des psychisch Kranken. Sozial abweichendes Verhalten erklärte sich als Auswirkung einer psychisch degenerativen Konstitution.[307] So konnten nun auch sozial »abnorme« Lebensweisen als Ausdruck einer psychisch gestörten Persönlichkeit im medizinischen Sinne gelten. Das einer konstitutionellen Anlage entspringende sozial deviante Verhalten wirkte vermeintlich auf die Umwelt negativ zurück und bildete damit einen Gefahrenherd der kollektiven Gesundheit.

Dieser ideologische *turn* definierte nicht nur das Verhältnis zwischen Individuum und Gesamtbevölkerung neu, es veränderte auch das Arzt-Patienten-Verhältnis nachhaltig: Der Einzelne wurde vom leidenden Subjekt zu einer Schadensquelle für die Gesellschaft und damit zu einem Objekt psychiatrischer Forschung. Der therapeutische Anspruch der Medizin wurde insofern im Rahmen der Rassenhygiene zugunsten eines disziplinarischen Auftrages verdrängt. Die Verquickung zwischen psychisch krankem und delinquentem Verhalten bedingte außerdem nicht nur ein psychiatrisches, sondern auch ein polizeiliches bzw. rechtliches Vorgehen gegen die entsprechenden Personen – ein Prozess, der im Nationalsozialismus schließlich kulminierte.[308]

In dem hier erläuterten Kontext sind die Forschungsschwerpunkte der Vertreter der »herrschenden« Lehre zu verstehen. Das physiologische Experimentieren und die empirische Herangehensweise in der Psychiatrie spiegeln sich in ihren vor 1918 entstandenen Arbeiten wider, wie die Forschungen Karl

305 Die Assanierung der Städte bildete im 19. Jahrhundert ein wesentliches Schlagwort deutscher Hygieniker. Man verstand darunter die Verbesserung der gesundheitsschädlichen Lebensbedingungen (z.B. durch Kanalisation) des Großstadtproletariats, um Infektionskrankheiten, wie etwa der Cholera, vorzubeugen. Vgl. *Weyer von Schoultz*, S. 175–188.

306 *Engstrom*, Clinical Psychiatry, S. 173;

307 *Roelcke*, Krankheit und Kulturkritik, S. 212; *ders.*, Biologizing Social Facts, S. 385 f.

308 Zum Prozess der rechtlichen Ausgestaltung und politischen Umsetzung der Rassenhygiene in Deutschland vom Ende des 19. Jahrhunderts bis in die Zeit des Nationalsozialismus vgl. den überblicksartigen Artikel von *Senn*.

Bonhoeffers und Martin Reichardts belegen. Besonders bei Bonhoeffer wird klar, dass er sich als klinisch forschender und hirnpathologisch denkender Empiriker verstand, der sich darauf beschränkte, »organisch nachweisbare Probleme zu behandeln«.[309] Er selbst stellte in seinen Lebenserinnerungen 1941 rückblickend fest, die psychiatrische Forschung habe sich seinerzeit durch »therapeutischen Nihilismus« ausgezeichnet. Der Psychiater ergreife nicht den Beruf des Mediziners, weil er ein »ärztlich-therapeutisches Interesse« habe. Vielmehr gehe es hierbei um die »Erforschung hirnphysiologischer und psychologischer Vorgänge«.[310] Auch Martin Reichardt repräsentierte den Typus eines ausschließlich forschenden Naturwissenschaftlers. Nach seinem Tod 1966 hieß es in einem Nachruf, als »Typus eines deutschen Professors« habe er ebenso wenig Interesse an der Klinik wie an fachwissenschaftlichen Kongressen gezeigt. Seine Forschungen fanden fast ausschließlich in seinem Laboratorium statt.[311] Reicharts Wissenschaftsverständnis kommt beispielsweise recht eindringlich in einem psychiatrischen Gutachten zum Ausdruck, das er 1923 in einer Versorgungssache ausschließlich auf der Grundlage der ihm vorliegenden Krankenakten abgab:

An der Diagnose auf schizophrenen Krankheitsprozess [...] habe ich keinen Zweifel. Eine persönliche Untersuchung erübrigt sich daher schon aus diesem Grunde. Es handelt sich lediglich um eine Frage der Kausalität.[312]

Für Reichardt handelte es sich bei einer Diagnose um das empirische Ergebnis wissenschaftlicher Forschungen im klinischen Laboratorium. Der direkte Kontakt zum Patienten erschien Reichardt für seine ärztliche Berufsausübung nicht mehr zwingend notwendig.

Wie ihre Forschungsschwerpunkte belegen, widmeten sich die Vertreter der »herrschenden« Lehre außerhalb des Labors dem zeitgenössisch wissenschaftlich populären Thema des sozial und psychisch »abnormen« Verhaltens gesellschaftlicher Randgruppen. Während seiner Tätigkeit am Breslauer Staatsgefängnis hatte Bonhoeffer Fallstudien zu wiederholt straffällig gewordenen Vagabunden, Bettlern und Prostituierten verfasst. Er versuchte anhand dieser »Probanden«, typische »degenerative« Symptome zu beschreiben. Seine Habilitationsschrift behandelte den »Geisteszustand von Alkoholdeliranten«, in der er die Rolle der Vererbung zu bestimmen suchte.[313] Bonhoeffer und Stier analysierten sozial abweichendes Verhalten nicht nur als beste-

309 Diese Zuschreibungen finden sich in allen biografischen Arbeiten zu Bonhoeffer, so z. B. bei *Stertz*, S. 21; *Gerrens*, S. 57, S. 114.
310 *Bonhoeffer*, Nervenheilkunde und Berufswahl, S. 6 f.
311 *Scheller*, S. 477 f.
312 BArch R 3901/872, Gutachten von Prof. Martin Reichardt, Psychiatrische Universitätsklinik Würzburg, an das HVA Münster zu Hermann Sch. am 7. November 1923, S. 1.
313 *Bonhoeffer*, Der Geisteszustand der Alkoholdeliranten; *ders.*: Ein Beitrag zur Kenntnis des großstädtischen Bettel- und Vagabundentums; *ders.*: Zur Kenntnis des großstädtischen Bettel- und Vagabundentums.

hendes gesellschaftliches Problem, sondern lokalisierten damit auch zukünftige gesundheitspolitische »Gefahren«.[314] In Bonhoeffers Studien, in welchen er den Zusammenhang zwischen körperlicher Minderwertigkeit und erblicher psychopathologischer Disposition als Ursache des »sozialen Verfalls« untersuchte, spiegelten sich klar die Grundgedanken der Degenerationslehre wider.[315]

Drei der vier Protagonisten waren habilitierte Wissenschaftler, die als Professoren an Universitätskliniken tätig waren. Sie können aufgrund ihrer exponierten Stellung innerhalb der *scientific community* sowie ihres politischen Einflusses als psychiatrische Elite bezeichnet werden.[316] Allein Karl Weiler war beruflich direkt mit dem Versorgungswesen befasst. Zwar hatte auch er eine langjährige klinische Tätigkeit an der Münchener Psychiatrischen Klinik unter Emil Kraepelin[317] vorzuweisen und arbeitete später zeitweilig als Gastwissenschaftler an der Deutschen Forschungsanstalt für Psychiatrie, jedoch lag sein Fokus nicht auf eigenständiger klinischer Forschung.[318] Weiler leitete aus den Arbeiten Bonhoeffers und Stiers konkrete Handhabungen für die Berentungspraxis ab. Seine eigenen Arbeiten während der Weimarer Republik bezogen sich auf die statistische Auswertung von Versorgungsakten psychisch Kriegsbeschädigter. Die Ergebnisse, die er mitunter äußerst polemisierend formulierte, dienten als Anhaltspunkte für eine medizinisch-sozialpolitische Lösung des von ihm so titulierten »Neurotikerproblems«. Weiler verkörperte damit den Prototyp des Experten, der wissenschaftliche Erkenntnisse konkret anzuwenden suchte. Aber auch Bonhoeffer, Stier und Reichardt, die der traditionsbewussten, konservativen deutschen Professo-

---

314 *Szöllösi-Janze*, Der Wissenschaftler als Experte, S. 48.
315 *Grell*, S. 209.
316 Zum Begriff der »Elite« vgl. *Schröder u. a.*, S. 32.
317 Der Psychiater Emil Kraepelin (1956–1926) folgte 1904 einem Ruf an die Universität München und begründete hier die »Münchener Schule«, die »weltweit als psychiatrisches Zentrum« galt. Unter seiner Ägide wurde 1917 die später in die Kaiser-Wilhelm-Gesellschaft eingegliederte Deutsche Forschungsanstalt für Psychiatrie gegründet. Er galt als politisch deutsch-national ausgerichtet. Seine wissenschaftlichen Leistungen werden bis heute als »Durchbruch in der klinischen psychiatrischen Diagnostik« gewertet. Vgl. *Eckart u. Gradmann*, Ärztelexikon, S. 219 f.
318 BayHStA MInn 85351, selbstverfasster Lebenslauf des Dr. med. Karl Weiler am 23. April 1945; Weiler studierte in Bonn und München. Ab 1904 war er bis zu seiner Promotion im Jahr 1909 Assistent in der Psychiatrischen Klinik München. Zu seinen Forschungen während seiner Tätigkeit an der Psychiatrischen Klinik München unter Emil Kraepelin existieren keine aussagekräftigen Unterlagen im Bestand des Archivs der Ludwig-Maximilians-Universität München. UAM G-IX-7, Bd. 22 Nr. 8778, Promotionsurkunde Dr. med Karl Weiler, »magna cum laude«. In seiner Dissertation versuchte er anhand der Untersuchungen psychisch Kranker zu einer Unterscheidung von psychogen und organisch bedingten Symptomen zu gelangen. Vgl. *Weiler*, Untersuchung des Kniesehnenreflexes. Zu seiner Forschungstätigkeit an der Deutschen Forschungsanstalt für Psychiatrie verfügt das MPG-Archiv für Psychiatrie in München über keinen Nachweis. Karl Weiler war nach schriftlicher Auskunft vom 19. Juli 2006 kein Mitarbeiter der DFA.

renschaft angehörten, stellten im wissenschaftgeschichtlichen Verständnis Experten dar; sie generierten in der »Neurosenfrage« spezialisierte psychiatrische Wissensbestände, die sie in der versorgungspolitischen Praxis versuchten umzusetzen.[319]

Im Gegensatz zu Bonhoeffer und Reichardt präsentierte sich Weiler sogar als latent wissenschaftsfeindlich.[320] Aus seinen Aufzeichnungen, die er über 70-jährig niederschrieb, geht hervor, dass er sich primär als gesundheitspolitischer Organisator denn als forschender oder praktizierender Arzt verstand. Er verfügte als Leiter der ärztlichen Untersuchungsstelle des Hauptversorgungsamtes München während der Weimarer Republik über großen gesundheitspolitischen Einfluss. Seinen eigenen Angaben zufolge wurden »so gut wie alle Kriegsteilnehmer mit psychisch abartigen Erscheinungen« innerhalb dieser ihm unterstellten Abteilung beurteilt.[321] Weiler betonte nach Ende des Zweiten Weltkrieges auf seine Karriere zurückblickend, seine mehr als 40-jährige Arbeit im bayerischen Gesundheitswesen sei stets von »unpolitischen« Intentionen getragen gewesen.[322]

Die Psychiatergruppe, die sich in der »Neurosenfrage« als Experten anbot, repräsentierte ihrem eigenen Selbstverständnis nach eine »Kultur des überparteilichen Sachverstandes«.[323] Gerade ihre professionelle Objektivität legitimierte in den Augen der Psychiater ihre Lösungskompetenz in gesundheitspolitischen Fragen.[324] Fritz K. Ringer konstatierte für das Gros der »orthodoxen« Professorenschaft der Geistes- und Staatswissenschaften in der Weimarer Republik eine deutsch-nationale politische Einstellung.[325] Das gilt auch für die hier behandelte Expertengruppe: Aus der Personalakte Stiers geht hervor, dass er Mitglied der Deutschnationalen Partei war;[326] Bonhoeffer war

319 Vgl. *Harwood*, The Rise of the Party-Political Professor?, S. 23. Harwood charakterisiert den Experten durch sein Spezialwissen und Interesse an populären Themen. Der ältere Expertenbegriffs von Fritz K. Ringer lässt sich dagegen nicht auf die Expertengruppe der Psychiater um Karl Bonhoeffer anwenden. Erstens bezog sich Ringer bei seiner Kategorisierung nicht auf Naturwissenschaftler, zweitens sieht er den traditionellen »Mandarin« im Gegensatz zum modernen »Experten«. Vgl. hierzu *Ringer*, Die Gelehrten, insbesondere S. 15.

320 In einem Aufsatz Ende der 1920er Jahre stellte er dementsprechend die Frage in den Raum: »Muss es wirklich immer weiter ertragen werden, daß die Befähigung zum Lehrer und Erzieher unseres ärztlichen Nachwuchses vornehmlich von der Masse und dem Gewicht sogenannter wissenschaftlichen Arbeiten abhängig gemacht wird?«. *Weiler*, Der Arzt der Zukunft (Fortsetzung), S. 14.

321 *Weiler*, Zur Begutachtungsfrage der hysterischen Kriegsteilnehmer, S. 199.

322 BayHStA MInn, 85351, Personalakte Karl Weiler, Schreiben Karl Weilers an die Militärregierung München am 14. August 1945.

323 Der hier verwendete Terminus findet sich bei *Szöllösi-Janze*, Politisierung der Wissenschaften, S. 93.

324 Zum Begriff der »Wertefreiheit« und »Objektivität« der Wissenschaft nach Max Weber siehe *Gerhard*.

325 Vgl. *Ringer*, Die Gelehrten, S. 187, S. 198, S. 201, S. 220. Zu den die Republik unterstützenden Hochschullehrern vgl. *Döring*, S. 249.

326 Die Deutschnationale Partei war während der Weimarer Republik im Reichstag vertreten.

ebenso deutsch-national eingestellt.[327] Die parteipolitischen Präferenzen standen jedoch in keinem zwingenden Widerspruch zu einer als objektiv und »unpolitisch« wahrgenommenen Grundeinstellung. Die psychiatrische Elite definierte sich über ihre berufliche Tätigkeit als »objektiv«, sowohl im wissenschaftlichen als auch im weltanschaulichen Sinne. Ihre persönliche politische Einstellung stellte demnach in keiner Weise ihre wissenschaftliche Sachkompetenz in Frage. Die wissenschaftliche Deutungsmacht und sozialpolitische Kompetenz, die sich die psychiatrische Elite in der Entschädigungsfrage zuschrieb, legitimierte sie durch die »Objektivität« ihrer wissenschaftlichen Erkenntnisse als das Ergebnis der streng empirischen, naturwissenschaftlichen Methodik ihrer psychiatrischen Forschungen.[328] Damit gaben sie eine Auffassung wieder, die zeitgenössisch unter dem Eindruck der politischen Umwälzungen 1918/19 vielfach von Natur- und Humanwissenschaftlern postuliert wurde. Der Biologe Hertwig beispielsweise schrieb 1922 in seiner Publikation »Der Staat als Organismus«, der Vorteil einer naturwissenschaftlichen Betrachtung sozialer Gegebenheiten liege gerade in der »Möglichkeit einer objektiveren Behandlung sozialer und politischer Fragen«.[329] Die »überparteiliche« Kompetenz der naturwissenschaftlichen Fächer drückte sich auch in den Worten des prominenten Kriegspsychiaters Robert Gaupp aus. Er erklärte sich explizit als über dem »Parteigezänk« stehend, da nur eine »objektive Wissenschaft« den Weg weisen könne zur »Erneuerung des deutschen Geistes«.[330]

Die psychiatrische Elite präsentierte ihre Lehre der »Kriegs«-, »Unfall«- und »Rentenneurose« als wissenschaftlich wie ideologisch objektiv und folglich nicht angreifbar. Der Psychiater Stier definierte die »jetzige« Lehre als das »Ergebnis geradlinig fortschreitender wissenschaftlicher Forschungen«[331] und propagierte deren finale, wissenschaftliche Gültigkeit.

Die Vertreter der »herrschenden Lehre« beharrten trotz zahlreicher Kritiker innerhalb der forschenden Psychiatrie und vor allem aus dem Kreise der psychotherapeutisch praktizierenden Kassen- und Privatärzte auf ihrer Doktrin.[332] Die am Rande der *scientific community* stehenden ärztlichen »Gegner« der »herrschenden« Lehre bezeichnete die psychiatrischen Elite um

---

Näheres zu ihrem Profil ist aus der gängigen Handbuchliteratur zur Parteiengeschichte nicht zu erfahren. Auch die ausführliche Monographie *Neumann*, Die Parteien der Weimarer Republik, S. 61–72 erwähnt sie nicht explizit. Die Deutschnationale Partei gehörte wohl zu den rechtsbürgerlichen, konservativen Parteien um die Deutschnationale Volkspartei (DNVP) der Weimarer Republik, die die demokratische Staatsform nicht aktiv unterstützten.

327 UA HU UK Personalia St. 64a, Bd. 1, fol. 1, Personalbogen Ewald Stiers; *Dunn*, S. 10. Dahingegen spricht Gerrens von »liberalen Ansichten«, vgl. *Gerrens*, Medizinisches Ethos, S. 61.
328 Dieser Gedanke erscheint für Bonhoeffer auch bei *Grell*, S. 214.
329 Vgl. *Hertwig*, S. 2.
330 *Gaupp*, Die künftige Stellung des Arztes, S. 20 f.
331 *Stier*, Acht Leitsätze, S. 6–8.
332 Vgl. die Ausführungen in Kap. II. 4.

Bonhoeffer als nicht ebenbürtige wissenschaftliche Konkurrenten, ungeachtet ihrer psychiatrischen und neurologischen Ausbildung.[333] Anderslautende wissenschaftliche Urteile wurden auf inhaltliche Mängel in der ärztlichen Ausbildung oder moralische Defizite und die »psychologische Verschiedenheit« der begutachtenden Ärzte zurückgeführt. Von der »herrschenden« Lehre abweichende psychiatrische Urteile wurden vielfach als das Ansehen des Ärztestandes und die Volkswirtschaften schädigende »Gefälligkeitsatteste« klassifiziert.[334] Diese Meinung fand sich auch in einem Leserbrief an die Berliner Vossische Zeitung wieder: Kassenärzte würden dazu neigen, jedes Leiden »irgendwie auf den Krieg zurückzuführen«.[335]

Die Vertreter der »herrschenden« Lehre grenzten sich nicht nur gegenüber den außerhalb der Universitätspsychiatrie stehenden Medizinern, sondern auch gegenüber der etablierten Professorenschaft der Neurologie und Psychiater ab. So bezeichnete Reichardt die Inhalte der psychiatrischen Lehrbücher Otto Binswangers (1852–1929) und Gustav Aschaffenburgs (1866–1944) zur Hysterie und Neurose als »veraltet«.[336] Es handelte sich jedoch überwiegend, gerade in der Diskussion mit den älteren Kollegen, um einen sachlich geführten, inhaltlichen Diskurs. Dennoch wurde auch hier der Ton zuweilen harsch: Der Freiburger Psychiater Alfred Hoche[337] beispielsweise warf Stier und Bonhoeffer ihren »Unfehlbarkeitsglauben« vor, wie er das starke wissenschaftliche Selbstbewusstsein der Kollegen bezeichnete, und konterte: »Nur wissenschaftlicher Dünkel glaubt an die Endgültigkeit seines episodischen Standpunktes«.[338] Er sah die Gefahr einer derart ausgerichteten Psychiatrie darin, »von vorgefaßten Meinungen her in Krankheitsbilder das hineinzusehen, was wir theoretisch und dogmatisch erwarten«.[339] Obwohl Hoche als prominenter Vertreter der Rassenhygiene gilt, fasste er im Diskurs um die »Neurosenfrage« mehrmals die fundamentale Kritik sämtlicher

---

333 Vgl. Kap I. 4.1.

334 Das Problem der »Gefälligkeitsatteste« – auch aufgrund des Mangels an spezialisierten Psychiatern – problematisieren beispielsweise *Dreist*, S. 135; *Stier*, Rentenversorgung, S. 172; *Reichardt*, Der heutige Stand der Beurteilung, S. 36. BArch R116/341, *Arendts*, Die Kriegsbeschädigtenfrage, in: Die Medizinische Welt 11 (1928), Sonderabdruck, S. 2.

335 BArch R 116/254, Brief des Medizinalrates Pöhlig an die Redaktion der Vossischen Zeitung Berlin am 12. Juni 1927.

336 *Reichardt*, Der heutige Stand, S. 36.

337 Alfred Emil Hoche (1865–1943) nahm in der Entschädigungsfrage eine ambivalente, zum Teil wenig durchsichtige und widersprüchliche Rolle ein: Er bezeichnete sich als »Gegner« der »herrschenden« Lehre nach eigenen Worten, weil ihm diese als »nicht konsequent genug« gegen die Neurotiker gerichtet war. Andererseits griff er die Vertreter der »herrschenden« Lehre wiederholt vehement an. Zur Person Hoches siehe *Funke*, S. 34–49, S. 76–91.

338 Hoche nahm zwar auch an einer 1929 im Reichsarbeitsministerium stattfindenden Konferenz zur »Neurotikerfrage« teil, steuerte hier jedoch keine eigene wissenschaftliche Expertise bei – im Vergleich zu den Vertretern der »herrschenden« Lehre. *Hoche*, Vortrag im Reichsarbeitsministerium, S. 57.

339 Ebd., S. 66.

ideologisch gefärbter wissenschaftlicher Lager an der »herrschenden« Lehre prägnant zusammen.

Das Auftreten der Vertreter der »herrschenden« Lehre in der »Neurosen-frage« innerhalb der *scientific community* wie auch deren Umgang mit der Politik zeugte von ihrem wissenschaftlichen Selbstbewusstsein. Das bedingungslose Vertrauen in die eigene Wissenschaftlichkeit, welche die Experten in der Entschädigungsfrage darboten, spiegelte die Etablierung der Psychiatrie im Kanon der medizinischen Fächer seit den 1880er Jahren wider. Seitdem hatte die Psychiatrie gerade im Bereich der Gerichtsmedizin und dann entscheidend durch ihre Tätigkeit während des Weltkrieges erheblich an politischer Bedeutung gewonnen und wurde daher nach 1918 zu einem fest etablierten »Faktor staatlicher Ordnungspolitik«.[340]

In Kontinuität ihrer wissenschaftlichen Forschungsinteressen und sozialpolitischen Ambitionen vor 1914 definierten Psychiater in der Weimarer Republik nicht nur zukünftige Krisenherde des »Volkskörpers«, sondern entwickelten ebenso Programme, um diese gesundheitspolitischen Probleme mittels ihres Sachverstandes zu bewältigen.[341] Auch die Frage nach dem Krankheitswert und der versorgungspolitischen Entschädigung psychischer Versehrtheit erwies sich als ein geeignetes Interventionsfeld von Psychiatern, die sich als Experten in der Diskussion um die »Neurosenfrage« engagierten und es verstanden, sich gleichermaßen mit fachwissenschaftlichen wie sozialpolitischen Argumenten zu profilieren. Ihre spezifische Herangehensweise an das Phänomen der »Kriegs«- und »Rentenneurosen« ehemaliger Kriegsteilnehmer stand dabei im Kontext des generellen Selbstverständnisses sowie der Forschungsprogrammatik der klinischen Psychiatrie in der Nachkriegszeit. Hierbei wirkte insbesondere die weithin geteilte Annahme bestimmend, der Krieg mit seiner kontraselektorischen Wirkung habe die psychische Gesundheit der Bevölkerung wesentlich verschlechtert. Die Kriegsjahre hatten damit vom psychiatrischen Standpunkt aus die Hoffnungen enttäuscht, das »Stahlbad« würde einer natürlichen Auslese gleich die Bevölkerung »reinigen«. Karl Bonhoeffer formulierte in seinen »psychopathologischen Erfahrungen« des Ersten Weltkrieges, dass vom Standpunkt der Rassenhygiene aus die »Psychopathenauslese im Kriege unter jedem Aspekt unbefriedigend« gewesen sei. Dem »unerhörten [...] Erbgutverluste von 1 Million gesunder Jugend« stehe nun »das Erhaltenbleiben einer [...] nicht gering zu schätzender Anzahl von genisch bedenklichen Volksgenossen« gegenüber.[342] Vor dem Hintergrund einer vermeintlich pathogenen Wirkung des Krieges auf die »Volksseele«[343] beschworen vor allem ehemalige Kriegspsychiater die dro-

340 *Roelcke*, Entwicklung der Psychiatrie, S. 124.
341 *Föllmer*; vgl. außerdem zum Bevölkerungsdiskurs der Nachkriegszeit die zuletzt erschienene Studie von *Weipert*.
342 *Bonhoeffer*, Psychopathologische Erfahrungen, S. 1214.
343 NRWStADT L 80 IC XXIII Fach 82/131, Schreiben des Direktors der Lippischen Heil- und Pflegeanstalt Lindenhaus an die Lippische Regierung Detmold am 20. Januar 2001, »Bedroh-

hende Gefahr einer rasch voranschreitenden degenerativen psychischen Entwicklung der Bevölkerung.[344] Die Sorge um die »nervöse Zukunft der Nation«[345] involvierte die spezifische Befürchtung, das Phänomen der »Kriegsneurosen« könne sich infolge der veränderten politischen Rahmenbedingungen nun auch auf die Friedensgesellschaft übertragen und hier ähnlich wie im Felde zu einer Verminderung der – nun volkswirtschaftlich verstandenen – nationalen Schlagkraft sowie darüber hinaus sogar zu einer Instabilität des politischen Systems führen.[346] Diese spezielle Furcht spiegelte sich recht prägnant in der wissenschaftlichen Beschäftigung mit dem psychopathologischen Profil von Soldaten wider, die sich aktiv an der Revolution von 1918/19 beteiligt hatten. Deren als nicht konform verstandenes, antibürgerliches Verhalten wurde von Psychiatern als psychische Abnormität stigmatisiert.[347] Der Psychiater Eugen Kahn, tätig an der Deutschen Forschungsanstalt für Psychiatrie in München, arbeitete beispielsweise kurz nach Ende des Krieges am Beispiel des Literaten Ernst Toller die »Karriere« eines typischen »Kriegsneurotikers« zum Revolutionär heraus. Die Funktionäre der Münchener Räterepublik waren laut Kahn zweifelsfrei als Psychopathen zu erkennen. Anhand ihrer konkreten Tätigkeiten innerhalb der politischen Umwälzungen erstellte Kahn »Gutachten«, in denen er das Verhalten der entsprechenden Personen unter anderem als »blutgierig« und »kriminell« bezeichnete. Auch Bonhoeffer erinnerte in einem Artikel von 1934 daran, dass sich die »zitternden, nörgelnden Hysteriker« 1918/19 zu »höchst aktive[n] Revolutionäre[n] und lärmende[n] Agitatoren« wandelten.[348] Entsprechend betonte auch Karl Weiler die konkrete Bedrohung der bürgerlichen Wertvorstellungen durch diese »Psychopathen«.[349]

Die psychiatrische Wissensproduktion nach 1918 fand innerhalb eines akademischen Klimas statt, welches psychische Krankheit zunehmend als öffentliche Gefahr beschwor und begann, Unkosten zu kalkulieren. Geistes- und

liches Anwachsen der psychopathischen Prozente der Bevölkerung«; *Szöllösi-Janze*, Der Wissenschaftler als Experte, S. 48.

344 *Gaupp*, Schreckneurosen und Neurasthenie, S. 100.

345 *Hellpach*, S. 225.

346 Das Postulat, dass ›Minderwertige‹ sich im Nachkriegsdeutschland rasch vermehren und so eine wirtschaftliche wie politische Gefahr in sich bergen würden, verstärkte sich gegen Ende der Republik sowohl in populärer als auch in fachwissenschaftlicher Literatur. Als populärwissenschaftliche Darstellung kann in diesem Zusammenhang gelten *Jung*, S. 29 f. Im Deutschen Ärzteblatt war 1932 zu lesen, das Problem der »Minderwertigen« verschlinge immer größere Teile des Volkseinkommens. BArch R 1501/126248, Deutsches Ärzteblatt vom 21. Mai 1932, Nr. 15, S. 4.

347 *Kahn*, Psychopathie und Revolution, S. 969; *Hildebrandt*, S. 479.

348 *Bonhoeffer*, Psychopathologische Erfahrungen, S. 1213.

349 *Weiler*, »Renten-neurose«, S. 1841. Weiler knüpft hier auf die schon bei *Kahn*, Psychopathie und Revolution, geführte Argumentation an, »psychopathische« »Neurotiker« seien maßgeblich an der Revolution beteiligt gewesen.

Nervenkranke gehörten zur Gruppe der »Ballastexistenzen«, mit deren starkem zahlenmäßigen Anstieg man rechnete.[350] Der bekannte Kriegspsychiater Gaupp sah beispielsweise »drohende Gefahren durch ein zahlenmäßiges Hochkommen oder gar schließlich Überwiegen der Minderwertigen« auf das deutsche Volk zukommen.[351]

Die Leitidee der physischen und psychischen Regeneration der Bevölkerung forderte im zeitgenössischen Verständnis die Fortpflanzung der Gesunden, was die Erblichkeitsforschung weiter in den Vordergrund wissenschaftlichen Interesses rückte.[352] Eugenische Konzepte stellten innerhalb der *scientific community* ein sämtliche Konfessionen und Parteien integrierendes Gedankengut dar.[353] Im internationalen Vergleich existierten diese ebenso in der kommunistischen Sowjetunion wie in Europa und Nordamerika.[354] Positive eugenische Konzepte, im Sinne einer Fortpflanzungshygiene als Teil der Sozialhygiene, wurden im Laufe der Weimarer Republik zunehmend durch eugenisch negative, rassenhygienische Inhalte ersetzt.[355] Sicherlich beschleunigte das von Medizinern genährte Bedrohungsszenario einer durch die »rassenschädigende Auslesewirkung des Krieges«[356] zu degenerieren drohenden Gesellschaft das Vorpreschen der Rassenhygiene. Als weithin prominentes Beispiel hierfür steht die 1920 von dem Strafrechtler Binding und dem oben genannten Psychiater Hoche publizierte Schrift »Die Freigabe der Vernichtung lebensunwerten Lebens«[357] sowie die gesundheitspolitischen Debatten um Eheverbote und die Sterilisierung von Menschen mit psychischen Störungen, die recht bald nach Ende des Ersten Weltkrieges einsetzten. Wie sich am Beispiel der Diskussion um die gesetzliche Einführung von Ehetauglichkeitszeugnissen zeigen lässt, wurde der Versuch unternommen neben den »klassischen« Geisteskrankheiten nun auch leichtere psychische

---

350 NRWStADT L 80 IC Gruppe XXIII Fach 76 Nr. 11C Gruppe XXIII Fach 76 Nr. 111, Bd. 3. Der Direktor der Fürstlichen Lippischen Heil- u. Pflegeanstalt Lindenhaus an die Fürstliche Regierung Detmold am 26. Mai 1917. Er schlug hierin eine allgemeine Versicherung der Bevölkerung gegen Geisteskrankheit vor. Der befürchtete Anstieg wurde auf die hohen seelischen Anforderungen im Feld und in der Heimat während des Krieges zurückgeführt.
351 *Gaupp*, Die Unfruchtbarmachung, S. 42.
352 Das zeitgenössische Standardwerk der Genetik wurde das Anfang der 1920er Jahre publizierte Werk von *Baur u. a.*
353 Grundlegend zur Entwicklung der Eugenik in Deutschland und der Etablierung der Rassenhygiene seit dem späten 19. Jahrhundert *Weingart u. a.*, S. 232–273, S. 283–320; *Labisch*, Die »hygienische Revolution«, S. 82; vgl. außerdem *Schwartz*, Sozialistische Eugenik; *Kühl*; zur katholischen Eugenik-Diskurs vgl. z. B. *Dietrich*. Für die zeitgenössische Rezeption durch die Sozialhygiene siehe beispielsweise *Fürth*. Zur Deutung von Gesundheit als volkswirtschaftliches Problem vgl. *Flotho*; *Dresel*, S. 1.
354 *Kaufmann*, Eugenische Utopie, S. 309.
355 *Weingart u. a.*, S. 254.
356 BArch R 86/2371, »Was will die Rassenhygiene?« Informationsblatt der Berliner Gesellschaft für Rassenhygiene, o. J. [vermutlich 1917].
357 *Alfred u. Binding*. Eine juristische Analyse, die Publikationen in Verbindung mit dem heute geltenden Sterberecht diskutiert, findet sich bei *Kern*, S. 145–154.

Störungen wie die der »Hysterie« und »Neurasthenie« der Kategorie vererbbaren Krankheiten zuzuordnen.[358] Auch hierin bestätigt sich, dass sich der wissenschaftliche wie gesundheitspolitische Fokus auf psychische Störungen durch den Weltkrieg erheblich erweitert hatte und – entsprechend den psychiatrischen Befürchtungen – nun auch die so genannten psychischen Grenzzustände erfasste.

Rassenhygienisches Denken und eugenische Konzepte bestimmten auch den wissenschaftlichen Alltag der Experten in der »Neurosenfrage«: Bonhoeffer war bis 1927 Mitglied im Komitee für Rassenhygiene des preußischen Landesgesundheitsrates und verfasste in diesem Zusammenhang 1923 für dessen bevölkerungspolitischen Ausschuss ein Gutachten zur »Unfruchtbarkeitsmachung Minderwertiger«, in dem er sich grundsätzlich für eine freiwillige Sterilisierung auf eugenischer Grundlage aussprach.[359] Darin zählte er »degenerative Konstitutionen mit endogen unsozialen Tendenzen, wie Epilepsie, Hysterie, Psychopathie, [...], Alkoholismus« zu den für eine Sterilisation in Frage kommenden, psychisch abnormen Zuständen.[360] Dagegen hatte die Königliche Wissenschaftliche Deputation für das Medizinal-Wesen noch 1918 ausgeführt:

Selbst von überzeugten Anhängern der Eugenetik wird zugestanden, daß bei dem heutigen Stande unserer Kenntnisse der Vererbungsgesetze alle leichteren Formen psychischer Defekte (Minderwertigkeit, Imbecibillität, Neurasthenie, Hysterie, usw.) als Ehehindernisse unberücksichtigt bleiben müssen, weil sich über ihre Vererbung [...] nichts bestimmtes aussagen läßt.[361]

Im Gegensatz zur Sozialhygiene des späten 19. Jahrhunderts bewegten sich die ätiologischen Theorien der durch die Vererbungslehre stark beeinflussten

---

358 BArch R 86/2372, fol. 52, Petition der Berliner Gesellschaft für Rassenhygiene wegen Einführung von Gesundheitszeugnissen vor der Eheschließung, Abschrift [1918] an den Bundesrat; fol. 59, Entwurf eines Merkblattes für Eheschließende der Berliner Gesellschaft für Rassenhygiene.

359 Bonhoeffers Rolle als Obergutachter im Rahmen des Gesetzes zur Verhütung erbkranken Nachwuchses (GzVeN) wird seit einigen Jahren in der historischen Forschung äußerst kontrovers diskutiert. Ursula Grell betont, dass sich Bonhoeffer nachdrücklich gegen eine Zwangssterilisierung »Minderwertiger« aussprach. Uwe Gerrens weist darauf hin, dass Bonhoeffer im Rahmen der Erstellung von »Reichsrichtlinien zur Forschung am Menschen« 1928 die durch die Weimarer Verfassung garantierten Persönlichkeitsrechte des Individuums betonte. Vgl. *Gerrens*, S. 57–123; *Grell*, S. 207–219; *Neumärker*, Karl Bonhoeffers Entscheidungen zur Zwangssterilisation und Euthanasie.

360 BArch R 86/2374, fol 398; Gutachten Karl Bonhoeffers zur »Unfruchtbarkeitsmachung Minderwertiger«, ohne Datum [1923/24]; ebd., fol. 404, Auszug aus der Begründung zum Gesetzentwurf, betreffend die Unfruchtbarmachung Geisteskranker, Schwachsinniger und Verbrecher aus Anlage unter Erhaltung der Keimdrüsen (Sterilisierung durch Vasektomie und Salpingektomie); vgl. außerdem *Bonhoeffer*, Die Unfruchtbarmachung der geistig Minderwertigen.

361 BArch R 86/2372, fol. 55, Gutachten der Königlichen Wissenschaftlichen Deputation für das Medizinal-Wesen, am 8. Mai 1918, Nr. 3 C.

Psychiatrie der Weimarer Republik weiter weg von der Betonung exogener Faktoren bei der Auslösung psychischer Krankheit hin zur Fokussierung auf endogene, konstitutionelle Ursachen.[362] Die Zukunft liege, so der Psychiater Eugen Kahn, in einer angewandten »erbbiologischen Betrachtungsweise«, die den Genotypus des Individuums bestimmen könne.[363] Gerade das Erblichkeitsparadigma und die Veränderung in der Sichtweise endogener und exogener Ursache-Wirkung-Prinzipien sollten sich auch in der »Neurosenfrage« während der Weimarer Republik etablieren und schließlich den Schlüssel zur Verweigerung eines Versorgungsanspruches bei psychischer Versehrtheit nach 1933 darstellen.

Dennoch wurden rassenhygienische Paradigmen sowie das Dogma der Erblichkeit psychischer Störungen während der Weimarer Republik auch heftig kritisiert. Aus nur unzulänglich bewiesenen »Annahmen« praktische gesundheitspolitische Maßnahmen abzuleiten, galt vielfach als höchst umstritten. So beklagte beispielsweise der Würzburger Psychiater Ernst Tomor die Dominanz der Rassenhygiene in der Medizin der unmittelbaren Nachkriegszeit:

So tiefe Besorgnis muss es erwecken, dass unausgereifte rassenhygienische Auffassungen, die nicht die Feuerprobe strenger wissenschaftlicher Kritik bestanden haben, ins Publikum getragen werden, ja auch kurzerhand in die Praxis eingeführt werden sollten.[364]

Ungeachtet derartiger grundsätzlicher Kritik aus den eigenen Reihen der Universitätspsychiatrie propagierte die psychiatrische Elite den Ausweg aus der beschworenen gesundheits- und bevölkerungspolitischen Misere durch eine von medizinischem Sachverstand gelenkte Gesundheits- und Sozialpolitik auf der Grundlage der Eugenik. »Alles schreit nach dem Arzt, nach dem starknervigen Führer und Retter eines verzweifelten Volkes«, konstatierte Robert Gaupp in seiner Schrift über die »zukünftige Stellung des Arztes im Volke« von 1919.[365]

Mit der Postulierung vermeintlich uniformer Lehrmeinungen und objektiver psychiatrischer Erkenntnisse verband sich ein konkreter Führungsanspruch der Psychiatrie, auch in der Entschädigungsfrage. Die Forderung der psychiatrischen Elite nach mehr gesundheitspolitischer Macht bezog sich nicht alleine auf die medizinische Beurteilung, sie umfasste darüber hinaus auch das Verlangen nach einem nach medizinischen Kriterien organisierten und von Ärzten kontrollierten Verfahren innerhalb des staatlichen Gesundheitswesen. In Bezug auf das »Neurotikerproblem« verlangten Psychiater nach einer höheren Autorität der Ärzte als im Reichsversorgungsgesetz vorgesehen

362 Vgl. *Roelcke*, Die Entwicklung der Psychiatrie, S. 121–124.
363 *Kahn*, Konstitution, S. 310.
364 *Tomor*, S. 67.
365 *Gaupp*, Die künftige Stellung des Arztes, S. 1.

und einer dementsprechenden institutionellen Verankerung. Die Urteilskompetenz in Fällen psychisch versehrter Soldaten bestand ihrer Ansicht nach klar auf Seite der Fachärzte. Die innerhalb des Versorgungsverfahrens tätigen Juristen und Verwaltungsbeamte galten dem Psychiater Ewald Stier als »Laien«.[366] Er setzte sich vehement für eine Ausweitung der ärztlichen Befugnisse ein, um, wie er meinte, auch eine »Beschleunigung« und »Verbilligung« des Verfahrens zu erreichen. Dafür sollte die Auswahl der Gutachter für den jeweiligen Einzelfall einer ärztlichen Kontrollinstanz unterstellt werden. Er erhoffte sich auf diesem Wege zudem, divergierende medizinische Auffassungen ausschalten zu können.[367]

Der psychiatrische Machtanspruch in der Entschädigungsfrage entsprach dem Streben des gesamten Ärztestandes nach Autonomie und sozioökonomischer Aufwertung in der Zeit der Weimarer Republik. Seit Einführung der gesetzlichen Krankenversicherung 1883 hatte sich der Antagonismus zwischen den traditionellen ärztlichen Standesorganisationen und der zunehmend durch die Arbeiterschaft dominierten Krankenkassen verfestigt.[368] Die konservative Ärzteschaft fürchtete angesichts ihrer kontrollierenden Tätigkeit eine deutliche materielle Benachteiligung und soziale Degradierung ihres Standes.[369] Auch die zeitgenössisch in allen ideologischen Lagern viel diskutierte »Krise der Medizin«[370] wurde innerhalb der konservativen Ärzteschaft als Krise des ärztlichen Standes definiert, für welche das Kassensystem verantwortlich gemacht wurde.[371] »Unser Stand ist krank und siech«, urteilte auch der Psychiater Karl Weiler Ende der 1920er Jahre in der Bayerischen Ärztezeitung.[372]

Über den speziellen Antagonismus zu den Krankenkassen hinaus vertrat die konservative Ärzteschaft eine generell ablehnende Haltung der Sozialversicherung gegenüber.[373] Der bekannte Wortführer gegen den Weimarer Sozialstaat aus dem völkischen Milieu Erwin Liek machte die Heilbehandlung für Versicherte nicht nur für unnötig hohe Kosten verantwortlich, er sah in ihr auch eine Krankheiten generierende Einrichtung:

---

366 *Stier*, Rentenversorgung, S. 173.
367 BArch R 89/15114, Vortrag Ewald Stiers im Reichsversicherungsamt am 3. Juni 1926, S. 4 f.
368 Die Kasseneinführung am Ende des 19. Jahrhunderts hatte zu einem starken Protest der Ärzte geführt, was die Ärzte in einen tiefen ideologischen Gegensatz zur Arbeiterklasse brachte. *Kater*, Die soziale Lage der Ärzte im NS-Staat, S. 51.
369 Die Kritik am Kassenarztsystem blieb sowohl vor als auch nach dem Ersten Weltkrieg das bestimmende Thema der ärztlichen Standespolitik. Zur Entwicklung der Interessensgegensätze zwischen der organisierten Ärzteschaft und den Krankenkassen im Deutschen Kaiserreich siehe *Herold-Schmidt*. S. 82.
370 *Bumke*, Eine Krisis der Medizin, S. 4.
371 *Schabel*, S. 174.
372 *Weiler*, Der Arzt der Zukunft, S. 1.
373 *Schwoch*, S. 39 ff.

Die Krankenversicherung untergräbt die Mannhaftigkeit. [...] Erfahrene Kollegen schätzen, dass mindestens zwei Drittel aller kassenärztlichen Leistungen überflüssig sind. Eine überflüssige ärztliche Behandlung ist leider aber sehr oft schädlich, sie führt zur Neurasthenie und Hypochondrie, zur Krankheitszüchtung.[374]

Insbesondere im Kontext des Unfallversicherungsgesetzes wurde der Sozialstaatsgedanke scharf kritisiert. Der prominente Rassenhygieniker Verschuer formulierte es folgendermaßen: »Lebensschwache Menschen flüchten sich in die ›Krankheit‹, um durch Rente von der Pflicht auf Arbeit befreit zu werden.« Die Unterstützung Minderwertiger hemme dadurch den »natürlichen Gesundungsprozess« der Rasse.[375] Ebenso sah Ernst Rüdin, Kraepelins Schüler und nach 1933 für Bevölkerungs- und Rassepolitik im Reichsministerium des Innern zuständig,[376] in sozialpolitischen Bemühungen lediglich den Gedanken »schlampige[r] Humanität und naive[r] Sorglosigkeit« verwirklicht.[377] Er forderte dagegen eine an den Grundideen Emil Kraepelins ausgerichtete »Sozialpsychiatrie«, die sich auf der Grundlage rassenhygienischen Gedankenguts gegen den Schutz der Schwachen richten sollte.[378] Eine derartige »Massenpsychiatrie« erfordere allerdings – so Rüdin – eine umfassende statistische Erfassung des Bedrohungsszenarios, um präventiv tätig werden zu können.[379]

Das ärztliche Selbstverständnis als im Auftrag des »Volkswohls« handelnder Experten veränderte zwangsläufig deren Sicht auf das Arzt-Patienten-Verhältnis.[380] Gerade die psychiatrische Klinik, so der Psychiater Ewald Stier, könne nicht länger nur Ort der Therapie sein. Vielmehr sei es die »Aufgabe der Universitätskliniken – und nur dazu werden sie ja auf Kosten der Allgemeinheit unterhalten – vorurteilslos und objektiv zu forschen und so neue Erkenntnisse zu schaffen, die dann der Allgemeinheit wieder zugute kommen sollen«.[381] Der Arzt als »Verwalter[s] eines gewaltigen Teiles unseres Nationalvermögens«[382], so Stier an anderer Stelle, müsse bei der medizinischen Beurteilung der Rentenberechtigung bei psychischen Schädigungen aus seiner gewohnten Rolle als wohlwollender und empathischer Mensch heraustreten und als Richter fungieren, der ein »Schlussurteil« fällen müsse. Die Begutachtung sollte ohne ärztliches Wohlwollen im Sinne der »Gesamtheit der arbeitenden und steuerzahlenden Bevölkerung« vorgenommen werden.[383] Das

374 *Liek*, Die Schäden der sozialen Versicherung, S. 17.
375 *Verschuer*, Sozialpolitik, S. 21.
376 *Eckart u. Gradmann*, Ärztelexikon, S. 285.
377 Ernst Rüdin, zitiert nach *Gaupp*, Die Unfruchtbarmachung, S. 42.
378 *Rüdin*, Kraepelins sozialpsychiatrische Grundgedanken, S. 76, S. 80.
379 Ebd., S. 84.
380 Zum Gedanken der Stärkung der Patientenautonomie vor 1914 vgl. *Fischer-Homberger*, Die traumatische Neurose, S. 188; *Maehle*, S. 44 ff.
381 *Stier*, Vortrag im Reichsarbeitsministerium [im Orig. ohne Titel], S. 44 f.
382 Ders., Rentenversorgung, S. 169.
383 Ebd.

Institut für soziale und gerichtliche Medizin in Königsberg schrieb 1925 diesem Gedankengang folgend in einem Brief an das Reichsversicherungsamt:

Der Arzt als Begutachter ist zu scheiden vom Arzt, der ganz natürlich die Partei seines von ihm behandelten Patienten einnimmt. Der Arzt als Gutachter hat sich lediglich nach dem zu richten, was ihn seine wissenschaftliche Überzeugung lehrt. Irgendwelche anderen Gesichtspunkte und seien diese an und für sich noch so ehrenwert wie menschliches Mitleid, Sentimentalität, Humanität [...] haben völlig auszuscheiden.[384]

Ähnlich äußerte sich auch die Lippische Ärztekammer in einem Brief an das Versorgungsgericht Detmold: Als begutachtende Vertrauensärzte sollten keinesfalls Ärzte in Frage kommen, welche die zu begutachtenden Personen zuvor behandelt hatten.[385] Ein persönliches, empathisches Verhältnis des Arztes zu seinem Patienten behinderte also nach Ansicht der Versorgungsbürokratie das ordentliche Versorgungsverfahren.

Der Gedanke, der Arzt solle neben den Interessen des Patienten primär auch die der Allgemeinheit berücksichtigen, findet sich in einer Vielzahl psychiatrischer Artikel zur »Unfall- und Rentenneurose«.[386] Der Arzt, so eine Dissertation aus dem Jahre 1931, sei nicht mehr »Arzt im eigentlichen Sinne, nicht mehr Heiler und Helfer«, sondern »objektiver, unparteiischer Gutachter, für den es keinen ›Patienten‹ geben darf«.[387] Somit wurde der Patient als Leidender, dessen Angaben und Empfindungen bislang das Arzt-Patienten-Verhältnis mit bestimmt hatten, aus der interaktiven Beziehung ausgeschlossen.[388]

3.2 Die psychiatrisch »herrschende« Lehre in der »Neurosenfrage«

Die psychiatrische Elite der Weimarer Zeit beharrte zum großen Teil auf ihrer Auffassung zur Ätiologie der »Kriegsneurosen«, die auf der Münchener Kriegstagung des Deutschen Vereins für Psychiatrie und der Gesellschaft deutscher Nervenärzte 1916 postuliert worden war.[389] Bonhoeffer und seine Kollegen betrachteten die hier formulierte psychogene Entstehungsweise

---

384 BArch R 89/15114, Schreiben Institut für Gerichtliche und Soziale Medizin, Königsberg am 30. April 1925 an das Reichsversicherungsamt, S. 6.

385 NRWStADT L 80.06/7, Schreiben der Lippischen Ärztekammer Detmold an das Versorgungsgericht Detmold am 12. Januar 1932.

386 *Seelert*, S. 787.

387 *Hasenpatt*, S. 3 f.

388 Die historische Forschung hat gezeigt, dass Patienten nicht zwangsläufig eine passive Rolle zukam. So konnten sie auch über Diagnosen »verhandeln«. Die dominante Stellung des Arztes etablierte sich erst im 19. Jahrhundert mit den Erfolgen der so genannten wissenschaftlichen Medizin. *Noak u. Fangerau*, S. 77–79.

389 Vgl. Kap. I. 1.2.

»hysterischer« Symptome als Konsens innerhalb der psychiatrischen *scientific community*.[390] Obwohl die »herrschende« Lehre als multikausaler Ansatz begriffen werden kann, da verschiedene ursächliche Momente bei der Entstehung psychischer Störungen in Betracht gezogen wurden,[391] fokussierte die psychiatrische Theoriebildung doch zusehends auf der Heredität als maßgeblichen ätiologischen Faktor.[392]

Auf der Grundlage der psychiatrischen Beobachtungen während des Krieges und neuer klinischer Studien forschten Psychiater nach 1918 intensiv an der Unterscheidung zwischen abnormer und normaler psychischer Reaktion auf exogene Ereignisse. Katamnestische[393] Studien, die den Krankheitsverlauf psychisch versehrter Soldaten nach Kriegsende verfolgten, sprachen ebenso wie bereits die Untersuchungen aus den Nervenlazaretten während des Weltkrieges von einem unkomplizierten und raschen Heilungsverlauf bei der akuten Form von »Kriegsneurosen«. Die psychiatrische Beurteilung von Kriegsbeschädigten, die chronische psychische Störungen zeigten, wurde an diesen statistischen Werten gemessen – ein Verfahren, das innerhalb der *scientific community* auch kritisiert wurde: Alfred Hoche stellte beispielsweise jene methodische Logik der »herrschenden« Lehre in Frage, die von einer stark sinkenden Behandlungsquote in den Kliniken auf eine allgemein niedrige Erkrankungsquote schloss, indem er konstatierte: »Nur weil man von den Menschen nichts mehr hört, heißt das nicht, dass es ihnen gut geht«.[394] Tatsächlich musste das Argument, sinkende Behandlungsziffern stünden für einen faktischen Rückgang an »Kriegsneurosen«, konstruiert anmuten. Denn innerhalb der Universitätspsychiatrie lehnten Mediziner nicht nur den Entschädigungsanspruch ab, sondern auch die Behandlungswürdigkeit psychisch versehrter Soldaten. Somit wurden diese durch die Entscheidung eines Psychiaters mehrheitlich nicht mehr einer klinischen Behandlung zugeführt und konnten demnach ebenso wenig in klinischen Untersuchungen vertreten sein. Die Untersuchungen, die argumentativ zur Stütze der psychiatrisch »herrschenden« Lehre herangezogen wurden, bezogen sich zudem nicht ausschließlich auf ehemalige Soldaten. Es handelte sich dabei vielmehr um – weit vor 1914 entstandene – Studien zu zivilen Arbeitsunfällen bzw. Folgewirkungen von Naturkatastrophen.[395]

---

390 *Bonhoeffer*, Vorwort zum Handbuch der ärztlichen Erfahrungen, Bd. IV, Teil 1.
391 BArch R 89/15114, »Die Beurteilung, Begutachtung und Rechtsprechung bei den sog. Unfallneurosen«. Vortrag von Karl Bonhoeffer an der Charité, Berlin am 7. Dezember 1925, S. 11.
392 Vgl. *Tölle*, Die »Kriegsneurose«. Richard Tölle zufolge wurde von psychiatrischer Seite die multifaktorelle Ätiologie der neurotischen Erscheinungen, die er nach dem heute üblichen Sprachgebrauch als dissoziative Störungen bezeichnet, anerkannt. Das Kriegsneurosenkonzept nennt er außerdem ein frühes Modell traumatischer Belastungsstörungen in Analogie zur heutigen Diagnose der Posttraumatischen Belastungsstörung.
393 Katamnestisch = den Krankheitsverlauf betreffend.
394 *Hoche*, Vortrag im Reichsarbeitsministerium, S. 66.
395 *Stierlin*.

Die psychischen Störungen, die während des Krieges aufgetreten waren, nach 1918 anhielten oder erst Monate nach Kriegsende auftauchten, wurden den psychischen Grenzzuständen zugerechnet – in Abgrenzung zu den eigentlichen Psychosen. Die im zeitgenössischen Sprachgebrauch als psychogen,[396] funktionell[397] und hysterisch bezeichneten Störungen galten in der zeitgenössischen psychiatrischen Nosologie als noch nicht hinreichend klassifiziert.[398] Der Münchener Professor Oswald Bumke hatte bereits 1919 und wiederholt auf der Jahresversammlung des Vereins deutscher Nervenärzte 1925 darauf hingewiesen, dass bei den »funktionellen Seelenstörungen« keine »scharfen Grenzen zwischen Gesundheit und Krankheit« existierten.[399] Man müsse bei diesen sogar auf die »Aufstellung scharf abgesetzter Krankheitsformen, auf ein starres Krankheitssystem grundsätzlich und für alle Zukunft verzichten«.[400]

Das Äquivalent zur »Kriegsneurose« wurde in der psychiatrischen Terminologie nach 1918 die »Rentenneurose«, also die neurotische Reaktion, die Psychiater maßgeblich durch einen finanziellen Entschädigungswunsch motiviert sahen. Der Begriff wurde auch auf zivile Unfallopfer angewandt und mitunter in den Sammelbegriff der »Unfallneurose« integriert. Die psychiatrische Fachwelt beklagte fortan dessen mangelnde Differenzierung und versuchte mehrfach zu einer Systematisierung der psychophysischen Erscheinungsformen zu gelangen, um verschiedene Neurose-Stadien hinsichtlich Krankheitswert, Berentungs- und Behandlungswürdigkeit zu unterscheiden.[401] Die Terminologie in Bezug auf die »Unfall«- und »Rentenneurose« blieb lange im Kreuzfeuer der Kritik, ebenso wie der kontinuierlich weiter verwendete Hysterie-Begriff, der zwar vielfach als unzeitgemäß abgelehnt,[402] aber nach wie vor gebraucht wurde, um die Symptombilder der Betroffenen zu beschreiben. Grundsätzlich kritisierten Ärzte den Begriff der Neurose als viel zu weiten und äußerst kontrovers verstandenen Begriff. Reichardt schrieb 1930, der eine verstehe unter Neurose eine echte Krankheit im medizinischen

---

396 Nur auf psychisch wirksame Ursachen zurückzuführen; die psychogenen Störungen stellen bei Kraepelins Klassifikation eine eigene Krankheitseinheit dar, ebenso wie die Hysterie. *Klosterkötter*, S. 332.

397 Körperliche Beschwerden ohne Körperläsion.

398 Vgl. hierzu Kap. II. 1.2.

399 *Bumke*, Die Diagnose der Geisteskranken, S. 2.

400 *Ders.*, Die Revision der »Neurosenfrage«, S. 1817.

401 *Zimmermann*, Die Einteilung der Unfallneurosen, S. 262 f.; vgl. außerdem die von H. Lottig an der Universitäts-Nervenklinik Hamburg-Eppendorf vorgenommene Systematik der »Unfallneurosen«. Lottig unterteilt die Unfallneurosen in drei Gruppen: die echten traumatischen Schock- und Schreckneurosen, die Zweckneurosen sowie die Unfallneurosen, bei denen es sich zwar nicht um eine bewusste Simulation handele, aber die Situation durch den Menschen zu seinem Vorteil ausgenützt werde. Krankheitswert besäßen nur die echten traumatischen Schreckneurosen. Sie seien ebenso wie die Zweckneurosen behandlungswürdig, jedoch sollte die Kosten in letzterem Falle der Patient selbst tragen. Vgl. *Hübel*, S. 130 ff.

402 *Schneider*, Die abnormen seelischen Reaktionen, S. 11.

Sinne, der andere eine Konfliktreaktion, der dritte eine abnorme krankhafte neuropathische Fixierung eines vegetativen Vorgangs.[403]

Die folgende, inhaltliche Darstellung der »herrschenden« Lehre wird anhand zeitgenössischer Fachpublikationen sowie Gutachten aus der Nervenklinik der Charité Berlin, die Karl Bonhoeffer unterstand, unternommen. In einem Schreiben an den 6. Senat des Reichsversorgungsgerichts teilte Bonhoeffer 1931 mit, dass er bei der gängigen Arbeitsbelastung von ca. 600 Gutachten pro Jahr die psychiatrische Expertise zwar mitverantworte, aus praktischen Gründen jedoch von den Oberärzten ausfertigen lassen müsse.[404]

In den begutachteten Fällen von beispielsweise »Hysterie«, »Epilepsie« und »Schizophrenie« sollte eine Beurteilung des ursächlichen Zusammenhangs zwischen Kriegsdienst und psychischer Störung aus psychiatrischer Sicht vorgenommen werden. In den im Archiv der heutigen Karl-Bonhoeffer-Nervenklinik in Berlin vorliegenden 18 Versorgungsgutachten vor 1933 wurde die durch das Reichsversorgungsgesetz geforderte Kausalität einheitlich verneint.[405] Die Argumentationsmuster folgten hier fast wörtlich, wenn auch nicht in standardisierter Form, der »herrschenden« psychiatrischen Lehre.

Eine ätiologische Kausalität zwischen äußerem Ereignis und psychischer Störung ließen Psychiater ausschließlich für einen bestimmten Zusammenhang gelten: Dieser war der akute Schockzustand bzw. die »Schreckreaktion«,[406] die beispielsweise über die Erhöhung des Blutdrucks somatisch messbar war und so als erklärbare und daher »normale« Reaktion von Personen galt, die nur aufgrund der spezifischen Ausnahmesituation des Krieges »hysterisch« reagiert hatten.[407] Der Konflikt[408] zwischen »militärischem Zwang und Todesbedrohtheit« einerseits und »Selbsterhaltungswunsch« andererseits hätte auch »normal Konstituierte« zu einer hysterischen Reaktion veranlassen können, so Bonhoeffer.[409] Wissenschaftlich untermauert wurde diese These durch Erkenntnisse, die im Zusammenhang mit Naturkatastrophen gewonnen worden waren: Hysterische Störungen konnten demnach zwar in direktem Anschluss an ein Ereignis von großer Intensität auftreten, die psychische Wirkung klang jedoch verhältnismäßig rasch wieder ab. Der Tü-

---

403 *Reichardt*, Über die nervösen Unfallfolgen I, S. 2.

404 BArch R 116/265, Schreiben Karl Bonhoeffer, Direktor der Psychiatrischen und Nervenklinik Charité Berlin an den 6. Senat des Reichsversorgungsgerichts am 22. Dezember 1931. Interne Notiz vom 1. Dezember 1932.

405 UA HU Nervenklinik 18, 20, 22, 27, 29–30.

406 *Reichardt*, Über die nervösen Unfallfolgen I, S. 3 f. Konkrete Reaktionen sind z. B. Veränderungen des Blutgefäßsystems. Die Schreckreaktion spielt sich dem Autor zufolge in einer Schicht des Hirnstammes ab, »wo Körperliches und Seelisches zusammentreffen«.

407 Normale körperliche Reaktionen werden beschrieben bei *Gaupp*, Die Nervenkranken des Krieges, S. 9 f.; *Blum*, S. 82.

408 Zur zeitgenössischen psychoanalytischen Konfliktvorstellung siehe z. B. zusammenfassend *Blum*, S. 4, S. 10: »Selbsterhaltungskonflikt«: Konflikt zweier gegensätzlicher affektbetonter Vorstellungsreihen, dem Zwang der militärischen Disziplin und dem Wunsch nach Sicherheit.

409 *Bonhoeffer u. His*, S. 9.

binger Psychiater Ernst Kretschmer[410] legte ein psychologisches Erklärungsmuster der hysterischen Erlebnisverarbeitung vor und beschrieb die akute
Schreckreaktion als eine Situation, die einen »akuten Reflexaffekt« auslöse,
der sich auch bei Tieren in unmittelbarer Lebensgefahr zeige.[411] Exogene Ereignisse von hoher suggestiver Wirkung konnten nach medizinischer Überzeugung außerdem nicht nur individuell, sondern auch kollektiv wirken.
Bonhoeffer führte als Beispiel einer solchen »Massensuggestion« die Kriegsbegeisterung 1914 an. Die Umstände des Krieges, die zu einer individuellen
»akuten Affektsteigerung« und »Erhöhung der Reaktionsbereitschaft« geführt
hätten, hätten sich dabei mittels einer psychologischen »Übertragung« auf
eine größere Gruppe ausgebreitet.[412]

Die psychiatrische Elite erkannte in limitiertem Umfang die vielfältigen
»erschöpfenden und emotionellen Einwirkungen des Krieges«[413] und eine
allgemeine psychische Belastungsgrenze an. Als Gründe führte Bonhoeffer
eine Reihe von Noxen an, zu denen er rein physische, wie »Blutverluste, In-
toxikation, Infektion, direkte Verletzung, Explosivwirkung, Verschüttung,
unnatürliche Lebensbedingungen im Schützengraben«, aber auch seelische
»Gemütsbewegungen« zählte.[414] Trotz dieser mannigfaltigen Belastungen sei
es jedoch nach statistischen Erhebungen zu keiner Zunahme von Geisteskrankheiten während des Krieges gekommen. Er fand dadurch seine Annahme bestätigt, dass »das gesunde Gehirn auch überstarke und andauernde
körperliche Strapazen, Entbehrungen und Emotionen erträgt, ohne dass
schwere seelische Funktionsstörungen die Folge wären.«[415] Das bestätigte
nach Auffassung Bonhoeffers den anlagebedingten Charakter psychischer
Störungen und bewies damit gleichzeitig, dass selbst gewaltige äußere Einwirkungen auf die menschliche Psyche nicht zwingend in bleibenden psychischen Störungen resultierten.[416]

Der entscheidende Unterschied zwischen einer nach Reichardt »verständ-
lichen«, normalen und abnormen psychischen Reaktion stellte deren Dauer

---

410 Ernst Kretschmer (1888–1964) studierte ab 1906 in Tübingen Geisteswissenschaft, dann
    Medizin in München unter Kraepelin. Er promovierte 1913 bei Robert Gaupp in Tübingen 1913
    und wurde 1926 Ordinarius für Psychiatrie in Marburg. Kretschmer entwickelte ein Konzept
    des gesetzlichen Zusammenhangs zwischen Körperbau und Struktur des Charakters. *Eckart u.
    Gradmann*, Ärztelexikon, S. 200.
411 Dies äußert sich Kretschmer zufolge in einem hysterischen Anfall als »atavistischer Bewe-
    gungssturm« und in einer hysterischen Lähmung im Sinne eines »Todstellreflexes«. Die »hy-
    sterische Fixierung« der Symptome einer Schreckreaktion werde, so Kretschmer, durch die
    »reine Desinteressiertheit des Willens« verursacht. Diese Willensschwäche erkläre sich aus
    einem Gewohnheitsverhalten, das reflexartig »eingeschliffen« und »automatisch« und deshalb
    unabhängig vom Willen ablief. Diese »chronische Reflexeinschleifung« bezeichnete er als
    Neurose. *Kretschmer*, Über Hysterie, S. 42 f., S. 51 f.
412 *Bonhoeffer*, Über die Bedeutung der Kriegserfahrungen, S. 8–10.
413 *Ders.*, Psychopathologische Erfahrungen, S. 1212.
414 *Ders* , Über die Bedeutung der Kriegserfahrungen, S. 4.
415 *Ders.:* Die Widerstandsfähigkeit des Gehirns, S. 42.
416 *Ders.:* Psychopathologische Erfahrungen, S. 1212.

und Intensität im Verhältnis zum auslösenden Ereignis dar.[417] Die ältere Lehrbuchliteratur hatte dies folgendermaßen formuliert: Es hinge letztendlich von dem Kräfteverhältnis zwischen Ereignis und »charakterlicher Struktur« ab, ob sich »hysterische« Erscheinungen entwickelten.[418] Die »herrschende« Lehre unterschied dementsprechend auch zwischen dem primären Schockzustand in unmittelbarem Anschluss an das exogene Ereignis und einem sekundären »Erlebnis« dieses Ereignisses im Sinne einer psychischen subjektiven Weiterverarbeitung. Diese zweite Reaktion, die nach Bonhoeffer und His in eine »Rentenhysterie« mündete, stand in keinem Zusammenhang mehr mit dem eigentlichen Ereignis und sollte dementsprechend auch nicht berentet werden.[419] Die Behauptung einer willentlichen, mehr oder minder bewussten, psychologischen Weiterverarbeitung des Erlebten stellte für die Mediziner eine Unterbrechung der Kausalkette zwischen den Kriegseinwirkungen und den gesundheitlichen Schädigungen dar.[420] Während der psychisch gesunde Mensch nach kurzer Zeit den akuten Erschöpfungszustand überwinde, wolle sich der psychopathologisch Veranlagte nicht aus diesem befreien und verfalle deshalb in einen chronischen Leidenszustand. Die psychologische Wirkung des Krieges auf das Individuum hänge also eindeutig von dessen pathologischer Konstitution ab.[421] Durch die Kategorie der abnormen Anlage wurde eine klare Grenzlinie zwischen normalen und anormalen Reaktionen auf äußere Schädigungen gezogen. Das exogene Ereignis wurde hierdurch als ätiologischer Faktor marginalisiert; es konnte sogar, wie vielfach zu lesen war, theoretisch »weggedacht« werden. In der Logik der psychiatrischen Theorie sollte damit aufgezeigt werden, dass eine Erlebnisverarbeitung völlig losgelöst von dem eigentlichen Ereignis stattfinden konnte. Das bedeutete weiter, dass beispielsweise die Kriegserfahrungen an der Front praktisch gar nicht existieren mussten, um die psychisch abnormen Symptome zu aktivieren.[422] Dieses Argument stützten Untersuchungsergebnisse, dass nachgewiesenermaßen auch Soldaten an der »Kriegsneurose« erkrankt waren, die niemals an der Front eingesetzt worden waren.[423]

Die Unterscheidung zwischen einer zeitlich begrenzten, psychologisch erklärbaren »normalen« Reaktion im Sinne eines »Aus-der-Rolle-Fallens« und einer durch eine psychopathische Anlage motivierten Reaktion ermöglichte es, die massenhaften psychischen Zusammenbrüche unter den extremen

417 *Reichardt*, Einführung in die Unfall- und Invaliditätsbegutachtung, S. 76; *ders.*, Über die nervösen Unfallfolgen II, S. 1360.
418 *Blum*, S. 4; *Bleuler*, Lehrbuch für Psychiatrie, S. 379; außerdem *Leppmann*, S. 23.
419 *Bonhoeffer u. His*, S. 19 f.
420 Ebd., S. 8.
421 *Bonhoeffer*, Über die Bedeutung der Kriegserfahrungen, S. 4 ff., S. 44.
422 *Ders. u. His*, S. 7; *Reichardt*, Über die nervösen Unfallfolgen II, S. 1360.
423 Wilhelm His, Kollege Bonhoeffers an der Charité in Berlin, schrieb dementsprechend in seinen Kriegserinnerungen: »Nachgewiesenermaßen sind viele Zitterer, die auf der Leipziger Straße den Passanten ihre Mütze entgegenhielten, überhaupt gar nicht im Felde gewesen.« *His*, S. 124.

Frontbedingungen, auch ohne das Vorliegen eines körperlichen Traumas, differenziert zu erklären. Im Gegensatz zur akuten psychischen Reaktion auf seelische und physische Belastungen stand die chronische Form der »Kriegsneurose«, deren anhaltende, äußerst verschiedenartige Symptomkomplexe unter dem Begriff der »Rentenneurose« zusammengefasst wurden. Sie wurde von den psychiatrischen Experten in der »Neurosenfrage« als eindeutiges »Zeichen (Stigma) der pathologischen Veranlagung«[424] bewertet.

In einem Gutachten für das Reichsversorgungsgericht konstatierte die Assistentin Bonhoeffers, Roggenbau: »Eine hysterische Reaktion ist keine Krankheit, sondern eine Reaktion einer psychopathischen Persönlichkeit« im »Kampf um die Rente«.[425] Die Einschätzung der Ärztin entsprach exakt der Annahme der »herrschenden« Lehre, wonach die Voraussetzung für die psychogenen Störungen in der konstitutionellen Anlage der Betroffenen lag.[426] Psychiatrische Lehrwerke der unmittelbaren Nachkriegszeit unterstrichen dagegen, dass der Einfluss erblicher Faktoren bei der Ausformung neurotischer Reaktionen noch keinesfalls gänzlich etabliert sei.[427] Der renommierte Psychiater Gustav Aschaffenburg betonte beispielsweise, dass selbst von einer psychopathologischen Reaktion nicht grundsätzlich auf eine psychopathische Anlage geschlossen werden könne.[428] Auch Kurt Schneider, der mit seiner Veröffentlichung zu den »psychopathischen Persönlichkeiten« ein psychiatrisches Standardwerk von großer wissenschaftlicher Breitenwirkung geschaffen hatte, äußerte sich eher zurückhaltend, was eine definitive Heridität bei Psychopathien anbelangte. So ging er lediglich von der Wahrscheinlichkeit einer genetischen Anlage bei psychischen Störungen wie der »Hysterie« oder »Neurasthenie« aus.[429]

424 *Reichardt*, Einführung in die Unfall- und Invaliditätsbegutachtung, S. 76; *ders.*, Der heutige Stand der Beurteilung der sogenannten Unfallneurosen, S. 25 f.

425 UA HU Nervenklinik 18, Gutachten an das Reichsversorgungsgericht zu Gregor B. am 31. Dezember 1926, S. 5.

426 *Bonhoeffer u. Jossmann*, S. 19.

427 *Bumke*, Die Diagnose der Geisteskrankheiten, S. 7 f. Bumke schrieb in seinem Vorwort des Lehrbuchs in der Ausgabe von 1929: »Hypothesen sind unentbehrlich und zuweilen sind sie auch gut; aber immer sind sie gefährlich und gerade in der Psychiatrie decken sie nur allzuoft unser Nichtwissen«. In der Auflage aus dem Jahr 1936 konstatiert er, es habe sich in den letzten Jahren so viel in der Psychiatrie geändert, dass das Lehrbuch eine völlige Überarbeitung erfahren habe. Er widmet sich nun ausführlich der Vererbungslehre, was in früheren Ausgaben seines Lehrwerkes fehlte. Außerdem exemplarisch *Bleuler*, Lehrbuch der Psychiatrie, S. 377; *Binswanger u. Siemerling*, S. 333.

428 *Aschaffenburg*, Die Konstitutionellen Psychopathen, S. 123; *Bumke*, Die Diagnose der Geisteskrankheiten, S. 249; *Blum*, S. 4; *Hiddemann*, S. 6. Der Autor bezieht sich auf den Psychiater Binswanger, der feststellte, dass nicht bei allen Menschen, die hysterische Reaktionen zeigten, eine »hysteropathische Konstitution« nachgewiesen werden könne.

429 *Schneider*, Die abnormen seelischen Reaktionen, S. 10; außerdem z. B. *Bleuler*, Lehrbuch der Psychiatrie, S. 507, S. 379; *Schneider*, Die psychopathischen Persönlichkeiten, S. 16 f.; zum Krankheitsbegriff Kurt Schneiders siehe *Preussler*; *Bonhoeffer*, Psychopathologische Erfah-

Äußere Ereignisse, wie sie die Kriegserlebnisse darstellten, waren nach der Auffassung der Experten in der »Neurosenfrage« nur eine beliebige Gelegenheit zur Äußerung der psychopathologischen Prädisposition.[430] Derartige Erlebnisse, so Bonhoeffer, machten die Anlage lediglich »manifest«.[431] In den Gutachten der Nervenklinik Charité findet sich diese Logik vielfach wieder. Im Streitfall um eine Witwenrente erstattete die Nervenklinik der Charité an das Versorgungsgericht Berlin eine Expertise, die den Kausalzusammenhang zwischen Suizid und Kriegsdienstbeschädigung untersuchen sollte. Der Kellner Adolf K. hatte sich 1929 das Leben genommen. Seine Frau führte den Selbstmord ihres Mannes auf seinen seit dem Krieg bestehenden »hysterischen Stimmungszustand« zurück. Das psychiatrische Gutachten nahm eine konträre Position hinsichtlich der Ursächlichkeit des Selbstmordes ein. Der Suizid sei als psychopathologische Reaktion ausschließlich auf die schwierige wirtschaftliche Lebenssituation aufzufassen und ergebe sich aus der psychopathischen Konstitution des Mannes.[432]

»Psychopathischen Persönlichkeiten« suchten Mediziner zeitgenössisch innerliche wie äußerliche Charakteristika zuzuweisen. Damit verband sich eine Bewertung der Gesamtperson, ihres sozialen Verhaltens, ihres Denkens und Gefühlslebens. Dem Kölner Psychiater Kurt Schneider zufolge gehörten »Nervöse« zum Phänotyp des Asthenikers, der durch den »Rentenkampf« »aus der Bahn« geworfen würde und sich anschließend nicht »aufraffen« könnte.[433] Der Psychiater Blum bezeichnete asthenische Psychopathen in seiner Monographie zur Hysterie als »empfindliche, wehleidige und weiche Charaktere«, die »um sich Beachtung und Geltung zu verschaffen [...] künstlich krankhafte Zustände« erzeugten.[434] Ernst Kretschmer, der in seinen Arbeiten versuchte, die Korrelation zwischen physiologischen Kennzeichen und psychischen Charakteristika nachzuweisen, zählte den Typus des »Rentenneurotikers« zur Gruppe der psychopathologisch »Expansiven«, deren Verhalten er psychologisch erklärbar zu machen versuchte: Die psychopathische Reaktion bestehe in einer spezifischen »Kampfneurose«, die sich aus einem Gefühl »tatsächlicher oder vermeintlicher Benachteilung« speise. Dabei werde »der äußere Konflikt des machtlosen Einzelnen mit den allmächtigen festen Ordnungen der Gesellschaft« erlebt, was letztlich zum »rechthaberi-

---

rungen, S. 1213: »Die hysterischen Reaktionen bildeten die häufigste Form der psychopathischen Reaktion.«

430 *Quensel*, Der Streit um die Beurteilung der Unfallneurosen, S. 214.

431 *Reichardt*, Über die nervösen Unfallfolgen II, S. 1359.

432 UA HU Nervenklinik 30, Gutachten an das Versorgungsgericht Berlin zu Adolf K. am 19. Januar 1931.

433 *Schneider*, Die psychopathischen Persönlichkeiten, S. 76, S. 79.

434 *Blum*, S. 5; *Schneider*, Die psychopathischen Persönlichkeiten, S. 54 f.; *Kahn*, Unfallereignis, S. 1458.

schen Querulieren« führe.[435] Die Lehrbuchliteratur der 1920er und 1930er Jahre belegte den Typus des »Explosiven« und »Expansiven« mit den Charakteristika: »haltlos«, »willenschwach« und »fanatisch« sowie »für den Daseinskampf untauglich« und »arbeitsscheu«.[436] Aschaffenburg rechnete die Rentenbewerber der Gruppe VI der Psychopathen zu, nämlich jener der »pathologischen Lügner«, die »sich für berechtigt halten, unter Betonung, dass sie sich für ihr Vaterland ›geopfert‹ haben – auch hier fast ausnahmslos im Widerspruch mit der Wirklichkeit – zu faulenzen und den ›Dank des Vaterlandes‹ in weitestgehendem Maße zu verlangen«.[437]

Dass es sich bei der Psychopathie-Bezeichnung um kein moralisches Werturteil handeln sollte, betonten nahezu alle in den einschlägigen Fachzeitschriften publizierenden Psychiater.[438] Reichardt gab zu bedenken, dass sich »guter Charakter« und »Psychopathie« nicht zwangsläufig ausschließen würden.[439] Allein Kurt Schneider konstatierte dezidiert, dass es sich bei der Psychopathie-Diagnose um eine »soziale Wertung« handele.[440]

Der Grundsatz, dass »Kriegs«- und »Rentenneurotiker« zu den konstitutionellen Psychopathen zu zählen seien, bewertete ihr Sozialverhalten eindeutig negativ. Wie sich die minderwertige Anlage konkret äußerte, stellten die Vertreter der »herrschenden« Lehre anhand der so genannten – auf Strümpell[441] zurückgehenden – »Begehrungsvorstellungen« dar.[442] Während der »kriegshysterische« Soldat aus Angst vor Tod und Gefecht sich in die »Krankheit« geflüchtet habe, fliehe der nun vermeintlich Kriegsbeschädigte aus seinem durch sozioökonomische Schwierigkeiten geprägten Alltag der Nachkriegszeit in die Idee der Entschädigung. In einem Gutachten an das Versorgungsgericht Magdeburg aus dem Jahr 1925 formulierte der Gutachter in der Nervenklinik der Charité dieses Erklärungsmuster folgendermaßen:

Aeussere Ereignisse, wie Militärdienst oder etwa Unfall, können demnach solche Reaktionen nicht verursachen, sondern höchstens dem Psychopathen dazu dienen, Begehrungsvorstellungen an sie zu knüpfen, die nun zur Aufrechterhaltung oder Bildung psychogener Symptome führen.[443]

---

435 *Kretschmer*, Körperbau und Charakter (1928), S. 196. *Schneider*, Die abnormen seelischen Reaktionen, S. 20 f.

436 *Blum*, S. 6; *Reichardt*, Der heutige Stand der Beurteilung der sogenannten Unfallneurosen, S. 31 f.

437 *Aschaffenburg*, Die konstitutionellen Psychopathen, S. 150.

438 *Hasenpatt*, S. 20.

439 *Reichardt*, Einführung in die Unfall- und Invaliditätsbegutachtung, S. 78.

440 *Schneider*, Die psychopathischen Persönlichkeiten, S. 2 f.

441 Zu Adolf Strümpell (1853–1925) vgl. *Fischer-Homberger*, Die traumatische Neurose. Vgl. *Heinz*, S. 30 f. Auch Kraepelin bezeichnete das »Hysterische« als »Abweichungen in Art und Richtung des Begehrens«, die auf eine angeborene »Entartung« hindeuteten.

442 *Bonhoeffer*, Beurteilung, Begutachtung und Rechtsprechung bei den sogenanten Unfallneurosen, S. 8 f.

443 UA HU Nervenklinik 20, Gutachten an das Versorgungsgericht Magdeburg zu Franz M. am 15. Dezember 1925, S. 21 f.

Reichardt verwies auf analoge Verhaltensmuster, denen ebenso eine »überwertige Idee« zugrunde liege, so beispielsweise dem Verliebtsein, dem Sich-verfolgt-fühlen oder dem Aberglauben.[444] Dieses Erklärungsmuster korrelierte mit dem älteren, deutlich weiblich konnotierten Hysteriebegriff,[445] auf den beispielsweise der Psychiater Bleuler in seinem »Lehrbuch der Psychiatrie« Bezug nahm:

Bei der Flucht in die Krankheit erreicht man bestimmte Zwecke durch Krankheit. Durch den Wutanfall ein Nachgeben; durch eine Ohnmacht einen neuen Hut; durch länger dauernde Krankheit eine Badekur.[446]

Die »hysterische« Reaktion wurde demzufolge vielfach als kindlich naives, egozentrisches und sozial feindliches Verhalten gedeutet. Die Fokussierung auf einen »Wunsch« innerhalb der psychiatrischen Theorie stand dabei in Gegensatz zu dem in den Versorgungsgesetzen formulierten potenziellen Anspruch auf Rente, der auch die Publikationen der Kriegsbeschädigtenorganisationen sowie die Egodokumente der Kriegsbeschädigten inhaltlich prägte.[447]

Ernst Kretschmer legte dem psychologischen Vorgang der »Begehrungsvorstellungen« ein »primitives Wunschdenken« zugrunde. Er betrachtete die »hysterischen« Erscheinungen »ganz vorwiegend als dumpfe, triebhafte Reaktionsweisen bei unkomplizierten, primitiven oder unausgereiften Menschen«.[448] Er kontrastierte diese »hysterische«, »instinktive« Verhaltensweise mit der »intellektuellen« Normalreaktion.[449] Die Frage, inwiefern diese »Wunschreaktion« unbewusst, bewusst oder sogar geplant vonstatten gehe, wurde zumindest innerhalb der »herrschenden« Lehre wenig differenziert behandelt. Das war von umso größerer Tragweite, als damit die Grenzen zwischen Simulation oder tatsächlichem Leiden nicht abgesteckt wurden. »Der Unterschied zwischen dem Hysteriker und dem Simulanten besteht im Grunde doch nur darin, dass der Simulant etwas ›will‹, der Hysteriker es sich ›wünscht‹, formulierte ein Psychiater zynisch.[450] Karl Weiler, Leiter der Versorgungsärztlichen Untersuchungsstelle München, machte keinen Hehl daraus, dass er überzeugt war, die Rentenneurose sei nichts anderes als »psychopathisch-hysterischer Schwindel«.[451]

444 *Reichardt*, Der heutige Stand der Beurteilung der sogenannten Unfallneurosen, S. 25.

445 Vgl. *Porter*, Madness, S. 86–88; *Showalter*, The Female Malady, S. 167–194.

446 *Bleuler*, Lehrbuch der Psychiatrie, S. 373.

447 Zum Rechtsanspruch auf Versorgung vgl. Kap. I. 2.1; zu den Selbstzeugnissen psychisch Kriegsbeschädigter vgl. Kap. III. 1.

448 *Kretschmer*, Über Hysterie, S. VI.

449 Ebd., S. 7 f., 10 f., 16 ff., S. 98, S. 100. Die instinktive Taktik entspricht – so Kretschmer – einer inneren Erlebnisabwehr: die hysterische Psyche weicht den schwierigen Ereignissen aus. Diese Verdrängung geht später in eine »Objektivierung« der Geschehnisse über.

450 *Hauptmann*, »Krieg der Unfall-Hysterie!«, S. 190.

451 *Weiler*, »Renten-neurose«, S. 1841.

Aus den Inhalten der »herrschenden« Lehre sollte sich dem im Gutachterwesen tätigen Arzt erschließen, dass die Angaben des Patienten keine Glaubwürdigkeit besitzen konnten. Der Psychiater Ewald Stier brachte dies 1926 in einem Vortrag im Reichsversicherungsamt prägnant zum Ausdruck:

Es ist kaum nötig darauf hinzuweisen, dass die subjektiven Angaben über Kopfschmerzen, Schlaflosigkeit, Schmerzen in allen Gliedern, Unfähigkeit zur Arbeit u.s.w. [...] bedeutungslos sind.[452]

Dass Rentenbewerber in der ärztlichen Begutachtungssituation ihre Beschwerden angeblich übertrieben zur Schau stellten, um eine Erwerbsminderung attestiert zu bekommen, galt Psychiatern als weiterer Beleg für deren »erbliche Belastung« und »charakterliche Minderwertigkeit«.[453]

Die Lehre von den »Begehrungsvorstellungen« bezeichneten namhafte Psychiater als nicht ausreichend und den komplexen psychischen Verarbeitungsprozess simplifizierend.[454] Auch Hoche wandte sich gegen die landläufige Annahme der Übertreibung der Symptome anlässlich ärztlicher Untersuchungen. In einer Besprechung im Kreise von Psychiatern und Verwaltungsbeamten warf er fragend in die Runde ein:

Wenn der Wille allein es täte, müßte es ja auch möglich sein, das Bild eines Kriegszitterers zu ›machen‹, und ich möchte wohl wissen, wer in dieser Versammlung hierzu imstande wäre.[455]

In einem Artikel in der Deutschen Medizinischen Wochenschrift 1928 kritisierte er erneut den wissenschaftlichen »Schematismus« der »herrschenden« Lehre:

Zunächst einmal ist es eine diagnostische Unmöglichkeit, mit voller Sicherheit diejenigen Fälle auszusondern, bei denen ausschließlich die Idee krank zu sein, und der Wunsch, eine Rente endgültig zu erlangen, bestimmend sind; es ist, um in dieser Richtung endgültige Sonderungen [...] vorzunehmen, ein hohes Maß von Glauben an die eigene Unfehlbarkeit notwendig. Es ist einfach nicht wahr, daß jeder von den um seinen Unfall kreisenden Gedankenkomplexen erfüllt ist, ein Geldjäger ist.[456]

Die Vehemenz, mit der die Vertreter der »herrschenden« Lehre einerseits die langfristige psychopathologische Wirkung der Kriegserlebnisse bestritten und andererseits den auf eine Rente fixierten »Wunschkomplex« als ätiologischen Faktor verfochten, drückt sich in einem weiteren in der Charité be-

---

452 *Stier*, Die traumatischen Neurosen, S. 303.
453 *Ders.*, Rentenversorgung, S. 190.
454 *Bleuler*, Lehrbuch der Psychiatrie, S. 375; ebenso *Bumke*, Die Diagnose der Geisteskrankheiten, S. 278, S. 252.
455 *Hoche*, Vortrag im Reichsarbeitsministerium, S. 57.
456 BArch R 89/15114; *Hoche*, Unzulässige Auslegung des Unfallversicherungsgesetzes, S. 3. Vgl. hierzu auch seine Vorbehalte gegen die sichere Differentialdiagnose: *Hoche*, Vortrag im Reichsarbeitsministerium, S. 66.

gutachteten Fall von Suizid aus. Der Kaufmann Johannes H. hatte nach Angaben seines Hausarztes infolge des Kriegsdienstes an einer schweren Depression gelitten und nahm sich 1926 das Leben. Der Gutachter der Charité
Berlin verneinte einen Kausalzusammenhang zwischen Kriegsdienst und Tod.
Er begründete seine Entscheidung damit, dass ein Selbstmord, der auf den
Krieg zurückgeführt werden könne, – wenn überhaupt – schon früher hätte
erfolgen müssen. Der Arzt führte zur Untermauerung seines Urteils außerdem
an,

daß H., wenn er tatsächlich innerlich davon überzeugt gewesen wäre, in den
Kriegsdiensteinflüssen die einzige oder auch nur entscheidende Ursache seiner
seelischen Veränderung zu sehen [...] nicht davor bewahrt geblieben wäre [...] in
eine rentenneurotische Haltung zu verfallen mit dem Wunsche, aus seinen seelischen
Störungen in Form einer Rente einen Vorteil zu beziehen.[457]

Dieser – äußerst verklausulierte – und für die eigentliche Beurteilung des
Versorgungsfalles im Grunde überflüssige – Zusatz zeigt deutlich die
Zwangsläufigkeit, mit der Ärzte – gemäß den Vorgaben der psychiatrischen
Lehrmeinung – den Topos der »Begehrungsvorstellungen« in ihre Gutachten
integrierten. Der vorliegende Fall, in dem der »Wunschkomplex« rein hypothetisch und posthum attestiert wurde, stellt hierfür ein treffendes Beispiel
dar.

Der psychopathische Charakter und die auf dieser Grundlage generierten
»Begehrungsvorstellungen« erklärten aus der Sicht der »herrschenden« Lehre
die abnormen Reaktionen bei psychisch versehrten Kriegsteilnehmern. Die
allgemeine Voraussetzung dafür, derartige »Wünsche« in Bezug auf eine Rente
zu entwickeln, erkannten die Vertreter der vorherrschenden Lehrmeinung in
der Existenz der Sozialversicherung, die eine Kompensation per Gesetz po-
tentiell vorsah – und wurden nicht müde, dies in ihren Publikationen zu
betonen.[458] Stier formulierte in einem Vortrag im Reichsarbeitsministerium
beispielsweise:

Die fraglichen Zustandsbilder sind [...] nicht Krankheit, sondern Pseudokrankheit,
nämlich in Wirklichkeit psychische Reaktionen auf das Entschädigungsverfahren. Sie
sind bezüglich Entstehung, Verlauf und Beseitigung völlig abhängig von der Existenz
und der Form der Versicherungs- und Haftpflichtgesetze.[459]

---

457 UA HU Nervenklinik 27, Gutachten zu Johannes H. am 27. November 1928, S. 14 f.
458 *Weiler*, Zusammenfassender Überblick, S. 107. Der Psychiater Ewald Stier unternahm eine
Studie zu Telefonistinnen der Reichspost, die aufgrund psychogener Beschwerden im Anschluss an einen Unfall im Stromnetz Renten erhielten. Er versuchte nachzuweisen, dass allein
die Entschädigungsmöglichkeit die psychischen Störungen verursachten. Vgl. *Killen*, From
Shock to Schreck, S. 213.
459 BArch R 89/15115, Vortrag Ewald Stiers im Reichsversicherungsamt am 3. Juni 1926, S. 2; vgl.
außerdem *Stier*, Acht Leitsätze, S. 6 – 8; *Bonhoeffer u. Jossmann*, S. 19.

Reichardt zufolge führe erst die Aussicht auf Rente zu einer »ängstlichen Selbstbeobachtung, zu gesundheitlichen Befürchtungen [und] hypochondrischen Anwandlungen aller Art«.[460] Als Hauptargument für die Rolle der Entschädigungsmöglichkeit führten die Vertreter der »herrschenden« Lehre ins Feld, dass derartige Neurosen bei Nicht-Versicherten, etwa bei Duell- und Sportverletzungen sowie Naturkatastrophen, nicht auftreten würden.[461] Besonders die Angehörigen der unteren Gesellschaftschichten seien für den so genannten Parasitismus Socialis[462] besonders prädisponiert, so eine statistische psychiatrische Untersuchung aus den 1920er Jahren. Erklärt wurde dies durch die den »Handarbeitern« anhaftende »moralische Minderwertigkeit« sowie die Abwesenheit »moralisch[r] Qualitäten« wie »Pflichtbewusstsein«.[463]

Die Hypothese, das Versichertsein und der Entschädigungsprozess als solche würden pathogen wirken und eine Heilung behindern, da sie die »Begehrungsvorstellungen« aufrecht erhielten, war nicht neu. Der Gedanke der schädlichen Wirkung der Sozialversicherungsgesetze hatte bereits im 19. Jahrhundert, bald nach deren Einführung, Anhänger gefunden.[464] Daher rührte auch der angenommene Zusammenhang zwischen Arbeiterklasse und »Unfallneurose«.[465] In Kretschmers »Medizinische Psychologie« fand dieser Gedanke seine Entsprechung. Sowohl in der Ausgabe von 1929 als auch in der wortgleichen Fassung von 1975 ist zu lesen:

Es können in solchen Fällen auch starke Ressentimentgefühle unterer sozialer Klassen mitspielen, wie in manchen querulantenwahnartigen Entwicklungen von Rentenneurotikern, die von Instanz zu Instanz appellierend ihr vermeintliches Recht auf Rente zu ihrem eigentlichen Lebensinhalt machen.[466]

Ebenso kehrte die aus dem Krieg bekannte Aussage, Offiziere hätten zahlenmäßig wesentlich seltener hysterische Reaktionen gezeigt, nach 1918 immer wieder.[467] Das Institut für gerichtliche und soziale Medizin in Königsberg

---

460 *Reichardt*, Einführung in die Unfall- und Invaliditätsbegutachtung, S. 87; *Bonhoeffer*, Die Widerstandsfähigkeit des Gehirns, S. 40.

461 *Bonhoeffer u. Jossmann*, S. 20.

462 *Simon*, Parasitismus Socialis.

463 *Bickel*, Gibt es heute noch eine Kriegsneurose?, S. 216 f.

464 *Fischer-Homberger*, Die traumatische Neurose, S. 174 ff. Der Schweizer Psychiater Naegeli formulierte dies vor dem Ersten Weltkrieg folgendermaßen: »Im Rentenverfahren liegen so ungeheure Mängel und so schwere psychische Traumata […], dass die häufige Unheilbarkeit der Erkrankungen uns nicht im Geringsten verwundern darf« (S. 179).

465 Vgl. *Lerner*, Hysterical Men, S. 2; *Fischer-Homberger*, Die traumatische Neurose, S. 184 f. 1906 bezeichnete der Psychiater und einflussreiche liberale Politiker Willy Hellpach die »Rentenhysterie« als eine Berufspsychose des Proletariats und konstatierte, dem Marxismus liege dieselbe Begehrlichkeit zu Grunde wie der traumatischen Neurose.

466 *Kretschmer*, Medizinische Psychologie, S. 197; gleicher Wortlaut in *ders.*, Medizinische Psychologie (1975), S. 202; die Analogie zwischen »Rentenneurose« und »minderbemittelten Schichten« zieht auch *Panse*, Das Schicksal von Renten- und Kriegsneurotikern, S. 83.

467 Offiziere wurden zahlenmäßig nach offiziellen Statistiken der Kriegslazarette weit weniger in

begründete diese Annahme in einem Schreiben an das Reichsversicherungs-amt 1925 damit, dass unter Offizieren prinzipiell die Anzahl »konstitutionell Minderwertiger« sehr viel geringer sei als unter den Mannschaften. Es führte weiter aus:

> Außerdem hatten die Offiziere in der grossen Mehrzahl ein erhöhtes Verantwor-tungsbewusstsein, mehr Schamgefühl und gaben selbst so ihren Krankheitsvorstel-lungen nicht so ohne weiteres nach wie eine grosse Zahl gewöhnlicher Soldaten.[468]

Ein wichtiger, hier oftmals verwendeter Terminus ist der der Verantwort-lichkeit, der in der Neurosendebatte auch nach 1933 eine wichtige ideologi-sche Komponente darstellte. Dies war ein Begriff, der in doppeltem Sinne gebraucht wurde: Im medizinischen Sinne erklärte fehlende Selbstverant-wortung die Willensschwäche, die zur Ausformung der Begehrungsvorstel-lungen führte. Im Hinblick auf das soziale Verhalten des Einzelnen bedeutete dieser Mangel, das soziale Sicherungsnetz bereitwillig auszunutzen. Bei dem prominenten Rassenhygieniker Verschuer[469] heißt es in einer Schrift von 1931, die Arbeitslosenversicherung werde durch »arbeitscheue, geistig und ethisch minderwertige Menschen« »im Dienste ihrer armseligen Wünsche« ausge-nützt.[470] Die von Verschuer wiedergegebenen Ressentiments finden sich auch in weniger polemischen Formulierungen innerhalb der psychiatrischen Elite. Wilhelm His[471] konstatierte beispielsweise, das Versichertsein sei ursächlich für die »Minderung des Verantwortungsgefühls und des Arbeitswillens«.[472] Auch wenn die Sozialversicherung den potenziellen Rahmen bot, war es doch jene Verantwortungslosigkeit des Einzelnen gegenüber der Gemeinschaft, die ihn als »asozial« und »arbeitsscheu«[473] entlarvte. Diese »vorhandene Aus-nutzungsbereitschaft sozialer Einrichtungen« wurde als etwas typisch Repu-blikanisches verstanden. Diese Annahme leitete sich aus der Tatsache ab, dass nach dem deutsch-französischen Krieg 1870/71 weit weniger Veteranen eine Rente aufgrund psychischer Störungen beantragt hatten als nach 1918.[474] Weiler bezeichnete Veteranen, die aufgrund psychischer Störungen ihren Rechtsanspruch auf Rente geltend zu machen versuchten, als »psychopa-

---

Nervenstationen aufgenommen als Personen des Mannschaftsgrades. Tatsächlich befanden sie sich auch in geringerer Zahl an der Front. Siehe hierzu Kap. I 1.2.

468 BArch 15114, Schreiben Institut für Gerichtliche und Soziale Medizin, Königsberg am 30. April 1925 an das Reichsversicherungsamt, S. 6.

469 Ottmar Freiherr v. Verschuer (1896–1969) war ab 1927 am Kaiser-Wilhelm-Institut für An-thropologie, menschliche Erblehre und Eugenik tätig.

470 *Verschuer*, Sozialpolitik und Rassenhygiene, S. 17.

471 Wilhelm His (1863–1934) habilitierte sich 1891 in innerer Medizin an der Universität Leipzig, kam 1907 nach Berlin und blieb dort bis zu seiner Emeritierung 1932. Er forschte vor allem zu (funktionellen) Stoffwechsel- und Herzkrankheiten. *Fischer*, Biographisches Lexikon der hervorragenden Ärzte der letzten fünfzig Jahre, S. 637.

472 *Bonhoeffer u. His*, S. 127 f.; *Quensel*, Der Streit um die Beurteilung der Unfallneurosen, S. 213 f.

473 *Stier*, Rentenversorgung, S. 172, S. 188.

474 *Panse*, Das Schicksal von Renten- und »Kriegsneurotikern«, S. 63.

thisch-hysterische Betrüger«, die versuchten, »aus der sozialen Einstellung unserer Zeit [...] Kapital zu schlagen«.[475] »Fehlender Arbeitswille«[476] und Arbeitsunlust als Konsequenz einer allgemein schwierigen ökonomischen Lebenssituation stellten dabei zwar die wichtigste, aber keineswegs die einzige Motivation einer rentenneurotischen Reaktion dar. So konnten auch familiäre Konflikte oder ein turbulentes Liebesleben,[477] ebenso wie ein »falscher Berufswunsch« und unterdrückte, künstlerische Talente die psychopathische Reaktion mit auslösen.[478]

Die »Verantwortung«, die von Kriegsbeschädigten eingefordert wurde, bestand konkret darin, einer Erwerbstätigkeit nachzugehen. Der »Betrug« des Rentenbewerbers lag dementsprechend darin, nicht zu arbeiten. Ob dies durch ein Nicht-Können oder Nicht-Wollen motiviert war, spielte innerhalb der in diesem Punkt recht oberflächlichen Debatte keine entscheidende Rolle. Erwerbslosigkeit galt als Indikator einer psychisch abnormen Verhaltensweise. Trat in der Rekonvaleszenzphase nach der akuten Schreckreaktion beispielsweise keine erneute Arbeitslust auf, galt dies Reichardt zufolge als »entartet«.[479] Kernpunkt psychiatrischer Thesen bildete wie bei Verschuer oftmals die individuelle Arbeitskraft, die nicht als Mittel zur Sicherung der individuellen Existenz, sondern als Pflicht gegenüber dem Volksganzen definiert wurde. Arbeitslosigkeit wurde der psychischen Eigenart des individuellen Menschen angelastet und weniger mit wirtschaftspolitischen Gemengelagen in Verbindung gebracht.[480]

Der Psychiater Mörchen,[481] der in seiner Polemik derjenigen Weilers in nichts nachstand, bezeichnete »Nervöse und Psychopathen« als »seelische Minusvarianten« und konstatierte: »Der biologisch unterwertige Psychopath will herrschen ohne Leistung oder aufgrund fiktiver Leistungen, die weder sachlichen Wert noch sittliche Bedeutung haben.«[482] Aus diesem vermeintlichen »Versagen gegenüber der Gemeinschaft« folgerte Mörchen eine »soziale Schädlichkeit« und »soziale Gemeingefährlichkeit«.[483] Während die Diskussion um die Neurotiker zweifelsfrei volkswirtschaftliche Aspekte involvierte, wurde die Semantik kontinuierlich abwertender.[484] Der Mediziner Schröder verfasste 1926 einen Artikel mit dem Titel »Rentensucht und moralischer

475 Weiler, »Renten-neurose«, S. 1841.
476 Panse, Das Schicksal von Renten- und »Kriegsneurotikern«, S. 63.
477 BArch R 3901/8721, Stellungnahme des Versorgungskrankenhauses Potsdam zur Beschwerdeschrift des Kriegsbeschädigten Friedrich W. am 18. September 1924, fol. 209.
478 Stier, Vortrag im Reichsarbeitsministerium, S. 48; Bleuler, Lehrbuch der Psychiatrie, S. 378 f.
479 Reichardt, Über die nervösen Unfallfolgen II, S. 1360.
480 Diejenigen Menschen, die am Arbeitsprozess keinen Anteil hatten, wurden demnach von der humanwissenschaftlichen Forschung besonders beachtet. Vgl. Raphael, Die Verwissenschaftlichung des Sozialen, S. 175, S. 187.
481 Zu Friedrich Mörchen siehe Fischer-Homberger, Die traumatische Neurose, S. 89.
482 Mörchen, Der nervöse Mensch unserer Zeit, S. 13 f.
483 Ebd., S. 45, S. 51, S. 53, S. 60.
484 Schneider, Die psychopathischen Persönlichkeiten, S. 76, S. 79.

Schwachsinn« und wandte den aus der amerikanischen Psychiatrie stammenden Begriff der *moral insanity* auf »Neurotiker« an.[485] Charaktereigenschaften wie Fleiß, Arbeitslust, Tätigkeitsdrang würden diesen Menschen fehlen. Es handele sich um »asoziale« und »arbeitsscheue« Menschen, mit einem Hang zum Alkoholismus und Vagabundenleben. Ein »erheblicher Anteil« der Arbeitslosen bestehe aus diesem »aphiloponen Menschenmaterial«, wovon die »Wohlfahrtsämter [...] zu reden« wüssten.[486]

Das Unvermögen bzw. die Weigerung, sich verantwortungsvoll in die Gemeinschaft einzubringen, wurde als »asozial« klassifiziert und eröffnete die Möglichkeit, Menschen, die durch psychisch Störungen in ihrer körperlichen und geistigen Funktionalität eingeschränkt waren, moralisch abzuurteilen. Versuchte ein Kriegsbeschädigter, seinen Rechtsanspruch durchzusetzen, attestierten Ärzte oftmals postwendend das typische Verhalten eines »Rentenneurotikers« und Querulanten.[487] Es wurde von psychiatrischer Seite sogar vorgeschlagen, eine »Mitschuld« des psychisch Kriegsbeschädigten nach § 254 BGB zu erwägen und ihn dadurch für sein Verhalten rechtlich haftbar zu machen.[488] Da Selbstangaben der Rentenbewerber oder bereits berenteter Kriegsbeschädigter als unzuverlässig galten, empfahlen Psychiater, Nachforschungen über Arbeitssituation, wirtschaftliche Verhältnisse und Gesundheitszustand auf amtlichem Wege oder durch private Ermittler vor Ort vorzunehmen.[489]

Psychiatrische Untersuchungen widmeten sich in den Jahren nach Kriegsende auch der Frage, welchen Lebens- und Berufsweg ehemalige »Kriegsneurotiker« eingeschlagen hatten und in welchem sozialen Milieu sie sich bewegten.[490] Kriegsneurotiker wurden dabei in vielen Nachkriegspublikationen in einem Zug mit »Huren« und »Verbrechern« genannt.[491] Ein weiterer signifikanter Zusammenhang bestand nach den statistischen psychiatrischen Erhebungen zwischen Morphiumsucht und der Personengruppe der Kriegsbeschädigten.[492] Danach machten psychopathische Kriegsbeschädigte

485 *Schröder*, Rentensucht und moralischer Schwachsinn, S. 1325–27; Die diagnostische Kategorie *moral insanity* stammt aus der ersten Hälfte des 19. Jahrhunderts und wurde durch den Psychiater James Cowles Prichard geprägt. *Hoff*, S. 9.
486 *Schröder*, Rentensucht und moralischer Schwachsinn, S. 1326.
487 UA HU Nervenklinik 29, Gutachten an das Reichsversorgungsgerichts zu Otto F. am 23. Juli 1923, S. 4.
488 *Jossmann*, Rentenneurose und Arbeitsfähigkeit, S. 134 ff.
489 *Panse*, Das Schicksal von Renten- und »Kriegsneurotikern«, S. 71; *Bratz*, Die Begutachtung psychogener Zustände, S. 175.
490 Eine detaillierte Untersuchung von 420 Fällen ehemaliger »Kriegsneurotiker« unternahm Philipp Jolly. Ihn interessierte vor allem die Frage der Höhe der Berentung sowie der tatsächlichen und potenziell noch zu erwartenden Arbeitsfähigkeit. Vgl. *Jolly*, Über den weiteren Verlauf hysterischer Reaktionen bei Kriegsteilnehmern.
491 *Zimmermann*, Über gerichtliche und soziale Medizin, S. 53 f.
492 *Dansauer u. Rieth*, S. 8.

ca. zwei Drittel der Suchtkranken aus.[493] Der Mediziner Friedrich Panse gab aufgrund seiner Nachforschungen an, dass bis zu 23 % der »Kriegsneurotiker« nach dem Krieg ins kriminelle Milieu abgeglitten waren.[494] Als Straftaten wurden in erster Linie Diebstahl, Unterschlagung, Urkundenfälschung sowie Betrug genannt, wobei darauf hingewiesen wurde, dass diese Straftaten nicht infolge von Not begangen worden waren. Panse zog zur Untermauerung seiner Thesen gezielt Einzelfälle heran, die das Gesamtbild der »asozialen« Verhältnisse von »Rentenneurotikern« unterstrichen. So schilderte er beispielsweise den Fall eines arbeits- und wohnungslosen Mannes mit den Worten: »Es handelt sich um einen psychopathischen Homosexuellen, der als Damenimitator und Drehorgelspieler sich herumtreibt und hysterische Anfälle hat«.[495]

Das Fehlen eines pathologisch-organischen Befundes sowie die medizinisch angenommene uneingeschränkte Arbeitsfähigkeit machten die »Kriegs«-, »Unfall«-, und »Rentenneurosen« zu psychopathischen Störungen, keinesfalls jedoch zu Krankheiten.[496] Dies war Konsens unter den Vertretern der »herrschenden« Lehre. Organische Krankheitsprozesse stünden im Gegensatz zu Charaktereigenschaften oder »Defektzuständen«, die abnorme, seelische Reaktionen bedingten.[497] Bei den als funktionell, psychogen und hysterisch bezeichneten Störungen handelte es sich der psychiatrischen Theorie zufolge um Grenzzustände, die zwar als abnorme Reaktionen, nicht aber als Geisteskrankheiten galten. Für den Psychiater Jossmann, Mitarbeiter Bonhoeffers an der Charité Berlin, bestand darin der Unterschied auch in der Beurteilung des Krankheitswertes: Beim Geisteskranken sei der freie Willensbildungsprozess ausgeschaltet. Da jedoch gerade die neurotischen »Krankheitsdemonstrationen« sich durch eine »zweckgerichtete Willensbildung« auszeichneten, könne hier nicht von Krankheit gesprochen werden.[498]

Dabei räumte selbst Stier die Schwierigkeit ein, eine klare Aussage über den Krankheitswert zu treffen. In ethischer Hinsicht sei die Unterscheidung zwischen »krank und gesund« ebenso schwierig wie die zwischen »gut und böse«.[499] Die medizinische Theorie erkannte die Ursächlichkeit psychischer Störungen in den alltäglichen, sozialen Umständen, vor allem in der Existenz der Sozialversicherung, die Menschen mit entsprechender Disposition zu

493 Ebd., S. 128, S. 83.
494 *Panse*, Das Schicksal von Renten- und »Kriegsneurotikern«, S. 83.
495 Ebd., S. 86. Auch Verschuer zeigt eine vermeintliche Verbindung zwischen Fürsorgeempfänger, »ausschweifender Sexualität« und degenerativer Bevölkerungsentwicklung auf. *Verschuer*, Sozialpolitik und Rassenhygiene, S. 17 f.
496 *Reichardt*, Einführung in die Unfall- und Invaliditätsbegutachtung, S. 81. Dass psychopathische Reaktionen nicht als Krankheiten zu begreifen seien, weil ihnen keine Krankheitsprozesse zu Grund lägen, konstatiert auch *Stier*, Acht Leitsätze, S. 6–8.
497 *Reichardt*, Der heutige Stand der Beurteilung der sogenannten Unfallneurosen, S. 26 f.
498 *Jossmann*, Rentenneurose und Arbeitsfähigkeit, S. 481.
499 *Stier*, Vortrag im Reichsarbeitsministerium, S. 45.

»Begehrungsvorstellungen« anhielt. Diese innerpsychologischen Vorgänge, die das »asoziale« Verhalten der psychisch Kriegsbeschädigten erklärten, erforderten nach Ansicht der Vertreter der »herrschenden« Lehre jedoch weniger eine therapeutische als vielmehr eine disziplinarische Intervention. Dementsprechend sollten sozialpolitische Maßnahmen eine »Heilung« herbeiführen. Eine ärztlich-therapeutische Behandlung wurde im Fall der »Rentenneurotiker« weitestgehend negiert.[500] Stattdessen rückten Psychiater die heilsame Wirkung, der Notwendigkeit, arbeiten zu müssen, im Sinne eines »äussere[n], wirtschaftliche[n] Zwang[s]«[501], in den Vordergrund. Konkret bedeutete dies, Entschädigungszahlungen keinesfalls zu bewilligen sowie bereits gewährte Renten wieder zu entziehen. Ein Referent der Tagung deutscher Nervenärzte 1925 forderte, es müsse die eigentliche Aufgabe des Arztes sein, »Ausgaben zu sparen und Leute der Arbeit zuzuführen«.[502] Auch in einem psychiatrischen Gutachten der Nervenklinik Charité kam diese zeitgenössische Einschätzung fast wörtlich zum Ausdruck:

Nach unseren klinischen Erfahrungen empfiehlt es sich, bei derartigen hysterischen Zustandsbildern alle vermeintlichen Rentenansprüche abzulehnen, da auf diese Weise die hysterischen Erscheinungen am raschesten zu schwinden pflegen, und die Betreffenden am ehesten einer geregelten Arbeit wieder zugeführt werden können.[503]

Weiler mahnte an, Ärzte müssten gegen den ungerechtfertigten Leistungsbezug psychisch Kriegsbeschädigter unbedingt ankämpfen; andernfalls machten sie sich daran »mitschuldig«, den »Gesundheitswillen« des Volkes zu untergraben und der Allgemeinheit »Lasten auf[zuladen], unter denen sie allmählich erliegen muss«.[504] Ein falsches Rollenverständnis des Arztes könne sogar eine »iatrogene Pseudokrankheit« hervorrufen, indem er die »Neurosen« durch eine emphatische Auseinandersetzung mit dem Betroffenen indirekt bestätige und so helfe, sie suggestiv weiter zu unterstützen.[505] Eine ärztliche Behandlung wurde demnach nicht als gesundheitsfördernd, sondern

500 Dagegen erwägt Reichardt in einem Artikel von 1928 die Möglichkeit einer psychotherapeutischen Behandlung im Sinne einer »Aufklärung«. *Reichardt*, Der heutige Stand der Beurteilung der sogenannten Unfallneurosen, S. 36.

501 *Reichardt*, Einführung in die Unfall- und Invaliditätsbegutachtung, S. 8; *ders.*, Über die nervösen Unfallfolgen II, S. 1360; vgl. außerdem *Strassmann*, S. 1108; *Panse*, Das Schicksal von Renten- und »Kriegsneurotikern«, S. 68. Der Grundgedanke des »heilsamen Zwangs« findet sich auch bei *Liek*, Soziale Versicherung und Volksgesundheit, S. 37.

502 *Hauptmann*, »Krieg der Unfall-Hysterie!«, S. 187.

503 UA HU Nervenklinik 18, Gutachten an das Reichsversorgungsgerichts zu Gregor B. am 31. Dezember 1926, S. 6.

504 *Weiler*, »Renten-neurose«, S. 1841.

505 *Stier*, Neurasthenie, S. 270, »[...] eine zu ernste Beurteilung gewisser funktioneller Krankheitszustände [kann] durch den Arzt [...] oft mehr Schaden stiften, als wir uns gern selbst eingestehen. Eine gewaltige Anzahl von ›schweren Herzneurosen‹, ›chronischen Darmkatarrhen‹, vor allem fast die gesamte Zahl der ›traumatischen Neurosen‹ und vieles mehr sind iatrogene Steigerungen konstitutioneller neuropathischer Zustände.«

ganz im Gegenteil als gesundungshemmend oder gar gesundheitsschädlich betrachtet.[506] Die Therapie lag für die Vertreter der »herrschenden« Lehre nur in einer rechtlichen Handhabe: der grundsätzlichen Ablehnung von Rentenanträgen aufgrund psychischer Störungen.[507] Es sollten keinerlei Berentungen erfolgen, auch wenn man unter Umständen dem Einzelfall Unrecht täte; »aber dieses Opfer« müsste, so der Heidelberger Psychiater Karl Wilmanns, »im Interesse der allgemeinen Volksgesundheit gemacht werden«.[508]

Eine Rentengewährung sollte nach der dominanten Lehrmeinung bei psychisch versehrten Kriegsteilnehmern keinesfalls in Frage kommen. Heftige Kritik erhoben Psychiater in diesem Zusammenhang an den Versorgungsbehörden selbst: Sie würden ehemalige »Kriegsneurotiker« geradezu ermutigen, Renten zu beantragen.[509] Eine vielschichtigere Herangehensweise versuchte der Psychiater Ernst Kretschmer, der bereits den Vorgang der Begehrungsvorstellungen psychologisch aufgeschlüsselt hatte. Er sah durchaus Spielraum für ärztlich-pädagogische Gesichtspunkte bei der Rentenvergabe, lehnte diese also nicht kategorisch ab, wollte sie jedoch auf maximal 30 % Erwerbsminderung begrenzt wissen.[510] Er unterschied verschiedene Stadien des »neurotischen« Verhaltens, die er anhand der Kriterien eines bewussten Willens bzw. Reflexes sowie der »Echtheit« der neurologischen Symptome unterteilte. Krankheitswert und ein hierdurch begründbarer Rentenanspruch wurden z. B. der Reflexhysterie[511] sowie der »schweren Hypobulie« als Willenskrankheit[512] beigemessen. Nicht krank und demzufolge auch nicht rentenberechtigt waren seiner Ansicht nach Personen, die eine »hysterische Gewöhnung« zeigten, bei welchen der Wille das Symptombild definierte und damit ein klares Desinteresse an einer Heilung widerspiegelte.[513]

Der Psychiater Karl Weiler rühmte in einem Vortrag vor dem bayerischen Ministerpräsidenten 1946 rückblickend seine »mustergültige« Organisationsarbeit in der Versorgung der Kriegsbeschädigten nach dem Ersten Weltkrieg: Dank seiner Bemühungen sei kein einziger »Kriegsneurotiker« letztlich

---

506 *Scholtze*, S. 116.
507 *Bonhoeffer*, Beurteilung, Begutachtung und Rechtsprechung bei den sogenanten Unfallneurosen, S. 12.
508 *Wilmanns*, Vortrag im Reichsarbeitsministerium [im Orig. ohne Titel], S. 61.
509 *Hübner*, S. 3.
510 *Kretschmer*, Medizinische Psychologie, S. 222.
511 Ebd., S. 210–222. Die Reflexhysterie beruhte nach Kretschmer auf »nervösen Automatismen«, die sich durch »präzise Symptomatik« und »klare neurologische Definierbarkeit« auszeichnete.
512 Ebd., S. 215. Bei der schweren Hypobulie, beispielsweise dem »Rentenquerulantenwahn«, handelte es sich um einen »primitiven Willensvorgang«, der zwar »von Zwecken gereizt, aber nicht beherrscht« sei. Dieser Zustand äußere sich bei vielen »Sozialhysterikern« in launischem, eigensinnigem, übertriebenem und wankelmütigem Verhalten«. Die Betroffenen seien bei diesen schweren Hypobulien von ihrer Krankhaftigkeit überzeugt.
513 Ebd., S. 213.

mehr rentenberechtigt gewesen.[514] Weiler wertete während eines Forschungsaufenthaltes an der Deutschen Forschungsanstalt für Psychiatrie die Versorgungsakten psychisch Kriegsversehrter im Bezirk Oberbayern statistisch aus, um deren volkswirtschaftliche Belastung zu berechnen.[515] Er suchte durch diese empirische Untersuchung die sozialpolitischen Forderungen der Vertreter der »herrschenden« Lehre in Bezug auf die Entschädigungspraxis bei psychischer Versehrtheit argumentativ zu untermauern. Der Berliner Psychiater Ewald Stier hatte 1922 postuliert, die Berentung der »Kriegsneurotiker« sei das »zentrale Problem der gesamten Kriegsrentenversorgung«, die Zahl der nervös Kranken sei »riesengroß« und würde fast die Hälfte aller Rentenempfänger betragen.[516] Auch Weilers Ergebnisse, die er 1930 in der Münchener Medizinischen Wochenschrift und erneut 1933 in der Reihe »Arbeit und Gesundheit« des Reichsarbeitsministeriums publizierte, reflektierten in jeglicher Hinsicht diese Grundannahme: Demnach bezogen ehemalige Soldaten mit psychischen Störungen, die seit dem Krieg anhielten oder neu aufgetreten waren, als »Rentenneurotiker« prinzipiell zu Unrecht Rente und belasteten damit nicht nur den Staatshaushalt, sondern schmälerten auch die Versorgung rechtmäßiger Kriegsbeschädigter. Weilers Aufbereitung des ihm zur Verfügung stehenden Materials lässt stark interpretierende Züge erkennen. Die Analyse seiner Berechnungen legt den Schluss nahe, dass er ein Bedrohungsmoment durch »Schmarotzer«[517] konstruierte, das ein intervenierendes sozialpolitisches Vorgehen zwingend notwendig machen sollte. Seinen Berechnungen zufolge machten psychisch bedingte Versorgungsleiden 1928 ein Drittel aller Kriegsbeschädigten aus. Weiler ermittelte diese Zahl, indem er diejenigen Fälle addierte, in denen ehemalige Kriegsteilnehmer aufgrund solcher Störungen zunächst lediglich Rente beantragten. Er bezog sich hier also erstens nicht auf die Zahl der tatsächlich Berenteten, sondern auf die Zahl der Antragsteller. Zweitens fasste er unter diese – im weitesten Sinne – psychisch Versehrten sowohl die gesamte Gruppe der »Nervenfälle« und »Geisteskrankheiten« als auch ein Viertel der inneren somatischen Leiden: Weiler zufolge waren knapp ein Viertel der Inneren Krankheiten keine »wirklichen Krankheiten«, sondern erfüllten vielmehr den Tatbestand der »Rentensucht«.[518]

Die Kategorien »Nervenfälle« und »Geisteskrankheiten« machten ca. 27 % der Gesamtzahl der Rentenanträge aus, von denen rund 40 % bewilligt wurden. Im Vergleich zu den somatischen Leiden lagen diese neurologischen und psychiatrisch eingestuften Fälle jedoch nur knapp unter dem Bewilligungs-

514 BayHStA MInn 85351, Personalakte Karl Weiler, Vortrag Karl Weiler beim bayerischen Ministerpräsidenten am 24. August 1945, »Warum ich bereits 67 Jahre alt noch im Staatsdienst stehe und vorerst weiterhin zu bleiben wünsche«.
515 *Weiler*, Die Kriegsbeschädigten in Oberbayern, S. 2068.
516 *Stier*, Rentenversorgung, S. 186, S. 190.
517 *Weiler*, »Renten-neurose«, S. 1841.
518 *Ders.*, Die Kriegsbeschädigten in Oberbayern, S. 5.

durchschnitt.[519] In einer Gesamtübersicht der »Nervenfälle«, zu denen Weiler auch Neuralgien und Hirnverletzungen zählte, führte als stärkste Gruppe die der psychopathischen, hysterischen und funktionell-nervösen Störungen. Sie machten über 50 % der Anträge in der Rubrik »Nervenfälle« aus, deren Bewilligungsquote von 16 % tatsächlich am niedrigsten im Vergleich zu sämtlichen anderen Krankheitskategorien war.[520]

Weiler verstand seine Ergebnisse als klare Handlungsanweisung für die Versorgungspolitik. Nach seinem Vorbild sollte eine »restlose Erfassung« sämtlicher ehemaliger »Kriegsneurotiker« im Staatsinteresse in der gesamten Republik angestoßen werden. Er demonstrierte anhand der von ihm errechneten Gesamtzahlen und ausgesuchten Bewilligungsquoten, vor allem bei den funktionellen Störungen, dass nur mit der »starken« Hand des Staates die Gefahr des vermeintlichen Schmarotzertums abgewendet werden könnte. Auch Karl Bonhoeffer konstatierte den potenziellen Schaden für den Staat, die ungerechtfertigte »Rentenbestrebungen« aufgrund »psychopathischer Veranlagung« enstünden.[521] Obwohl sich die Psychiater Karl Bonhoeffer und Karl Weiler sicherlich auf unterschiedlichem Niveau bewegten, gelangten beide aus unterschiedlicher Motivation zu dem Schluss, allein durch versorgungspolitische Intervention dem medizinischen Problem der »Rentenneurose« beizukommen. Die psychiatrisch »herrschende« Lehre, wie sie prominente Wissenschaftler wie Karl Bonhoeffer vertraten, erfuhr durch den politischen Impetus von Experten wie Karl Weiler eine Übersetzung in konkrete sozialpolitische Handlungsanweisungen. Die Überzeugung, der zufolge der Rentenbezug psychisch Kriegsbeschädigter ungerechtfertigt sei, konnte sich während der Jahre der Weimarer Republik gerade aufgrund der verschiedenartigen, oftmals ineinandergreifenden, wissenschaftlichen und politischen Netzwerke, für welche Bonhoeffer und Weiler exemplarisch stehen können, weit verbreiten.

Auch aus den eigenen Reihen der Universitätspsychiatrie erfuhr die »herrschende« Lehre oftmalsWiderspruch. Dabei beanstandeten Mediziner weniger die inhaltlichen Grundannahmen dieser psychiatrischen Doktrin als vielmehr die fehlende Flexibilität der psychiatrischen Theorie, die man für die ärztliche Beurteilung des individuellen Einzelfalls für unerlässlich hielt. Selbst so vehemente Gegner eines Entschädigungsanspruchs wie der Psychiater Friedrich Mörchen bekannten gegen Ende der 1920er Jahre, die »herrschende« Lehre habe zu übertriebenem Schematismus geführt und sich in eine »allzu starr gewordene Formel« gewandelt.[522] Etablierte Professoren der Psychiatrie wandten sich in erster Linie gegen die Ausschließlichkeit und Gewichtung der

---

519 Ebd., S. 4 f.
520 Ebd., S. 7.
521 UA HU Nachlass *Bonhoeffer*, Aufzeichnungen für die Sitzung der Statistischen Kommission am 14. Dezember 1929, S. 10.
522 *Mörchen*, Über die Entschädigungspflicht »seelisch-nervöser« Unfallfolgen, S. 419.

einzelnen ätiologischen Bedingungen: Weder könnten »Begehrungsvorstellungen« in jedem Falle nachgewiesen, noch die psychogenen, also rein psychisch verursachten, Störungen stets auf eine erbliche Disposition zurückgeführt werden.[523] Ein psychiatrisches Lehrbuch warnte noch Mitte der 1920er Jahre davor, bei neurotischen Störungen stets eine degenerative Anlage anzunehmen. Derartigen unzulänglich fundierten Postulaten sei mit »Vorsicht zu begegnen«.[524] Im Gegensatz zu den Vertretern der »herrschenden« Lehre favorisierte die ältere Professorengeneration ein multikausales Erklärungsmodell für neurotische Reaktionen. Damit schlossen sie zwar eine psychopathische Disposition als ätiologisches Moment nicht grundsätzlich aus, sahen eine solche jedoch eher als einen unter mehreren ursächlichen Faktoren. Gutachtende Ärzte im Versorgungswesen besuchten im Rahmen von Fortbildungen Vorlesungen von Psychiatern, die eine solche multikausale Entstehung der »Unfall«- und »Rentenneurosen« annahmen. Die Versorgungsärzte wurden demnach nicht ausschließlich nach den Inhalten der »herrschenden« Lehre geschult. So wurden beispielsweise die Ärzte, die für das Hauptversorgungsamt München tätig waren, unter anderem bei dem Professor für Psychiatrie Oswald Bumke weitergebildet, der eine weniger kategorische Gewichtung der ätiologischen Faktoren vertrat als die Experten in der »Neurosenfrage«.[525]

3.3 Der »Neurotikererlass« von 1929

Im März 1929 tagte im Reichsarbeitsministerium anlässlich einer Fortbildungsveranstaltung für Versorgungsärzte eine Expertenkommission, die sich mit dem weiteren Umgang mit psychisch Kriegsbeschädigten in der Reichsversorgung befasste. Das Fachgremium bestand neben einigen auf das Gebiet der Sozialversicherung spezialisierten Juristen hauptsächlich aus Psychiatern, die überwiegend den Standpunkt der »herrschenden« Lehre in der »Neurosenfrage« vertraten. Es sprachen jedoch auch die Mediziner Alfred Hoche sowie der in Psychiatrie habilitierte Arthur Kronfeld, der als Speerspitze der psychotherapeutischen Bewegung in der Weimarer Republik und damit als einer der prominentesten »Gegner« der »herrschenden« Lehre galt.[526] Die

523 Auch Ärzte aus dem unmittelbaren Umfeld der »herrschenden« Lehre an der Nervenklinik der Charité in Berlin waren hinsichtlich der Gewichtung der Erbanlage vorsichtig, so auch der mit Karl Bonhoeffer zusammenarbeitende Internist Wilhelm His. Vgl. *Bonhoeffer u. His*, S. 14 f.
524 *Kutzinski*, S. 237 f., S. 243.
525 BArch R 3901/8591, Hauptversorgungsamt Bayern an den Reichsarbeitsminister betreffs Fortbildung der Versorgungsärzte am 13. Mai 1932.
526 Arthur Kronfeld (1886–1941) war 1913–1919 an der Berliner Städtischen Irrenanstalt Berlin-Dalldorf und Herzberge tätig. Im Ersten Weltkrieg war er an der Front in mehreren Kriegsnervenlazaretten als Psychiater beschäftigt. 1927 habilitierte er sich bei Karl Bonhoeffer in Psychiatrie und wurde 1931 zum außerordentlichen Professor ernannt. Vgl. hierzu Kap. I 4.1.

Ergebnisse der Konferenz sollten in einen »Runderlass über die Neurotiker-frage« einfließen, der schließlich am 18. April 1929 veröffentlicht wurde.[527]

Das wissenschaftliche Gremium hatte sich konkret mit folgenden Fragen zu befassen: Inwiefern könnte noch ein ursächlicher Zusammenhang zwischen Krieg und psychischer Störung bestehen, wenn nervöse Beschwerden erst lange Zeit später oder nach einem längeren beschwerdefreien Zeitraum wieder auftraten oder sich nach jahrelangem Stillstand verschlimmerten. Alle Gut-achter verneinten für diese Szenarien letztlich die Frage der Entschädigung, wenn auch aus unterschiedlichen Gründen. Die Ausführungen der Protago-nisten der »herrschenden« Lehre entsprachen dabei in sämtlichen Punkten der bereits besprochenen Theorie zur »Neurosenfrage«.

Der »Neurotikererlass« des Reichsarbeitsministeriums folgte zwar den Empfehlungen der Expertenkommission, psychische Störungen nach einer zeitlichen Unterbrechung nicht neu bzw. wieder zu berenten. Jedoch schrieb er fest, dass der Entzug von Renten bei gleichbleibendem Beschwerdebild im Sinne des »Empfindens der Rechtssicherheit« nicht ohne zwingenden Grund vorgenommen werden sollte.[528] Die Aberkennung von Renten könne nicht automatisch durch die wissenschaftliche Annahme begründet werden, psy-chische Störungen seien »infolge eines Zeitablaufs nicht mehr als Folge der anerkannten D[ienst]B.[eschädigung] anzusehen«. Auch nach Jahren noch bestehende neurotische Störungen könnten höchsten Anlass dazu geben, die Versorgungsgebührnisse nach § 57 RVG nachzuprüfen. Der Reichsarbeits-minister wies des Weiteren ausdrücklich darauf hin, dass jeder Einzelfall mit besonderer Sorgfalt zu prüfen sei und auch bei den »nicht immer lösbare[n] diagnostische[n] Schwierigkeiten« kein »Schematismus« zur Anwendung kommen dürfe:

Ich wiederhole daher nachdrücklich die Weisung, daß insbesondere bei Beurteilung neurotischer Zustände die Umstände des Einzelfalls eingehend zu berücksichtigen sind. Das Gutachten darf nicht den Eindruck erwecken, als ob eine bestimmte ›Lehre‹ schematisch zur Anwendung gekommen sei.

Zudem unterstrich der Erlass vom April 1929: »Es sind Bedenken dagegen erhoben worden, allein aus dem neurotischen Zustandsbild ohne weiteres eine psychopathische Veranlagung herzuleiten.« Eine solche müsse erst einwand-frei nachgewiesen werden. Ebenso hätten »erfahrungsgemäß als verletzend empfundene Kennzeichnungen« der Rentenbewerber als »Psychopath« oder »Rentenhysteriker« zu unterbleiben.

Inwieweit die verantwortliche Ministerialbürokratie im Reichsarbeitsmi-nisterium von der Expertenmeinung abhing und die »herrschende« Lehre die

---

527 BArch R 116/255, Runderlass des Reichsarbeitsministeriums zur »Neurotikerfrage« zum Dienstgebrauch der Versorgungsdienststellen am 2. Mai 1929, fol. 17; Erlass auch veröffent-licht in: Reichsversorgungsblatt 5 (1929), Nr. 27, S. 191 f.
528 *Stern*, S. 104.

Formulierung versorgungspolitischer Richtlinien faktisch beeinflusste, ist ein wichtiger Indikator für das Machtverhältnis zwischen Politik und psychiatrischer Wissenschaft in der Weimarer Republik.

Vielfach wurde sowohl zeitgenössisch als auch in der heutigen Forschung die Annahme formuliert, die Politik habe bei der Einbeziehung des psychiatrischen Wissens allein unter der Prämisse des Rentenentzugs und der Abwehr neuer Rentenansprüche gehandelt.[529] Sicherlich trug die Inanspruchnahme von »objektiven« Expertenmeinungen seitens des Reichsarbeitsministeriums maßgeblich dazu bei, dass die Kompensationsmöglichkeit im Falle psychischer Störungen beschnitten werden sollte. Auch die zunehmende Etablierung eugenischer Konzepte in der Psychiatrie wirkte gegen Ende der Weimarer Republik in den Bereich des Versorgungswesens konkret hinein. So wurden beispielsweise am Kaiser Wilhelm-Institut für Anthropologie, menschliche Erblehre und Eugenik Versorgungsärzte für ihre Tätigkeit fortgebildet.[530] Das Reichsarbeitsministerium organisierte diese Lehrgänge angesichts »der Wichtigkeit, die die menschliche Erblehre und Eugenik auch im ärztlichen Gutachterwesen mehr und mehr gewinnen«.[531] Diese Maßnahmen, über welche auch zentrale Inhalte der »herrschenden« Lehre vermittelt wurden, wirkten sich für psychisch Kriegsbeschädigte wohl ebenso wie die politische Präsenz der psychiatrischen Elite negativ auf die Beurteilung einer Kausalität zwischen Kriegsdienst und psychischem Leiden aus.

Dennoch waren innerhalb des Versorgungswesens auch andere wissenschaftsferne, strukturelle und fiskalische Faktoren – wie die allgemeine Verknappung der finanziellen Ressourcen für das Versorgungswesen sowie die Überbelastung der Versorgungsverwaltung – für die Beschneidung der Ansprüche nach dem Reichsversorgungsgesetz verantwortlich.

Der Vergleich psychiatrischer Konzepte der »herrschenden« Lehre zur »Neurosenfrage« mit den vom Reichsarbeitsministerium ausgegebenen Direktiven, lässt für die Zeit der Weimarer Republik durchaus eine Abschwächung der psychiatrischen Forderungen durch die Ministerialbürokratie erkennen. Das kommt vor allem in dem 1929 vom Reichsarbeitsministerium erlassenen »Neurotikererlass« zum Ausdruck. Die letztendliche Entscheidungsbefugnis in der Entschädigungsfrage psychischer Störungen lag bei der Ministerialbürokratie sowie den zuständigen Verwaltungs- und Spruchbehörden, was anhand der Umsetzung der Entschädigungspolitik detailliert aufgezeigt werden wird. Der Arzt als Gutachter und Experte hatte zwar äußerst großes Machtpotenzial durch die gesetzlichen Regelungen des Reichsversorgungsgesetzes zugesprochen bekommen, seinem Anspruch auf »Führung«

---

529 *Fischer-Homberger*, Die traumatische Neurose, S. 181.
530 BArch R 3901/8591, Das Kaiser Wilhelm-Institut für Anthropologie, menschliche Erblehre und Eugenik an den Ministerialdirigenten im Reichsarbeitsministerium Martineck am 19. Januar 1932.
531 BArch R 3991/8591, Vermerk des Reichsarbeitsministers am 20. Januar 1932.

innerhalb des Versorgungswesens wurde jedoch während der Weimarer Republik nicht stattgegeben. Der Arzt war in vielerlei Hinsicht in ein durch Verwaltung und Rechtsprechung kontrolliertes Versorgungssystem eingebunden.

So verführerisch die These von der gegenseitigen Instrumentalisierung sein mag, sie greift zu kurz.[532] Sie verkennt vor allem den Prozesscharakter der »Verwissenschaftlichung der Politik« und der »Politisierung der Wissenschaft«,[533] indem sie von homogenen Akteursgruppen und abschließend formulierten Interessen ausgeht. Gerade während der Weimarer Republik zeigen sich politische Programmatik und Wissenschaft in der Entschädigungsfrage keineswegs als monolithische, sondern vielmehr als hybride Gebilde. Versteht man außerdem die Verwissenschaftlichung bzw. Politisierung beider Bereiche als diskontinuierlich verlaufenden Vorgang, lassen sich gerade auf diesem Wege Hemmnisse und Widerstände der Entwicklung aufzeigen. Eine Verwissenschaftlichung der Versorgungspolitik im Sinne der psychiatrisch »herrschenden« Lehre kann aufgrund mehrerer Faktoren nicht festgestellt werden:

In den Jahren zwischen 1920–1933 war der sozialpolitische Wille nicht explizit gegen die Versorgung psychischer Störungen gerichtet, obwohl Experten hohe finanzielle Belastungen durch nicht rentenberechtigte »Neurotiker« kalkulierten. In einer Besprechung 1925 im Reichsarbeitsministerium betonten leitende Versorgungsärzte auch die Erfolge, die sich bei der Gruppe der »Nervenkranken« mit einer niedrigen Berentung, aber gleichzeitigen Gleichstellung mit den Schwerbeschädigten erreichen ließ.[534] Zwar wurde die »Neurotikerfrage« dezidiert als sozialpolitisches Problem der Kriegsbeschädigtenversorgung wahrgenommen und in diesem Zusammenhang psychiatrisches Fachwissen eingefordert, jedoch war die Versorgungsverwaltung nicht bereit, dieses über die kritiklose Übernahme einer bestimmten psychiatrischen Doktrin und unter Verlust der Rechtssicherheit der Anspruchsberechtigten zu lösen. Diese Grundeinstellung zeigte sich beispielsweise in der Weimarer Gesundheitspolitik auch anhand der Diskussionen um ein Sterilisationsgesetz sowie der Regelungen in Bezug auf Humanexperimente.[535]

Zum anderen wurde die »herrschende« Lehre zwar als maßgebliche

---

532 Das gilt auch für die Kooperation zwischen Psychiatern und Militärs während des Ersten Weltkrieges. Auch wenn Kriegspsychiater kontinuierlich mit der Abwehr von Rentenansprüchen beschäftigt waren, so kann in der Psychiatrie nicht ausschließlich ein willfähriges Werkzeug der militärischen Versorgungspolitik gesehen werden. Vgl. zu dieser Position *Bröckling*, Disziplin, S. 227; dagegen beispielsweise *Hofer*, Nervenschwäche und Krieg, S. 386.

533 *Szöllösi-Janze*, Politisierung der Wissenschaften, S. 82.

534 *Scholtze*, S. 111.

535 *Lengwiler*, Risikopolitik im Sozialstaat, S. 355, S. 366; *Schmuhl*, Grenzüberschreitungen, S. 141–148; *Weindling*, S. 484 f.; Zur Diskussion um die Frage der Körperverletzung bei ärztlichen Eingriffen vgl. *Schmiedebach*, Politische Positionen und ethisches Engagement, S. 30 ff. Der Gesundheitspolitiker Julius Moses setzte sich vehement für Patientenrechte ein, so z. B. in seiner Kampagne gegen Humanexperimente. Vgl. *Eckart u. Reuland*.

wahrgenommen, repräsentierte jedoch weder die gesamte *scientific commu-nity* im Sinne sämtlicher klinisch forschenden Kollegen noch die breitere, hauptsächlich privat praktizierende ärztliche *community*. Ihre wissenschaft-liche Theorie und besonders die Betonung der Heredität konnten sich (noch) nicht als allgemeingültiges psychiatrisches Paradigma etablieren. Der wis-senschaftliche Diskurs in der »Neurosenfrage« als Ausdruck einer pluralisti-schen Wissenschaftslandschaft sowie die fehlende wissenschaftspolitische Durchsetzungskraft der Experten verhinderten grundsätzlich eine »Unifor-mität«[536] der wissenschaftlichen Anschauung, so vehement sie auch von den das Versorgungswesen beratenden Psychiatern eingefordert wurde.

Während die Verwissenschaftlichung der Politik in der Zeit der Weimarer Republik noch erheblichen Widerständen ausgesetzt war, kann dies für die Politisierung der Wissenschaften nicht gelten. Psychiater entdeckten nach dem Ersten Weltkrieg die »Erneuerung des deutschen Geistes« als wissen-schaftliche Lebensaufgabe. Dazu gehörte die Abwehr psychopathologischer »Gefahren«, die von psychisch »Minderwertigen« ausgingen, welche aufgrund ihres Sozialverhaltens als abnorm im medizinischen Sinne kategorisiert wurden. Diese »Ausrichtung an politisch und gesellschaftlich relevanten Zielen« sowie die »grundsätzliche Offenheit für politische Steuerung« der Psychiatrie können als Beleg der Politisierung ihrer Wissensproduktion gel-ten.[537] Im Falle der psychiatrischen Theoriebildung zu den psychopathisch reaktiven Störungen kann klar die Konvergenz von Gesellschafts- und Poli-tikkritik und psychiatrischer Theoriebildung konstatiert werden. In der Konsequenz versäumten es die Vertreter der »herrschenden« Lehre, medizi-nische Therapien zu entwickeln, sondern forderten stattdessen gesetzliche Änderungen in der Sozialversicherung. Die nach außen exkludierende Hal-tung der psychiatrischen Elite unterband den Austausch mit methodisch al-ternativ arbeitenden praktizierenden Ärzten. Die »herrschende« Lehre sym-bolisierte insofern tatsächlich ein psychiatrisches Konzept aus dem Labor, in welcher der subjektive, alltägliche Leidenszustand keinen Platz einnahm.[538]

4. Die Psychotherapie als Gegenkonzept in der »Neurosenfrage«

Der Arzt Max Döllner, der die Problematik um die Kompensation psychischer Störungen aufgrund seiner Tätigkeit am Oberversicherungsamt Würzburg aus eigener Anschauung kannte, bezog in einem Aufsatz 1928 offen Stellung

---

536 Die Vertreter der »herrschenden« Lehre betonten, die eingeforderte »Uniformität« sei nicht als willkürlicher »Schematismus« zu begreifen. *Bonhoeffer*, Psychopathologische Erfahrungen, S. 1212 f.; ebenso *Scholtze*, Praktische Auswertung der wissenschaftlichen Ergebnisse, S. 110.
537 *Szöllösi-Janze*, Politisierung der Wissenschaften, S. 96.
538 Vgl. *Neumann*, Hauptströmungen der medizinischen Theoriediskussion.

gegen die psychiatrisch »herrschende« Lehre: »Eine derartig eng begrenzte Auffassung kann und darf sich nicht anmaßen, die medizinische Begutachtung und die Rechtsprechung zu tyrannisieren.«[539]

Ärzte, Richter und Verwaltungsbeamte des Versorgungswesens beklagten bis in die frühen 1930er Jahre fortwährend, wie uneinheitlich die psychiatrischen Gutachten in Fällen psychisch versehrter Kriegsteilnehmer ausfielen.[540] Nimmt man eine uniforme Begutachtungspraxis als Gradmesser für die wissenschaftliche und politische Durchsetzungsfähigkeit der »herrschenden« Lehre, lässt sich für die Zeit zwischen 1920 und 1933 feststellen, dass sie weder innerhalb der ärztlichen Fachkreise noch in der Versorgungsbürokratie die Beurteilung der »Neurosenfrage« dominierte. Tatsächlich konnte sich eine reibungslose Implementierung der psychiatrischen »herrschenden« Lehre nur dann vollziehen, wenn Ärzte ihre Gutachten entsprechend den wissenschaftlichen Leitsätzen Bonhoeffers, Stiers oder Reichardts abfassten. Dies entsprach jedoch nicht dem medizinischen Alltag in der Begutachtungspraxis während der Weimarer Republik: Von der »herrschenden« Lehre abweichende ärztliche Beurteilungen der Entschädigungswürdigkeit bei psychischen Störungen finden sich sowohl in Gutachten der Versorgungsärzte als auch vielfach in privatärztlichen Gutachten, die von den Kriegsbeschädigten selbst beigebracht wurden, um ihren Rentenantrag zu unterstützen.[541] Die psychiatrische Doktrin, die Karl Bonhoeffer, Ewald Stier und Martin Reichardt entwickelt hatten, stieß tatsächlich auf vielfältigen Widerspruch innerhalb der psychiatrischen *scientific community*. Eine völlig neue Intensität der Kritik erfuhr die »herrschende« Lehre aus dem sich während der 1920er Jahre formierenden Lager der Psychotherapie.

4.1 Psychotherapeuten als Gegner der »herrschenden« Lehre

Prominente Wortführer gegen den »öden Schematismus«[542] des klinischen Standpunktes in der »Neurosenfrage« waren aktive Mitglieder der psychotherapeutischen Bewegung, die sich mit der Gründung der Allgemeinen

---

539 *Döllner*, Zur Begutachtung der Hysterie, S. 310.
540 BArch R 89/15113, Schreiben der Psychiatrischen Universitätsklinik Würzburg an das RVA am 16. März 1921. Dass wenig »Klarheit« und »Einheitlichkeit« hinsichtlich der Beurteilung durch Fachärzte bestand, wird auch in den medizinischen Fachzeitschriften erwähnt, beispielsweise bei *Simon*, S. 243.
541 BArch 3901/10209, Schreiben des Heinrich J. an den Stellvertreter des Führers Reichsminister Rudolf Hess am 25. Mai 1938; BArch 3901/10208, Schreiben des Hermann B. an das Reichsarbeitsministerium am 6. Oktober 1937; BArch 3901/9584, Schreiben der Frontliga e. V. – Bund zur Wahrung der wirtschaftlichen Interessen der Frontgeneration, Breslau am 25. Juni 1931 an das Reichsarbeitsministerium betreffs Antrag auf Gewährung eines Härteausgleichs; LWL 658, Krankenakte der Westfälischen Provinzialheilanstalt Münster zu Heinrich A. O.
542 Die grundsätzlichen Kritikpunkte am »öden Schematismus« fasst beispielsweise zusammen *Salinger*.

Ärztlichen Gesellschaft für Psychotherapie (AÄGP) 1927 institutionalisier-te.[543]

Die sich selbst als »berechtigte Gegner«der psychiatrisch »herrschenden« Lehre bezeichnenden Ärzte präsentierten ein vollkommen divergierendes heuristisches Konzept der »Kriegs«-, »Unfall«- und »Rentenneurose«. Im Fokus des psychotherapeutischen Ansatzes stand – konträr zur klinisch forschenden Psychiatrie – die erfolgreiche Therapie von Menschen mit »neurotischen« oder »hysterischen« Störungen. Essentiell für diese Abkehr vom »therapeutischen Pessimismus« der klinischen Psychiatrie war die fachärztliche Auseinandersetzung mit dem subjektiven Leidenszustand der betroffenen Menschen.[544] Die psychotherapeutische Bewegung verstand diese intensive Hinwendung des Arztes zu seinem Patienten auch als Ausweg aus der zeitgenössisch wahrgenommenen »Krise der Medizin«. Während die konservativen ärztlichen Standesorganisationen die Ursache dieser »Krise« auf das öffentliche Krankenversicherungssystem zurückführten, verstanden Psychotherapeuten hierunter primär die negativen Konsequenzen einer auf das Labor reduzierten ärztlichen Wissenschaft für die Krankenbehandlung.[545]

Die Praktiken der Psychotherapie erfuhren ab Mitte der 1920er Jahre innerhalb wie außerhalb der wissenschaftlichen Sphäre großen Zuspruch.[546] Fachärztliche Psychotherapie zu betreiben hieß in der ersten Hälfte des 20. Jahrhunderts vor allem Techniken der Psychoanalyse anzuwenden, um in einem fest umrissenen Therapierahmen unter starker Betonung des Arzt-Patienten-Verhältnisses die Heilung psychischer Störungen zu erreichen.[547] Die Psychotherapie erklärte sich jedoch »keiner Schule verpflichtet« und

---

543 *Zeller*, S. 277. Die Gründung erfolgte laut Zeller erst nach dem 1. Kongress in Baden-Baden 1928. In der Literatur erscheint dem Autor zufolge oft das falsche Gründungsdatum 1926. Offizielles Mitteilungsorgan der AÄGP war das »Zentralblatt für Psychotherapie und ihre Grenzgebiete einschließlich der medizinischen Psychologie und psychischen Hygiene. Organ der allgemeinen ärztlichen Gesellschaft für Psychotherapie« bzw. ab 1930 das »Zentralblatt für Psychotherapie und ihre Grenzgebiete«.

544 *Eliasberg*, Soziale Probleme der Psychotherapie, S. 2407 f.

545 Die psychotherapeutischen Kritikpunkte am »Spezialistentum«, infolgedessen die »Ganzheitlichkeit« in der ärztlichen Behandlung verloren gegangen sei, finden sich zeitgenössisch ebenso in der völkischen Kritik, vor allem bei Erwin Liek. Zur Entwicklung der Psychotherapie vor 1933 vgl. *Cocks*, Psychotherapy, S. 31 – 49.

546 Einzelne Techniken der Psychotherapie, wie beispielsweise das von Johannes H. Schultz entwickelte Autogene Training, waren allgemein beliebte Praktiken und wurden auch in der populärwissenschaftlichen Ratgeberliteratur stark rezipiert. Vgl. *Schultz*, Das autogene Training; *Observator*; *Baumgarten*; *Gigglberger*; *Hattingberg*.

547 Gemeint sind hier die psychoanalytischen Schulen nach Sigmund Freud, Alfred Adler und Carl Gustav Jung. Zu den miteinander konkurrierenden Ausrichtungen innerhalb der Psychotherapie siehe *Lockot*, S. 57. Die zeitgenössischen Methoden werden ausführlich abgehandelt bei *Isserlin*, Psychotherapie; knapp zusammengefasst werden diese (weitgehend identisch) auch bei *Kretschmer*, Psychotherapie, S. 323 f. Die psychotherapeutische Behandlung gliederte sich idealtypisch in I. Suggestivbehandlung, II. Erziehungstherapie, III. Analytische Psychotherapie.

wollte gerade den Anschein von Dogmatismus vermeiden.[548] Die hieraus resultierende Methodenvielfalt wurde von Medizinern zeitgenössosch mitunter als äußerst verwirrend beschrieben.[549]

Die Psychotherapie als therapeutisches Konzept stieß in der medizinischen Fachwelt auf breite Beachtung. Die Kongressberichte der Psychotherapeutischen Gesellschaft spiegeln das zunehmende Interesse sämtlicher medizinischer Fächer – vor allem der Inneren Medizin, Gynäkologie und Dermatologie – an der psychotherapeutischen Methodik wider.[550] Dieses resultierte aus dem Anspruch der Psychotherapie, auch psychisch bedingte organische Störungen – im Sinne einer modernen Psychosomatik – erfolgreich therapieren zu können. Die Notwendigkeit einer alternativen, psychotherapeutischen ärztlichen Herangehensweise ergebe sich, so der Berliner Arzt Max Levy-Suhl, zwangsläufig aus der Tatsache, dass es der praktisch arbeitende Mediziner mehrheitlich nicht mit somatischen, sondern psychisch bedingten Krankheiten zu tun habe.[551] Die Relevanz einer festen Verankerung der Psychotherapie innerhalb der Medizin erklärte sich aus der Sicht der Gründungsväter der AÄGP – wie sie es formulierten – außerdem schlichtweg aus dem »allgemeine[n] Bedürfnis nach Psychotherapie«. Im Geleitwort zur ersten Ausgabe der »Allgemeinen Ärztlichen Zeitschrift für Psychotherapie und Psychische Hygiene« 1928 hieß es dementsprechend: »Das moderne Leben erzeugt soviel an qualvoller Angst, an Bedürfnis nach Aussprache und Erlösung.«[552]

Im eigenen Interesse strebte die AÄGP an, der Psychotherapie den Weg in das öffentliche Gesundheitswesen zu ebnen. Sie sollte als Therapieform auch innerhalb der gesetzlichen Krankenversicherung anerkannt und damit der breiten Masse der Versicherten zugänglich gemacht werden. Die Psychotherapie dürfe nicht länger, so der Arzt Levy-Suhl, eine Sache der »zahlungsfähigen Kreise« bleiben.[553] Als zentrales Argument für die Aufnahme psychotherapeutischer Methoden in den kassenärztlichen Leistungskatalog präsentierten Ärzte die Effizienz dieser Therapieform, die sich langfristig kostensparend auswirken werde. Hohe Ausgaben durch falsche Diagnosen, wirkungslose Therapien und unnötige Krankschreibungen könnten so vermieden werden.[554] Neben dem inhaltlichen Schwerpunkt einer intensiven Auseinandersetzung mit dem individuellen Krankheitsgefühl stellten also auch innerhalb der psychotherapeutischen Bewegung ökonomische Gesichts-

---

548 *Levy-Suhl,* Die seelischen Heilmethoden, S. VIII.
549 Zur Kritik der unübersichtlichen Lehrmeinungen siehe *Gruhle,* S. 1531.
550 Vgl. z.B. *Eliasberg,* Bericht über den I. Allgemeinen ärztlichen Kongress für Psychotherapie; zum Einsatz psychotherapeutischer Methoden in der Frauenheilkunde vgl. z.B. *Heberer.*
551 *Levy-Suhl,* Die seelischen Heilmethoden des Arztes, S. VI; *Flatau,* Unfall-Neurosen, S. 29.
552 *Weizsäcker,* Geleitwort, S. 3.
553 *Levy-Suhl,* Die Bedeutung des Krankheitsgewinnes, S. 125; *Weizsäcker,* Geleitwort, S. 4.
554 *Eliasberg,* Die wirtschaftliche Bedeutung der seelischen Heilbehandlung, S. 2031; *ders.:* Ist seelische Heilbehandlung für die Kassen lohnend?.

punkte, die sich an einem kollektiven Wohl orientierten, eine wichtige Grundmotivation dar.

Mit der Gründung der AÄGP war zwar ein erster entscheidender Schritt für die Etablierung der Psychotherapie innerhalb der *scientific community* gelungen, jedoch erlangte sie hierdurch noch keinesfalls den Status eines eigenständigen Faches innerhalb der naturwissenschaftlich orientierten klinischen Psychiatrie. Die Professionalisierung der Psychotherapie unterstützten überwiegend außerhalb der Universitätsmedizin praktizierende Ärzte, die sich zudem in der während der Weimarer Zeit stark ausgebauten öffentlichen Gesundheitsfürsorge engagierten.[555] Die wissenschaftliche Anerkennung der Psychotherapie innerhalb universitärer Kreise blieb während der Weimarer Republik noch gering.[556] Gerade deswegen versuchten die Initiatoren des 1. Kongresses für Psychotherapie 1926 in Baden-Baden, renommierte Psychiater wie Karl Bonhoeffer einzuladen, um die ordentliche Professorenschaft von deren »Voreingenommenheit« abzubringen.[557] Arthur Kronfeld schrieb 1925 in dieser Angelegenheit an den Nervenarzt Wladimir Eliasberg in München:

Bonhoeffer wird die Sache mit derjenigen liebenswürdigen Apathie aufnehmen, die seinen ständigen Selbstschutz bildet. Die Dinge würden durch ihn nicht gefährdet – aber nicht weniger gefördert. Ich würde für meinen Teil sein Kommen begrüssen. Aber er wird zusagen und nicht kommen.[558]

Die Einschätzung Kronfelds reflektiert die ambivalente Einstellung prominenter Vertreter der universitären Psychiatrie gegenüber einer Institutionalisierung der Psychotherapie. Als im engeren klinischen Verständnis nicht naturwissenschaftlich forschende Disziplin galt die Psychotherapie vielfach als nicht »wissenschaftlich« genug, um fachlich anerkannt zu werden. Die psychotherapeutische Bewegung war daher auf die Unterstützung wissenschaftspolitischer Persönlichkeiten wie Karl Bonhoeffer angewiesen, um innerhalb der *scientific community* nicht nur akzeptiert, sondern langfristig auch als eigenständiges Fach gebilligt zu werden.

Die Gruppe der psychotherapeutisch orientierten Mediziner, die sich gegen das »herrschende« psychiatrische Erklärungsmodell zur »Kriegs«-, »Unfall«- und »Rentenneurose« aussprachen, können aus historischer Perspektive dennoch als Teil der *scientific community* gelten. Ihre medizinische Ausbildung sowie ihr beruflicher Werdegang waren nicht weniger »wissenschaftlich« als die Bonhoeffers, Reichardts, Stiers oder Weilers. Als promovierte und

555 Die psychotherapeutische Bewegung sah sich vielfach in der Tradition der Psychischen Hygiene, die seelische »Volkseuchen« bekämpfen wollte und sich daher auch »soziale Psychotherapie« nannte. *Weizsäcker*, Geleitwort, S. 4.
556 *Zeller*, S. 93 f.
557 Schreiben des Neurologen Louis Jacobsohn-Lask, Berlin-Lichterfelde an Waldimir Eliasberg in München am 13. November 1925, abgedruckt in *Zeller*, S. 332.
558 Brief von Arthur Kronfeld an Wladimir Eliasberg am 3. Dezember 1925, abgedruckt in *Zeller*, S. 114 f.

habilitierte Neurologen oder Psychiater verfügten sie über eigene klinische Erfahrung und waren mit den gängigen naturwissenschaftlichen Forschungsmethoden vertraut. Ebenso wie die Vertreter der »herrschenden« Lehre untersuchten sie die Ursachen und Verlaufsformen »neurotischer« und »hysterischer« Zustände und publizierten ihre Forschungsergebnisse in den großen medizinischen Fachzeitschriften.[559] Ihre wissenschaftlichen Annahmen waren ab Mitte der 1920er Jahre integraler Bestandteil des psychiatrischen Diskurses zur »Neurosenfrage« und fanden auch innerhalb der psychiatrischen Klinik Beachtung.[560]

Hinsichtlich ihrer Berufstätigkeit unterschieden sich die Psychotherapeuten jedoch von der psychiatrischen Elite insofern, als sie überwiegend nicht an Universitätskliniken beschäftigt waren. Vielmehr praktizierten sie größtenteils in eigenen Kassen- und Privatpraxen oder waren an kommunalen bzw. durch die gesetzliche Krankenversicherung getragenen Einrichtungen angestellt. Ihre Tätigkeit als Nervenärzte betrachteten sie jedoch nicht als Widerspruch zu einem wissenschaftlichen Forschungsinteresse. Im Gegenteil, als praktizierende Ärzte vertraten sie den Anspruch, das Phänomen psychischer Grenzzustände ganzheitlicher beurteilen zu können, da sie durch einen kontinuierlicheren und intensiveren Kontakt zum Patienten seinen psychischen Zustand beobachten konnten. Ihrem Verständnis nach lieferten gerade diese Erfahrungen aus der Praxis ebenso – wenn nicht noch stichhaltigere – »wissenschaftliche« Ergebnisse wie die naturwissenschaftlich geprägten Untersuchungen der Kliniker.

Namentlich besonders herausgegriffen werden im Folgenden der außerordentliche Professor für Psychiatrie Arthur Kronfeld (1886 – 1941)[561], die in München und Berlin praktizierenden Nervenärzte Wladimir Eliasberg (1887 – 1969)[562] und Max Levy-Suhl[563] sowie Walter Cimbal (1877 – 1964), Arzt am städtischen Krankenhaus Altona. Sie pflegten keineswegs den unpolitischen Nimbus des zurückgezogen forschenden »unpolitischen« Professors, sondern

---

559 Kronfeld, Eliasberg und Levy-Suhl veröffentlichten z. B. in Deutsche Medizinische Wochenschrift, Münchener Medizinische Wochenschrift, Klinische Wochenschrift und Medizinische Welt. Vgl. z. B. *Kronfeld*, Der psychotherapeutische Gedanke.

560 Vgl z. B. *Hasenpatt*. Siehe außerdem die Ausführungen in diesem Kapitel.

561 Eine wissenschaftliche Gesamtwürdigung Arthur Kronfelds steht noch aus. Eine Zusammenfassung seines Lebensweges und seiner wissenschaftlichen Tätigkeitsfelder findet sich bei *Kittel*.

562 Wladimir Gottlieb Eliasberg eröffnete nach dem Kriegseinsatz als Sanitätsoffizier 1924 eine Privatpraxis in München. 1928 wurde er leitender Arzt der Privatklinik für Sprachstörungen, Heilpädagogik und Übungsbehandlung in München-Thalkirchen. Zur Vita Eliasbergs siehe die Dissertation von *Rönz*.

563 Zu Max Levy-Suhl existieren in der wissenschaftlichen Literatur lediglich Randbemerkungen. Er wird als Mitglied der Deutschen Psychoanalytischen Gesellschaft, des Vereins Sozialistischer Ärzte und der Berliner Ortsgruppe der AÄGP erwähnt. *Gast*, S. 143 f. Levy-Suhl erscheint außerdem in den Dokumenten bei *Kittel*. Nach dem Berliner Adressbuch von 1927 betrieb der »Facharzt für Nerven- und Gemütsleiden« Max Levy-Suhl zusammen mit seiner Frau, der Kinderärztin Hilde Levy-Suhl, eine gemeinsame Praxis in Berlin Wilmersdorf.

waren parteipolitisch stark engagiert. Kronfeld war – ebenso wie Levy-Suhl – als SPD Mitglied im Verein Sozialistischer Ärzte[564] vertreten, Walter Cimbal trat 1919 der KPD bei.[565] 1918 beteiligte sich Arthur Kronfeld als Mitglied des Soldatenrates in Freiburg aktiv am Aufbau der Weimarer Republik.[566] Die politisch dezidiert links stehenden Ärzte bewegten sich beruflich in dem Umfeld der in der Weimarer Republik stark ausgebauten, auf Aufklärung und Prävention setzenden Gesundheitsfürsorge, insbesondere der kassenärztlichen Ambulatorien und der »offenen Fürsorge«[567] im Bereich der Psychiatrie.[568] Cimbal leitete beispielsweise das »Beratungsamt für seelisch Erkrankte und Nervöse« in Altona.[569]

Die genannten Psychotherapeuten bildeten – analog zu den inhaltlichen Differenzen – hinsichtlich ihrer sozialen Stellung und ihrer politischen bzw. standespolitischen Aktivitäten einen deutlichen Gegensatz zu den politisch konservativen, in der Universitätspsychiatrie fest verankerten, bürgerlichen Ordinarien, welche die dominante Lehrmeinung vertraten. Keiner der »Gegner« der »herrschenden« Lehre hatte als ordentlicher Professor einen Lehrstuhl inne – was angesichts ihrer mehrheitlich jüdischen Konfession als typisch für diese Zeit gelten muss.[570]

Kronfeld, Eliasberg und Levy-Suhl waren im Vergleich zu Bonhoeffer, Stier und Reichardt um etwa eine Dekade jünger und als Lazarettärzte unmittelbar mit »Kriegsneurotikern« konfrontiert gewesen. Im Gegensatz zu den Angehörigen der psychiatrischen Elite waren sie konkret mit den Verhältnissen des Frontalltags vertraut. Sämtliche prominente »Gegner« der »herrschenden« Lehre verfügten über eine fundierte psychiatrisch-neurologische Ausbildung. Wladimir Eliasberg, der Philosophie, Physik und Psychiatrie studiert hatte,

---

564 Der Verein Sozialistischer Ärzte wurde 1913 als sozialdemokratischer Ärzteverein gegründet. Mitglieder waren primär Sozialdemokraten und Sozialisten, aber auch parteilose Mediziner, von welchen viele in der Psychoanalyse engagiert waren. Standespolitische Hauptanliegen waren die Sozialisierung des öffentlichen Gesundheitswesens, konkret auch die Einrichtung von Beratungsstellen und Ambulatorien. Vgl. *Schabel*, S. 175, S. 179.

565 StAHH 352 – 10 Gesundheitsverwaltung, Personalakten Nr. 364, Dr. med. Walter Cimbal.

566 *Kittel*, S. 7 f.

567 *Bratz*, Die offene psychiatrische Fürsorge.

568 Diese politische Grundausrichtung vertrat auch der prominente Gesundheitspolitiker Julius Moses (SPD) in einem Aufsatz aus dem Jahre 1930, vgl. *Moses*, Die Krise des Ärztestandes. Zum Ausbau der kommunalen Gesundheitsfürsorge in der Weimarer Republik siehe den Sammelband *Woelk u. a.* Infolge der Auseinandersetzungen zwischen den konservativen Standesorganisationen der Ärzteschaft und den Krankenkassen, die 1923/24 zu Ärztestreiks führten, schufen die Krankenkassen so genannte Ambulatorien. Hier konnten versicherte Bürger allgemein- und fachärztlich behandelt werden. Vgl. *Tennstedt*, Sozialgeschichte der Sozialversicherung, S. 398 f.

569 StAHH 352 – 10 Gesundheitsverwaltung, Personalakten Nr. 364, Dr. med. Walter Cimbal.

570 Max Levy-Suhl, Wladimir Eliasberg, Walter Cimbal und Arthur Kronfeld stammten aus Familien jüdischer Konfession. Kronfeld konvertierte 1929 zum protestantischen Glauben, auch Walter Cimbal trat zum Protestantismus, später zum Katholizismus über. Zu den Berufsperspektiven von Juden im Deutschen Kaiserreich vor und nach 1918 vgl. *Kaplan*, S. 293, S. 296.

promovierte 1924 an der Ludwig-Maximilians-Universität München. Nach seinem dreijährigen Einsatz an der Westfront arbeitete er ab 1919 unter dem psychotherapeutisch orientierten Arzt Max Isserlin auf der Station für Hirnverletzte am Krankenhaus rechts der Isar in München, bevor er eine eigene Praxis eröffnete.[571] Während seiner Tätigkeit als niedergelassener Arzt schrieb Eliasberg, der zu den Gründungsvätern der AÄGP gehörte, grundlegende theoretische Reflexionen zur Psychotherapie, Psychologie und Psychiatrie. Auch nach seiner Emigration 1933 führte er seine wissenschaftliche Karriere in den USA äußerst erfolgreich fort. Der Berliner Psychiater Arthur Kronfeld, der sich so heftig gegen eine auf das Labor reduzierte Psychiatrie wehrte, war ebenso bestens mit dem klinischen Alltag und psychologischer wie psychiatrischer Forschung vertraut. 1919 gab er seine Tätigkeit an der Berliner »Städtischen Irrenanstalt« Berlin-Dalldorf und Herzberge auf, wechselte zu Magnus Hirschfeld an dessen Institut für Sexualwissenschaft in Berlin und leitete dort die »Abteilung für seelische Sexualleiden«. Er habilitierte sich 1927 bei Karl Bonhoeffer an der Berliner Charité über den Einfluss der Psychologie in der Psychiatrie und wurde dort 1931 zum außerordentlichen Professor ernannt. Seit 1926 praktizierte er – wie seine Kollegen Eliasberg und Levy-Suhl – außerdem in einer eigenen Praxis als Nervenarzt in Berlin.[572]

Wie aus den Biographien der Ärzte, die in der »Neurosenfrage« eine psychotherapeutische Herangehensweise vertraten, hervorgeht, waren sie durch ihre fachliche Ausbildung auch mit der klinischen Psychiatrie vertraut. Ihre Kritik an der psychiatrisch »herrschenden« Lehre rührte demnach nicht etwa aus einer Unkenntnis naturwissenschaftlich ausgerichteter Forschung. Vielmehr entwickelten sie auf der Grundlage dieser klinischen Erfahrungen ihre eigene Position zur »Neurosenfrage«. Wie auch das Beispiel des Münchener Arztes Max Isserlin (1879 – 1941)[573] zeigt, schlossen sich klinische Tätigkeit und die Betonung der Relevanz psychotherapeutische Methodik nicht zwangsläufig aus. Max Isserlin hatte in Heidelberg bei dem bekannten Kriegspsychiater Robert Gaupp sowie bei Emil Kraepelin, der dort bis zu seinem Wechsel nach München lehrte, studiert und im »psychologischen Laboratorium« der Universität Heidelberg geforscht.[574] Während des Krieges

571 UAM O – N – Prom, Schreiben des Dekans der Philosophischen Fakultät der Ludwig-Maximilians-Universität München am 31. Mai 1924 an die Professoren Becker, Geyer und die anderen Mitglieder der engeren Fakultät betreffs Promotionsgesuch des Wladimir Eliasberg; Schreiben Prof. Oswald Bumke an den Dekan der Philosophischen Fakultät betreffs des Rigorosums des Wladimir Eliasberg o. D. [das Rigorosum fand am 26. Juni 1924 statt]. Der Kriegseinsatz Eliasbergs geht aus seinem undatierten handschriftlichen Lebenslauf in der Promotionsakte hervor.

572 *Kittel*, S. 8 – 10.

573 Max Isserlin stammte aus einer jüdischen Kaufmannsfamilie und promovierte 1903 in Königsberg/Ostpreußen. Eine wissenschaftliche Würdigung seines Gesamtwerkes steht noch aus. Knappe biographische Angaben finden sich bei *Appel* sowie im Anhang seiner Dissertation (*Isserlin*, Über Temperatur und Wärmeproduktion, S. 32).

574 UAM, E II Nr. 1852, Personalakte Max Isserlin, Schreiben des Max Isserlin, wissenschaftlicher

leitete Isserlin, der seit 1906 Oberarzt der Reserve war, das Hirnverletztenla-
zarett in München und war später Chefarzt der Heckscher Nervenheil- und
Forschungsanstalt in München.[575] Er hatte ebenso wie der gleichaltrige Karl
Weiler[576] als Assistent unter Kraepelin vor dem Ersten Weltkrieg an der
Psychiatrischen Klinik in München gearbeitet. 1910 habilitierte er sich über
ein hirnphysiologisches Thema. In seinem Habilitationsgutachten äußerte
sich Kraepelin – wenn auch verhalten – positiv zu der experimentellen Untersuchungsmethode Isserlins. Er wurde 1915 zum außerordentlichen Professor für Psychiatrie an der Universität München berufen. 1926 verfasste
Isserlin schließlich ein Lehrbuch zur Psychotherapie, das auf seinen mehr-
jährigen klinischen Beobachtungen aufbaute.[577] Der Lebenslauf Max Isserlins
zeigt, dass sich auch aus der klinischen Perspektive heraus die Überzeugung
entwickeln konnte, dass psychotherapeutische Methoden von essenziellem
Wert für die Psychiatrie waren. Klinisch arbeitende Ärzte wie Isserlin versuchten, die Psychotherapie in ihre Tätigkeit zu integrieren und zu einem
Schwerpunkt innerhalb der psychiatrischen Therapie zu machen.[578]

Eine Sonderrolle unter den Kritikern der »herrschenden« Lehre nahm der
Internist und Neurologe Viktor von Weizsäcker (1886–1974) ein, der als
Begründer der medizinischen Anthropologie gilt.[579] Im Gegensatz zu den
politisch links aktiven, jüdischen Ärzten, die nicht zum inneren Zirkel der
klinisch forschenden *scientific community* gehörten, hatte von Weizsäcker mit
der Leitung der Neurologischen Abteilung an der Heidelberger Universitätsklinik eine renommierte Position inne. Seit 1928 unterhielt er dort eine spezielle »Neurotikerabteilung«.[580] Während des Ersten Weltkrieges, den er selbst
auch an der Westfront miterlebte, habilitierte er sich 1917 an der Heidelberger
Klinik bei Ludolf von Krehl (1861–1937).[581] Dieser hatte bereits etwa zwanzig

Assistent an der Psychiatrischen Klinik an die medizinische Fakultät der Ludwig-Maximilians-
Universität München am 6. Dezember 1909.

575 Ebd., Personalakte Dr. Max Isserlin. Isserlin wurde 1933 aus rassischen Gründen aus dem
bayerischen Staatsdienst entlassen. Vgl. außerdem Kap. II. 3.2.

576 Der Psychiater Karl Weiler verteidigte vehement die politische Umsetzung der »herrschenden«
psychiatrischen Lehre in der Versorgungspraxis. Er selbst leitete ab Mitte der 1920er Jahre den
ärztlichen Bereich des Münchener Hauptversorgungsamtes. Vgl. Kap. I. 3.1.

577 *Isserlin*, Psychotherapie.

578 *Weizsäcker*, Geleitwort, S. 2.

579 *Schipperges*, S. 258 f. Auch Viktor von Weizsäcker wurde in seinem medizinischen Denken von
seinen ärztlichen Erfahrungen während des Ersten Weltkrieges stark geprägt. Vgl. *Benzenhöfer*, Viktor von Weizsäcker, S. 71.

580 *Rimpau*, Viktor von Weizsäcker. S. 116.

581 Das wissenschaftliche Werk Viktor von Weizsäckers findet besonders seit den 1980er Jahren
starkes Interesse innerhalb der Medizinhistoriografie. Vgl. *Benzenhöfer*, Der Arztphilosoph
Viktor von Weizsäcker. Eine Edition des wissenschaftlichen Nachlasses Weizsäckers wurde im
Rahmen eines Forschungsprojektes am Medizinhistorischen Institut der Universität Bonn
2005 abgeschlossen. Einen entscheidenden Anstoß zur intensiven Beschäftigung mit der
Person Weizsäckers brachte die Frage nach dessen Involvierung in die nationalsozialistischen
»Euthanasie«-Aktionen. Vgl. *Roth*.

Jahre vor der Institutionalisierung der Psychotherapie einen Paradigmenwechsel im ärztlichen Selbstverständnis gefordert. Krehl – der Begründer der so genannten »Heidelberger Schule« – hatte die rein naturwissenschaftlich ausgerichtete Diagnostik kritisiert und den damit einhergehenden Verlust des ärztlichen Vertrauens beklagt.[582] Er nahm in vielfacher Weise vorweg, was während der Weimarer Republik so vehement von psychotherapeutischer Seite gefordert wurde. Krehls Bemühungen um eine »ganzheitliche« Betrachtung des kranken Menschen in der Medizin unter Berücksichtigung organischer wie rein seelischer Krankheitsursachen führte Viktor von Weizsäcker in seiner Arbeit fort.[583] Er engagierte sich persönlich bei der Institutionalisierung der AÄGP und formulierte in den späten 1920er Jahren ein neues Neurosenkonzept, welches dem grundsätzlichen psychotherapeutischen Ansatz entsprach, den Patienten als Leidenden in den Mittelpunkt zu stellen. Mit seinen Publikationen zur »Renten«- bzw. »Rechtsneurose« stieß er eine grundsätzliche, medizinische Neubewertung neurotischer Zustände an. Auch wenn von Weizsäcker nicht zu dem engeren Kreis der außeruniversitären »Gegner« der »herrschenden« Lehre zählte, gehörte er doch zu dem Netzwerk der psychotherapeutischen Bewegung, für die er sich aktiv engagierte. Inhaltlich vertrat er – ebenso wie Kronfeld, Levy-Suhl oder Eliasberg – eine konträre wissenschaftliche Herangehensweise an das Problem »hysterischer« oder »neurotischer« Störungen. Durch seine Verankerung innerhalb der klinischen Universitätsmedizin unterstützte von Weizsäcker so sicherlich das Ziel der außeruniversitären Kollegen, die »Neurosenfrage« medizinisch neu zu konzeptionalisieren.

Trotz der Querverbindungen zum etablierten, universitären Bereich, wie sie durch Mediziner wie Viktor von Weizsäcker oder Ernst Kretschmer bestanden, nahmen Arthur Kronfeld, Wladimir Eliasberg oder Max Levy-Suhl im versorgungspolitischen Kontext lediglich eine Außenseiterposition ein. Zwar wurden sie seit Mitte der 1920er Jahre fester Bestandteil des wissenschaftlichen Diskurses um die Entschädigungswürdigkeit ehemaliger »Kriegsneurotiker«, machtpolitisch blieb ihre Relevanz jedoch im Gegensatz zu prominenten Politikberatern wie Karl Bonhoeffer und Ewald Stier eher marginal. Als einziger Vertreter der psychotherapeutisch orientierten Ärzte wurde Arthur Kronfeld im Reichsarbeitsministerium als Referent gehört.[584] Der am Reichsversicherungsamt tätige Jurist Ernst Knoll fasste wohl die Meinung vieler Beamter innerhalb der Versorgungsbürokratie zusammen, als er in einem Aufsatz zur »Unfallneurose« Ende der 1920er Jahre schrieb: »Ich kann nicht sagen, daß diese Außenseiter mit ihren Ausführungen überzeugend wirkten gegenüber der jetzt herrschenden Lehre [...].«[585]

---

582 *Eckart*, Und »über allem waltet die Persönlichkeit des Arztes«.
583 *Schipperges*, S. 252 f.
584 *Kronfeld*, Bemerkungen zur Struktur der Unfallneurose
585 *Knoll*, Grundsätzliche Rechtsfragen, S. 52.

Zwar fanden im Reichsarbeitsministerium auch die Schriften von Eliasberg und Levy-Suhl grundsätzlich Beachtung,[586] doch lässt sich eine konkrete Rezeption innerhalb des Formulierungsprozesses versorgungsrechtlicher Richtlinien nicht nachweisen. Der Einfluss der psychotherapeutischen Auffassung in der »Neurosenfrage« auf die Versorgungspolitik ist vielmehr in der alltäglichen Begutachtungspraxis innerhalb des Versorgungsverfahrens zu finden. Denn in vielerlei Hinsicht waren die näher an den Bedürfnissen der ärztlichen Praxis stehenden Postulate der psychotherapeutischen »Gegner« der »herrschenden« Lehre und die sich hieraus ergebenden Folgerungen für die Bewertung des Krankheitswertes psychischer Versehrtheit von höherer Praktikabiltät als die rigide ätiologische Theorie der psychiatrischen Elite. Dies drückte sich in der häufigen ärztlichen Anerkennung kriegsbedingter psychischer Leiden aus.

Das Verhältnis zwischen Psychotherapie und medizinischer Klinik bewegte sich in einem stetigen Spannungsverhältnis zwischen gegenseitiger Ablehnung und Annäherung. Der oftmals mangelnden Anerkennung durch die Universitätspsychiatrie entsprach die häufige scharfe Abgrenzung der Psychotherapeuten gegenüber der klinischen Psychiatrie. Die sich organisierenden Psychotherapeuten verstanden sich als progressive Bewegung und Alternative zu den »überalterten« Verbänden der Psychiatrie und Neurologie.[587] Ihre inhaltliche Kritik und therapeutische Neuorientierung war eine Absage an die streng naturwissenschaftlich ausgerichtete Forschung in der klinischen Psychiatrie. Die Wissenschaft der Kliniker stünde seit mehreren Jahrzehnten still und habe dazu geführt, dass die Situation der Psychiatrie in Deutschland durch die Universitätslehre »trostlos« geworden sei, schrieb der Hamburger Arzt Walter Cimbal im Vorfeld der Gründung der AÄGP 1925.[588] Die Nachdrücklichkeit und das Selbstbewusstsein, die in den Aussagen der »Gegner« der »herrschenden« Lehre zum Ausdruck kommen, spiegeln den aktiven politischen Hintergrund der Psychotherapeuten und die Stärkung ihrer Position durch die erfolgreiche Revolution 1918 wider, an der sie zum Teil aktiv teilnahmen. In einem Brief an Wladimir Eliasberg in München bezeichnete Walter Cimbal die Gründung einer psychotherapeutischen Gesellschaft als geradezu notwendig für eine »Revolution gegen die Prätentionen der Universitätskreise«.[589] Psychotherapeutisch ausgerichtete Psychiater und Neurologen führten einen mitunter politisch ideologisierten Kampf gegen die als realitätsfern und arrogant empfundene klinische Psychiatrie, als deren Inbegriff sie die dominierende Lehrmeinung Bonhoeffers, Stiers und Reichardts in

---

586 Im Bestand des Reichsversicherungsamtes finden sich neben den Publikationen der Vertreter der »herrschenden« Lehre auch die Schriften von Max Levy-Suhl und Wladimier G. Eliasberg. Vgl. BArch R 89/15513–15115.

587 *Lockot*, S. 54.

588 Brief von Walter Cimbal an Wladimir G. Eliasberg am 17. Oktober 1925, abgedruckt in *Zeller*, S. 325 f.

589 Brief von Walter Cimbal an Wladimir G. Eliasberg am 30. Juli 1927, abgedruckt in *Zeller*, S. 324.

der »Neurosenfrage« verstanden. Sie sahen den Neurosendiskurs als Kristallisationspunkt, »in dem sich die gesamte Problematik der Gegenwartsmedizin widerspiegel[e]«.[590]

Die grundsätzliche psychotherapeutische Kritik an der forschenden Universitätspsychiatrie manifestierte sich folglich auch in der Auseinandersetzung um die medizinische Beurteilung der »Unfall«- und »Rentenneurose«. Nicht weniger kritisch wurden ihre eigenen wissenschaftlichen Erkenntnisse seitens der Universitätspsychiatrie aufgenommen. Einen 1929 herausgebrachten Sammelband, der die psychotherapeutischen Positionen zur »Neurosenfrage« zusammenfasste, bezeichnete ein Rezensent in der Deutschen Zeitschrift für Nervenheilkunde als »Konglomerat absurder Darbietungen«.[591]

Trotz der gegenseitigen Strategie kontinuierlicher Abgrenzung existierten personelle Verbindungen und inhaltliche Schnittmengen zwischen psychiatrischer Klinik und Psychotherapie. Universitätspsychiatrie und Psychotherapie dürften hier – trotz aller Differenzen – nicht notwendigerweise als monolithische Lager betrachtet werden. So spiegeln bereits die wissenschaftlichen Biographien der »Psychotherapeuten« die deutlichen Berührungspunkte zwischen Klinik und psychotherapeutischer Herangehensweise wider. Neben etablierten Klinikern wie Isserlin oder von Weizsäcker setzten sich auch andere Professoren der Psychiatrie für die psychotherapeutische Bewegung ein. Zu den Mitgliedern des so genannten Einladenden Komitees zum ersten psychotherapeutischen Kongress 1926 gehörte beispielsweise auch der bekannte Weltkriegspsychiater Robert Gaupp, Direktor der Nervenklinik Tübingen, außerdem der Direktor der Universitätsnervenklinik Marburg, Ernst Kretschmer, der bis 1933 Vorsitzender der AÄGP war.[592] Dass die Leitideen einer professionellen Psychotherapie langfristig Eingang in den klinischen Alltag fanden, geht sicherlich zum großen Teil auf diese in der *scientific community* fest integrierten Mediziner zurück.

Die prinzipielle inhaltliche Abgrenzung der psychotherapeutischen Bewegung von der klinischen Psychiatrie muss hinsichtlich ihres Erkenntniszieles gesehen werden: Während vornehmlich die Suche nach den Krankheitsursachen die klinische Forschung bestimmte – und darüber den Patienten zu einem Objekt werden ließ –, arbeiteten Ärzte innerhalb der Psychotherapie unter starker Betonung der medizinischen Psychologie an Verfahren zur Therapie psychisch kranker Menschen, die im Mittelpunkt des psychotherapeutischen Interesses stand. Grundsätzlich negierten Psychotherapeuten jedoch die Erfolge der klinischen Psychiatrie nicht. Kronfeld

---

590 *Riese*, Die Unfallneurose als Problem, S. 259.

591 *Klieneberger*, S. 170; außerdem dessen gleich lautende Bemerkung zum Sammelband Walther Rieses in der Sitzung des Königsberger Vereins für wissenschaftliche Heilkunde am 27. Januar 1930, in: Medizinische Klinik 26 (1930), S. 568.

592 *Zeller*, S. 277 f.

betonte, dass die Psychotherapie auf den Ergebnissen der klinischen Forschung aufbaue. Gleichzeitig fügte er jedoch einschränkend hinzu:

Aber wir setzen die Klinik eben lediglich für die erste Materialsichtung voraus; weder lassen wir uns von ihr in unserer Analyse gewaltsam beeinflussen, noch verbiegen wir ihre Grundsätze und Ergebnisse durch eine unangemessene theoretische Bevormundung.[593]

Kronfeld formulierte hier ein Hauptanliegen der Psychotherapie, nämlich als undogmatische medizinische Betrachtungsweise und damit als besonders individuell zu handhabende Behandlungsmethode zu gelten – ohne an wissenschaftlichem Anspruch zu verlieren. Die Psychotherapie sollte damit – in den Worten Robert Sommers, der die »offene Fürsorge« in der Psychiatrie während der Weimarer Republik maßgeblich mitgestaltete – eine »erweiterte Psychiatrie« darstellen, die gerade für den Bereich der psychisch-nervösen Störungen ärztlicherseits vielfach eingefordert wurde.[594]

Die scharfe Kritik der psychotherapeutisch ausgerichteten Ärzte an der psychiatrischen Klinik bezog sich primär auf die vermeintliche »Objektivität«, die Wissenschaftler wie Karl Bonhoeffer aus ihrer angeblich wertfreien naturwissenschaftlichen Methodik ableiteten. Arthur Kronfeld umschrieb den »objektiven« Nimbus, mit dem sich die Universitätspsychiater umgaben, als das »Mäntelchen des allein echten wissenschaftlichen Fortschritts«.[595] Er kritisierte in ähnlicher Art und Weise auch die Ikone der klinischen Psychiatrie, Emil Kraepelin, dessen »Scheinobjektivität« lediglich »kritiklose Sammelei und dogmatische Schubfacheinteilung« hervorgebracht habe.[596] Dass einer empirisch-naturwissenschaftlichen Forschungsmethodik prinzipiell nur verlässliche »objektive« Ergebnisse entsprangen, hielten psychotherapeutisch orientierte Mediziner für unglaubhaft. In einem Beitrag in der Deutschen Zeitschrift für Nervenheilkunde von 1926 war diesbezüglich zu lesen: »Wertbestimmung ist auch bei scheinbar rein naturwissenschaftlich-biologischen Ausgangspunkten schon vorhanden.«[597] Der Psychiater Kurt Weinmann formulierte hier einen Hauptkritikpunkt an der zeitgenössischen Medizin, nämlich die Überschätzung der Naturwissenschaften bei der Erforschung seelischer Vorgänge.[598] Für die Psychotherapie, die den psychisch

---

593 *Kronfeld*, Perspektiven der Seelenheilkunde, S. VI.
594 *Sommer*, S. 6. Der Autor sieht die Ziele der Psychotherapeuten in einer historischen Linie mit den Bemühungen der psychischen Hygiene und offenen Fürsorge, die der Erlangener Arzt Gustav Kolb begründete. Die Idee der psychischen Hygiene und Schonung der Nervenkraft drückte sich vor allem aus in der Einrichtung öffentlicher Schlaf- und Ruhehallen, aber auch in der Förderung von Bädern und Sportzentren im Sinne einer Gesundheitserhaltung der psycho-physischen Einheit. Vgl. *Sommer*.
595 *Kronfeld*, Bemerkungen zur Struktur, S. 13.
596 *Ders.*, Das Wesen der psychiatrischen Erkenntnis, S. 8 f.
597 *Weinmann*, S. 256.
598 *Müller*, Die Stellung der Medizin, S. 9 f.; in diesem Sinne auch *Brennecke*, S. 223–236.

kranken Menschen in den Mittelpunkt ihrer ärztlichen Aufgabe stellte und ihn in seiner Gesamtpersönlichkeit wahrnehmen wollte,[599] erwies sich die in der Klinik gebräuchliche, naturwissenschaftlich determinierte Methodik als nicht ausreichend.[600] Stattdessen sollte mittels individualpsychologischer und psychoanalytischer Methoden die Abnormität seelischer Zustände entschlüsselt werden.[601]

Der Leiter einer psychiatrischen Anstalt bei Berlin konstatierte Mitte der 1920er Jahre, die medizinische Wissenschaft spalte sich in der Entschädigungsfrage bei psychischen Folgeschäden in zwei Lager:

> Die einen nehmen echte Erkrankung und damit Geschäfts- und Verhandlungsunfähigkeit, Entschädigungsberechtigung, Unzurechnungsfähigkeit an; das andere Lager stellt den Willen zum Kranksein, die Flucht in die Krankheitsdarstellung, Begehrungsvorstellungen, Defekt des Gesundheitsgewissens in den Vordergrund, macht demnach die Betreffenden für ihre Handlungen verantwortlich bzw. hält ihren Zustand für nicht entschädigungsberechtigt.[602]

Die kategorische Unterscheidung, die der Psychiater Emil Bratz hier zwischen Psychotherapeuten und den Vertretern der »herrschenden« Lehre traf, gibt sicherlich die Grundtendenzen dieser verschiedenen wissenschaftlichen »Lager« wider. Auch benennt sie die divergierenden Schlüsse, die sich aus der jeweiligen psychiatrischen Betrachtungsweise für die Beurteilung der forensischen Frage ergaben. Sie lässt jedoch die inhaltlichen Schnittmengen zwischen der »herrschenden« Lehre als Ausdruck klinischer Forschung und dem psychotherapeutischen Ansatz außer Acht. Ebenso wie der Vertreter der psychotherapeutischen Herangehensweise rezipierten auch Bonhoeffer, Stier und Reichardt in ihren Arbeiten zur »Kriegs«- »Unfall«- und »Rentenneurose« den psychoanalytischen Neurosenbegriff[603] und das medizinisch-psychologische Erklärungsmodell Kretschmers, der sich persönlich für die wissenschaftliche Anerkennung und institutionelle Etablierung der Psychotherapie engagierte.[604] Auch an dem Postulat, dass es sich bei der psychisch abnormen Reaktion um einen rein psychogenen Vorgang handele, bestand für psychotherapeutisch orientierte Ärzte kein Zweifel. Arthur Kronfeld definierte

---

599 *Levy-Suhl*, Die Funktion des Gewissens, S. 4.

600 *Kronfeld*, Perspektiven der Seelenheilkunde, S. 61.

601 *Weinmann*, S. 263; *Eliasberg*, Therapie der Unfallneurosen, S. 246, S. 251. Hieraus ergab sich die Forderung, die medizinische Psychologie stärker innerhalb des Medizinstudiums zu verankern.

602 *Bratz*, Die Begutachtung psychogener Zustände, S. 171.

603 Zur fehlerhaften Rezeption des Neurosenbegriffs nach Freud durch die psychiatrische Elite aus psychotherapeutischer Sicht vgl. *Landauer*, S. 65 f.

604 *Kronfeld*, Bemerkungen zur Struktur der sogenannten Unfallneurosen, S. 19; *Kretschmer*, Psychotherapie, S. 323 f. Nach Kretschmer reflektierten Neurosen »tief in der Persönlichkeit verwurzelte [...] Triebkonflikte«. Bei der tiefenpsychologischen Erklärung des »Erlebnisses« für die Ausbildung von Neurosen rekurrierte auch Cimbal auf Kretschmer (neben Sigmund Freud und Alfred Adler). Vgl. *Cimbal*, Die Neurosen des Lebenskampfes.

ebenso wie die Vertreter der »herrschenden« Lehre die neurotische Reaktion als »Flucht« aus einer psychischen Konfliktsituation und ging davon aus, dass die nervösen Symptome bei »robusten Naturen« rasch abklingen würden.[605] Die Mehrheit der die Psychotherapie vertretenden Ärzte ging – wie Arthur Kronfeld – von der »Flucht in die Krankheit« als Grundmotiv neurotischer Störungen aus. In Analogie zu Sigmund Freud kam demnach auch innerhalb des psychotherapeutischen Erklärungsmodells dem »Krankheitsgewinn« eine zentrale Stellung zu.[606] Ebenso wie die Vertreter der »herrschenden« Lehre nannte Max Levy-Suhl die »Begehrungsvorstellungen« den *spiritus rector* der subjektiven Beschwerden und körperlichen Funktionsstörungen bei »Neurotikern«.[607] Hinsichtlich des grundlegenden psychologischen Erklärungsmodells für die Genese »hysterischer« oder »neurotischer« Reaktionen herrschte unter Vertretern und »Gegnern« demnach weitgehend Einigkeit. Dennoch kam es im Detail zu äußerst unterschiedlichen klinisch-psychiatrischen und psychotherapeutischen Interpretationen der Ursächlichkeit dieser psychischen Störungen.

4.2 Die Neurosen als »sozialpathologisches Phänomen«[608]

Die »Gegner« der »herrschenden« Lehre schlossen nicht aus, dass neurotische Reaktionen durch unbewusste »Wünsche« motiviert waren. Jedoch wehrten sie sich gegen die Annahme, dass »Begehrungsvorstellungen« prinzipiell vorausgesetzt werden konnten.[609] Psychotherapeuten kritisierten heftig die unter Klinikern weit verbreitete Annahme, ehemalige Soldaten würden psychophysische Symptome absichtlich produzieren, um dadurch einen finanziellen Vorteil zu erzielen. Weder der Entzug noch die Gewährung einer Rente hatten – entgegen der Auffassung der psychiatrischen Elite – nach Ansicht ihrer »Gegner« entscheidenden Einfluss auf den Verlauf neurotischer Störungen.[610] In dem ärztlicherseits häufig geforderten »therapeutischen« Rentenentzug sah der Berliner Arzt Max Levy-Suhl ausschließlich den unverhohlenen Zynismus bürgerlicher Universitätspsychiater reflektiert. 1927 schrieb er demgemäß in der Verbandszeitschrift der Sozialistischen Ärzte:

---

605 *Kronfeld*, Psychotherapie, S. 85, S. 86 f.; *Levy-Suhl*, Die Bedeutung des Krankheitsgewinns, S. 121; zu den psychischen und somatischen Symptomen als »Zweckgebilden« vgl. *Levy-Suhl*, Die seelischen Heilmethoden, S. 4 f., S. 12, S. 109 f. Levy-Suhl bezeichnete die neurotischen Symptome auch als »Folgen eines Gewissenskonfliktes« bzw. als »psychopathologischen Ausdruck einer Gewissensberuhigung«. *Ders.*, Die Funktion des Gewissens, S. 4.

606 *Sperling*, S. 97.

607 *Levy-Suhl*, Der Ausrottungskampf gegen die Rentenneurosen, S. 1727.

608 *Weizsäcker*, Soziale Krankheit, S. 48.

609 *Isserlin*, Psychotherapie, S. 188 f.

610 *Eliasberg*, Zur Begutachtung der Unfallneurotiker, S. 231; *Landauer*, S. 82; *Levy-Suhl*, Zur Frage des Schicksals der Unfallneurotiker nach Erledigung ihrer Ansprüche.

»Paradox ist aber, von der ›Heilung‹ einer Krankheit sprechen zu wollen, die nur darin besteht, daß man dem Kranken die Mittel raubt, die ihn noch zum Leben befähigen.«[611] Zwar räumten psychotherapeutisch orientierte Mediziner ein, dass die Aussicht auf Rente unter Umständen eine »Lockprämie«[612] darstellen konnte, sie konstatierten jedoch auch, dass der ökonomische »Krankheitsgewinn« nicht zwingend die eigentliche, tiefer liegende Motivation »neurotischer« Reaktionen darstellen müsse. Sie wandten sich außerdem entschieden gegen die damit verbundene moralische Abwertung der betroffenen Personen.[613]

Von Weizsäcker, der wie viele Psychotherapeuten die Neurosen als »Volksseuche« bezeichnete, sprach sich gegen das Konzept einer »Tendenzneurose« aus.[614] Das eigentliche Motiv für die neurotische Reaktion erkannte er in dem »Recht-haben-Wollen« derjenigen Person, die eine Rente beantragte.[615] Als entscheidende ätiologische Faktoren dieser »Rechtsneurose«[616] definierte von Weizsäcker – wie auch die übrigen »Gegner« der »herrschenden« Lehre – die sozioökonomischen Umstände des beruflichen und privaten Alltags der Betroffenen:

Vielmehr kommt heute dem sozialen Abstieg, der objektiven ökonomischen Not und der seelischen und geistigen Umbildungskrise des Arbeiterstandes das entscheidende Gewicht zu.[617]

Auch Eliasberg, der die These von den »Begehrungsvorstellungen« als zu »simpel« kritisierte, machte die Existenzbedrohung der Arbeiterschaft dafür verantwortlich, dass aus ihrem Kreis »Sozialneurotiker« hervorgingen.[618] Die persönliche Motivation für die »Flucht« in die Krankheit, so Levy-Suhl, liege in dem »Gefühl, jetzt aus der Masse irgendwie herausgehoben zu sein, einen, gleichviel welchen, neuen Lebensinhalt, größere geistige Bewegung und Beziehungen, erhalten zu haben«.[619] Diesen Wunsch der betroffenen Personen erklärte er mit den »Versagungen und Enttäuschungen« des »Proletariats«, die

611 *Levy-Suhl*, Über Unfall- und Kriegsneurosen, S. 39.
612 *Ders.*, Der Ausrottungskampf, S. 1728.
613 *Kronfeld*, Bemerkungen zur Struktur, S. 12 f.; *Döllner*, S. 307 f.; *Levy-Suhl*, Ausrottungskampf, S. 1727; vgl. dagegen *Weiler*, Zur Behandlungsfrage, S. 224. Karl Weiler wehrte sich hierin gegen den Vorwurf, der von der psychiatrisch »herrschenden« Lehre geforderte Rentenentzug »entwürdige« ehemalige Kriegsteilnehmer.
614 *Weizsäcker*, Soziale Krankheit, S. 31.
615 Ebd., S. 44.
616 Vgl. *Weizsäcker*, Über Rechtsneurosen (1929).
617 *Ders.*, Über Rechtsneurosen (1930), S. 645.
618 *Eliasberg*, Rechtspflege und Psychologie, S. 27; *Weizsäcker*, Soziale Krankheit, S. 18. Von Weizsäcker stellte fest, dass die gegen Unfall und Krankheit versicherten Personen aus der Unter- und Mittelschicht stammten.
619 *Levy-Suhl*, Der Ausrottungskampf, S. 1729; sinngemäß auch *ders.*, Die Bedeutung des Krankheitsgewinns, S. 130.

aus dem kapitalistischen System resultierten.[620] Diese Aussage Levy-Suhls macht deutlich, dass die politische Überzeugung analog zu den Ausführungen der bürgerlichen psychiatrischen Elite die wissenschaftliche Theoriebildung im Sinne »vorempirischer« Entscheidungen wesentlich beeinflusste.[621]

Im Gegensatz zu dem psychiatrisch-klinischen Fokus auf die genetische Konstitution richteten die Psychotherapeuten ihren Blick auf die äußeren, sozialen Umstände, die Krankheiten bedingen konnten. Neurosen stellten sich demnach für die »Gegner« der »herrschenden« Lehre als Konflikte dar, die sich auf einen gestörten sozialen Bezug zwischen Umwelt und Individuum gründeten. Dementsprechend verstand von Weizsäcker die »Rechtsneurose« auch als »soziale Krankheit«, bei welcher der Patient an den psychologischen, wirtschaftlichen, sozialen Folgen seiner »Insuffizienz« leide.[622] Im Gegensatz zu den politisch links agierenden Psychiatern schloss er jedoch nicht aus, dass die materiellen Vorteile aus der Sozialversicherung den Anlass zur Ausbildung neurotischer Symptome bilden konnten.[623] Dennoch leitete er hieraus keine moralische Aburteilung des Patienten ab. Denn in dieser »Sozialneurose« – so von Weizsäcker – drücke sich nicht nur das Verhalten eines Individuums, sondern immer auch das einer gesamten Gesellschaft aus.[624]

Das Phänomen der »Renten«- und »Unfallneurose« wurde in der gesamten *scientific community* – also bei Vertretern wie »Gegnern« der »herrschenden« Lehre – nicht nur als medizinisches, sondern auch als sozialpolitisches Problem wahrgenommen. Viktor von Weizsäcker nannte die »Rechtsneurosen« beispielsweise die wohl »öffentlich und politisch wirksamsten« pathologischen Zustände.[625] Der Psychiater Karl Weiler gehörte, wie die Mehrheit der Anhänger der »herrschenden« Lehre, zu den heftigsten Kritikern des Sozialstaates und formulierte dies äußerst polemisch im Zusammenhang mit der »Neurotikerfrage«. Er definierte »neurotische« Reaktionen als Ausdruck einer psychopathologischen »Ausnutzungsbereitschaft« der sozialen Sicherungssysteme. Dementsprechend waren diese vermeintlich unberechtigten Leistungsempfänger dafür verantwortlich, dass der Sozialstaat finanziell überlastet war.[626] Die psychotherapeutisch orientierten Ärzte drehten dieses Ursache-Wirkungs-Schema um: Die schlechten wirtschaftlichen Verhältnisse während der Krisenjahre der Republik seien nicht das Ergebnis, sondern vielmehr die Ursache neurotischer Störungen. Während konservative Psychiater den sozialpolitischen Schaden durch unrechtmäßige Rentenerschleichung kalkulierten, sahen die politisch links stehenden Ärzte das eigentliche Problem in der kapitalistischen Wirtschaftsordnung, die sich in den gesell-

---

620 *Ders.*, Über Unfall- und Kriegsneurosen, S. 24.
621 Vgl. *Roelcke*, Laborwissenschaft und Psychiatrie, S. 95, S. 111.
622 *Weizsäcker*, Soziale Krankheit, S. 2.
623 *Rimpau*, S. 116.
624 *Weizsäcker*, Soziale Krankheit, S. 38.
625 *Ders.*, Rechtsneurosen (1929), S. 581.
626 *Weiler*, »Renten-neurose«, S. 1841. Vgl. außerdem die Ausführungen in Kap. I. 3.2.

schaftlichen Verhältnissen manifestierte. Den konträren wissenschaftlichen wie politischen Positionen Rechnung tragend, charakterisierte der Medizinhistoriker Georg Honigmann die Debatte um die Entschädigungswürdigkeit »neurotischer« Störungen Ende der 1920er Jahre als Ausdruck der »ersten großen politischen und geistigen Kämpfe zwischen Bourgeoisie und Sozialismus«.[627]

Der Münchener Nervenarzt Wladimir Eliasberg beschrieb die »Unfallneurose« als »Klassenkampf des nicht klassenbewussten Arbeiters«.[628] Wie von Weizsäcker sah auch er in den »Unfall«- bzw. »Rentenneurosen« »soziale Krankheiten«, die durch die soziale Struktur der abhängigen Arbeit in einer arbeitsteiligen Gesellschaft gefördert würden.[629] In seiner »Arbeitspathologie« stellte Eliasberg die »Abnormisierung« der Individualität als wesentliches Resultat des modernen Arbeitsprozesses dar.[630] Auch Kronfeld betonte, dass die Neurosen nicht aus der psychopathologischen Anlage der Betroffenen resultierten, sondern den wirtschaftlichen und sozialen Gegebenheiten entsprangen.[631] Besonders in »ökonomisch gespannten Zeitläufen« führten die »staatliche soziale Ordnung und ihre Machtansprüche« vermehrt zu abnormen seelischen Reaktionen«.[632] Die Gründe für die »Unfallneurosen« wurden demnach als dem gesellschaftlichen System immanent betrachtet und nicht ausschließlich einer psychopathologischen Erbanlage angelastet. Für den Frankfurter Arzt Walther Riese ergab sich daraus die – in der sozialhygienischen Tradition stehende – sozialpolitische Aufgabe, die Lebens- und Arbeitsbedingungen zu verbessern, um eine wirksame Prävention der »Unfallneurose« zu gewährleisten.[633] Im Gegensatz hierzu waren die Vertreter der »herrschenden« Lehre davon überzeugt, dass »hysterische« Reaktionen als Ausdruck mangelnden Willens zur Anpassung an schwierige Arbeits- und Lebensverhältnisse aufzufassen seien und demnach der Einzelne für sein psychisches Leiden selbst verantwortlich war.[634] Dementgegen argumentierte Arthur Kronfeld in seinem Lehrbuch zur Psychotherapie:

Mit welchem Recht kommen wir eigentlich dazu, diese Anpassungsschwierigkeiten an die sozialen Lebensbedingungen zum Kriterium des Unwertes und der Verbesserungswürdigkeit zu machen?[635]

---

627 Zitiert nach *Fischer-Homberger*, Die traumatische Neurose, S. 187.
628 Wladimir G. Eliasberg, zitiert nach *Rönz*, S. 23.
629 Vgl. *Eliasberg*, Ist die Unfallneurose ein rein medizinisches Problem?
630 Siehe *Eliasberg*, Grundriss einer allgemeinen Arbeitspathologie.
631 *Kronfeld*, Psychotherapie, S. 101.
632 *Ders.*, Perspektiven der Seelenheilkunde, S. 69.
633 *Riese*, Die Unfallneurose als Problem, S. 260.
634 Diese Haltung drückte sich vor allem in dem zeitgenössisch oft zitierten Slogan aus: »Es gibt kein Krüppeltum, wenn der eiserne Wille vorhanden ist, es zu überwinden.« Vgl. *Thomann*.
635 *Kronfeld*, Psychotherapie, S. 99.

Die Auffassung in der »herrschenden« Lehre, derartige »Anpassungsschwierigkeiten« seien eine Konsequenz psychopathologischer »Minderwertigkeit« und resultierten in »asozialem Verhalten«, hielt Kronfeld lediglich für das Spiegelbild des in Universitätskreisen verbreiteten »platten Bourgoisiestandpunkt[es]«: Man könne einen einzelnen Menschen nicht »restlos« und »unter allen Umständen« in die »Forderungen und Bedingungen« einer Gemeinwesens hineinpressen«, so Kronfeld weiter. Ferner sei dies nur »um den Preis des Verzichts auf die individuelle seelische Persönlichkeit jedes einzelnen« möglich und entspreche daher letztlich einer »große[n] schematische[n] Domestikation«.[636] Kronfeld interpretierte die klinische Universitätspsychiatrie also als Abbild einer autoritären Gesellschaftsordnung, die im Sinne ihrer bürgerlichen Vertreter Angehörige der Unterschichten zu disziplinieren suchte.

Das psychiatrische Diktum des materiellen »Krankheitsgewinns« als eigentliches Motiv neurotischer Störungen hatte man von psychotherapeutischer Seite in seiner Absolutheit deutlich zurückgewiesen. Die unteren Klassen seien nicht begehrlicher als die oberen, konstatierte Eliasberg.[637] Grundsätzlich sei es eine extreme Übertreibung, dass »neurotische« Erkrankungen die Sozialversicherung an den Rand ihrer ökonomischen Existenz brächten, bemerkte beispielsweise Levy-Suhl. Tatsächlich belaufe sich die Zahl von Unfallneurotikern nach statistischen Erhebungen auf weniger als 1 % der Gesamtzahl der Versicherten.[638] Der Frankfurter Nervenarzt Walther Riese nutzte dieses Detail, um die »Wissenschaftlichkeit« der »herrschenden« Lehre abermals in Frage zu stellen:

Der überraschend geringe Prozentsatz derjenigen sozialversicherten Unfallbetroffenen und Unfallrentenbeziehenden, die überhaupt in die Unfallneurose ausweichen, beweist, auf welch mangelhafter und naiver Sachkenntnis die »herrschende Lehre« ihre Schlußfolgerungen aufbaut.[639]

Die schroffe psychotherapeutische Zurückweisung der These von den finanziellen »Begehrungsvorstellungen« bezog sich jedoch nicht gleichermaßen auf alle Bevölkerungsschichten. Ärzte, die sich als »Gegner« der psychiatrisch »herrschenden« Lehre bezeichneten, versuchten zu belegen, dass die Angehörigen oberer Gesellschaftsschichten »begehrlicher« seien als die Arbeiterklasse. Levy-Suhl nahm hierfür als Beleg, dass die Fälle von psychischer Versehrtheit in der privaten Haftpflichtversicherung stetig im Steigen begriffen seien, weswegen die privaten Versicherungsgesellschaften eine entsprechende Schutzklausel eingeführt hätten. Für ihn war dies ein Ausdruck der »kapitalsüchtigen Einstellung« des Bürgertums.[640] Nach statistischen Er-

636 Ebd., S. 101.
637 *Eliasberg*, Rechtspflege und Psychologie, S. 27.
638 *Levy-Suhl*, Der Ausrottungskampf, S. 1727.
639 *Riese*, Die Unfallneurose als Problem, S. 260.
640 *Levy-Suhl*, Die Bedeutung des Krankheitsgewinns, S. 112 ff.

hebungen, die Levy-Suhl zusammentrug, waren Arbeiter um das Sechsfache nervlich stärker als Beamte und 76 Mal seelisch widerstandsfähiger als Privatversicherte, wenn es darum ging, »Unfallneurosen« zu entwickeln.[641]

Tatsächlich stellte – wie der Medizinhistoriker Georg Honigmann beschrieb – die wissenschaftliche Diskussion um die Entschädigungswürdigkeit psychischer Störungen ehemaliger Kriegsteilnehmer eine politische Grundsatzdebatte zwischen bürgerlichen und sozialistischen Kräften dar. Im Streit um die »Neurosenfrage« spiegelte sich der prinzipielle Diskurs um den Zweck sozialer Sicherung und die Kriterien für die Zuteilung staatlicher Leistungen deutlich wider. Während polemisch auftretende Mediziner wie Karl Weiler das Umsichgreifen des proletarischen »Schmarotzertums« prophezeiten, fürchteten sich offen zur Republik bekennende Ärzte wie Levy-Suhl eine konservative sozialpolitische Revolution. Den kontinuierlichen scharfen Angriffen der psychiatrischen Elite auf das Sozialversicherungssystem begegnete er mit großer Sorge:

Als sozialistische Ärzte haben wir die Aufgabe, darüber zu wachen, daß nicht ein medizinischer Massenjustizmord geschieht. Wir müssen uns ferner auch klar darüber sein, dass mit der jetzt beabsichtigten universellen Abschaffung der Rentenentschädigung zu einem ersten Schlag ausgeholt wird, der die gesamte Sozialversicherung überhaupt treffen kann.[642]

Der Konflikt um die medizinische Beurteilung der Neurose reflektierte die tiefen Risse im Konsens über den Weimarer Sozialstaat. Was Levy-Suhl hier äußerte, entsprach exakt den langfristigen Intentionen der konservativen ärztlichen Standesverbände in der Zwischenkriegszeit, nämlich dem Abbau des sozialen Sicherungssystems.

Sowohl die Vertreter der klinischen Psychiatrie als auch ihre »Gegner« aus dem psychotherapeutischen Lager sahen die Neurose als »soziales Problem«, das im Sinne des »Volkswohls« gelöst werden sollte. Der jeweiligen politischen Mentalität entsprechend, definierte sich das zu erhaltende Kollektivwohl vornehmlich als proletarisches oder bürgerliches. Die Vertreter der »herrschenden« Lehre schlugen eine deutliche Leistungseinschränkung in Fällen psychischer Versehrtheit vor, um der »Volksseuche« der Neurose Herr zu werden. Dies resultierte aus der stark rassenhygienisch determinierten Annahme, dass die Ursache der psychischen Störungen in der genetischen Anlage des Betroffenen zu finden sei. Dementgegen suchten die Psychotherapeuten durch eine Veränderung der Lebens- und Arbeitsbedingungen den individuellen – therapierbaren – Zustand zu verbessern, um im Ergebnis das Wohlergehen der Arbeiterschaft steigern zu können.[643]

Die starke Betonung der sozioökonomischen Umstände für das Ausreifen

641 Ebd., S. 119.
642 *Levy-Suhl*, Über Unfall- und Kriegsneurosen, S. 39.
643 *Ders.*, Ausrottungskampf, S. 1729.

einer Neurose schränkte die Bedeutung einer konstitutionellen Anlage als ätiologischer Faktor aus psychotherapeutischer Sicht stark ein.[644] Insgesamt lehnten Ärzte innerhalb der psychotherapeutischen Bewegung die rigorose Erklärungsmacht des genetischen Konstitutionsbegriffs ab, da er nicht der modernen Charakter- und Persönlichkeitslehre entspreche.[645] In der starken Fokussierung der genetischen Ursache in der psychiatrischen Klinik erblickten sie vielfach nur ein strategisches Moment, um staatliche Leistungskürzungen zu legitimieren.[646] Kronfeld bezeichnete – wie auch sinngemäß viele ältere Kollegen aus der Universitätspsychiatrie – die Erblichkeit psychischer Grenzzustände als eine »willkürliche Voraussetzung dessen, was erst bewiesen werden soll.«[647] Die Mehrheit der psychotherapeutisch orientierten Mediziner wehrte sich aus diesen Gründen gegen das psychiatrische Diktum der psychopathischen Anlage bei psychischen Störungen.[648] Allerdings räumten Psychotherapeuten – wie beispielsweise Kronfeld – andererseits ein, dass sich neurotische Reaktionen auch auf der Grundlage einer psychopathischen Disposition entwickeln könnten.[649] Dies hänge jedoch maßgeblich von der Form und Intensität der psychischen Störung und ihren körperlichen Symptomen ab.[650] Dennoch blieb eine etwaige psychopathologische Disposition stets nur ein möglicher krankheitsauslösender Faktor neben mehreren, unter Umständen gleichgewichtigen Ursachen.

Nach der Auffassung der »Gegner« der »herrschenden« Lehre definierte sich der Terminus Krankheit allein durch das subjektiv empfundene Krankheitsgefühl des leidenden Menschen. »Psychogene Leidenszustände« seien, so Kronfeld, »tatsächlich Krankheiten«, deren »Herausnahme aus dem Krankheitsbegriff theoretisch ganz ungerechtfertigt« seien.[651] Auch Levy-Suhl plä-

---

644 Zeller nennt in seiner Monographie zur Gründung der AÄGP die Zurückweisung der starken Betonung der Vererbungslehre als wesentliche Motivation. Vgl. *Zeller*, S. 100.

645 *Fränkel*, S. 61.

646 *Weizsäcker*, Über Rechtsneurosen (1929), S. 580.

647 *Kronfeld*, Bemerkungen zur Struktur, S. 15.

648 *Eliasberg*, Zur Begutachtung der Unfallneurotiker, S. 230; *ders.*, »Nur ein Fall für Hysterie«. Die geringe Bedeutung der Konstitution thematisiert auch *Meyer-Köppen*.

649 Max Levy-Suhl – einer der schärfsten Kritiker der psychiatrischen Elite – sah die Fähigkeit zu verstärkter neurotischer Symptombildung als eindeutiges Kennzeichen von Psychopathie. Vgl. *Levy-Suhl*, Ausrottungskampf, S. 1729. Er pflichtete in einem Artikel in der Deutschen Medizinischen Wochenschrift Bonhoeffer bei, »dass bei klinisch beobachteten Unfallneurotikern durchweg 100 % psychopathische Persönlichkeiten« seien. *Ders.*, Die seelischen Heilmethoden, S. 103. Seine inhaltlichen Schnittmengen mit den Vertretern der »herrschenden« Lehre wurden auch innerhalb des Diskurses um die »Neurosenfrage« wahrgenommen. *Knoll*, Grundsätzliche Rechtsfragen, S. 72.

650 Kronfeld nannte in seinen Publikationen zur Psychotherapie vorgebildete konstitutionelle Dispositionen die Grundlage psychogener Störungen. Vgl. *Kronfeld*, Psychotherapie, S. 54; *ders.*, Perspektiven der Seelenheilkunde, S. 68, S. 213.

651 *Ders.*, Bemerkungen zur Struktur, S. 18.

dierte dafür, die »Unfallneurosen« als Krankheiten anzuerkennen.[652] Uner-
heblich hierbei war das Urteil des Klinikers, der – gemäß seiner naturwissenschaftlichen Ausrichtung – ohne pathologischen Befund nicht von einer
Krankheit im eigentlichen Sinne ausgehen wollte. Prinzipiell stellten Psychotherapeuten den Grundsatz auf, dass Krankheit als individueller Zustand
objektiv nicht fassbar sei, da das Leiden ebenso individuell sei wie die
menschliche Reaktionsweise auf ein bestimmtes Ereignis.[653] Eliasberg stellte
in seinen wissenschaftlichen Publikationen heraus, eine identische Begeben-
heit könne bei dem einen zu einer leichten, vorübergehenden gesundheitlichen Beeinträchtigung führen, während es bei einem anderen schwerste
psychische Ausfallerscheinungen verursache und schließlich zum Selbstmord
führe.[654] Die Akzeptanz einer individuellen nicht normierbaren Reaktion hatte
auch für die Beurteilung der Arbeitsfähigkeit bei psychischer Versehrtheit
weitreichende Implikationen. Folglich sollte die Bemessung der prozentualen
Arbeitsunfähigkeit unabhängig von der Schwere des Auslösers beurteilt
werden und sich ausschließlich nach dem subjektiven Empfinden des Patienten richten.[655] Eliasberg bejahte beispielsweise in einem privaten Gutachten
für das Oberversicherungsamt München eine eingeschränkte Arbeitsfähigkeit
allein aufgrund des »Krankheitsgefühls« des Patienten.[656]

Einen zentralen Stein des Anstoßes sahen die Psychotherapeuten in der
ökonomischen Determinierung des organischen Krankheitsbegriffes innerhalb des geltenden Versicherungsrechts.[657] Eliasberg kritisierte, dass Begrifflichkeiten aus der Wirtschaft – nämlich Arbeitsfähigkeit, Invalidität oder
Geschäftsfähigkeit – als Indikatoren für Krankheit galten.[658] Dagegen versuchten psychotherapeutisch orientierte Ärzte den in der Weimarer Reichsverfassung und im Sozialrecht fixierten Konnex zwischen Gesundheit und
Arbeitsfähigkeit aufzubrechen.[659] Vor allem aufgrund der individuellen Erlebniswirkung sollte ein fraglicher Krankheitsstatus nicht über die Beurteilung der Arbeitsfähigkeit bestimmt werden. Der Psychiater Fränkel bezwei-
felte die Aussagekraft der statistischen katamnestischen Erhebungen, die
angeblich bewiesen, dass die Mehrzahl der Neurotiker nach Entzug der Rente
in ihrer Arbeitskraft nicht mehr eingeschränkt sei. Diese Auffassung sei ir-
reführend, da weder Arbeitslohn noch Arbeitsleistung die seelische Gesundheit von Menschen beweisen könnten. Wenn Personen mit psychischen Störungen arbeiteten, so Fränkel weiter, erfordere dies im Vergleich zu gesunden

652 Diskussionsbeitrag Levy-Suhl zum Vortrag von *Weizsäcker*, Über Rechtsneurosen (1930),
     S. 646; *Eliasberg*, Die Therapie der Unfallneurosen, S. 254.
653 *Hirsch*, S. 9; *Mörchen*, Über die Entschädigungspflicht, S. 422.
654 *Rönz*, S. 23.
655 Ebd., S. 21 f.
656 *Eliasberg*, Zur Begutachtung der Unfallneurotiker, S. 228.
657 *Weizsäcker*, Über Rechtsneurosen (1929), S. 580.
658 *Rönz*, S. 21 f.
659 *Ders.:* Therapie der Unfallneurosen, S. 236.

Menschen wesentlich »höheren Energieverschleiß« und »psychischen Aufwand«.[660]

Gesundheit und Arbeitsfähigkeit waren für Psychotherapeuten demnach keine synonym zu gebrauchenden Begriffe. Die Tatsache einer Erwerbstätigkeit bzw. einer ärztlich attestierten Erwerbsfähigkeit bewies für sie keinesfalls die Annahme körperlichen und geistigen Wohlbefindens. Das Beispiel der Beurteilung von Erwerbsfähigkeit und Krankheitsstatus verdeutlicht den Kampf der Psychotherapeuten gegen jeglichen »öden Schematismus«, den die psychiatrisch »herrschende« Lehre ihrer Ansicht nach prägte. Ein Grundproblem der bestehenden Verfahrenspraxis sahen Ärzte wie Eliasberg darin, dass der Amtsgutachter bei der Begutachtung des Einzelfalls die individuellen Problemlagen nicht ausreichend berücksichtigte. Er sei auch aufgrund der äußeren Umstände vielfach dazu gezwungen, sein Gutachten schablonenhaft nach den Vorgaben der psychiatrisch »herrschenden« Lehre abzugeben.[661]

4.3 Die Psychotherapie der Neurosen

Um sich aus der bestehenden, als trostlos empfundenen Begutachtungspraxis zu befreien, hielten psychotherapeutisch orientierte Ärzte es für unerlässlich, die dogmatische Theorie aufzugeben. Viktor von Weizsäcker mahnte an, das Festhalten an der psychiatrisch »herrschenden« Lehre wirke geradezu kontraproduktiv angesichts der therapeutischen Notwendigkeit für die Vielzahl der »Rechtsneurotiker«.[662]

Die Psychotherapie vertrat die Prämisse, psychisch Erkrankte langfristig zu heilen.[663] Im Zentrum der Therapie standen nicht allein die äußeren Symptome des Patienten, sondern das seelische Leiden seiner »Gesamtpersönlichkeit«.[664] Im Sinne einer Rückkehr zur traditionellen ärztlichen Ethik sollte in der Psychotherapie die konstruktive Interaktion zwischen Arzt und Patient im Mittepunkt stehen.[665] Während die klinische Praxis den vermeintlich objektiven Befund und die subjektiven Angaben des Patienten stets scharf voneinander trennte, ermöglichte die psychotherapeutischen Behandlungssituation zu einem Austausch über das individuelle Leiden zu kommen. In der Psychotherapie definierte sich Krankheit nicht als objektiver diagnostischer Befund des Arztes, sondern als subjektive Befindlichkeitsstörung des Patienten.[666] Arthur Kronfeld konstatierte, es gehe immer primär um das indivi-

660 *Fränkel*, S. 59.
661 *Eliasberg*, Widersprechende Sachverständigengutachten, S. 313.
662 *Weizsäcker*, Über Rechtsneurosen (1929), S. 580.
663 Kretschmer betonte, dass sich die Psychotherapie in erster Linie auf chronische Formen psychischer Beschwerden konzentrieren solle. *Kretschmer*, Psychotherapie, S. 323 f.
664 *Kronfeld*, Psychotherapie, S. 3.
665 *Levy-Suhl*, Die Bedeutung des Krankheitsgewinns, S. 131; *Schomerus*, S. 14 f.
666 *Schipperges*, S. 242.

duelle »Erleben« des Patienten, das den pathologischen Zustand forme.[667] Dieses sollte weitestgehend unabhängig von der Frage beurteilt werden, ob sich die subjektiven Klagen mit dem »objektiven« ärztlichen Befund deckten. Auf der Grundlage dieses – in Abgrenzung zur »herrschenden« Lehre – neu formulierten Krankheitsbegriffes erkannten Psychotherapeuten den Krankheitswert psychogener Störungen an.

Aus den psychotherapeutischen Leitideen ergaben sich hohe Anforderungen an das Arzt-Patienten-Verhältnis, das die Voraussetzung einer erfolgreichen Psychotherapie darstellte. Für das ärztliche Selbstverständnis bedeutet dies zunächst eine kritische Selbstreflexion der eigenen Position.[668] Anders als die Vertreter der klinischen Universitätspsychiatrie leiteten die Psychotherapeuten aus ihrer medizinischen Fachausbildung nicht automatisch den Status eines »objektiven« Wissenschaftlers ab. Von Weizsäcker hielt wissenschaftliche Objektivität gerade in der Begutachtungssituation für gänzlich unmöglich:[669]

Es gibt nämlich gar nicht den Standort einer psychologisch-medizinischen Vogelperspektive, von der aus jemand allgemeinverbindlich erkennen kann, ob ein Unfall-, Renten-, und Rechtsneurotiker ein Recht hat, für seine Beschwerden Schadensersatz zu beanspruchen oder nicht.[670]

In der üblichen Begutachtungssituation wirkten lediglich »ein nebelhaftes Gefühlsurteil, ein Eindruck von der moralischen Willigkeit des Kranken, eine unbewußt zustande kommende Gewohnheit des Schätzens« zusammen, so von Weizsäcker weiter.[671] Kronfeld nannte in seinem Kompendium zur Psychotherapie gerade die »Rentenhysterien« als Beispiel, anhand derer sich zeigen lasse, »wie seltsame, groteske und tragische Mißverhältnisse zwischen dem subjektiven Leidenszustande von Kranken und dem objektiven Krankheitsbefunde bestehen können«.[672] Die natürliche Subjektivität des Arztes führte nach Ansicht vieler Psychotherapeuten dazu, dass ein klares Urteil über den psychischen Zustand der Patienten nicht bzw. nicht unverzüglich gefällt werden konnte. Für von Weizsäcker gehörte insbesondere die Arbeitsfähigkeit zum Bereich des »nicht Feststellbaren«[673], solange hierfür noch keine ausreichenden wissenschaftlichen Methoden bereitstünden.[674] Er gab ein alternatives Behandlungs- und Beurteilungskonzept vor, bei dem die ärztliche Begutachtung des gesundheitlichen Zustandes und der Arbeitsfähigkeit erst

---

667 *Kronfeld*, Psychotherapie, S. 91.
668 *Riese*, Arzt und Kranker, S. 50; *Landauer*, S. 70; *Weizsäcker*, Über Rechtsneurosen (1929), S. 572.
669 *Weizsäcker*, Über Rechtsneurosen (1929), S. 569.
670 Ebd., S. 572.
671 *Ders.*, Soziale Krankheit, S. 4.
672 *Kronfeld*, Psychotherapie, S. 3.
673 *Weizsäcker*, Soziale Krankheit, S. 3.
674 Ebd., S. 49.

nach einer geeigneten Behandlung erfolgen sollte.[675] In den Augen psycho-therapeutisch orientierter Mediziner hatten gerade die »Kriegsneurosen« gezeigt, dass eine ärztliche Urteilsbildung erst aus dem Verlauf der Krankheit erfolgen konnte. Statt einer punktuellen Untersuchung sollte die Beobachtung des sich dynamisch gestaltenden Krankheitsprozesses das Fundament der ärztlichen Beurteilung sein.[676] Das sei, so Eliasberg, vor allem deshalb sinnvoll, da die neurotischen Störungen oftmals periodisch aufträten und nur durch eine längere ärztliche Beobachtung erkannt werden könnten.[677]

Während Vertreter der »herrschenden« Lehre, Psychiater wie Ewald Stier oder Karl Weiler, davor warnten, durch zu viel Empathie so genannte iatro-gene Krankheiten zu verursachen, sah von Weizsäcker die neurotische Re-aktion gerade durch die ablehnende Haltung des ärztlichen Gutachters ge-genüber dem Patienten verursacht.[678] Vor allem der Prozess des Rentenver-fahrens an sich, das »Rentenquetschen«, wirke sich äußerst ungünstig auf den Heilungsprozess der psychischen Störungen aus.[679] Dazu zählten Psychothe-rapeuten auch die unberechtigte Anzweiflung der Glaubwürdigkeit des An-tragstellers, dessen moralische Disqualifizierung Neurosen erst hervorrufen würde.[680] Aus psychotherapeutischer Sicht war während des Krieges das Vertrauensverhältnis zwischen Arzt und Patient grundlegend zerstört worden. Die teils brutalen psychiatrischen Methoden der Kriegspsychiatrie hätten, so Levy-Suhl, nicht nur zu einer Verstärkung der neurotischen Symptome ge-führt, sondern darüber hinaus »Rachegefühle«, »Märtyrergefühle« und Res-sentiments provoziert.[681] Im Gegensatz zur klinischen Psychiatrie wollten sich psychotherapeutisch arbeitende Ärzte gerade aus dieser Erfahrung heraus wieder dem Patienten zuwenden und seine subjektiven Beschwerden im the-rapeutischen Gespräch ernsthaft aufnehmen.[682]

Der Berliner Arzt Levy-Suhl beschrieb – ohne sich hiervon auszunehmen – die ärztliche Voreingenommenheit gegenüber dem neurotischen Patienten, die es zu überwinden galt, recht unverblümt mit den Worten:

---

675 Ebd., S. 9.
676 Ebd., S. 9 f.
677 *Eliasberg*, Rechtspflege und Psychologie, S. 138 f.
678 *Weizsäcker*, Soziale Krankheit, S. 18.
679 *Landauer*, S. 79; *Eliasberg*, Die Therapie der Unfallneurosen, S. 253.
680 Vgl *Riese u. Rothbarth*.
681 Vgl. *Levy-Suhl*, Die seelischen Heilmethoden, S. 137. Das »Zusammenstauchen« und die »Choktherapie« sowie die mitunter brutale Kaufmann-Methode bei »Kriegsneurosen« be-nannte Levy-Suhl als konkrete Ursachen des entzweiten Verhältnisses zwischen Psychiatern und Patienten.
682 Der Arzt solle sich mit den psychischen Beschwerden ernsthaft auseinanderzusetzen, anstatt sie als »nur nervös« zu übergehen. Redewendung bei *Hattingberg*, S. 9 f.; *Riese*, Arzt und Kranker, S. 53 f. *Flatau*, Unfall-Neurose, S. 31. Als Kontrapunkt des psychotherapeutischen Behandlungsideals beschrieb der Psychiater Georg Flatau die gängige Behandlung als eine Situation, in der eine eigentliche Therapie im ursprünglichen Sinne nicht mehr stattfand und Ärzte den Patienten lediglich mitteilten, dass ihre Symptome unbegründet seien und sie ar-beiten müssten.

Es muß einmal ehrlich ausgesprochen werden, daß der Unfallneurotiker oder Unfallhysterische, wie es vielfach heißt, nicht nur in den begutachtenden Kliniken, Krankenhäusern und Heilstätten, sondern auch in der freien Praxis seit Jahrzehnten alles andere als ein beliebter Patient ist. Mit wenig Freudigkeit empfangen, mit dem geheimen 'das kennen wir ja schon' bei seinen Klagen geraten wir ihm gegenüber leicht in jene ablehnende, unwirsche, wenn nicht gar verächtliche Haltung, die naturgemäß auch nach außen reflektiert.[683]

In der Psychotherapie sollte sich der Kranke nicht länger in einem Klima der Ablehnung, der therapeutischen Resignation und ärztlicher Voreingenommenheit bewegen müssen. Daher wurde einem offenen, vertrauensvollen Arzt-Patienten-Verhältnis höchster Stellenwert beigemessen. Die Schaffung einer besonderen »Heilatmosphäre« hielt man für unerlässlich, um eine Erfolg versprechende Therapie zu beginnen.[684] Die Psychotherapeuten wollten keine »merkantile« Partnerschaft und kein dem Arbeitsverhältnis von Arbeitgeber und Arbeitnehmer entsprechendes Verhältnis, in dem eindeutig der Patient in Abhängigkeit vom Arzt stand.[685] Angestrebt werden sollte – nach von Weizsäcker – eine freiwillige »Gemeinschaftsbildung«, eine »Schicksalsgemeinschaft« von Arzt und Patient, die zur Entstehung eines »bipersonellen Menschen« führen sollte.[686] Nur in einer derartigen Situation könne der Arzt auch tatsächlich »Mit-Leidender« werden und sich in den Patienten einfühlen.[687] Die psychotherapeutische Forderung lautete – und hier nahmen sie wieder ein wesentliches Argument aus der Diskussion um die »Krise der Medizin« auf –, der Arzt solle sich auf seine »priesterliche« Aufgabe zurückbesinnen und wieder das »Helfertum« in den Vordergrund seines Handeln stellen.[688]

Die konkreten Therapiekonzepte der Ärzte, die sich zu der Gruppe der Psychotherapeuten zählten, legten grundsätzlich großen Wert auf durch den Psychotherapeuten geleitete Erziehungsarbeit durch Bildung. Durch die »Psychagogik« des Arztes sollte primär eine »Sicherung des Selbstvertrauens« erreicht werden, so dass der Patient seinen Zustand rational begreifen und sich selbst aus diesem befreien konnte.[689] Eliasberg teilte die Neurosentherapie beispielsweise in drei Phasen: Beginnend mit einer »sozialen Therapie« führte man sodann eine »sozial-psychologische Therapie« durch, der eine »individuelle Therapie« folgte.[690] Die Therapievorschläge Eliasbergs beinhalteten als zentrales Element die politische Bildung, die er als Sozialpädagogik bezeich-

---

683 *Levy-Suhl*, Die Bedeutung des Krankheitsgewinns, S. 124.
684 Vgl. *Zeller*, S. 43 f.
685 *Riese*, Arzt und Kranker, S. 42–44.
686 Ebd., S. 46 f.
687 *Meng*, S. 109.
688 *Riese*, Die Unfallneurose, S. 149 f.; *Levy-Suhl*, Die seelischen Heilmethoden, Einleitung; *Riese*, Arzt und Kranker, S. 48, S. 53.
689 Zu den einzelnen Behandlungsschritten in der Psychagogik vgl. *Kronfeld*, Psychotherapie, S. 230–250; zu den hier genannten Elementen vgl. ausführlicher S. 120–122.
690 *Eliasberg*, Die Therapie der Unfallneurosen, S. 240 ff.

nete, nämlich die Erkenntnis sozialwirtschaftlicher und volkswirtschaftlicher Zusammenhänge. Der Therapieweg, den von Weizsäcker vorschlugt, setzte ebenso wie der Eliasbergs auf eine Aufklärung des Patienten über die konkreten praktischen Hintergründe und Konsequenzen seiner psychischen Störung.[691] Von Weizsäcker strebte konkret die Beendigung des Versorgungsverfahrens durch einen Vergleich zwischen Patienten und Versorgungsbehörde unter Aufsicht und Mediation des psychotherapeutisch arbeitenden Arztes an. Zuvor sollte der psychisch Versehrte durch den Arzt über die Realität seiner Rechtslage und seine Rechtsaussichten aufgeklärt werden.[692]

Beide Konzepte setzten voraus, dass der betreffende Patient die nötigen intellektuellen Fähigkeiten besaß, um erstens die Ausführungen zu verstehen und zweitens die Erkenntnisse auf seine Situation zu transferieren und umzusetzen. Der Prozess des Verstehens und Verstandenwerdens sollte nach Eliasberg und von Weizsäcker außerdem in Gruppentherapien erfolgen.[693] Sicherlich kann sowohl die Betonung der Sozialpädagogik als auch des Gruppenerlebnisses als Ausdruck der politischen und sozialhygienischen Ausrichtung beider Ärzte gelten. Neben der intensiven Beschäftigung mit dem individuellen Leiden forderten von Weizäcker und Eliasberg strukturelle Verbesserungen in der sozialen Gesetzgebung allgemein sowie im Versorgungsverfahren, um die »Volksseuche« der Neurosen künftig erfolgreich zu bekämpfen.[694]

In den psychotherapeutischen Konzepten und wissenschaftlichen Ausführungen ihrer Vertreter finden sich kostenkalkulierende Überlegungen ebenso wie der Anspruch, als Leistungsmedizin zu gelten. Hierin liegt wohl auch der größte Berührungspunkt zwischen psychotherapeutischer und klinisch-psychiatrischer Herangehensweise an das Problem der »Kriegs«-, »Unfall«- und »Rentenneurosen«. Das im Vergleich zur konventionellen psychiatrischen Behandlung wesentlich längere psychotherapeutische Verfahren hatte mit der vollständigen Rekonvaleszenz auch die Wiederherstellung der Arbeitsfähigkeit zum Ziel. Eliasberg nannte es ein zentrales Ziel in der psychotherapeutischen Behandlung, die gestörte »Arbeitsmotivation« des Arbeiters wieder herzustellen.[695] »Arbeitstherapie« war als Maßnahme also auch innerhalb psychotherapeutischer Therapiekonzepte ein wesentlicher Bestandteil.[696] Grundsätzlich teilten auch Psychotherapeuten die Ansicht, dass Arbeit heilsam sei und Nicht-Arbeit gesundheitsgefährdend wirke. Von Weizsäcker richtete in der Heidelberger Klinik zu diesem Zweck eine Abtei-

---

691 Ebd., S. 248–250.
692 *Weizsäcker*, Über Rechtsneurosen (1929), S. 574.
693 *Ders.*, Soziale Krankheit, S. 16 f., S. 24 f.; *Eliasberg*, Die Therapie der Unfallneurosen, S. 248 f.
694 *Eliasberg*, Die Therapie der Unfallneurosen, S. 240 f.; *Weizsäcker*, Soziale Krankheit, S. 48 f. Von Weizsäcker konstatierte, eine Sozialversicherung ohne Zwangsverfahren sei ebenso unhaltbar wie ein Zivil- oder Strafrecht ohne Exekutive.
695 Ebd., S. 240; *Weizsäcker*, Soziale Krankheit, S. 49.
696 *Leyser*, S. 2098.

lung für »Arbeitstherapie« ein. Insgesamt wird deutlich, dass auch die um das individuelle Wohl des Patienten besorgten Psychotherapeuten ihr medizinisches Wissen im Sinne eines übergeordneten gesamtgesellschaftlichen Zweckes konkret anzuwenden suchten. Der Gedanke der Leistungssteigerung durch psychotherapeutische Methoden und psychologische Betreuung machte die Psychotherapie zudem nach 1933 für die nationalsozialistische Gesundheits- und Arbeitsmarktpolitik interessant.[697]

Für psychotherapeutisch ausgerichtete Ärzte war die rechtliche Frage der Kompensation in Fällen psychischer Schädigungen sekundär. Ihr Hauptaugenmerk lag auf einer erfolgreichen therapeutischen Behandlung von Menschen mit psychischen Störungen. Anders als die Vertreter der »herrschenden« Lehre leiteten sie aus ihrem Erklärungsmodell ab, dass auch »hysterische« oder »neurotische« Störungen als Krankheiten klassifiziert und dementsprechend therapiert werden müssten. Von Weizsäcker schlug sogar vor, einen Rechtsanspruch auf Behandlung durch das Versicherungsrecht zu gewähren.[698] Mit der Forderung, psychisch Versehrten Anspruch auf psychotherapeutische Behandlung zu gewähren, verband sich aber nicht das einhellige Votum, den ehemaligen Kriegsteilnehmern auch Rentenansprüche nach dem Reichsversorgungsgesetz zu gewähren. Von Weizsäcker, Eliasberg und Kronfeld sprachen sich – analog zur »herrschenden« Lehre – gegen eine Berentung »neurotischer« oder »hysterischer« Zustände aus. Levy-Suhl forderte sogar, dass ein finanzieller Gewinn aus der Unfallversicherung durch eine entsprechende Änderung der Gesetzeslage unmöglich gemacht werden sollte.[699] Die Ablehnung von Berentungen bei psychischer Versehrtheit – das betonten Psychotherapeuten vehement – war allerdings nicht gleichbedeutend damit, dass man den Krankheitswert und die Therapiewürdigkeit der betreffenden Personen negierte. Psychotherapeuten sahen den Bezug einer Versorgungsrente keinesfalls als ungerechtfertigt, da sie ja eine Kausalverbindung zwischen Krieg und psychischer Störung mehrheitlich bejahten, sie lehnten ihn vielmehr aus dem Grunde ab, weil er ihnen nicht als geeigneter Lösungsweg aus der psychischen Krankheit erschien. Für die Richter an Versorgungsgerichten war allein die ärztliche Beurteilung des ursächlichen Zusammenhanges von Belang. Diesen befürworteten die meisten Psychotherapeuten, auch wenn es sich hier »nur« um einen immateriellen, rein psychologischen Vorgang handelte.[700] Die individuelle »Erlebniswirkung« konnte nach Eliasberg sehr wohl »neurotische« Störungen auslösen, was für die positive Bewertung des Rentenantrags durch die Versorgungsbehörden wesentlich war.[701] Eine etwaige degenerative psychopathologische Konstitu-

---

697 *Zeller*, S. 134 f.; *Lockot*, S. 56.
698 *Weizsäcker*, Soziale Krankheit, S. 31, S. 33, S. 49 f.
699 *Levy-Suhl*, Ausrottungskampf, S. 1729.
700 *Eliasberg*, Zur Begutachtung der Unfallneurotiker, S. 233.
701 Ebd.

tion oder das Vorhandensein von »Begehrungsvorstellungen« konnten an dieser Kausalität aus der Sicht der Psychotherapeuten nicht zwingend etwas ändern.[702]

Ärzte wie Arthur Kronfeld, Wladimir Eliasberg und Viktor von Weizsäcker brachten durch ihre wissenschaftlichen Ausführungen entscheidende Impulse in den Neurosendiskurs der Zwischenkriegszeit ein. Auch wenn sich in personeller und inhaltlicher Hinsicht einige Überschneidungen mit der klinischen Psychiatrie ausmachen lassen, so spiegelt die psychotherapeutische Herangehensweise eine gänzlich andere Überzeugung wider, welche Rolle Arzt und Gesellschaft im Umgang mit psychisch Kranken einnehmen sollten. Die Gruppe der politisch links aktiven, jüdischen Psychotherapeuten, die sich in der Tradition der Sozialhygieniker sahen, bekämpften im Gegensatz zu ihren konservativen Standesgenossen nicht die Grundidee des egalitären Sozialstaates. Als Gegengewicht zur bürgerlichen Universitätspsychiatrie unterstrich ihr divergierender fachwissenschaftlicher Standpunkt die Pluralität innerhalb der Wissenschaftslandschaft der Weimarer Republik. Die Relevanz der psychotherapeutischen Bewegung für die staatliche Versorgung psychisch Kriegsversehrter muss in zweierlei Hinsicht verstanden werden: Zum einen manifestierten sich ihre wissenschaftlichen Überzeugungen – vor allem mit der Popularisierung der Psychotherapie ab Mitte der 1920er Jahre – in ärztlichen Gutachten, die in Versorgungsverhandlungen – meist von den Antragstellern selbst – vorgelegt wurden. Zum anderen findet sich die von der »herrschenden« Lehre divergierende Betrachtung der grundsätzlichen Zusammenhänge zwischen »Ereignis«, Krankheit und Arbeitsfähigkeit auch in anderen fachwissenschaftlichen Diskursen, insbesondere innerhalb der Rechtswissenschaft.

---

702 Ebd., S. 230.

II. Die staatliche Versorgung psychisch Kriegsbeschädigter im Deutschen Reich, 1920 – 1939

Nachdem das Reichsversorgungsgesetz von 1920 Soldaten, die während oder nach dem Krieg psychische Störungen entwickelt hatten, nicht *a priori* vom Anspruch auf staatliche Renten ausschloss, bewilligten die Weimarer Versorgungsbehörden in der Zeit zwischen 1920 und 1933 in einer Vielzahl von Einzelfällen Rentenzahlungen an psychisch Kriegsbeschädigte.[1]

Diese Tatsache dokumentiert, dass sich die von Karl Bonhoeffer und anderen Vertretern der klinischen Psychiatrie postulierte »herrschende« Lehre, die das Diktum des Nicht-Entschädigens vertrat, auch im Rahmen der praktischen Umsetzung der staatlichen Versorgungspolitik bis zur nationalsozialistischen »Machtergreifung« nicht vollends durchsetzen konnte. Weder diktierte die vorherrschende psychiatrische Lehrmeinung den Begutachtungsalltag im Versorgungswesen, noch die Entscheidungen von Verwaltungs- und Spruchinstanzen in der Reichsversorgung.

Der Kontrast zwischen Machtanspruch der psychiatrischen Elite und faktischer Versorgungspolitik unterstreicht die Notwendigkeit, neben der Formulierungsebene ebenso die Implementierung der Versorgungsrichtlinien zu untersuchen. Nur die Ebene der Politikformulierung zu analysieren hieße, nichts über politische und innerwissenschaftliche Hemmnisse und Widerstände zu erfahren, die einer Durchsetzung der psychiatrischen versorgungspolitischen Ziele im Wege standen. Die Analyse der tatsächlichen Bewilligungspraxis kann hier ein vielschichtiges Bild der Entscheidungsprozesse in Versorgungssachen geben. Erst vor diesem Hintergrund erklärt sich der versorgungspolitische Umschwung im Nationalsozialismus, der dazu führte, dass psychisch Kriegsbeschädigte ihrer Versorgungsansprüche beraubt wurden und letztlich auch in das tödliche Visier des politischen Systems gerieten.

---

1 Freilich sagt dies nichts über das zahlenmäßige Verhältnis zwischen Antragsstellung und Bewilligung aus.

1. Die Anerkennung psychischer Störungen als Dienstbeschädigung

1.1 Die Feststellung des Versorgungsanspruchs

Zwischen 1914 und 1935 erkannten sowohl die militärischen Versorgungsbehörden als auch die Versorgungsbürokratie der Weimarer Republik psychische Schädigungen als Dienstbeschädigung an.[2] Während des Ersten Weltkrieges fällt der zahlenmäßige Höhepunkt der Anerkennungen mit dem Beginn des Stellungskrieges an der Westfront zusammen, als den militärischen Sanitätsberichten zufolge auch die Erkrankungszahlen stark anstiegen.[3] Nach Ende des Krieges 1918 setzte nach erfolgter militärischer Demobilmachung und insbesondere nach Erlass des neuen Reichsversorgungsgesetzes 1920 eine Flut von Rentenanträgen aufgrund psychischer Schädigungen ein. Zusätzlich zu den neuen Versorgungsanträgen verzögerten so genannte Umanerkennungsverfahren »alter« – also vor 1918 gewährter – Renten, die an die Bezüge des Reichsversorgungsgesetzes angepasst werden mussten, das bürokratische Prozedere innerhalb der Versorgungsverwaltung.[4] Im Zuge dieser Verfahren wurden vielfach Renten gekürzt oder entzogen, weil die festgesetzte minimale Erwerbsbeschränkung nicht mehr erreicht wurde bzw. der medizinische Gutachter keinen Krankheitszustand mehr attestierte. Ab 1923 sank die Zahl an Rentenanerkennungen rapide, was wohl auf die weiteren Einschnitte in der Antragsberechtigung im Zuge der Personalabbauverordnung von 1923 zurückzuführen ist.[5] Die bewilligten Versorgungsanträge verringerten sich kontinuierlich bis Anfang der 1930er Jahre. Die zeitliche Distanz zum Krieg erschwerte es den Antragsstellern sicherlich, spezifische Gesundheitsstörungen als Dienstbeschädigungsleiden glaubhaft zu machen. Außerdem kann wohl davon ausgegangen werden, dass bis zu diesem Zeitpunkt die überwiegende Mehrzahl der Rentenanträge bereits gestellt bzw. bearbeitet worden war. Andererseits können die zahlenmäßig geringeren, späteren Rentenanträge auch ausdrücken, dass die psychischen Störungen die Erwerbsfähigkeit der Kriegsteilnehmer mit zunehmendem Alter verstärkt beeinträchtigten und sie deswegen erst mehr als zehn Jahre nach Kriegsende – auch vor dem Hintergrund der verheerenden Arbeitsmarktlage Ende der 1920er Jahre – die Versorgungsanträge stellten. Ab 1933 und den hieraus resultierenden veränderten versorgungspolitischen Paradigmen sanken die

---

2 Anerkennung psychischer Störungen als Dienstbeschädigung nach dem Jahr der erstmaligen Anerkennung 1914–1935: Datensatz psychisch Versehrte 2/Abfrage Anerkennungsjahr, kA=34, N=725. In marginaler Anzahl wurden auch nach 1933 Versorgungsanträge psychisch Versehrter anerkannt.

3 Vgl. Kap. I. 1.1.

4 *Herz*, S. 67.

5 Vgl. Kap. I. 2.1.

Chancen auf Anerkennung eines Rentenanspruchs bei psychischen Störungen nicht nur gegen Null, sondern es begann nun auch die gegenläufige verwaltungsmäßige Mammutaktion der Rentenaberkennung, die gegen Ende der 1930er Jahre abgeschlossen war.

Die zur Verfügung stehenden Rechtsmittel erlaubten, gegen ablehnende Versorgungsbescheide vor den Versorgungsgerichten zu klagen. Den Kriegsversehrten stand – ebenso wie der Versorgungsverwaltung als Stellvertreterin des Staatsfiskus – der Instanzenweg bis zum Reichsversorgungsgericht offen. Im Rahmen der Berufungs- und Rekursverfahren, die zumeist eine erneute ärztliche Begutachtung verlangten,[6] kam es mitunter zur mehrmaligen Neubemessung der Arbeitsfähigkeit und damit zu einer Aufstockung oder Herabstufung der Versorgungsgebührnisse. Der von Kriegsbeschädigtenorganisationen vielfach beschworene »Rentenkampf« konnte sich wie im folgenden Fall über mehr als ein Jahrzehnt hinziehen. Emil Sch., wurde 1916 ohne Versorgung aus der Armee entlassen und erhielt erst 1918 eine Rente entsprechend 50 % MdE aufgrund »neurasthenischer Beschwerden«. 1921 stellte er einen Antrag auf Erhöhung der Rente, da sich sein psychisches Leiden verschlimmert habe. Das zuständige Versorgungsamt und ebenso die zuständige Spruchbehörde lehnte sein Ersuchen ab. Erst 1932 gewährte das Versorgungsamt Breslau Emil Sch. eine Vollrente für sein »chronisches Nervenleiden«.[7] Wie individuelle Versorgungsfälle dokumentieren, waren mehrmalige Modifikationen der Versorgungsgebührnisse durchaus nicht ungewöhnlich. Die Anzahl der Anerkennungs- bzw. Umanerkennungsbescheide konnte sich auf bis zu sieben Mal belaufen.[8] Das immer erneute Verhandeln des Rentenanspruchs hing freilich auch davon ab, ob der Kriegsbeschädigte den Impetus besaß oder – beispielsweise gesundheitlich – im Stande war, seinen Rechtsanspruch durch die Instanzen durchzufechten.

Bei mehrmaliger Überprüfung des Rechtsanspruchs auf Rente konnten die von medizinischen Gutachtern vorgenommenen Einschätzungen der individuellen Erwerbsminderung weit auseinander liegen. Die stetige Minderung der Versorgungsbezüge war im Rahmen des Berentungsprozesses ebenso möglich wie eine drastische Erhöhung der Gebührnisse – was natürlich auch durch den sich verschlechternden oder verbessernden Gesundheitszustand des Versehrten bedingt gewesen sein kann. So hatte der Kriegsbeschädigte Heinrich P. kontinuierlich finanzielle Einbußen zu beklagen: Er erhielt 1917

6 Als Kläger vor dem Reichsversorgungsgericht erschienen zumeist Kriegsbeschädigte. Der staatliche Fiskus ging beispielsweise 1927 9005 Mal in Rekurs, während die Kläger dies 36 524 Mal taten. BArch R 116/261, Der Reichsarbeitsminister, Begleitschreiben am 10. Juni 1930 zum Entwurf eines sechsten Gesetzes zur Änderung des Reichsversorgungsgesetzes, Begründung, S. 22.

7 BArch R 3901/10228, VA Breslau an HVA Schlesien in der Versorgungssache des Emil Sch. am 30. Januar 1937.

8 BArch R 3901/10226, VA Gleiwitz an HVA Schlesien in der Versorgungssache des Franz B. am 31. Dezember 1936.

eine Vollrente aufgrund von »Hysterie«, die 1921 auf 50 % und 1925 auf 30 %
MdE gekürzt wurde.[9] Andererseits war es auch möglich, dass sich die Ver-
sorgungsgebührnisse nach oben entwickelten: Der psychisch versehrte Anton
N. bekam 1919 eine Rente entsprechend 25 % MdE zugebilligt. Auf seinen
Antrag hin erhielt er 1923 dann eine 40 %-ige Rente, die 1924 aufgrund der
Diagnose »epileptische Krampfanfälle« auf 100 % MdE erhöht wurde.[10]

Im Fall des Johann A. aus Köln gestaltete sich die Bemessung seiner Arbeitsunfähigkeit über die Jahre hinweg folgendermaßen: Nach einer Verschüttung 1918 konnten sich die ärztlichen Gutachter auf keine eindeutige
Diagnose für die psychischen Störungen des Kriegsbeschädigten einigen, da
sie gleichermaßen einen hysterischen wie schizophrenen Zustand vermuteten.
Der Kriegsversehrte erhielt nach dem Krieg zunächst eine 50 %-ige Rente
wegen »Hysterie«. Im Berufungsverfahren errreichte er eine Erhöhung auf
100 %, da die Gutachter ihm eine »traumatische Demenz« zuerkannten. 1930
ermittelte das Versorgungsamt eine nun mehr nur 40 %-ige Erwerbsminderung durch einen »hysterischen Zustand« und kürzte dementsprechend seine
Bezüge.[11] Die mitunter weit auseinander liegenden Urteile über den Grad der
Erwerbsbeschränkung resultierten häufig aus dem Unvermögen ärztlicher
Gutachter, sich auf eine Diagnose festzulegen. Sich widersprechende ärztliche
Zeugnisse trugen in hohem Maße dazu bei, dass die Versorgungsansprüche
immer wieder aufs Neue verhandelt werden mussten.

1.2 Das Problem der medizinischen Nosologie

Am Beginn des Rentenverfahrens stand die versorgungsärztliche Untersuchung. So stringent die Vertreter der psychiatrisch »herrschenden« Lehre ihr
Konzept der »Kriegs«-, »Unfall«- und »Rentenneurose« präsentierten –, für
den Alltag der ärztlichen Begutachtungen erwies sich die uniforme Terminologie sowie das rigide Erklärungsmodell zur Genese der »hysterischen«
oder »neurotischen« Störungen als praxisfern. Die in den individuellen
Rentenbögen als »Versorgungsleiden« verzeichneten psychischen Störungen
enthüllen vielmehr die Mannigfaltigkeit der diagnostischen Bezeichnungen,
die Ärzte anwandten, um die sich ihnen darbietenden Gesundheitsstörungen
zu benennen. Sowohl innerhalb des zeitgenössischen medizinischen Diskurses als auch im Versorgungswesen beklagten die für die Berentung zuständi-

---

9 BArch R 3901/10201, VA Köln an HVA Rheinland in der Versorgungssache des Heinrich P. am
   27. April 1937.
10 BArch R 3901/10203, Bericht des VA Köln an das HVA Rheinland in der Versorgungssache des
   Anton N. am [...] April 1937; Vgl. außerdem den Fall einer Rentenerhöhung von 30 % MdE
   (1925) auf 100 % (1928): BArch R 3901/10196, Schreiben des Friedrich M. an den Reichsarbeitsminister am 9. Dezember 1938, S. 2.
11 BArch R 3901/10201, Schreiben des VA Köln an das HVA Rheinland in der Versorgungssache des
   Johann A. am 19. Oktober 1936.

gen Beamten, Richter und Versorgungsärzte, dass eine einheitliche Terminologie für die psychischen Grenzzustände der Kriegsbeschädigten fehle.[12] Anders als im klinischen Bereich, in dem bis Beginn der 1930er Jahre die Diagnosen der Patienten entsprechend den Kategorien der Reichsirrenstatistik von 1911 gestellt wurden, existierte für die Vielzahl psychischer Störungen, die nicht diesen »klassischen« anstaltsbedürftigen Geistesstörungen zugerechnet werden konnten, kein eindeutiges psychiatrisches Klassifikationsschema.[13] Erst der so genannte »Würzburger Schlüssel«, der 1933 auf der Jahresversammlung des Deutschen Vereins für Psychiatrie in Würzburg angenommen wurde,[14] eröffnete neue Möglichkeiten, auch psychische Grenzzustände standardmäßig nach vorformulierten Krankheitsentitäten einzuteilen.[15] Das neue Klassifikationsschema wurde maßgeblich von dem prominenten Vertreter der »herrschenden« Lehre, dem Berliner Ordinarius für Psychiatrie und Leiter der Nervenklinik der Charité Karl Bonhoeffer mitgestaltet und stützte sich auf statistische Erhebungen des Krankenbestandes seiner Klinik. Es wurde ausdrücklich zu Zwecken der Kostenkalkulierung in der Anstaltspsychiatrie entworfen.[16]

Da in den Jahren der Weimarer Republik ein dem »Würzburger Schlüssel« entsprechendes Klassifikationsschema fehlte, offenbart das medizinische Vokabular der Versorgungsärzte ein diagnostisches Sammelsurium, das sich durch eine schier unendlich scheinende Variabilität und Kombinierbarkeit von nosologischen Begriffen auszeichnete. Jeder zweite bis dritte Versehrte erhielt eine unterschiedlich formulierte Krankheitsbezeichnung.[17] Die in der

12 So beispielsweise auch der Würzburger Psychiatrieprofessor Martin Reichardt. *Reichardt*, Einführung in die Unfall- und Invaliditätsbegutachtung, S. 82–85. Nach einer Tagung im Reichsarbeitsministerium zur »Neurosenfrage« in der staatlichen Kriegsbeschädigtenversorgung im Jahr 1929 fasste der Ministerialdirigent Scholtze zusammen, dass es keinen einheitlichen *terminus technicus* für die Vielfalt der psychischen Störungen gebe. *Scholtze*, Praktische Auswertung der wissenschaftlichen Ergebnisse, S. 120.

13 Ebenso griff das Klassifikationsmodell Emil Kraepelins für die Beurteilung der Mehrheit der psychischen Störungen, welche die ehemaligen Kriegsteilnehmer zeigten, zu kurz.

14 *Dörries*, Der Würzburger Schlüssel, S. 191, S. 203–205.

15 Ebd., S. 188, S. 191, S. 202, S. 205. UA HU, Nachlass Karl Bonhoeffer 9, Aufzeichnungen für die Sitzung der Statistischen Kommission am 14. Dezember 1929, S. 1.

16 Ein Mangel der älteren Vorgaben nach der Reichsirrenstatistik für die Erhebungen liege in der »ungenügende[n] Feststellung der volkswirtschaftlichen Belastung«, so Bonhoeffer in seinen Ausführungen zur Notwendigkeit eines neuen Klassifikationsschemas 1929. UA HU, Nachlass Karl Bonhoeffer 9, Aufzeichnungen für die Sitzung der Statistischen Kommission am 14. Dezember 1929, S. 1.

17 Übersicht über die häufigsten psychischen Versorgungsleiden nach ihrer diagnostischen Bezeichnung: Datensatz psychisch Versehrte 1/Abfrage nur psychische Versorgungsleiden, N=1206. Die große Bandbreite an Einzeldiagnosen erklärt sich größtenteils dadurch, dass die diagnostischen Bezeichnungen in einer Vielzahl der Fälle nur durch Quantifizierungsmerkmale voneinander abwichen, so z.B. hinsichtlich der Dauer (»chronisch«) bzw. des Schweregrades (»schwer«, »belanglos«) der Erkrankung. Die gestellten Diagnosen waren einerseits äußerst vage und damit vieldeutig gehalten (»Geisteskrankheit«, »Nervenschwäche«), andererseits

psychiatrischen Fachliteratur gebräuchlichen Termini der »Kriegs«- und »Rentenneurose« tauchen nach Durchsicht der individuellen Rentenakten tatsächlich nur singulär auf. Auch nach der Bündelung[18] der diagnostischen Bezeichnungen kamen auf die Gesamtzahl der hier untersuchten Fälle noch 170 Diagnose»gruppen«. Um den ursprünglichen Aussagewert der diagnostischen Begrifflichkeiten zu erhalten, wurden die von den Versorgungsbehörden angegebenen Versorgungsleiden nach ihren diagnostischen Bezeichnungen zusammengefasst. Diese wurden in einem zweiten Schritt wiederum hinsichtlich ihres spezifischen Charakters bzw. Krankheitsbildes aufgefächert, so dass erkenntlich wird, dass die Benennung eines wohl identischen Symptombildes unterschiedlich erfolgen konnte. Auf eine für die heutige Forschung eindeutige Aufschlüsselung der psychischen Störungen nach standardisierten Krankheitskategorien wird an dieser Stelle bewusst verzichtet, da eine retrospektive Zuordnung der zeitgenössischen Diagnose-Semantik den Kern ihres medizinhistorischen Quellenwertes zerstören würde.

Prinzipiell waren in der untersuchten Gruppe nicht nur Personen vertreten, deren Versehrtheit sich ausschließlich in einem psychischen Symptombild manifestierte. Ca. 15 % der vorliegenden Fallakten betrafen somatische Störungen, die von den Versorgungsbehörden auch auf psychische Ursachen – im heutigen Sprachgebrauch also als psychosomatische Leiden[19] begriffen – zurückgeführt wurden.[20] Zu diesen gehörten an erster Stelle »Rückenmarksleiden«, Magen- und Darmleiden, Lungen- sowie Herz- und Kreislauferkrankungen, Augen- und Hals-, Nasen-, Ohrenleiden.[21]

»Hysterie« und »hysterische« Störungen bildeten die größte Gruppe unter den Krankheitsbezeichnungen bei psychisch Kriegsversehrten. Ärzte spezifizierten diese als Krampfanfälle, Störungen der Sprache (Stottern, Stummheit), Gehbehinderungen durch Kontrakturen oder Lähmungen bzw. Gebrauchsbehinderungen der Arme und Finger. Folglich bezeichnete die Dia-

---

beschrieben sie detailliert einen spezifischen, sich psychisch oder physisch äußernden Symptomkomplex (»Anfälle, die einer Hysterie nahestehen«).

18 Um eine quantitative Auswertung zu ermöglichen, wurden die Diagnosen insoweit vereinfacht, als dass attributive Zusätze sowie unterschiedliche Endungen angepasst bzw. Einzelbezeichnungen der von den Störungen betroffenen Körperteile zusammengefasst wurden.

19 Die »psychosomatische Bewegung« suchte seit den 1930er Jahren nach psychologischen Ursachen für somatische Störungen. *Ackerknecht*, S. 96.

20 Vgl. beispielsweise BArch R 3901/10170, Versorgungssache des Paul Sch., VA Dresden am 14. Juni 1936. Der Kriegsbeschädigte erhielt für nervöse Magenbeschwerden, die man durch den Kriegsdienst verursacht sah, 1926 eine 30 %-ige Rente zugesprochen.

21 Die größte Gruppe unter den somatischen Leiden stellten »Rückenmarksleiden«, danach folgten fast zu gleichen Teilen Herz- und Lungenleiden. An dritter Stelle waren Erkrankungen des Hals-Nasen-Ohren-Bereichs sowie Augenleiden (Erblindungen) vertreten. Folgende Erkrankungen und Verletzungen erschienen weniger als zehn Mal: Asthma, Schussverletzungen sowie speziell Verletzungen des Schädels, Erkrankungen der Nieren und der Blase, Narbenbeschwerden, *tabes dorsalis*, Gelenkversteifungen, Muskelathrophie, Bronchialkatarrh, Multiple Sklerose und Syringomyelie.

gnose »hysterisch« auch immer eine bestimmte sich körperlich manifestierende Symptomatik und erläuerte Diagnosen wie »Psychopathie« oder
»Nervosität«, die *per se* nichts über die konkrete Ausprägung der Krankheit
aussagten. Der Zusatz »hysterisch« fungierte außerdem als erklärendes Attribut, das auf die Ursache des Leidens hindeuten sollte. Interessant ist hierbei,
dass selbst »Kampf«- oder »Kriegsneurosen« eine solche Spezifizierung erhielten, es scheinbar also notwendig war, ärztlicherseits darauf hinzuweisen,
dass diese Zustände ganz sicher keinen organischen Hintergrund besaßen.[22]
Als »hysterisch« beschrieben Mediziner auch »Geisteskrankheiten« oder
»Nervenleiden«, also Krankheiten, die Fachärzte zeitgenössisch überwiegend
auf somatische Ursachen zurückführten. Das Attribut »hysterisch« stand in
deutlichem Widerspruch zu diesem somatischen Erklärungsmodell, denn es
drückte aus, dass das Leiden eben keinen organischen Grund habe, sondern
rein psychisch generiert sei. Ärzte, die derartige Diagnosen formulierten,
mögen mit dem Beisatz »hysterisch« versucht haben zu suggerieren, es handele sich eigentlich um keine »echte« Geisteskrankheit, sondern um eine
»hysterische« Störung, die dieser lediglich äußerlich gleiche.[23]

Besonders stark vertreten waren ferner Versorgungsleiden, die Ärzte als
»Epilepsien« sowie »epileptische Anfälle« bezeichneten, ebenso wie die auch
dementia praecox oder »Jugendirresein« genannten Schizophrenien. Dies
verdeutlicht, dass Versorgungsärzte neben den als Grenzzuständen eingestuften psychischen Störungen auch schwere Geisteskrankheiten feststellten
und diese ursächlich auf das Kriegsgeschehen zurückführten. Psychiater
sahen diese Störungen primär durch »Traumata« – im Sinne einer Erschütterung der molekularen Struktur des Gehirns – oder eine während des Krieges
durchgemachte Infektionskrankheit verursacht.[24] Die Anerkennungen von
Schizophrenien oder Epilepsien als Dienstbeschädigungsleiden dokumentieren außerdem, dass das Erblichkeitsparadigma, so wie es sich in den Jahren
nach 1933 durchsetzte, in der psychiatrischen *scientific community* der Weimarer Republik noch keineswegs flächendeckend akzeptiert war.

Einen Großteil machten des Weiteren Diagnosen wie »Geisteskrankheit«
oder »Nervosität«, »Nervenschwäche« oder »Nervenleiden« aus, welche die
genauere Einordnung der psychischen oder unter Umständen neurologischen
Störung zumeist offen ließen und nur teilweise näher spezifizierten. Diese

---

22 Auf der Münchener »Kriegstagung« des Deutschen Vereins für Psychiatrie hatten führende
Kriegspsychiater das Krankheitskonzept der traumatischen Neurose Hermann Oppenheims,
das eine organische Ursache der psychischen Störungen vermutete, als hinfällig erklärt. Vgl.
Kap. I. 1.2.

23 Der Psychiater Karl Weiler beklagte die »Welle« der Hysteriediagnosen: Ärzte diagnostizierten
»Hysterien« bei all jenen Fällen, bei denen sie keine organische Ursache feststellten. *Weiler*,
Hysterie und kein Ende, S. 279 f.

24 Zur Schizophrenie und deren möglichen Verursachung durch exogene Faktoren vgl. *Weiler*,
Nervöse und seelische Störungen (1935); *Bleuler*, Dementia Praecox; *Schneider*. Reaktion und
Auslösung; *Riese*, Krieg und Schizophrenie; *ders.*, Krieg und Schizophrenien.

diagnostischen Bezeichnungen vermittelten daher kein klares und vor allem nicht für alle Fälle gemeingültiges, einheitliches Krankheitsbild. Dahingegen beschrieben die von Versorgungsärzten verwendeten Diagnosen wie »Neurasthenie«, »Herzneurose« oder etwa »Depression« recht eindeutige psychische oder psychophysische Krankheitsbilder.

Die Aufschlüsselung der als »funktionell« und »psychogen« benannten psychischen Störungen ergibt, dass sie prinzipiell die gleichen Symptomkomplexe bezeichnen konnten wie die »Hysterie«. Ebenso beschrieben die recht unspezifischen diagnostischen Bezeichnungen »Nervenleiden« oder »Nervenschwäche« ähnliche Zustände wie die als »hysterisch«, »funktionell« oder »psychogen« benannten Störungen. Ärzte sprachen dann oft von einem gesundheitlichen Gesamtzustand im Sinne einer »nervösen Erschöpfung«, »Übererregbarkeit« oder eines »nervösen Schwächezustandes«, der beispielsweise mit einer »Hysterie«, »Hystero-Epilepsie«, »Neurasthenie«, »Depression« oder »Hypochondrie« verglichen oder als solche spezifiziert wurde. Allerdings konnten Schweregrad und Ausprägung der psychischen Störungen, die unter dem Begriff »Nervenleiden« oder »Nervenschwäche« gefasst wurden, gewaltig differieren: »Nervenleiden« meinte als Begriff grundsätzlich freilich auch schwere neurologische Störungen. Desgleichen gebrauchten Ärzte die »Nervenschwäche« als Diagnose nicht ausschließlich für leichtere »nervöse« Zustände, sondern ebenso für anstaltsbedürftige psychische Störungen, beispielsweise für Schizophrenien.[25]

Die deutlichen inhaltlichen Überschneidungen bei »hysterischen«, »funktionellen«, »psychogenen« und »nervösen« Störungen lassen erkennen, dass die ärztliche *community* in der alltäglichen Praxis scheinbar großen Schwierigkeiten in der Differentialdiagnostik psychischer Grenzzustände gegenüberstand. Insbesondere »hysterische«, »epileptische« und »schizophrene« Zustände voneinander abzugrenzen, erwies sich für Versorgungsärzte als problematisch.[26] Die Krampfanfälle, die »Hysteriker« zeigten, erinnerten rein äußerlich an epileptische Anfälle. Wahnideen und geistige Verwirrung ähnelten Symptomen der Schizophrenie. Ein psychiatrisches Gutachten der Provinzialheilanstalt Münster begründete die Schwierigkeit in der Differentialdiagnostik zwischen »hysterischen« und »schizophrenen« Zuständen damit, dass sich Krankheitserscheinungen der Hysterie auch im Anfangsstadium der Schizophrenie wiederfänden und daher häufig Anlass zu Verwechslungen gebe.[27] Aufgrund der differentialdiagnostischen Probleme

---

25 Datensatz psychisch Versehrte1/Abfrage *nerv*, N=74.

26 *Stier*, Rentenversorgung, S. 178; *Reichardt*, Der heutige Stand der Beurteilung der sogenannten Unfallneurosen, S. 36 f. Differentialdiagnostische Probleme konstatierten Ärzte beispielsweise auch dann, wenn die Symptomatik infolge einer schweren Hirnerschütterung den psychischen Begleiterscheinungen einer »Hysterie« stark ähnelte. *Bonhoeffer*, Beurteilung, Begutachtung und Rechtsprechung, S. 4 f.; *Flatau*, Neue Anschauungen, S. 13; *Seelert*, S. 787.

27 LWL 658/171, Psychiatrisches Gutachten der Provinzialheilanstalt Münster zu Wilhelm T. am 13. Juli 1923, S. 6.

wählten Ärzte oftmals Diagnosen, die mehrere Krankheitsbilder miteinander verbanden. Sie stellten dann zwei Diagnosen, so z .B. »Schizophrenie und Hysterie«[28] oder »Epilepsie mit hysterischen Reaktionen«[29]. Eine weitere Variante, die Unmöglichkeit einer eindeutigen Diagnose auszudrücken, boten Mischdiagnosen, die in einem Wort verschiedene psychische Leiden zu einer Krankheitseinheit zusammenfassten, so z. B. »Hystero-Epilepsie« oder »Hystero-Neurasthenie«.[30]

Die Debatte um die »Richtigkeit« der bestehenden Diagnosen war ein bestimmender Topos im ärztlichen Bereich des Versorgungswesens. Da über die Jahre hinweg mehrere Mediziner die einzelnen versorgungsärztlichen Untersuchungen vornahmen, gaben die bereits gestellten Diagnosen dem ärztlichen »Nachfolger« immer wieder Anlass und Chancen zur Korrektur. Dem Ziel einer möglichst exakten Diagnostik wurde in den psychiatrischen Fachkreisen daher verstärkt Augenmerk geschenkt. Die großen Unsicherheiten in der Differentialdiagnostik waren den praktisch arbeitenden Psychiatern also durchaus bekannt.[31]

Die Untersuchung der ärztlichen Diagnostik unterstreicht über die Mannigfaltigkeit der Bezeichnungen und Kombinationsmöglichkeiten hinaus, dass ein festes sprachliches Raster zur Einteilung psychischer Störungen zeitgenössisch weder zur Verfügung stand noch angewandt wurde. Die Problematik, die psychischen Leiden der Kriegsbeschädigten eindeutig zu klassifizieren, verdeutlichen die ärztlichen Versuche, die Störungen mit Hilfe der medizinischen Sprache zu um- bzw. beschreiben. Welche psychischen Leidenszustände sich hinter den psychiatrischen Diagnosen verbargen, welche Symptomatiken sie besaßen oder welchen Schweregrad sie aufwiesen, wurde aus den Begrifflichkeiten, die Ärzte verwendeten, nicht immer ohne Weiteres klar. Ärzte wählten anscheinend jeweils ihr eigenes Vokabular, um relativ identische Symptomatiken unterschiedlich zu bezeichnen. Die medizinische Sprache erweist sich damit als ein während der Weimarer Zeit individuell gehandhabtes Werkzeug des für seine Diagnosen eigenverantwortlichen Mediziners.

Die beschriebenen differentialdiagnostischen Schwierigkeiten führten häufig zu Änderungen der Krankheitsbezeichnungen für die Versorgungsleiden der Kriegsbeschädigten. Dabei durchliefen manche Kriegsbeschädigte eine wahre »Diagnosekarriere« – so auch Karl W. aus Königsberg, der im Laufe seiner Berentungsgeschichte als »Schizophrener«, »Hysteriker« und »Epilep-

---

28 BArch R 3901/10203, Versorgungssache des Jakob K., VA Saarbrücken am 30. April 1937.

29 BArch R 3901/10201, Versorgungssache des Johann B., VA Essen am 2. Oktober 1936.

30 Der Psychiater Eugen Bleuler schrieb in einem Standardwerk zur Psychiatrie von 1920: »Der ungeschickte Name der Hysteroepilepsie entstammt einer Zeit, da man die Epilepsieformen auch für Neurosen ansah und die epileptiformen Anfälle nicht abgrenzen konnte.« *Bleuler*, Lehrbuch der Psychiatrie, S. 413.

31 *Meyer*, S. 190.

tiker« bezeichnet wurde.[32] Manchmal kapitulierten Versorgungsärzte auch vor der Entscheidung, das Versorgungsleiden eindeutig einzuordnen. Im Fall des Kriegsversehrten Blasius B. konstatierte das Versorgungsamt Trier 1938, nachdem die Diagnose während der vergangenen Jahre zu keinem Zeitpunkt endgültig geklärt worden war, man müsse es nun dahingestellt lassen, welche Krankheitsform tatsächlich vorliege.[33]

Die Änderung der Diagnose hatte – ebenso wie die Uneindeutigkeiten, welche die medizinische Sprache kennzeichneten – gewichtige Konsequenzen für den Kriegsbeschädigten und seine Angehörigen. So hing immerhin die Kalkulation der Erwerbsminderung entscheidend von der gestellten Diagnose ab. Darüber hinaus konnte ein Diagnosewechsel den Betroffenen plötzlich in eine völlig veränderte Krankheits- und Lebenssituation versetzen: Wurde beispielsweise eine Schizophrenie festgestellt, nachdem der Kriegsversehrte jahrelang in dem Glauben gelebt hatte, seine psychischen Störungen seien »nur« »hysterischer« Art, so wurde er unter Umständen nicht nur in eine geschlossene psychiatrische Anstalt eingewiesen und damit aus seinem ge- wohnten sozioökonomischen Umfeld herausgelöst, er konnte außerdem für geistig unzurechnungsfähig erklärt und entmündigt werden. Von weit rei- chender Relevanz war die Änderung einer bestehenden Diagnose von einer »leichteren« in eine anstaltsbedürftige psychische Störung, als nach dem »Gesetz zur Verhütung erbkranken Nachwuchses« 1934 Sterilisierungen für diese als Erbkrankheiten klassifizierten psychischen Leiden angeordnet wurden. Ehemalige Weltkriegsteilnehmer konnten über diese Entwicklung der Ereignisse auch dem nationalsozialistischen Krankenmord, den ab 1939 an- laufenden »Euthanasie«-T 4- Aktionen, zum Opfer fallen.

1.3 Die Bemessung der Minderung der Erwerbsfähigkeit (MdE)

Die Bemessung der Minderung der Erwerbsfähigkeit bildete den zentralen Ausgangspunkt für die Berechnung der finanziellen Kompensation. Die Ver- teilung der prozentualen Erwerbsminderung auf die als Versorgungsleiden anerkannten psychischen Störungen in der untersuchten Beschädigtengruppe zeigt einen hohen Anteil an niedrigen Renten von 30 und 40 %. Sie machten zusammen knapp die Hälfte der in dieser Gruppe bewilligten Renten aus.[34]

---

32 BArch R 3901/10199, Versorgungssache des Karl W., VA Königsberg/Pr. am 17. Juni 1936. Eine ähnliche Diagnosegeschichte dokumentiert der Fall BArch R 3901/10206, Versorgungssache des Roman B., VA Wuppertal am 4. Juni 1937.
33 BArch R 3901/10203, Versorgungssache des Blasius B., VA Trier am 5. März 1937. Vgl. außerdem BArch R 3901/10201, Versorgungssache des Hermann W., VA Essen am 30. November 1936.
34 Übersicht über die von der Versorgungsverwaltung festgestellte »Minderung der Erwerbstä- tigkeit« (MdE): Datensatz psychisch Versehrte 1/Abfrage MdE, kA=166, N=1040. Der Be- rechnung liegt die Fallzahl der 17 häufigsten Diagnosegruppen zugrunde, die insgesamt rund 71 % der Fälle ausmachten.

Ehemalige Soldaten mit psychischen Störungen wurden also vorrangig der Gruppe der Leichtbeschädigten zugerechnet. Allerdings fielen – nach der staatlichen Bemessung der Erwerbsbeschränkung zu urteilen – psychisch Kriegsbeschädigte auch in die Gruppe der Schwerbeschädigten sowie der Pflege- und Anstaltsbedürftigen: Die 50 bis einschließlich 80 %-igen Renten machten insgesamt 28 % der Versorgungsrenten aus; hohe, fast ausschließlich 100 %-ige Renten erhielten knapp 23 % der psychisch Beschädigten.

Nach offiziellen Statistiken betrug die durchschnittliche Minderung der Erwerbsfähigkeit bei sämtlichen Kriegsbeschädigten 1924 46,3 % sowie 46,8 % im Jahr 1926. In beiden Jahren lag mehr als die Hälfte der Renten unter 40 % MdE.[35] Für die hier untersuchte Gruppe der psychisch Versehrten ergibt sich eine durchschnittliche Erwerbsminderung von 55 %. Damit lag die Kalkulation der Erwerbsminderung bei psychischen Gesundheitsstörungen sogar über dem Rentendurchschnitt innerhalb der Kriegsbeschädigtenversorgung.

Die Verteilung der prozentualen Erwerbsminderung nach Diagnosen zeigt, dass psychische Störungen, die in der ärztlichen Diagnostik gleichlautend bezeichnet wurden, erheblich unterschiedliche Bewertungen der Erwerbsbeschränkung erhielten: So war die Hysterie-Diagnose, deren Krankheitswert die psychiatrische Elite vehement bestritt, dennoch in allen Erwerbsminderungsgruppen – wenn auch in unterschiedlichem Ausmaß – vertreten: Kriegsbeschädigte mit hysterischen Störungen fielen demnach in die Gruppe der Leichtbeschädigten bis 40 % MdE, konnten als Schwerbeschädigte gelten (< 50 % MdE) oder wurden sogar als total erwerbsunfähig eingestuft und erhielten eine Vollrente von 100 % MdE. Während also die klinische Psychiatrie hysterische Zustände als marginale Gesundheitsbeeinträchtigungen betrachtete, die ihrer Ansicht nach keinerlei Erwerbsunfähigkeit nach sich zogen, erschienen diese psychischen Störungen den Versorgungsbeamten – auch auf der Grundlage von der »herrschenden« psychiatrischen Lehre abweichenden ärztlichen Expertisen – in Einzelfällen tatsächlich als geeignet, die verbliebene Erwerbsfähigkeit auf Null zu dezimieren. Gleiches galt für die als »funktionell« oder »psychogen« klassifizierten Zustandsbilder, die Ärzte auch als »Nervenschwäche«, »Nervosität« oder »Neurasthenie« bezeichneten. Ebenso erwies sich der Bewertungsspielraum für die Beurteilung der Arbeitsfähigkeit im Falle von epileptischen und schizophrenen Krankheitsbildern als groß. Den gestaffelten Erwerbsminderungsstufen entsprechend wurden beide psychischen Störungen von leicht über schwer bis anstaltsbedürftig eingeordnet.

Die großen Unterschiede in der Beurteilung der Arbeitskraft schlugen sich in der Höhe der Rentenzahlungen nieder, was die wirtschaftliche Situation der Kriegsbeschädigten und ihrer Familien erheblich tangierte. So erhielt der in

---

35 Zählung der Kriegsbeschädigten, Kriegshinterbliebenen und sonstigen Versorgungsberechtigten vom Oktober 1926 am 6. Januar 1927, in: RTPr. Bd. 413, Anlage Nr. 2894, S. 2.

Gotha ansässige Markus H. seit 1919 eine Rente, die einer 30 %-igen Erwerbsminderung entsprach und sich 1934 auf 19,60 RM belief.[36] Für das identisch benannte Versorgungsleiden wurden dem Kriegsbeschädigten Josef M. aus Münster von den Versorgungsbehörden seit 1922 monatliche Versorgungsgebührnisse in Höhe einer Vollrente ausgezahlt, die insgesamt 151,50 RM ausmachte.[37] Der gleiche Unterschied lässt sich auch für zwei Fälle von »Schizophrenie« feststellen: Der in einer Heil- und Pflegeanstalt untergebrachte Franz H. erhielt aufgrund seiner kriegsbedingten »Schizophrenie« eine Rente in Höhe von 100 % MdE, welche die Kosten seiner Anstaltsbehandlung deckte. Sie entsprach 1934 einem Betrag von 152,15 RM.[38] Dahingegen erhielt der ehemalige Soldat Otto P. zum gleichen Zeitpunkt für die im Krieg entstandene »Schizophrenie« lediglich eine 30 %-ige Rente von 23,25 RM zugebilligt.[39]

Die verschiedene Bemessung der Minderung der Erwerbsfähigkeit bei gleichem Versorgungsleiden – die sich freilich auch aus der faktisch unterschiedlichen gesundheitlichen Beeinträchtigung erklären kann –, zeigt, dass Versorgungsämter und Versorgungsgerichte sich nicht an pauschale Richtwerte für die Erwerbsminderung hielten, die Fachärzte für bestimmte Krankheiten vorschlugen. Sie zeigten sich damit auch im Rahmen der Implementierung der staatlichen Versorgungspolitik als potenziell unabhängig von der Forderung der psychiatrischen Elite, eine Erwerbsminderung bei »hysterischen« oder »neurotischen« Störungen grundsätzlich zu verneinen.

2. Die Heterogenität richterlicher Entscheidungen: Rechtswissenschaftliche Interpretationen der Entschädigungspflicht

Weder innerhalb der Spruchbehörden der Reichsversorgung noch im Vergleich der obersten Instanzen des Sozialversicherungs- und Zivilrechts existierte während der Weimarer Republik eine einhellige Bewertung der Entschädigungspflicht bei psychischen Störungen.[40] Das galt insbesondere für die Rechtsprechung der Versorgungsgerichte, die als Spruchbehörden der Reichsversorgung über die Rentenansprüche psychisch versehrter Soldaten

---

36 BArch R 3901/10177, Versorgungssache des Markus H., VA Gotha am 5. November 1936.

37 BArch R 3901/10167, Versorgungssache des Josef M., VA Münster am 5. September 1935.

38 BArch R 3901/10223, Versorgungssache des Franz H., VA Karlsruhe am 9. März 1937.

39 BArch R 3901/10166, Versorgungssache des Otto P., VA Gießen am 24. Juli 1935.

40 Unabhängig vom Rechtsgebiet handelte sich hier um die Frage, ob eine Haftpflicht des Staates, des Betriebes oder einer Privatperson für gesundheitliche Schäden, die infolge des Kriegsdienstes, der Arbeitszeit oder eines Privatunfalls – auch zeitlich verzögert – auftraten, bestand. Zu den juristischen Termini der »Haftpflicht« und »Entschädigung« siehe die einleitenden Bemerkungen zu dieser Arbeit.

entschieden. Die Analyse der Versorgungsfälle im Bestand des Reichsarbeitsministeriums belegt, dass Versorgungsverwaltung und Versorgungsgerichte Entschädigungsansprüche psychisch Kriegsbeschädigter unterschiedlich beschieden, diese also für einen identischen Versorgungsfall anerkannten oder ablehnten.

Die Bemühungen des Reichsarbeitsministeriums mittels »grundsätzlicher Entscheidungen« des Reichsversorgungsgerichts sowie psychiatrischer »Obergutachten«, die in öffentlichen Publikationen abgedruckt wurden,[41] verbindliche Anhaltspunkte für die Versorgungsrechtsprechung zu schaffen, scheiterten in der alltäglichen Praxis. Sowohl der beschriebene Meinungspluralismus innerhalb der Psychiatrie als auch die Diskrepanz zwischen genuin medizinischer und juristischer Beurteilung der Entschädigungspflicht erschwerte eine einhellige Urteilsfindung erheblich. Der im Reichsarbeitsministerium für das Versorgungs- und Versicherungswesen zuständige Jurist Ernst Knoll formulierte 1927 den Antagonismus zwischen Juristen und Medizinern mit den Worten: »Die ärztliche und juristische Wissenschaft werden immer auf zwei Seiten gehören.«[42] Er benannte damit einerseits die unterschiedliche fachwissenschaftliche Methodik, die zur Klärung der Entschädigungsfrage führte, und verwies andererseits auf den tradierten Kompetenzkonflikt zwischen Medizin und Rechtswissenschaft; denn seit dem 19. Jahrhundert drangen zunehmend Psychiater in den traditionellen Machtbereich der Rechtswissenschaft vor, so z. B. im Rahmen der Beurteilung der Straf- oder Zurechnungsfähigkeit in Strafrechtsprozessen.[43] In der speziellen Frage des Versorgungsanspruchs psychisch versehrter Kriegsteilnehmer kamen beide Dimensionen deutlich zum Tragen. Versorgungsämter und Versorgungsgerichte sprachen auch entgegen ärztlicher Gutachten auf der Grundlage der rechtswissenschaftlichen Analyse des Sachverhaltes Entschädigungen zu. Das dokumentiert die kontinuierliche Berentung von psychisch Kriegsbeschädigten in der Zwischenkriegszeit und kommt ebenso in den Entscheidungen der höchsten Spruchinstanz der Reichsversorgung, dem Reichsversorgungsgericht, zum Ausdruck.

2.1 Konkurrenz und Konflikte in der interdisziplinären Zusammenarbeit

Die an den Versorgungsgerichten tätigen Juristen beanstandeten wiederholt, die richterliche Entscheidung werde durch das ärztliche Gutachten in vielen Versorgungsfällen quasi vorweggenommen. Für die Fälle der »Rentenneurotiker« gelte das im Besonderen, so die Stellungnahme des Direktors des Oberversicherungsamtes Lübeck aus dem Jahr 1930: »Die Zahl der Fälle, in

41 Vgl. *Bonhoeffer u. Jossmann.*
42 *Knoll*, Die Rechtsfragen bei der Beurteilung der Unfallneurose, S. 394.
43 *Raphael*, Verwissenschaftlichung des Sozialen, S. 167.

denen dann noch für eine wirklich richterliche Tätigkeit, ein Abwägen des Für und Wider Raum ist, ist verschwindend gering.«[44]

Richter an Versorgungsgerichten kritisierten den Anspruch der Psychiatrie, über die Frage der Diagnose hinaus auch über den rechtlichen Entschädigungsanspruch verbindliche Aussagen treffen zu wollen.[45] Sie betonten nachdrücklich, dass die Urteilsfindung allein auf der Grundlage der rechtlichen Beurteilung des Einzelfalls weitestgehend unabhängig von der medizinischen Expertise erfolgen müsse. Sie begründeten ihr Entscheidungsmonopol damit, dass die individuelle medizinische Beurteilung des einzelnen Gutachters kaum »objektiv« sein könne. Selbst der so eng mit der psychiatrischen Elite kooperierende Jurist Ernst Knoll konstatierte, dass das fachärztliche Gutachten je nach Psychiater und dessen »Weltanschauung« differiere und daher keine dominierende Rolle innerhalb des Gerichtsverfahrens beanspruchen könne.[46] Das Argument der »Objektivität«, das auch innerhalb der Auseinandersetzung zwischen psychiatrischer Elite und Psychotherapeuten eine zentrale Rolle spielte, brachten folglich auch Juristen gegenüber Medizinern vor, um ihren Machtanspruch zu legitimieren.

Zwar waren Ärzte auch innerhalb des Versorgungswesens strukturell stark in den Entscheidungsprozess eingebunden und konnten durch ihre Gutachten zum richterlichen Urteil maßgeblich beitragen. Dennoch befand sich der letztendliche Entschluss über den Versorgungsanspruch außerhalb ihrer Macht, nämlich im Kompetenzbereich des Richters. Rein formal kam dem ärztlichen Gutachten nach der im Versorgungsverfahren geltenden Zivilprozessordnung nur die Rolle eines Beweisstückes zu. Der psychiatrische Gutachter wurde formal als Zeuge gehört und fungierte innerhalb des Versorgungsverfahrens als »sachverständiger Helfer des Richters«.[47] Die richterliche Entscheidungskompetenz stellte daher ein entscheidendes strukturelles Hemmnis dar, welches eine uniforme Implementierung der psychiatrisch »herrschenden« Lehre, die gegen einen Entschädigungsanspruch argumentierte, in der Versorgungspraxis verhinderte.

Grundsätzlich wurde eine homogene Spruchpraxis außerdem dadurch erheblich erschwert, dass Richter auf – potenziell stark voneinander abweichende – ärztliche Gutachten zurückgreifen mussten, welche die Ursächlichkeit der psychischen Störungen unterschiedlich beurteilten. Darüber hinaus beschwerten sich Verwaltungsbeamte der Versorgungsbehörden wie auch Richter an den Versorgungsgerichten kontinuierlich über die in diesen ärztlichen Ausführungen erheblich divergierende medizinische Terminologie. Die Gutachten seien dem Richter kaum dabei behilflich, den Anspruch des Kriegsbeschädigten zu klären:

44 *Runde*, S. 315.
45 Ebd., S. 314 f.
46 *Knoll*, Vortrag im Reichsarbeitsministerium, S. 85.
47 Ebd., S. 84.

Zur Zeit werden in den Gutachten oft wahllos die verschiedensten Ausdrücke für den selben Tatbestand, aber auch, was noch schlimmer ist, dieselben Ausdrücke für den entgegengesetzten Sachverhalt gewählt. Dadurch wird dem Richter das Verständnis der ärztlichen Meinungen fast unmöglich gemacht.[48]

Die »in einfach grauenerregender Weise« gehandhabte medizinische Fachsprache sei, so Knoll an anderer Stelle, dafür verantwortlich, dass »die neuere [»herrschende«] Lehre in den Kreisen der zur Entscheidung Berufenen bisher so wenig inneres Verständnis gefunden hat«.[49] Ein richterlicher Beisitzer am Reichsversorgungsgericht maß dagegen dem exakten Wortlaut der ärztlichen Gutachten gar keine entscheidende Bedeutung mehr bei. Seiner Einschätzung zur Folge müsse der Richter bei der Lektüre ärztlicher Expertisen sich ohnehin darauf verstehen, »zwischen den Zeilen zu lesen.«[50]

Die praktische Zusammenarbeit zwischen Medizinern und Juristen behinderte außerdem die Tatsache, dass eine für beide Fachwissenschaften gemeinsam geltende Terminologie fehlte, um über die Entschädigungsfrage unmissverständlich zu kommunizieren. Gerade in Bezug auf die für die Rentengewährung zentralen Kategorien der »Krankheit« und »Arbeitsfähigkeit« unterschieden sich Medizin und Rechtswissenschaft erheblich. Am Beispiel des Krankheitsbegriffes demonstrierte Knoll die Tatsache, dass medizinische Bezeichnungen nicht einfach in die juristische Fachsprache übertragen werden konnten:

Der Richter darf aber Behandlung nur zusprechen, wenn er eine ›Krankheit‹ als vorliegend anerkennt. Soll er nun die ärztliche Behandlung versagen, weil die Gutachter sagen im medizinischen Sinne ist der Mann nicht ›krank‹?[51]

Die psychiatrische »herrschende« Lehre brachte den fehlenden »Krankheitswert« der »hysterischen« oder »neurotischen« Störungen als Hauptargument gegen eine Entschädigung vor. In derartigen psychogenen Erscheinungen, die ihre Ursache vermeintlich »nur« in dem individuellen psychologischen Verarbeitungsprozess des Betroffenen hatten, erkannten die Vertreter dieser Lehrmeinung nur »scheinbare« Erkrankungen. Die medizinische Negierung des Krankheitsstatus führte in der psychiatrischen Logik zwangsläufig zu der Annahme, dass das Individuum voll arbeitsfähig war und keinerlei Behandlung bedurfte.[52]

Die juristische Initialfrage für die Beurteilung der Entschädigungsberechtigung lautete hingegen, ob die Arbeitskraft der Person sichtlich vermindert

---

48 *Knoll*, Die Rechtsfragen bei der Beurteilung der Unfallneurose, S. 387.
49 *Ders.*, Grundsätzliche Rechtsfragen zur »traumatischen Neurose«, S. 53.
50 *Lorenz*, Der ärztliche Sachverständige, S. 589.
51 *Knoll*, Die Rechtsfragen bei der Beurteilung der Unfallneurose, S. 398.
52 Vgl. Kap. I 3.2.

und daher eine medizinische Heilbehandlung erforderlich war.[53] Sah der Richter beide Kritierien erfüllt, konnte die Person als »krank« und damit als entschädigungswürdig gelten. Des Weiteren war im rechtswissenschaftlichen Verständnis die medizinische Negierung eines Krankheitsstatus nicht automatisch an die Annahme gekoppelt, dass der Betroffene voll arbeitsfähig war.[54] Für die Rechtspraxis bedeutet dies, dass Versorgungsgerichte auch gegen den ärztlichen Befund, der »Krankheit« nicht feststellte, Entschädigungen zusprachen, da sie sowohl die Erwerbsfähigkeit als vermindert wie auch die Notwendigkeit einer Heilbehandlung anerkannten.[55] Vor allem folgten die Spruchkammern nicht notwendigerweise der Unterscheidung zwischen »echter« Arbeitsunfähigkeit – beispielsweise bei körperlicher Versehrtheit – und psychisch bedingter Erwerbsbeschränkung. So stellte eine – für die rechtswissenschaftliche Diskussion zentrale und in anderen Punkten gegen eine Entschädigungsberechtigung argumentierende – Entscheidung des Reichsversicherungsamtes von 1926 fest, dass eine Arbeitsunfähigkeit selbst dann bestünde, wenn der Grund hierfür »lediglich« in der willentlichen »Hemmung« der Arbeitsfähigkeit zu suchen sei.[56] Stellten die Senate der Versorgungsgerichte eine eingeschränkte Erwerbsfähigkeit fest, konnte hieraus der rechtliche Anspruch auf Heilbehandlung abgeleitet werden, der von medizinischer Seite nicht anerkannt worden war. Hier traf die rechtliche Position mit den Ansprüchen der psychotherapeutisch orientierten Medizin zusammen, die im Gegensatz zur etablierten klinischen Psychiatrie die Behandlungswürdigkeit psychisch Kriegsbeschädigter unterstrich.[57]

In der psychiatrischen Theoriebildung nach Karl Bonhoeffer oder Martin Reichardt besaß die psychopathologische Disposition zentralen Stellenwert. Die Fokussierung auf dieses endogene Moment für die Entstehung psychischer Störungen marginalisierte zwangsläufig die Relevanz exogener Faktoren. Den vielfältigen seelischen Wirkungen des Krieges kam demnach vom rein medizinischen Standpunkt aus keine ätiologische Bedeutung mehr zu. Die angebliche Erblichkeit jener Störungen, die Soldaten während des Ersten Weltkrieges gezeigt hatten, machte aus der Sicht der psychiatrisch »herrschenden« Lehre eine Entschädigungspflicht des Staates obsolet, da der Be-

---

53 RVO (1925), § 182, S. 50; in diesem Sinne vgl. auch die RVA Entscheidung vom 24. Mai 1928, besprochen bei *Tröscher*, S. 11.

54 *Knoll*, Vortrag im Reichsarbeitsministerium, S. 86.

55 So besagte die auf dem Gebiet der Versicherungsmedizin als wegweisend empfundene Entscheidung des Reichsversicherungsamtes von 1926, dass eine Beschränkung der Erwerbsfähigkeit im rechtlichen Sinne angenommen werden könne, obwohl das medizinische Urteil den Krankheitsstatus verneint – und damit auch eine mögliche Minderung der Erwerbsfähigkeit ausgeschlossen hatte. *Fränkel*, S. 57 f. Das Urteil des Reichsversicherungsamtes vom 24. September 1926 ist abgedruckt in: Entschädigungspflicht bei Unfallneurosen?, S. 9.

56 *Knoll*, Vortrag im Reichsarbeitsministerium, S. 87 f.; *ders.*, Grundsätzliche Rechtsfragen, S. 62.

57 *Weizsäcker*, Über Rechtsneurosen (1930), S. 646 ff.; *Eliasberg*, Zur Begutachtung der Unfallneurotiker, S. 229; *Knoll*, Vortrag im Reichsarbeitsministerium, S. 86; *ders.*, Grundsätzliche Rechtsfragen, S. 60.

troffene sein Leiden gewissermaßen selbst »verschuldete«. Juristen betonten dagegen, dass es rechtlich wenig relevant für die Beurteilung der Entschädigungspflicht sei, ob eine psychopathische Disposition vorliege.[58] Es gehe allgemein nicht an, »lediglich mit dem Hinweis auf psychopathische Veranlagung schon die Wesentlichkeit des Unfalls bestreiten zu wollen«, so der am Reichsversicherungsamt tätige Jurist Ernst Knoll.[59] Eine rechtswissenschaftliche Dissertation aus dem Jahr 1922 verwies außerdem auf den Unterschied, der gerade bei der Betonung der erblichen Anlage zwischen körperlichen und psychischen Beschädigungen gemacht wurde: Denn die Unfallgesetzgebung unterscheide bei Körperschäden auch nicht dahingehend, ob der Betreffende eine schwache oder starke körperliche Konstitution besitze. Der Autor konstatierte demgemäß eine grundsätzliche Chancenungleichheit zwischen beiden Versehrtengruppen.[60]

Die begrifflichen Beispiele von »Krankheit« und »Arbeitsfähigkeit« sowie die Einschätzung der genetischen Disposition zeigen, dass Medizin und Rechtswissenschaft bei der Beurteilung der Entschädigungsfrage unterschiedliche logische Zugänge wählten. Die psychiatrische sowie die rechtswissenschaftliche Untersuchungsmethode lieferten jeweils fachspezifische Antworten auf die entscheidende Frage, ob ein ursächlicher Zusammenhang zwischen Krieg und psychischer Störung existierte – so wie ihn das Reichsversorgungsgesetz von 1920 forderte. Zunächst standen die juristischen und psychiatrischen Urteile jedoch lediglich nebeneinander, bevor sie in den konkreten Versorgungsfällen zusammengebracht und verhandelt wurden.

Der Kompetenzkonflikt in der interdisziplinären Zusammenarbeit zwischen medizinischen Gutachtern und Richtern im Versorgungswesen sollte andererseits nicht über Gemeinsamkeiten in der medizinischen wie juristischen Bewertung der Entschädigungsfrage hinwegtäuschen.[61] Wie ausgewählte Urteilsbegründungen zeigen, verhinderten die standespolitischen oder fachwissenschaftlichen Gegensätze nicht zwangsläufig einen medizinischen und rechtswissenschaftlichen Konsens in der Entschädigungsfrage. Das Verhältnis zwischen Juristen und Medizinern innerhalb des Versorgungswesens kann deshalb als ambivalent bezeichnet werden. Die rechtwissenschaftliche Beurteilung des Kausalzusammenhanges ließ prinzipiell ausreichend Spielraum, um auch die psychiatrischen Vorstellungen von der Ursächlichkeit psychischer Störungen in die eigene Argumentationskette zu integrieren. In welchem Umfang Juristen das Ätiologiemodell der »herrschenden« Lehre rezipierten, war außerdem abhängig davon, welcher grundsätzlichen rechtswissenschaftlichen Auslegung des Kausalbegriffs die Spruchkammern der Versorgungsgerichte folgten. Für die Entschädigungsfrage bei psychischer

58 Ebd., S. 54.
59 *Knoll*, Die Rechtsfragen bei der Beurteilung der Unfallneurose, S. 409.
60 *Eckert*, S. 87.
61 *Knoll*, Vortrag im Reichsarbeitsministerium, S. 85.

Versehrtheit erwiesen sich die prinzipiell differierenden Kausalitätsmodelle des Reichsversicherungsamtes einerseits sowie des Reichsgerichts andererseits als maßgeblich.

2.2 Die unterschiedliche Auslegung des Kausalbegriffs in der Rechtswissenschaft

Das Reichsversorgungsgesetz definierte als zentrale Voraussetzung für einen Rechtsanspruch auf Rente den Beweis einer Kausalverbindung zwischen Krieg und physischer bzw. psychischer Gesundheitsstörung. Die Anerkennung dieses Anspruchs setzte hierfür lediglich die »Wahrscheinlichkeit eines ursächlichen Zusammenhangs« voraus.[62] Die Bewertung dieses Kausalzusammenhanges oblag im Falle von Klagen der Kriegsbeschädigten oder Versorgungsbehörden dem Richter der zuständigen Versorgungsgerichte. Der *terminus technicus* der Kausalität war rechtswissenschaftlich jedoch kein verbindlich formulierter Begriff.[63] Ernst Knoll folgerte aus der Tatsache, dass eine einheitliche Auslegung des Kausalbegriffs fehlte, dass letztlich hier der »gesunde Menschenverstand«[64] zum Zuge kommen müsse.[65] Der Ermessensspielraum des Richters war in der Frage der »Wahrscheinlichkeit« einer Dienstbeschädigung nach § 2 RVG erheblich. Prinzipiell standen der Beurteilung des Kausalzusammenhanges zwei rechtswissenschaftliche Grundmodelle zur Verfügung. Sie unterschieden sich vor allem durch die unterschiedliche Gewichtung einzelner potenziell ursächlicher Faktoren. Wie anhand ausgewählter Urteile zur Entschädigungspflicht gezeigt werden wird, hatte die Wahl des jeweiligen Kausalitätsmodells entscheidenden Einfluss darauf, ob die Entschädigungspflicht befürwortet oder verneint wurde.

Ausgangspunkt des juristischen Kausaldenkens bildete die Formel der so genannten Bedingungstheorie *conditio sine qua non*. Demnach kam als Ursache jede Bedingung in Betracht, »die nicht hinweg gedacht werden könnte, ohne dass auch der Erfolg entfiele«. Diesen »logisch-natürlichen«[66] und »naturwissenschaftlichen«[67] Ursachenbegriff, der eine Gleichwertigkeit aller potenziell ursächlichen Faktoren postulierte, bewerteten Juristen jedoch als

---

62 Vgl. Kap. I. 2.1.
63 Eine Zusammenfassung der älteren Kausalitätslehre findet sich bei *Lange u. Schiemann*, S. 79–97; *Eckert*, S. 3: Der Autor nennt im Ganzen vierundzwanzig Theorien zur Kausalitätslehre.
64 Diese Formulierung wird hier wohl als rechtswissenschaftlicher Terminus verwendet. Um die »wesentliche« Ursache zu ermitteln, sollte diese »Wesentlichkeit« »nach dem gesunden Menschenverstand« und dem »allgemeinen Sprachgebrauch« ermittelt werden. Vgl. *Eckert*, S. 11.
65 *Knoll*, Vortrag im Reichsarbeitsministerium, S. 91.
66 *Lange u. Schiemann*, S. 79.
67 *Eckert*, S. 9. »Naturwissenschaftlich« bezieht sich hier nicht auf die zeitgenössische psychiatrische Lehre, die eine Entschädigungspflicht für psychische Störungen ablehnte. Sie kann in der konkreten »Neurosenfrage« gerade nicht mit diesem »naturwissenschaftlichen« Kausalbegriff in Verbindung gebracht werden.

zunehmend untauglich für die juristische Praxis.[68] Deswegen kamen seit der Jahrhundertwende verschiedene Theorien auf, die das Ziel hatten, die »ausschlaggebende Bedingung« aus der Vielzahl der möglichen Ursachen herauszuheben.[69] »Im Sinne des Rechtsgefühls«[70] entwickelte sich die so genannte Adäquanztheorie, die als rechtlich ursächlich nur die »wesentliche Bedingung« bewertete. Diese stand im Gegensatz zu der alle Ursachen als gleichwertig betrachtenden Bedingungstheorie, die keine normative Wertung enthielt.[71] Der Richter hatte also auch innerhalb der Verhandlungen der Versorgungsfälle die Aufgabe, »eine den individuellen Fall generalisierende Betrachtungsweise« anzustellen und die einzelnen Bedingungen nach ihrer Ursächlichkeit zu bewerten.[72] Anhand des vorgenommenen »Werturteils« sollte geprüft werden, ob sich in vergleichbaren Situationen ähnliche oder identische Folgen einstellten, also – in der juristischen Fachsprache –, »ob allgemein in Fällen, die dem konkreten Tatbestand in gewisser Hinsicht gleich sind, der betreffende Erfolg häufiger eintritt, wenn jenes Ereignis mitwirkte, als wenn es nicht mitwirkte«.[73]

Der Gebrauch des Kausalbegriffs richtet sich nach der Zwecksetzung der Haftungsnorm. Im Sozialrecht der Weimarer Republik fand zunehmend die Adäquanztheorie Anwendung, nach welcher der Schaden auf eine einzige »wesentliche« Ursache zurückgeführt werden musste, um die Ansprüche gegenüber dem Staat zu begründen.[74] Dementsprechend beurteilten Juristen den Kausalzusammenhang in Versorgungssachen – und damit auch in Fällen von psychischer Versehrtheit – nach der Adäquanztheorie. Die Theorie der wesentlichen Bedingung fungierte innerhalb des Sozialrechts auch als »Anspruchsfilter«, wurde also zur Prüfung des ursächlichen Zusammenhangs verwendet, um »anspruchsreduzierend« zu wirken.[75]

2.3 Die Argumentation oberster Gerichte zur Entschädigungsfrage

Die unterschiedliche Rechtsauffassung hinsichtlich eines für die Berentung notwendigen Kausalzusammenhangs findet sich in den Urteilen der höchsten Spruchinstanzen im Deutschen Reich, des Reichsgerichts, des Reichsversicherungsamtes und des Reichsversorgungsgerichts, wieder. Das Reichsge-

68 *Elster*, S. 517 f.
69 Zusammenfassend zur älteren Kausallehre bzw. zur Unterscheidung zwischen »Ursache« und »Bedingung« vor 1914 siehe *Klee*, Kausalzusammenhang; vgl. auch die jüngere Differenzierung in *Birkmeyer*, S. 1112.
70 *Friedrichs*, Die sog. Unterbrechung, S. 14.
71 *Lange u. Schiemann*, S. 79.
72 *Eckert*, S. 5 f.; *Berend*, Die Kausalitätstheorie, S. 57 f.
73 *Berend*, Die Kausalitätstheorie, S. 58.
74 Vgl. *Köck*, S. 13 f.
75 *Barta*, S. 230, S. 685.

richt, als oberste Instanz in Zivilsachen, welches ebenso die Frage der Haftpflicht zu verhandeln hatte, schlug dabei im Unterschied zu den höchsten Instanzen des Sozialversicherungs- bzw. Versorgungsrechts eine abweichende Argumentation ein, die in einzelnen Fällen zu einer Befürwortung des Entschädigungsanspruchs führte. Im Gegensatz hierzu kamen Reichsversicherungsamt sowie Reichsversorgungsgericht in vielen als »grundsätzlich« bewerteten Urteilen zu einer Ablehnung des Rentenantrags. Die Analyse dieser Entscheidungen zeigt, dass Richter in ihre rechtswissenschaftlichen Argumentationsmuster in unterschiedlichem Maße die »herrschende« psychiatrische Theorie zur »Kriegs«-, »Unfall«- und »Rentenneurose« integrierten.

Das Reichsversicherungsamt gelangte im September 1926 zu einer Entscheidung, welche die Entschädigungspflicht für psychische Erscheinungen, die zeitlich nach einem Unfall auftraten, ablehnte.[76] Das Urteil sorgte in der medizinischen und juristischen Fachwelt für einen heftig geführten Diskurs, gerade weil diese Entscheidung als programmatischer Wechsel in der juristischen Beurteilung der Entschädigungsfrage betrachtet und als beispielhaft für das gesamte Privat- und Versicherungsrecht gewertet wurde. Eine tatsächliche Breitenwirkung des Urteils auf die Spruchpraxis des Versorgungswesens muss jedoch skeptisch gesehen werden. Noch 1939 konstatierte ein Artikel in der Münchener Medizinischen Wochenschrift, die Entscheidung habe nur geringen Einfluss auf die Beurteilung ehemaliger »Kriegsneurotiker« vor den Versorgungsbehörden gehabt.[77]

Im Mittelpunkt der ärztlichen wie juristischen Kritik an diesem Urteil des Reichsversicherungsamtes stand die starke Anlehnung der Richter an die psychiatrisch »herrschende« Lehre, welche die Ursächlichkeit des Krieges für chronisch anhaltende psychische Störungen kategorisch ausschloss. Das Urteil bezog sich in der ausschlaggebenden Frage der Kausalität offen auf diese innerhalb der Universitätsmedizin etablierte Lehrmeinung. Konkret nahm es Bezug auf die so genannten »acht Leitsätze« des Psychiaters Ewald Stier, die auch im Anhang des Urteils abgedruckt wurden.[78] In der juristischen Urteilsbegründung hieß es dementsprechend:

Hat die Erwerbsunfähigkeit eines Versicherten ihren Grund lediglich in seiner Vorstellung, krank zu sein, oder in mehr oder minder bewußten Wünschen, so ist ein vorangegangener Unfall auch dann nicht eine wesentliche Ursache der Erwerbsunfähigkeit, wenn der Versicherte sich aus Anlaß des Unfalles in den Gedanken krank zu sein, hineingelebt hat, oder wenn die sein Vorstellungsleben beherrschenden Wünsche auf eine Unfallentschädigung abzielen, oder die schädigenden Vorstellungen durch ungünstige Einflüsse des Entschädigungsverfahrens verstärkt worden sind.[79]

---

76 Amtliche Nachrichten des Reichsversicherungsamtes 1926, Nr. 3238, S. 480.
77 *Rosenfeld*, Zur Beurteilung der Unfalls- und Kriegsneurotiker, S. 209.
78 Diese fassten alle wesentlichen Inhalte und Forderungen der psychiatrisch »herrschenden« Lehre zusammen. Vgl. *Stier*, Acht Leitsätze.
79 Grundsätzliche Entscheidung des Reichsversicherungsamtes zur Entschädigungspflicht bei

Das Reichsversicherungsamt argumentierte also – analog zur psychiatrischen Doktrin –, dass chronische psychische Störungen erst durch die individuelle psychologische Verarbeitung des Unfalls, genauer durch die Entschädigungsmöglichkeit und die daraus resultierenden »Begehrungsvorstellungen«, verursacht seien. Dem eigentlichen, exogenen Ereignis maßen hier Richter – ebenso wie Psychiater – keine wesentliche ursächliche Bedeutung mehr bei: Die vom Unfall unabhängigen »selbständigen Schadensquellen«[80] – nämlich die im Zitat genannten »Wünsche« und »schädigenden Vorstellungen« – würden schwerer wiegen als das Unfallereignis, dem nur noch die Rolle eines »äußeren Anlasses« zukäme, so dass der Unfall rechtlich nicht als »wesentliche Ursache« anerkannt werden könne.[81] In seinem Vortrag im Reichsarbeitsministerium formulierte Knoll, der maßgeblich an der Entscheidung des Reichsversicherungsamtes von 1926 mitgewirkt hatte,[82] seine Auffassung folgendermaßen:

> Der angebliche Zusammenhang mit dem Unfall beschränkt sich also lediglich darauf, daß, wenn der Unfall nicht gewesen wäre, der Rentenbewerber vermutlich nicht imstande gewesen wäre, sich zur selben Zeit und in derselben Weise in den Gedanken, geschädigt und entschädigungsberechtigt zu sein, hineinzuleben.[83]

Die Adaption des auch die psychiatrische Theoriebildung dominierenden psychologischen Erklärungsmusters zur »Kriegs«-, »Unfall«- und »Rentenneurose« führte auch in rechtswissenschaftlichen Ausführungen zu dem Argument, dass der Rentenbewerber den Schaden, nämlich seine psychische Störung, durch sein eigenes Verhalten herbeigeführt hatte. Dementsprechend war die Kausalkette zwischen Krieg oder Unfall und Gesundheitsstörung im rechtswissenschaftlichen Sinne unterbrochen.[84]

Sowohl Juristen als auch Mediziner bemühten sich im Folgenden die Entscheidung des Reichsversicherungsamtes von 1926, bei der es um die Klage einer Angestellten gegen ihren Arbeitgeber ging, auf das Versorgungsrecht zu übertragen. Gegner einer Entschädigung bei psychischen Störungen sahen in der Übertragung der Argumentation auf einschlägige Versorgungsfälle eine neue stichhaltige Möglichkeit, den Staat vor vermeintlich unrechtmäßigen Versorgungsansprüchen zu schützen. In großem Umfang rezipierten Juristen in diesem Sinne fortan die Inhalte der psychiatrisch »herrschenden« Lehre.[85]

Unfallneurosen, aus: Amtliche Nachrichten des Reichsarbeitsministeriums 32/38 (1926), Nr. 3228, S. 480 ff.

80 *Wittgenstein*, S. 10.
81 *Knoll*, Grundsätzliche Rechtsfragen, S. 76.
82 Angabe bei *Rothbarth*, Der Rechtsbegriff der adäquaten Verursachung, S. 21.
83 *Knoll*, Vortrag im Reichsarbeitsministerium, S. 93 f.
84 *Eckert*, S. 91.
85 *Kollmann*, S. 1814 f.; ebenso *Knoll*, Grundsätzliche Rechtsfragen, S. 49 ff.; *ders.*, Vortrag im Reichsarbeitsministerium, S. 83 f. Dass die »herrschende« Lehre durch das Urteil des Reichs-

Neben vielen positiven Stimmen, die das Urteil des Reichsversicherungsamtes als Durchbruch der aktuellen medizinischen Forschung vor den Gerichten priesen, erfuhren die Entscheidung und insbesondere die starke Rezeption der psychiatrischen Doktrin erheblichen Widerspruch. Der Standpunkt des Reichsversicherungsamtes bringe, so ein Beitrag in der sozialdemokratisch ausgerichteten Zeitschrift für Sozial- und Arbeiterversicherung, ob seiner Anlehnung an die psychiatrische Doktrin den Richter »in Widerstreit mit seinem richterlichen Gewissen«.[86] Im gleichen Sinne betonte das Reicharbeitsministerium in einem Erlass von 1929, die Entscheidung des Reichsversicherungsamtes von 1926 ändere grundsätzlich nichts daran, dass die Versorgungsgerichte zu einer individuellen Prüfung des Einzelfalls verpflichtet seien. Es wies ausdrücklich darauf hin, dass die medizinische Auffassung, die sich im besagten Urteil des Reichsversicherungsamtes widerspiegelte, für andere Verfahren nicht bindend sei.[87] Die Haltung des Reichsarbeitsministeriums – wie sie sich auch in dem »Neurotikererlass« des gleichen Jahres ausdrückt – blieb gegenüber den psychiatrischen Forderungen nach einer geschlossenen Front von Wissenschaft und Versorgungsbürokratie gegen »Neurotiker« stets zurückhaltend.[88] Zwar spricht auch aus den Veröffentlichungen des Reichsarbeitsministeriums zur »Neurosenfrage«, dass die gegen eine Entschädigung gerichtete psychiatrische Expertenmeinung in der zuständigen Ministerialbürokratie wohlwollend aufgenommen wurde,[89] doch war diese andererseits nicht bereit, die medizinische Sachkompetenz machtpolitisch soweit auszuweiten, dass die psychiatrische Doktrin das rechtsstaatlich organisierte Versorgungsverfahren dominierte.

Die Urteile des Reichsgerichts zur Entschädigungspflicht bei psychischen Störungen stellten in vielerlei Hinsicht den Gegenentwurf zum Urteil des Reichsversicherungsamtes vom September 1926 dar. Sie unterschieden sich von diesem sowohl inhaltlich, indem sie die Entschädigungspflicht bejahten, als auch methodisch, da das Reichsgericht einen wesentlich weiteren Kausalbegriff anlegte als das Reichsversicherungsamt. Während die Entscheidung

---

versicherungsamtes 1926 gefestigt wurde, verdeutlicht die Dissertation von *Lohmar*, Der Unfall als Ursache, S. 33 – 38.

86 BArch R 89/15115, *Hassenstein*, Rentenneurose, in: Aelteste Zeitschrift für Sozialversicherung und Arbeiterversicherung 10 (1930), S. 151.

87 BArch R 89/15114, Reichsarbeitsblatt II (1929), Nr. 10.

88 Vgl. Kap. I. 3.3.

89 Auch wenn der ärztliche Teil der Begründung nicht zum grundsätzlichen Teil der Entscheidung gerechnet wurde, ließ Knoll in einem Vortrag im Reichsarbeitsministerium 1929 keinen Zweifel daran, dass die ärztliche Lehre »in allen für den Richter wesentlichen Punkten von allen Beteiligten bestätigt [wurde].« In einem Artikel von 1930 äußerte er recht flapsig, dass wenn Wunschvorstellungen ärztlich attestiert seien, der Richter sich ruhig darauf verlassen könne. BArch R 89/15115, *Knoll*, Rentenneurose, S. 278. Andere ärztliche Meinungen seien für den Richter nicht ausschlaggebend, da sie zu Unrecht davon ausgingen, dass jede Bedingung nach dem Grundsatz *conditio sine qua* als Ursache zu gelten habe. *Ders.*, Vortrag im Reichsarbeitsministerium, S. 94 f.

des Reichsversicherungsamtes eher in konservativen Kreisen von Medizin und Verwaltung Zuspruch fand, ernteten die Urteile des Reichsgerichts vorwiegend im linken und linksliberalen Umfeld Lob und Anerkennung.

In mehreren Entscheidungen sah das Reichsgericht einen »inneren Zusammenhang«[90] zwischen einem äußeren Ereignis und seelischen Störungen als gegeben an. Es folgte in seiner Argumentation einer anderen Interpretation des Kausalzusammenhangs als das Reichsversicherungsamt. Es kam beispielsweise in einem Urteil vom November 1928 zu dem Schluss, dass das Vorliegen einer »Rentenhysterie« den Zusammenhang zwischen Unfall und psychischer Störung nicht automatisch ausschließe.[91] Das Reichsgericht sah den Kausalzusammenhang auch dann gegeben, wenn der Unfall nicht als ausschließliche Ursache in Frage kam.[92] Das bedeutete, dass selbst eine vorhandene konstitutionelle Disposition[93] oder auf den Unfall hin entwickelte »Begehrungsvorstellungen« die Kausalität des Unfalls nicht negierten:

Hat der Unfall, sei es auch nur durch einen psychischen Schock, [...] eine nervöse Störung hervorgerufen oder eine vorhandene krankhafte Anlage verstärkt und ist auf diese Grundlage die weitere Erkrankung, Prozeßneurose, Rentenneurose, wenn auch im Zusammenwirken mit anderen Unfällen zurückzuführen, so ist der adäquate ursächliche Zusammenhang gegeben.[94]

Im Gegensatz zu dem der »herrschenden« Lehre entsprechenden Urteil des Reichsversicherungsamtes nahm das Reichsgericht also einen rein psychologischen Entstehungsfaktor nicht zum Anlass, um eine Unterbrechung des ursächlichen Zusammenhangs zu rechtfertigen.[95] Es schloss weiterhin nicht aus, dass selbst eine nach Jahren wiederkehrende psychische Symptomatik noch aus dem zeitlich weit zurückliegenden Unfall resultieren konnte.[96] Zwar wurde die Existenz von subjektiven Wunschmomenten nicht grundsätzlich verneint, doch lehnten es die Richter des Reichsgerichts ab, den Betreffenden hierfür haftbar zu machen und den Entschädigungsanspruch zu verneinen. Selbst die sich infolge des Verfahrens einstellende »Rentenneurose« im Sinne einer mangelnden Willensbestimmung könne eine Unterbrechung der Kau-

---

90 Vgl. *Tilch u. Arloth*, S. 2316. »Eine entsprechende Verknüpfung besteht nur dann, wenn die verrichtete Tätigkeit nach der Anschauung des praktischen Lebens wesentlich zum Eintritt des Unfalls beigetragen hat.«

91 Der Richter Georg Strassmann bemerkte zu diesem Urteil: »Wenn das RGUrt. dazu beiträgt, daß hier mehr Respekt vor den Realitäten des Einzelfalles und mit weniger sklavischer Bindung an das Modedogma vorgegangen wird, ist dies entschieden zu begrüßen«. *Strassmann*, Kommentar zum Urteil des Reichsgerichts, S. 937; *ders.*, Gerichtsärztliche Erfahrungen und Spätuntersuchungen an Kriegsneurotikern, S. 309.

92 *Rothbarth*, Der Rechtsbegriff der adäquaten Verursachung, S. 14; ebenso *Riese*, Die Unfallneurose und das Reichsgericht, Einleitung, S. 8.

93 *Rothbarth*, Der Rechtsbegriff der adäquaten Verursachung, S. 15.

94 *Strassmann*, Kommentar zum Urteil des Reichsgerichts, S. 937.

95 BArch R 89/15115. Rechtsprechung. Beilage zur Deutschen Richterzeitung 3 (1929), S. 153.

96 *Rothbarth*, Der Rechtsbegriff der adäquaten Verursachung, S. 13.

salität nicht darstellen, sofern keine neue Ursache vorliege.[97] Unbewusste oder bewusste »Begehrungsvorstellungen« wurden hier nicht pauschal als willentliche Vorgänge klassifiziert. In einer weiteren Entscheidung aus dem Jahr 1929 legte das Reichsgericht fest, Entschädigungen seien nur dann zu verneinen, wenn der Beschädigte absichtlich »Begehrungsvorstellungen« nicht »niederkämpfen« würde, obwohl er dazu in der Lage wäre.[98]

Mit diesen einzelnen, hier hervorgehobenen Punkten positionierte sich die Rechtsprechung des Reichsgerichts als Kontrapunkt zu der des Reichsversicherungsamtes. Die Auffassung des Reichsgerichts in der Entschädigungsfrage wurde vielfach von Vertretern der »herrschenden« Lehre mit dem Argument kritisiert, es berücksichtige nicht ausreichend die neuere psychiatrische Forschung und treffe somit eine Entscheidung »außerhalb ihres Kompetenzbereiches«.[99] Psychiater und Juristen rügten das Reichsgericht, es halte an der Lehre Herrmann Oppenheims zur »traumatischen Neurose« fest, die aus Sicht der psychiatrischen Elite wissenschaftlich überholt war.[100] Für Anhänger der psychotherapeutischen Bewegung hingegen, wie beispielsweise Walter Riese, entsprach die Herangehensweise des Reichsgerichts der »natürlichen Gesetzmäßigkeit des Krankheitsgeschehens«.[101] So werde sowohl die individuelle Wirkungskraft eines Ereignisses berücksichtigt als auch die Rolle des »guten Willens« bei der Bekämpfung der eigenen Wunschvorstellungen im Sinne des Klägers geprüft.[102]

Die zentrale verfahrensrechtliche Aussage, die das Reichsgericht im Hinblick auf die Rolle der psychiatrischen Wissenschaft bzw. Begutachtung traf, lautete, dass seiner Ansicht nach neuere medizinische Überzeugungen zur »Unfallneurose« nicht zwangsläufig zu einer Änderung der rechtlichen Beurteilung des Kausalzusammenhangs führen könnten.[103] Es vertrat also den Standpunkt, dass rechtskräftige Entscheidungen rückwirkend nicht geändert werden durften, auch wenn sich die medizinische Lehre inzwischen fortentwickelt hatte. Damit würdigte das Reichsgericht den hohen Wert der individuellen Rechtssicherheit. Die Rechtsprechung des Reichsgerichts lag damit in der Entschädigungsfrage bei psychischen Störungen deutlich im Einklang mit den die allgemeine Rechtssicherheit gewährleistenden Grundprinzipien des

---

97 Ebd., S. 19. Zu verneinen sei der Rechtsanspruch jedoch dann, wenn der Antragssteller simuliere und seine Gebrechen willkürlich übertreibe; außerdem auch dann, wenn das Gericht es für erwiesen halte, dass »der Verletzte bei gutem Willen das nötige Maß von Widerstandkraft aufbringen konnte, um seine Begehrungsvorstellungen niederzukämpfen (Rentensucht).«

98 Entscheidung des Reichsgerichts am 21. Februar 1929, in: JW 13 (1929), S. 2251 f.

99 *Jossmann*, Über die Bedeutung des Rechtsbegriffes »äußerer Anlass«, S. 385. Jossmann kritisierte das Urteil des Reichsgerichts und versuchte nachzuweisen, dass die Entscheidung auf »falscher« ärztlicher Anschauung beruhte.

100 *Hasenpatt*, S. 36; zu Hermann Oppenheim siehe Kap. I.1, S. .

101 *Riese*, Die Unfallneurose und das Reichsgericht, Einleitung, S. 8.

102 *Ders.*, Die Unfallneurose in der Auffassung des Reichsgerichts, S. 56.

103 *Schläger*, S. 1570 f.

Weimarer Rechtsstaates.[104] Dieser Befund steht im Gegensatz zur allgemeinen historiografischen Bewertung der konservativen und rechtslastigen Rechtsprechung des Reichsgerichts.[105] Hierzu sei angemerkt, dass es sich bei den Verhandlungen um die Entschädigungsfrage bei psychischen Störungen zwar um Fälle von größerer sozialpolitischer Wirkung handelte, es jedoch faktisch um Zivilklagen ging, die zudem Einzelfälle darstellten. Darüber hinaus ändern diese keinesfalls exemplarischen Entscheidungen des Reichsgerichts nichts an dem Gesamtbild der Juristen als republikferne Berufsgruppe.[106]

2.4 Entscheidungen des Reichsversorgungsgerichts

Die Entscheidungen des Reichsgerichts und des Reichsversicherungsamtes in der Frage der Entschädigungspflicht bei psychischen Störungen beeinflusste mittelbar auch die Rechtsprechung im Versorgungswesen. Sowohl die entschiedene Ablehnung der Entschädigungspflicht nach dem Urteil des Reichsversicherungsamtes vom September 1926 als auch die Anerkennung eines Entschädigungsanspruchs durch das Reichsgericht wurden vielfach und kontrovers im Versorgungswesen debattiert. Die institutionelle Anbindung des Reichsversorgungsgerichts an das Reichsversicherungsamt lässt zunächst vermuten, dass sich spätestens gegen Ende der 1920er Jahre die Wirkung der Entscheidung von 1926 auf die Versorgungsrechtsprechung bemerkbar machte. Ob sich eine derartige Entwicklung feststellen lässt, soll im Folgenden geprüft werden.

Bei den hier herangezogenen Urteilen des Reichsversorgungsgerichts ging es nicht um die erstmalige Anerkennung des Dienstbeschädigungsanspruchs. Diese war meist weit früher, oftmals noch vor 1918, von der Militärbehörde vorgenommen worden. Zu gerichtlichen Auseinandersetzungen zwischen Kriegsbeschädigten und Versorgungsbehörden kam es dann, wenn beispielsweise die Behörde die Rente mindern oder entziehen wollte oder der Kriegsteilnehmer eine Erhöhung seiner Versorgungsgebührnisse anstrebte.

---

104 Zu weiteren Themengebieten der Rechtsprechung des Reichsgerichts, die sehr wohl das republikanisch-demokratische Staatsverständnis nach 1918 widerspiegeln, vgl. *Grimm*; zur Wertung des Reichsgerichts als Institution, die sich ausdrücklich zur neuen republikanisch-demokratischen Staatsform bekannte vgl. *Meder*, S. 433.

105 In der Historiografie wurde das 1879 gegründete Reichsgericht aufgrund seiner parteiischen Urteilsfindung in Prozessen um politische Umsturzpläne linker und rechter Gruppierungen während der Weimarer Republik hervorgehoben. Es kam zu einer ideologisch motivierten Ungleichbehandlung der verschiedenen Parteien, was das Strafmaß anging: »Linke« wurden wesentlich härter bestraft als »Rechte«. Dies wird gemeinhin als Beleg dafür veranschlagt, dass die Justiz gegen die Republik arbeitete und sich die alten Eliten als Richter gegen die neue demokratische Staatsform wandten. *Bracher*, Die Auflösung der Weimarer Republik, S. 172 – 187; ausführlich auch *Angermund*, Deutsche Richterschaft; zur »Krise« der Justiz während der Weimarer Republik vgl. außerdem *Siemens*.

106 *Müller-Dietz*, Recht und Nationalsozialismus, S. 18 f.

Diese formelle »Neufeststellung« und »Berichtigung« eines früheren Verwaltungsbescheides regelten das Reichsversorgungsgesetz von 1920 in § 57 RVG sowie das Versorgungsverfahrensgesetz in der so genannten Ausnahmevorschrift des § 65 Abs. 2. Nach § 57 RVG konnte eine Rente nur dann neu bemessen werden, wenn die Kriegsbeschädigten oder das Versorgungsamt nachweisen konnten, dass sich der gesundheitliche Zustand »maßgeblich« verbessert bzw. verschlechtert hatte.[107] Dies involvierte auch die grundlegende richterliche Bewertung, inwiefern noch bestehende psychische Symptome auf den Krieg zurückgeführt werden konnten. Die Kausalitätsfrage spielte ebenso bei der Aberkennung von Renten nach § 65 Abs. 2 VerfG eine zentrale Rolle. Hier musste der Richter entscheiden, ob eine Änderung in der medizinischen Lehrmeinung auch zu einer entsprechenden neuen Beurteilung des Kausalzusammenhangs führen und damit den Rentenentzug legitimieren konnte.

In den ausgewerteten Urteilen finden sich Argumentationsmuster wieder, die auch das Reichsversicherungsamt in seiner Entscheidung von 1926 vorbrachte. Die deutliche Anlehnung an die psychiatrisch »herrschende« Lehre wird demnach auch hier deutlich. Der Prozess um eine »Neufeststellung« der Rente nach § 57 RVG endete oftmals mit der richterlichen Entscheidung, die Rente gänzlich zu entziehen. Der Entzug der Versorgungsgebührnisse wurde dann mit der medizinischen Begründung gerechtfertigt, die chronischen psychischen Beschwerden könnten aufgrund der langen Zeitspanne seit dem Krieg nicht mehr als Dienstbeschädigung gelten. Vielmehr seien sie auf sozioökonomische Probleme sowie auf durch die Konstitution bedingte »Begehrungsvorstellungen« zurückzuführen.[108] So führte das Reichsversorgungsgericht beispielsweise in einer Entscheidung vom 3. April 1928 als Grund für die Verschlimmerung des hysterischen Leidens den Hausbrand des Klägers an.[109]

Obwohl § 57 RVG einen »beschwerdefreien Zeitraum« als Beweis für die Besserung des Versorgungsleidens voraussetzte,[110] verneinte das Reichsversorgungsgericht zukünftige Versorgungsansprüche auch ohne diesen Nachweis. Dem Maurer Johann M., der eine 60 %-ige Rente für »Hysterie und hysterisches Zittern mit Gehstörung« bezog, wurde seine Rente infolge seines Antrags auf Rentenerhöhung vom zuständigen Versorgungsamt aberkannt.

---

107 Vgl. Kap. I. 2.2. Auch das Reichsversicherungsamt äußerte sich in einem Runderlass vom 28. Januar 1928 dementsprechend. Vgl. Entscheidungen und Mitteilungen des Reichsversicherungsamtes, Bd. 21, S. 457.

108 Zu den typischen Beispielen für alltägliche Probleme zählte die fehlende Arbeitsmöglichkeit der Betroffenen. Vgl. hierzu z. B. BArch R 116/257, Urteil am 7. Februar 1923 in der Sache des Walter K. gegen den Reichsfiskus.

109 EntRVGer 7 (1928) vom 3. April 1928, S. 255 f.

110 Urteil des Reichsversorgungsgerichts am 26. Februar 1929, in: JW 31 (1929), S. 2305: »Ist der ursächliche Zusammenhang jetzt vorhandener hysterischer Erscheinungen mit einer D[ienst]B[eschädigung] nicht mehr festzustellen, so kann dies zu einer Neufeststellung der Versorgungsgebührnisse gem. § 57 RVersorgG. nur dann führen, wenn hierin eine wesentliche Änderung der Verhältnisse, die für die letzte Feststellung maßgebend waren, zu erblicken ist.«

Das Reichsversorgungsgericht erachtete in seiner Entscheidung vom Mai 1928 den Entzug als rechtmäßig, da das Leiden objektiv nicht feststellbar sei und nach fast zehn Jahren nicht mehr auf den Kriegsdienst zurückgeführt werden könne. Die Urteilsbegründung gibt – ebenso wie die Entscheidung des Reichsversicherungsamtes von 1926 – die wesentlichen Elemente und üblichen Formulierungen der »herrschenden« psychiatrischen Lehrmeinung in der »Neurosenfrage« wieder. In seinem Urteil vertrat der entsprechende Senat »im Anschluss an die ›herrschende‹ Lehre der medizinischen Wissenschaft« die Position, dass nervöse Beschwerden schnell abklingen würden.[111] Darüber hinaus bekannten sich die Richter offen dazu, die »herrschende« Lehre nach Karl Bonhoeffer, Ewald Stier und Martin Reichardt für ihre Urteilsfindung heranzuziehen. Sie begründeten dies nicht etwa damit, dass diese psychiatrische Doktrin ihrer Ansicht nach inhaltlich die *richtige* wäre, sondern lediglich damit, dass sie eben die »herrschende« genannt wurde. Sie folgten demnach eindeutig der wissenschaftspolitisch mächtigeren psychiatrischen Theorie zur »Neurosenfrage«. In der Urteilsbegründung zu dem Fall des Johann M. hieß es dementsprechend:

[Der] herrschenden medizinisch-wissenschaftlichen Lehre hat sich das R[eichs]V[ersorgungs]G[ericht] in ständiger Rechtsprechung angeschlossen. Es besteht kein Anlass davon jetzt abzuweichen, zumal die gegenteilige ärztliche Auffassung sich nicht derart durchzusetzen vermochte, daß sie zur Grundlage einer oberrichterlichen Rechtsprechung gemacht werden könnte und dürfte.[112]

Die hier angesprochenen Ärzte, die in der »Neurosenfrage« einen konträren wissenschaftlichen Standpunkt vertraten, empörten sich über die rechtswissenschaftliche Rezeption der ihrer Ansicht nach elitären und inhaltlich verfehlten psychiatrischen Doktrin. Der psychotherapeutisch orientierte Arzt Wladimir G. Eliasberg kritisierte, dass hierdurch »die gegenwärtig in der Medizin herrschende Lehre geradezu zu einer juristischen Theorie des Kausalzusammenhangs umgestaltet« werde.[113] Auch Walter Riese, der sich ebenfalls als »Gegner« der »herrschenden« Lehre bezeichnete, erkannte in der Entscheidung des Reichsversorgungsgerichts vom Mai 1928 die »formalistisch-dogmatische, am Äußeren und Äußerlichen der Erscheinungen haftenbleibende Betrachtungsweise« der psychiatrischen Elite, die nun auch die Spruchbehörden der Reichsversorgung erfasste.[114]

Andererseits existieren ebenso Urteile des Reichsversorgungsgerichts, die sich gegen eine pauschale Ablehnung des Entschädigungsanspruchs wandten und damit gegen eine Übertragung der »herrschenden« Lehre in die

---

111 BArch R 3901/9579, Entscheidung des Reichsversorgungsgerichts am 11. Mai 1928 in der Sache des Johann M.
112 BArch R 116/341, Urteil des Reichsversorgungsgerichts am 11. Mai 1928 in der Sache des Johann M.
113 *Eliasberg*, Rechtspflege und Psychologie, S. 138.
114 *Riese*, Bemerkungen zu der Entscheidung des Reichsversorgungsgerichts, S. 20.

Spruchpraxis aussprachen.[115] Das unterstreicht exemplarisch auch der vor dem Reichsversorgungsgericht verhandelten Fall im September 1927: Ein Kriegsbeschädigter hatte aufgrund eines als »Psychogenie mit Krampfanfällen« bezeichneten Versorgungsleidens eine 70 %-ige Rente bezogen. Diese wollte das zuständige Versorgungsamt mit der Begründung entziehen, das Leiden sei lediglich durch die angeborene psychopathologische Veranlagung verursacht und könne demnach nicht ursächlich auf den Kriegsdienst zurückgeführt werden. Das Reichsversorgungsgericht argumentierte dagegen im Sinne des Klägers und plädierte für eine enge Auslegung des § 57 RVG: Ein Rentenentzug würde nur dann in Frage kommen, wenn ein beschwerdefreier Zeitraum unzweifelhaft nachgewiesen sei. Hinsichtlich des Arguments des Versorgungsamts, dass psychogene Beschwerden nach psychiatrischem Wissen stets rasch abzuklingen pflegten, entgegnete das Reichsversorgungsgericht in seiner Entscheidung:

Mag dieser heute von der medizinischen Wissenschaft überwiegend vertretene Standpunkt auch zutreffend sein, so enthebt er die Spruchbehörden der Reichsversorgung doch nicht der Notwendigkeit, zu prüfen, ob die besonderen Umstände des einzelnen Falles vom rechtlichen Gesichtspunkte eine vom rein medizinischen Standpunkt abweichende Beurteilung erfordern.[116]

Ein weiteres Urteil vom Februar 1929 vertrat eine dementsprechende Linie. Es erscheine zwar »einleuchtend«, dass die hysterischen Erscheinungen mehr als zehn Jahre nach dem Krieg nichts mehr mit diesem zu tun hätten, doch reiche die diesbezügliche medizinische Annahme nicht aus, um automatisch den Anspruch auf Rente bestreiten zu wollen. So wurden dem Kriegsbeschädigten Friedrich N. seine Versorgungsgebührnisse für »Hysterie« belassen, nachdem keine »wesentliche Änderung der Verhältnisse«, also eine sichtbare Verbesserung seines psychischen Zustandes, zu beobachten war.[117]

Ein besonderer Sachverhalt entstand, wenn nach dem Suizid eines Kriegsbeschädigten Familienangehörige eine Hinterbliebenenrente beantragten. Auch hier stand die Beurteilung des Kausalzusammenhangs, nämlich ob der Suizid als Folge der im Krieg erlittenen Schädigungen zu gelten habe, im Mittelpunkt der richterlichen Entscheidung. In einem derart gelagerten Fall stellten Hinterbliebene 1920 einen entsprechenden Antrag, der vom zuständigen Versorgungsamt mit der Begründung abgelehnt wurde, dass die Ursache des Selbstmordes in der minderwertigen Anlage des als psychopathisch bezeichneten Beschädigten zu suchen sei. In der Berufung gab jedoch das Versorgungsgericht Hamburg den Klägern recht und argumentierte, dass

---

115 Z.B. BArch R 116/341, Urteil des Reichsversorgungsgerichts vom 21. April 1927 in der Sache des Paul L.
116 BArch R 116/341, Urteil des Reichsversorgungsgerichts vom 22. September 1927 [...].
117 BArch R 116/341, Urteil des Reichsversorgungsgerichts vom 26. Februar 1929 in der Sache des Friedrich N.

gerade die Tatsache, dass der Täter ein nervenschwacher Psychopath gewesen sei, dafür verantwortlich sei, dass auf ihn die Kriegserlebnisse sowie seine damaligen familiären Probleme wesentlich dramatischer wirken mussten als auf jemanden mit widerstandsfähigerem Nervensystem. Der Kausalzusammenhang zwischen Kriegseinflüssen und der Selbsttötung des Kriegsbeschädigten wurde also bestätigt: Der Suizid sei zu einem »wesentlichen Teil« auf die Kriegseinflüsse zurückzuführen. Das Reichsmilitärversorgungsgericht[118] stimmte dem Versorgungsgericht Hamburg in seiner Argumentation zu. Die psychopathische Konstitution des Kriegsbeschädigten wurde demnach – im Gegensatz zur »herrschenden« psychiatrischen Doktrin – nicht zum Argument für einen Leistungsbezug gemacht. Sie begründete zwar seine abnorme psychische Reaktion, jedoch unterstützte dies den Rentenantrag zu Gunsten des Klägers bzw. seiner Hinterbliebenen.[119]

Eine etwaige psychopathologische Anlage begründete für den Richter auch in einem anderen Fall nicht den Entzug der Rente. In der Versorgungssache des Schlossers Emil L. wurde 1926 durch das Reichsversorgungsgericht entschieden, dass die Verschlimmerung seiner »Geisteskrankheit«, die »anfangs als Hysterie« bezeichnet und »nunmehr für Jugendirresein« gehalten wurde, durch seine langfristige Arbeitsunfähigkeit ausreichend bewiesen war.

Der Kläger ist vor dem Heeresdienst durch diese Krankheit, deren Keim schon in ihm gelegen hat, nicht in der Erwerbsfähigkeit nennenswert beschränkt gewesen. Es muss also die jetzige Minderung der Erwerbsfähigkeit im vollen Umfang der D[ienst]B[eschädigung] zur Last gelegt werden.[120]

Der Krieg als ursächlicher Faktor wurde dadurch uneingeschränkt für die Entstehung der psychischen Krankheit bei dem Kriegsbeschädigten verantwortlich gemacht.

Die hier ausgewählten Urteile des Reichsversorgungsgerichts spiegeln einerseits die starke Anlehnung an die psychiatrisch »herrschende« Doktrin, die pauschal gegen die Entschädigung psychisch Versehrter argumentierte, wider. Andererseits bezeugen sie jedoch auch die Zurückweisung der medizinischen Deutungsmacht. In ihnen kommt des Weiteren zum Ausdruck, dass Richter entgegen den Forderungen der psychiatrischen Expertenmeinung argumentierten und zugunsten der Rechtssicherheit der Kriegsbeschädigten urteilten.

Der Konflikt zwischen medizinischer Deutungsmacht und richterlicher Entscheidungskompetenz kulminierte in der Beurteilung der Frage, ob Ren-

---

118 Bis zu der Errichtung des Reichsversorgungsgerichts hieß die oberste Entscheidungsinstanz Reichsmilitärversorgungsgericht. Vgl. ausführlich zur Entwicklung der Behörden der Reichsversorgung BArch R 116/2, Ansprache des Vizepräsidenten des Reichsversorgungsgerichts, gehalten zum zehnjährigen Bestehen des Reichsversorgungsgerichts am 5. März 1929, S. 2.

119 EntRVGer 1 (1921) vom 13. April 1920, S. 68.

120 BArch R 116/341, Urteil des Reichsversorgungsgerichts in der Sache des Emil L. am 24. November 1926.

tenansprüche auf der Grundlage neuer medizinischer Erkenntnisse nachträglich geändert werden durften. Die Notwendigkeit einer »Berichtigung« falscher Entscheidungen sahen zwar auch Versorgungsrichter, jedoch drängten vor allem psychiatrische Experten auf den Ausschluss der ihrer Ansicht nach zu Unrecht berenteten Kriegsbeschädigten.[121]

Die Möglichkeit eines Rentenentzugs regelte § 65 des Versorgungsverfahrensgesetzes. Eine rechtmäßige Entscheidung konnte nach § 65 Abs. 2 VerfG nur dann rückgängig gemacht werden, wenn der Bescheid sachlich »unrichtig« gewesen war.[122] Eine Entscheidung des Reichsversorgungsgerichts aus dem Jahr 1927 erläuterte, dass ein Berichtigungsbescheid entsprechend § 65 Abs. 2 VerfG ausschließlich dann in Frage kam,»wenn sich erst im Laufe der weiteren Entwicklung eines als Dienstbeschädigung anerkannten Leidens herausstellt, daß die bisherige ärztliche Beurteilung von Anfang an unrichtig war«.[123] Zur Aberkennung eines bewilligten Rechtsanspruchs auf Versorgung musste also nachgewiesen werden, dass die gestellte Diagnose bereits nach dem damaligen medizinischen Wissensstand – im Sinne eines Irrtums – falsch gewesen war.[124] Mehrere Entscheidungen der einzelnen Senate des Reichsversorgungsgerichts stellten fest, dass eine solche »Unrichtigkeit« nicht darin zu erblicken sei, dass sich die medizinische Wissenschaft in der Beurteilung der »Neurosenfrage« geändert hatte: Nach einem Urteil vom 15. Mai 1925 konnte ein Versorgungsbescheid nicht etwa deshalb als unrichtig gelten, weil »unter Zugrundelegung der gleichen Tatsachen nur rückschauend auf Grund fortgeschrittener medizinisch-wissenschaftlicher Erkenntnis sich ergibt, daß eine Dienstbeschädigung nicht vorliegt.«[125] Die Unrichtigkeit eines Bescheides musste ausschließlich vom Zeitpunkt der Anerkennung der Dienstbeschädigung geprüft werden, also auch vom damaligen psychiatrischen Wissensstand aus beurteilt werden:

Lediglich der Fortschritt medizinisch-wissenschaftlicher Erkenntnis stellt nicht einen Umstand dar, der die Unrichtigkeit eines hinsichtlich der Dienstbeschädi-

---

121 »Dieses Ergebnis entspricht auch der Billigkeit, da im Kriege in nicht seltenen Fällen mit Rücksicht auf die ungeheure Zahl der Dienstbeschädigungen, den Mangel an ärztlichen Einrichtungen und sachkundigen Ärzten Schädigungen auf den Krieg zurückgeführt und Rentengewährungen verfügt worden sind, deren Unhaltbarkeit sich bei späterer sorgfältiger ärztlicher Beurteilung ohne weiteres ergeben.« EntRVGer 6 (1927) vom 27. Oktober 1927, S. 173. Vor allem der Münchener Psychiater Karl Weiler setzte sich für eine konkrete Umsetzung der medizinischen Erkenntnisse in die Versorgungspraxis ein. Vgl. hierzu Kap. I. 3.2.
122 EntRVGer 5 (1926) vom 8. Januar 1926, S. 262–266.
123 EntRVGer 6 (1927) vom 27. Oktober 1927, S. 168.
124 Ebd., S. 171. Der Kriegsbeschädigte bezog aufgrund einer Schizophrenie eine Vollrente, bis festgestellt wurde, dass es sich bereits zum Zeitpunkt der Rentenanerkennung um »angeborenen Schwachsinn« gehandelt hatte.
125 EntRVGer 5 (1926) vom 15. Mai 1925, S. 41–44.

gungsfrage auf andere medizinisch-wissenschaftliche Auffassung gestützten Bescheids ergibt.[126]

Mit der Möglichkeit des Rentenentzugs nach § 65 Abs. 2 VerfG tat sich ein empfindliches juristisches Terrain auf, ging es doch immerhin um die Rücknahme eines bereits gewährten Rechtsanspruches, der im Sinne der Rechtssicherheit äußerst verantwortungsvoll und stichhaltig begründet sein musste. Die außerordentliche Ausnahmevorschrift des § 65 VerfG erlaube, so Knoll, die Durchbrechung der Rechtskraft[127] »wie sie sonst auf keinem Rechtsgebiete […] zu finden ist«.[128] Das Reichsversorgungsgericht bekräftigte daher auch in der als grundsätzlich klassifizierten Entscheidung vom Mai 1925 seine Ansicht, dass von einer Unrichtigkeit in der Beurteilung des ursächlichen Zusammenhangs nur in seltenen Ausnahmefällen gesprochen werden könne.[129]

Die Aberkennung von Renten stellte womöglich das wichtigste rechtliche Problem in der Reichsversorgung dar. Zwar war auch das Reichsarbeitsministerium davon überzeugt, dass »zahlreiche Fälle von Hysterie usw. […] namentlich während des Krieges und in den ersten Jahren nach der Beendigung zu Unrecht als Dienstbeschädigungsfolge anerkannt worden [waren]«[130]. Andererseits mahnten an den Versorgungsbehörden beschäftigte Juristen, dass die »Rechtskraft der Rentengewährung« einer rückwirkenden Rentenentziehung entgegenstehe. Knoll konstatierte in Bezug auf die oben zitierte Entscheidung des Reichsversorgungsgerichts von 1925, dass in einer neuen wissenschaftlichen Beurteilung kein hinreichender Grund zu erblicken sei, der den Rentenentzug rechtfertige. Dies »würde den Begriff der rechtskräftigen Entscheidung völlig vernichten«.[131] Für die psychiatrischen Experten spielte indes der Gedanke des Rechtsschutzes der Kriegsbeschädigten keine Rolle. Sie postulierten dagegen das Primat der jeweils aktuellen wissenschaftlichen Erkenntnisse in der Versorgungspolitik. Eine entsprechende Änderung der gesetzlichen Vorschriften – »wie es von ärztlicher Seite zum Teil sehr lebhaft gewünscht worden ist« – hielt Knoll vom rechtswissenschaftlichen Standpunkt aus noch Ende der 1920er Jahre für äußerst fragwürdig.[132]

Dennoch stellte der so genannte Ausnahmeparagraph des Versorgungsverfahrensgesetzes die Achillesferse der Versorgungsgesetzgebung dar. Der Weimarer Rechtsstaat vermochte es zwar, dem politischen Impetus der medizinischen Experten Einhalt zu gebieten, die Entwicklung der Versorgungspolitik nach 1933 sollte jedoch zeigen, dass der § 65 VerfG zu einer Art

---

126 Ebd., S. 43.
127 Zum Terminus der »Rechtskraft« von Verwaltungsentscheidungen und verwaltungsgerichtlichen Entscheidungen vgl. *Stier-Somlo*, Rechtskraft, S. 708–711.
128 *Knoll*, Vortrag im Reichsarbeitsministerium, S. 102.
129 Ebd.
130 Ebd. S. 98.
131 *Ders.*, Grundsätzliche Rechtsfragen, S. 78; dementsprechend siehe auch BArch R 89/15114, Rechtsprechung. Beilage zur Deutschen Richterzeitung 3 (1929), S. 263.
132 *Ders.*, Wissenschaftlicher Vortrag, S. 99.

Schlüsselloch wurde, der den Entzug der Renten in Fällen psychisch versehrter Kriegsbeschädigter ermöglichte.

2.5 Medizinische Ätiologie und rechtswissenschaftlicher Kausalbegriff

Die Rechtsprechung im Versorgungswesen erhob den Anspruch, über den Entschädigungsanspruch nach streng rechtswissenschaftlicher Prüfung zu entscheiden und ärztliche Gutachten lediglich als Beweisstücke zu werten, die nicht Bestandteil des Urteils sein sollten.[133]

Trotz der Abgrenzungsstrategien der Juristen gegenüber den am Versorgungsverfahren beteiligten Medizinern lässt sich feststellen, dass die rechtswissenschaftliche Argumentation Elemente des psychiatrischen Konzepts zur »Kriegs«-, »Unfall«- und »Rentenneurose« rezipierte.[134] Das gilt vor allem für die juristische Beurteilung der Kausalitätsfrage innerhalb der Spruchbehörden des staatlichen Versicherungswesens und in Teilen auch für das Versorgungswesen, was anhand von Entscheidungen des Reichsversicherungsamtes und des Reichsversorgungsgerichts nachvollzogen werden kann. Hier bezogen sich die Urteile deutlich auf die Inhalte der psychiatrisch »herrschenden« Lehre. Diese starke Anlehnung mag damit zusammenhängen, dass die im Versicherungsrecht favorisierte Kausaltheorie der »wesentlichen Bedingung« der medizinischen Ätiologie der »herrschenden« Lehre zur Unfallneurose und der Betonung der Erblichkeit als zentralen Faktor recht nahe kam. Die Suche nach der »einen« Ursache konvergierte mit der rechtswissenschaftlichen Forderung nach der »wesentlichen« Ursache.

Die Urteile des Reichsgerichts hingegen zeigen, welche alternativen Argumentationslinien sich in der Entschädigungsfrage grundsätzlich anboten. Sicher erscheinen die Urteile zugunsten eines Entschädigungsanspruchs als positives Gegengewicht zu der mitunter schroffen Zurückweisung durch das Reichsversicherungsamt und das Reichsversorgungsgericht. Dennoch gilt auch für das Reichsgericht, dass es sich letztlich auf eine als veraltet kritisierte medizinische Lehre bezog, die den Unfall als elementar für die psychischen Störungen wertete. Es ist außerdem wichtig zu betonen, dass das Reichsgericht als oberste Instanz für das Zivilrecht weder mittel- noch unmittelbar durch fiskalpolitische Interessen beeinflussbar war. Es entschied Zivilklagen und nicht Versorgungssachen, die sozialpolitische Breitenwirkung besaßen.

Die Rechtsprechung der Versorgungsgerichte grenzte sich andererseits jedoch auch gegen die medizinische Ursachenlehre explizit ab. Mehrere Urteile

---

133 HRV, Sp. 655.
134 Zur Rechtsprechung des RVA vor 1914 konstatiert Heniz Barta, dass »von einer selbständigen juristischen Beurteilung nicht ernsthaft gesprochen werden« könne, da sich die Rechtsprechung nahezu gänzlich der medizinischen Beurteilung des Kausalzusammenhangs anschloss. Vgl. *Barta*, S. 531, S. 535.

des Reichsversorgungsgerichts zeigen, dass das sich nach dem Ersten Weltkrieg etablierende Erblichkeitsparadigma rechtlich keine zwingende Konsequenz besaß. Der Intention, Renten aufgrund einer neuen Ursache, nämlich der genetischen Disposition, zu entziehen, waren durch die Versorgungsgesetzgebung eindeutige rechtliche Schranken gesetzt. Richter an Versorgungsgerichten stellten in ihren Urteilen klar, dass weder die vermeintlich psychopathologische Anlage des Kriegsbeschädigten noch der lange zeitliche Abstand zu den eigentlichen Kriegsereignissen genügte, um bereits gewährte Renten zu entziehen. Der Rechtsschutz des Kriegsbeschädigten, der in § 57 RVG und § 65 Abs. 2 vorgesehen war, wurde während der Weimarer Republik auch faktisch gewährleistet. Neuere medizinische Erkenntnisse konnten nicht generell zu einem Entzug der Rente führen. Der kritiklosen Übernahme psychiatrischer Forderungen stand formell die Entscheidungsbefugnis des Richters entgegen, der sich wohl in der Praxis oft nah am ärztlichen Gutachten orientierte, hierzu aber per Gesetz nicht verpflichtet war. Richter erwiesen sich in Versorgungssachen durchaus als »Vertreter der Bürgerrechte«,[135] indem sie das subjektive Recht des Kriegsbeschädigten gegenüber dem psychiatrischen »Urteil« verteidigten. Der Arzt war während der Weimarer Republik keineswegs, wie die Forderungen der Standesorganisation lauteten, »Führer« oder »Richter«. Er blieb zunächst in seiner Funktion als ärztlicher Sachverständiger nur Zeuge im Versorgungsverfahren. Auch wenn sich medizinische Ätiologie und rechtswissenschaftliche Kausallehren in den Urteilsbegründungen punktuell deckten, standen einer flächendeckenden rechtswissenschaftlichen Adaption der psychiatrischen Beurteilung die beschriebenen Hemmnisse entgegen. Es oblag einzig der richterlicher Bewertung des Falles, ob – und hier bot das Reichversorgungsgesetz ausreichend Spielraum – eine Rente zugesprochen wurde.

3. Der Ausschluss psychisch Kriegsbeschädigter aus der Reichsversorgung nach 1934

Die »Machtergreifung« der Nationalsozialisten 1933 bedingte eklatante Eingriffe in die staatliche Kriegsbeschädigtenversorgung.[136] Für psychisch versehrte Versorgungsempfänger bedeutete der politische Systemwechsel das Ende ihres staatlich anerkannten Status als Kriegsbeschädigte.

135 *Weindling*, S. 576.
136 Für die Versorgungspolitik bedeutete das Jahr 1933 einen entscheidenden Einschnitt, da sich mit der »Machtergreifung« der Nationalsozialisten eine Neuformulierung der politischen Ziele verband. Die realpolitischen Maßnahmen in der Kriegsbeschädigtenversorgung, die im Sommer 1934 formuliert wurden, griffen erst in der »Konsolidierungsphase« (*Frei*, S. 85 f.) des nationalsozialistischen Regimes zwischen 1935 und 1938. Grundsätzlich sind politische »Zä-

Durch eine Änderung der Versorgungsgesetzgebung vom 3. Juli 1934 wurde die rechtliche Handhabe geschaffen, die Rechtskraft vorangegangener Entscheidungen in Versorgungssachen zu durchbrechen. Somit konnten bereits während der Weimarer Republik gewährte Renten ohne Rücksicht auf die individuelle Rechtssicherheit entzogen werden.[137] Nachdem auf diesem Wege zwischen 1934 und 1938 insgesamt rund 16 000 Versorgungsansprüche aufgehoben worden waren, konstatierte der Ministerialrat im Reichsarbeitsministerium, Kurt Günther, 1940: »Für die Reichsversorgung spielt somit die Neurose keine Rolle mehr«.[138]

Der Rentenentzug durch die Nationalsozialisten, den Juristen während der Weimarer Republik noch als offenen Rechtsbruch klassifiziert hatten,[139] war ein klares Ergebnis der rechtlichen Ausgestaltung nationalsozialistischer Volksgemeinschafts- und Frontkämpferideologie. Als Teilbereich der sozialen Sicherung unterlag die gesetzliche Regelung der Versorgung ehemaliger Kriegsteilnehmer und -hinterbliebener ebenso wie die gesamte Gesundheits- und Sozialpolitik dem grundlegenden ideologischen Paradigmenwechsel nach 1933.[140] Das nationalsozialistische Ideologiekonglomerat[141] besaß konkreten programmatischen Charakter, indem es als Legitimationsgrundlage gesetzlicher Bestimmungen fungierte.[142]

In der politischen Maßnahme des Rentenentzugs in Fällen psychischer Versehrtheit koinzidierte der politische Wille der nationalsozialistischen Regierung mit der weit vor 1933 entwickelten Lehre der psychiatrischen Elite zur »Neurosenfrage«. Wie sich am Beispiel der neuen versorgungsrechtlichen Bestimmungen zeigen lässt, verschränkten sich in diesen nicht nur realpolitische und standespolitische Interessen, sondern darüber hinaus auch inhaltliche Zielvorstellungen, welche konservative Psychiatrie und nationalso-

---

suren«, »Umbrüche« oder »Wechsel« nur schwer exakt zu datieren. Wolfgang Schieder zeigt anhand der deutschen Geschichte der 20. Jahrhunderts auf, welche Semantiken sich entwickelten, um »Zäsuren« zu beschreiben und welche Geschichtsinterpretationen sich damit verknüpften. Vgl. *Schieder.*

137 Auch in anderen Zweigen der Sozialversicherung wurden Renten aufgrund psychischer Störungen ausgezahlt, so beispielsweise in der Unfall- und Invalidenversicherung. Nach 1933 prüfte der Gesetzgeber auch hier die Möglichkeit eines Rentenentzugs. Vgl. *Hanse.*

138 *Günther,* Sammlung und Auswertung ärztlicher Gutachten, S. 29.

139 Vgl. *Knoll,* Wissenschaftlicher Vortrag, S. 102.

140 Vgl. *Tragl,* S. 19. Zur nationalsozialistischen Sozialpolitik vgl. *Mason,* Sozialpolitik; für die Kriegsjahre 1939 bis 1945 vgl. *Recker.* Einen Überblick verschaffen *Ritter,* Der Sozialstaat, S. 133–135 sowie *Reidegeld,* S. 351–465.

141 *Herbst,* S. 61.

142 Inwiefern die nationalsozialistische Ideologie als primäre Determinante der Politik nach 1933 – im Sinne einer tatsächlichen Grundmotivation – gelten kann oder ausschließlich der propagandistischen Strategie zuzurechnen ist, wird in der Historiografie äußerst unterschiedlich beurteilt. Vgl. *Bracher,* Die Deutsche Diktatur, S. 399–401; *Friedländer,* S. 28 ff.

zialistische Politik nach der »Machtergreifung« verbanden, nämlich die »Utopie« eines leistungsfähigen und homogenen Gemeinwesens.[143]

Entscheidend für die Implementierung der nationalsozialistischen Versorgungsrichtlinien waren des Weiteren die strukturellen Veränderungen, die sich aus der Zerstörung des Weimarer Rechts- und Sozialstaates im Rahmen der »völkischen Rechtserneuerung«[144] für das Versorgungsverfahren ergaben. Der Anspruch auf staatliche Versorgung und Fürsorge setzte einen sozialen Rechtsstaat voraus, der verfassungsmäßig festgeschriebene reziproke Ansprüche und Pflichten innerhalb einer egalitären Solidargemeinschaft garantierte.[145] Im Zuge der Aushöhlung des bestehenden Rechtssystems vernichteten die nationalsozialistischen Machthaber dieses rechtsstaatliche Fundament und etablierten mit der »Volksgemeinschaft« ein neues solidarisches Ordnungsprinzip, in welchem Systemkonformität und »Rasse« darüber entschieden, ob Menschen Anspruch auf öffentliche Leistungen besaßen.[146]

Fasst man Politik als Ergebnis eines gesamtgesellschaftlichen Prozesses auf, den prinzipiell mehrere machtpolitische Akteure – also nicht ausschließlich politische Funktionsträger – gestalten, zeigt das Beispiel der Versorgung psychisch versehrter Kriegsbeschädigter, in welchem erheblichen Ausmaß sich die Voraussetzungen in der Versorgungspolitik nach 1933 geändert hatten: Sowohl die psychiatrische *scientific community* als auch die unabhängige Rechtspflege innerhalb der Versorgungsgerichtsbarkeit verloren ihre bis dahin so charakteristische Pluralität und Diskursivität. Damit fielen jene zwei zentralen Hemmnisse der nationalsozialistischen »Gleichschaltung« zum Opfer, die während der Weimarer Republik den Entzug bereits gewährter Renten in Fällen psychischer Versehrtheit maßgeblich verhindert hatten. Sicherlich stellte sich auch im nationalsozialistischen Deutschland die Frage nach den Möglichkeiten und Grenzen, Politikziele in den Herrschaftsalltag zu implementieren. Auch wenn der totale Staat – in welchem der »Führerwille«[147] nun die oberste Rechtsquelle darstellte – Politikinhalte oktroyierte, verlief die

---

143 Vgl. *Raphael*, Sozialexperten, S. 337 f. Die politischen Ziele der NS-Gesundheitspolitik werden in der Historiografie oftmals als »Utopien« beschrieben. Der Begriff kann implizieren, dass bereits zeitgenössisch nicht von der realpolitischen Erfüllung dieser Pläne ausgegangen wurde. Dies widerspricht jedoch dem »Machbarkeitswahn« innerhalb der nationalsozialistischen Gesundheits- und Sozialpolitik. Von »Utopie« spricht beispielsweise *Labisch*, Die »hygienische Revolution«, S. 77.

144 Die »völkische Rechtserneuerung« bedeutete die Auslegung und Umdeutung bestehenden Gesetzesrechts im Sinne der Volksgemeinschaftsideologie. Vgl. *Rüthers*, Wir denken die Rechtsbegriffe um, S. 13; *Majer*, S. 103 f. Unter »nationalsozialistisches Recht« fasst der Rechtshistoriker Stolleis all jenes Recht, das stark durch die nationalsozialistische Ideologie geprägt war, wie das Arbeits- und Sozialrecht sowie jegliches neu geschaffene Recht und die praktizierte Rechtsordnung. Vgl. *Stolleis*, Recht im Unrecht, S. 12, S. 28. Eine Dokumentation der Gesetzgebung nach 1933 sowie deren Untersuchung hinsichtlich ihrer Verschränkung mit den ideologischen Paradigmen des NS-Staates wurde vorgelegt von *Buschmann*.

145 Vgl. *Baldwin*, S. 14, S. 52.

146 Ebd., S. 35.

147 *Schmelzeisen*, S. 182.

Durchsetzung der neuen Versorgungsrichtlinien in vielen Fällen keinesfalls reibungslos.[148]

3.1 »Volksgemeinschaft« und »Frontkämpfertum« als Paradigmen der Kriegsbeschädigtenversorgung

Soziale Gerechtigkeit und sozialer Friede setzten nach nationalsozialistischem Verständnis eine »sozialistische Auslese«[149] zwischen innerhalb und außerhalb der neu zu formierenden »Volksgemeinschaft« stehenden Menschen voraus.[150] Während die nationalsozialistische Diktatur auf der einen Seite eine »expansive Sozialpolitik«[151] für die systemkonforme und »rassisch« inkludierte Masse propagierte, um soziale Mobilität und gesellschaftliche Egalität im Sinne des »nationalen Sozialismus« zu suggerieren, setzte andererseits ein Prozess radikaler Repression gegen »Volksschädlinge« ein, der ab 1934 auch psychisch Kriegsbeschädigte erfasste.[152]

Die »nationale Revolution«[153] war im nationalsozialistischen Selbstverständnis eine historisch längst überfällige Aktion, die Überkommenes beseitigte und Ungelöstes anpackte, was – so ein Hauptargument – im demokratischen Weimarer Staat nicht möglich gewesen sei.[154] Dies sollte insbesondere auch für die neue Sozialpolitik nach 1933 gelten, die auf das Ziel einer von »Arbeitsscheuen« freien und leistungsstarken Gesellschaft gerichtet war. Die Nationalsozialistische Kriegsopferversorgung[155] (NSKOV) propagierte auch für das Versorgungswesen eine der Volksgemeinschaftsideologie ent-

---

148 *Broszat*, S. 326.

149 *Schwarz van Berk*, S. 19, S. 22.

150 *Süß*, S. 33; vgl. zum Begriff der »repressiven Solidarität« *Prisching*, S. 186.

151 *Schmidt*, S. 57.

152 Die NS-Sozialpolitik muss vor dem Hintergrund ihrer »Doppelstrategie« gesehen werden: Durch die sozialpolitische Förderung »wertvoller« Mitglieder der »Volksgemeinschaft«, beispielsweise durch die gezielte Erhöhung von Sozialleistungen für kinderreiche Familien, sollte die Loyalität zum totalitären Staat erkauft werden. Vgl. *Schmidt*, S. 56 f. Götz Aly spricht diesbezüglich von »sozialpolitischer Bestechung«. Vgl. *Aly*, S. 86. Einen zahlenmäßigen Vergleich der Sozialausgaben der Weimarer Republik und des NS-Staates gibt Hans Ulrich Wehler. Demzufolge wendete das nationalsozialistische Regime 1939 nur 6 % seines Sozialprodukts für die Wohlfahrtspolitik aus, während der Weimarer Staat 1929 9 % für diesen Posten veranschlagte. Vgl. *Wehler*, S. 789.

153 *Schieder*, S. 12. Hitler nahm den Revolutionsbegriff von 1918 auf, erweiterte ihn jedoch um den Zusatz »national«, um die Assoziation mit der sozialistisch-demokratischen Revolution von 1918 zu vermeiden.

154 Vgl. *Kroll*, S. 263–277. Die nationalsozialistische Diktatur entsprach, so der Historiker Kurt Sontheimer, dem Wesen der »Entscheidung«, in welcher die »Legitimität zugunsten der Dezision« aufgehoben wurde. *Sontheimer*, S. 328.

155 HWRV, S. 217. Der Begriff der »Kriegsopfer« sei »wenig glücklich« gewählt. Die passive Form des Opfers sei unangebracht, da es sich beim »heldenmütigen« Soldatentod um den »Gipfel der aktiven, sittlichen Handlung« handele.

sprechende Neuordnung, die alle vorhandenen »Missstände« beseitigte. Kriegsteilnehmer, die nach ärztlicher Einschätzung an psychisch bedingten Beschwerden litten, zählten aufgrund ihres vermeintlich degenerativen Erbgutes sowie ihres »arbeitsscheuen« Charakters zur Gruppe »asozialer«[156] und unerwünschter »Volksgenossen«, die aus der »Volksgemeinschaft« und damit auch aus der »Rechtsgemeinschaft« der Kriegsbeschädigten auszuschließen waren.[157]

Die nationalsozialistische Kriegsopferversorgung inszenierte sich als diametralen Gegensatz zur Kriegsbeschädigtenversorgung der Weimarer Zeit. Als Zivilgesellschaft, die alles Militärische »abgrundtief gehasst« habe – so der Reichskriegsopferführer Oberlindober – habe sich die Weimarer Republik ausschließlich mit dem »materiellen« Teil ihrer Dankesschuld befasst. Eine Ehrung der soldatischen Leistung sei dagegen nicht geschehen.[158] Nach nationalsozialistischer Überzeugung konnte das soldatische »Opfer« nur in einer den Militarismus verinnerlichenden Staats- und Gesellschaftsverfassung abgegolten werden. Die NSKOV prangerte daher stetig an, dass die Militärversorgung 1918 auf die zivilen Behörden der Sozialversicherung – das Reichsarbeitsministerium – übergegangen und so angeblich in dem Topf aller gesetzlich Versicherter untergegangen war.[159] Die Nationalsozialisten propagierten dagegen die institutionelle Rückführung der Versorgungsangelegenheiten in den militärischen Bereich – analog zur Kaiserzeit. Mit der Schaffung eines »Reichsamtes für Heeresversorgung« wollte die NSKOV die Kriegsbeschädigten »aus den Klauen der Sozialversicherung befreien«.[160] Die programmatischen Äußerungen spiegelten zum einen den ideellen Rekurs auf die Tradition des preußischen Militarismus wider,[161] zum anderen entsprachen sie der prinzipiellen nationalsozialistischen Agitation gegen das Sozialversicherungsystem der Weimarer Zeit.[162]

Die NSKOV versprach den Kriegsbeschädigten über verbesserte finanzielle

---

156 Vgl. *Sachße u. Tennstedt*, Sicherheit und Disziplin, S. 12. »Asozialität« und »Arbeitsscheu« waren seit dem späten 17. Jahrhundert klassische Interventionsgebiete staatlicher Wohlfahrtspflege gewesen. Im Gegensatz zu ihren historischen Vorläufern sollten die nationalsozialistischen Maßnahmen im Bereich der Sozial- und Fürsorgepolitik zu einer »Endlösung der sozialen Frage« führen. Vgl. außerdem *Dörner*, S. 157 f. Für die definitorische weit dehnbare Gruppe der »Asozialen« vgl. *Ayaß*, »Asoziale«.

157 Renten konnten auch dann ausgesetzt werden, wenn sich Personen im Sinne des »Gesetzes zur Änderung einiger Vorschriften der Reichsversicherung« vom 23. Dezember 1936 im »staatsfeindlichen Sinne« betätigten. Vgl. HWRV, S. 130. *Schmidt*, Sozialpolitik, S. 62; *Kaufmann*, Sozialpolitisches Denken. S. 122 f.

158 HWRV, S. 129; vgl. die Eingabe des NSDAP-Mitglieds Oberlindober im Reichstag, in: RTPr. Bd. 456 (1932), Antrag Nr. 234.

159 Ehre und Recht für die Deutschen Kriegsopfer, S. 6.

160 Nationalsozialismus und Kriegsopfer, S. 15 f.

161 Die nationalsozialistische Propaganda vermittelte eine Übereinstimmung mit preußischen Tugenden wie Pflichterfüllung, Disziplin, Gehorsam und Einfachheit, die zudem Gegenbegriffe zu den für die Weimarer Republik veranschlagten Charakteristika bildeten. Vgl. *Kroll*, S. 284 f.

162 *Raphael*, Experten im Sozialstaat, S. 236.

Leistungen hinaus ein tieferes Verständnis für ihre »Opfer« im Kriege und damit verbunden die lang ersehnte gesamtgesellschaftliche Anerkennung.[163] Als Integrationsfigur baute sie Adolf Hitler auf. Der Völkische Beobachter erblickte in seiner Person den »unbekannten Soldaten« des Weltkrieges – das Symbol Millionen Gefallener zwischen 1914 und 1918.[164] Hitler wurde zur Ikone des Frontsoldaten stilisiert, der die Bedingungen des Frontalltags kannte und so ehrliche Empathie für die ehemaligen Kameraden aufbringen konnte.[165] Dass er selbst infolge eines Gasangriffs in einem Lazarett behandelt worden war, verstärkte sicherlich Hitlers symbolträchtigen Nimbus als »Frontkämpfer«, der die Interessen der Kriegsbeschädigten glaubwürdig vertreten konnte. Die anfänglich positive Reaktion der Kriegsbeschädigten auf die nationalsozialistische Versorgungspolitik und insbesondere auf die Person Hitlers spricht für den Erfolg dieser nationalsozialistischen Strategie. Kriegsbeschädigte wandten sich bezüglich ihrer Kriegsrenten während der 1930er Jahre oftmals persönlich an Adolf Hitler, um ihre Versorgungsansprüche zu bekräftigen. Auch wenn ihre Schreiben zunehmend Verbitterung über die uneingelösten Versprechen der Regierung zeigen, reflektieren sie dennoch vielfach die tiefe Identifikation mit dem »Frontkämpfer« Adolf Hitler.[166]

Die kontinuierliche Mobilisierung des Frontkriegserlebnisses spielte in der politischen Propaganda der NSDAP eine vorrangige Rolle.[167] Die grundsätz-

---

163 BArch NS 18/403, fol. 29 f., Was muss der Propagandist über die neuen Maßnahmen für die Opfer des Krieges wissen?, o. D. Den allgemeinen Unmut der Kriegsbeschädigten und -hinterbliebenen über die staatliche Versorgungspolitik hatte sich die NSDAP bereits vor 1933 in diversen Wahlkämpfen zu Nutze gemacht. Dabei griff sie den zeitgenössisch gängigen Slogan vom fehlenden »Dank des Vaterlandes« auf und stellte die als mangelhaft empfundene Versorgung in den Kontext des staatlichen »Sozialraubs«. LAB F Rep 240 Nr. 235B, »Sozialraub«, Wahlplakat der NSDAP zur Reichstagswahl am 31. Juli 1931; LAB F Rep 240 Nr. 265B, Wahlplakat der NSDAP zu den Wahlen zum Preußischen Landtag am 24. April 1932; Auch ein armes Vaterland kann dankbar sein, S. 5.

164 Berliner Beobachter – Tägliches Beiblatt zum Völkischen Beobachter, Ausgabe 194 vom 13. Juli 1934, o. S. Dies pervertiere zwar die Grundidee, durch einen namenlosen, nicht identifizierbaren, gefallenen Soldaten die Masse sämtlicher getöteter Männer zu symbolisieren, schloss in gewisser Weise jedoch gleichzeitig die ergebnislose Diskussion um eine geschlossene Erinnerungspolitik des Ersten Weltkriegs in der Weimarer Republik ab. Zur Geschichte des »unbekannten Soldaten« im europäischen Vergleich vgl. *Hanson*; *Rother*; *Ziemann*, Die deutsche Nation.

165 1918 wurde Hitler durch einen Senfgasangriff verletzt und in das Militärlazarett Pasewalk in Pommern eingeliefert. Er war auf beiden Augen erblindet, konnte aber durch Hypnose geheilt werden. Die Krankenakte Hitlers gilt als verschollen. Daher ist auch die Diagnose des behandelnden Arztes nicht mehr verifizierbar. Historiker und Psychologen haben sich bemüht, die Diagnose der »hysterischen Blindheit« zu untermauern. Vgl. *Horstmann*; *Koch-Hillebrecht*. Eine belletristische Verarbeitung erfuhr das Schicksal des behandelnden Arztes Hitlers, Dr. Edmund Foster, durch *Weiß*.

166 Die Reaktion der Kriegsbeschädigten auf die nationalsozialistische Versorgungspolitik wird ausführlich beschrieben in Kap. III. 1.2.

167 Die nationalsozialistische Bewegung führte ihren politischen Ursprung auf die »Schützen-

lich positive Wertung des Kriegszustandes resultierte in der Übertragung militärischer Regeln auf die zivile Leistungsgesellschaft. Entsprechend der Übernahme der Frontgemeinschaftsideologie in die Konzeption der »Volksgemeinschaft« erwartete der nationalsozialistische Staat nun soldatische Tugenden auch an der »Heimatfront«, die sich bis 1939 eigentlich noch nicht (wieder) im Kriegszustand befand. Der Reichskriegsopferführer Oberlindober definierte in einer Rede von 1934 diese soldatische Gesinnung, die über den Krieg hinaus andauere, als Unterordnung des Einzelnen unter die Interessen der Gemeinschaft.[168]

Die ideellen Bezüge zur Frontgemeinschaft des Ersten Weltkrieges führten zur Stigmatisierung kriegsbedingter psychischer Versehrtheit. Die propagandistisch aufgeladene Kriegsbeschädigtenpolitik etablierte mit dem unrechtmäßigen Rentenempfänger, dem psychisch Kriegsbeschädigten, den Antitypus des heldenhaften Kämpfers, welcher durch sein Verhalten die Existenz seiner Kameraden bewusst gefährdete. Damit griff sie auf Interpretationen der »Kriegsneurose« zurück, welche die psychische Störung mit fehlenden soldatischen Tugenden gleichsetzte.[169] Diese hatten sich während des Ersten Weltkrieges etabliert, während der Weimarer Republik auch im psychiatrischen Diskurs gehalten und traten nun in den Vordergrund der nationalsozialistischen Kriegsopferpolitik: Wer im Feld feige und verantwortungslos seine Kameraden im Stich gelassen hatte, also die Frontgemeinschaft destabilisiert hatte, bildete auch in der »Volksgemeinschaft« ein Potenzial sozialer Gefährdung.

Die inhaltlichen Essenzen von Schützengraben- und Volksgemeinschaftsideologie bildeten den zeitgenössischen Kontext, in welchem die Kriegsbeschädigtenpolitik nach 1933 – und damit auch der Ausschluss psychisch Versehrter aus der Reichsversorgung – verstanden werden muss. Über ihre propagandistische Funktion hinaus determinierten diese Ideologeme konkrete Politikinhalte und manifestierten sich im Versorgungsrecht. Nach nationalsozialistischem Verständnis ergaben sich aus den ideologischen Vorgaben zwei dringliche Aufgaben für die Kriegsbeschädigtenversorgung: zum einen die Verbesserung der Versorgung für die »tatsächliche« Frontkämpfer-

---

grabengemeinschaft« des Ersten Weltkrieges zurück. Während der Weimarer Republik propagierte sie nachdrücklich glorifizierte Erfahrungen des vermeintlich gesellschaftliche Schichten nivellierenden Stellungskrieges und trug durch den stetigen mystifizierenden Rekurs auf Schlachten wie Langemarck sowie durch die Kultivierung der »Dolchstoßlegende« entscheidend dazu bei, dass es zwischen 1918 und 1933 zu keiner gesamtgesellschaftlichen Demobilisierung der Gesellschaft kam. Vgl. *Krassnitzer*; *Krumeich*, Nationalsozialismus. Ebenso besaß die Interpretation der Kriegsniederlage 1918 programmatischen Charakter. Vgl. *Mason*, Sozialpolitik, S. 18 f.; *Behrenbeck*; *Verhey*, S. 362–373; *Krumeich*, Langemarck; *Herwig*; *Mosse*, S. 223–244.

168 BArch R 72/1149, fol. 27, Rede des Reichskriegsopferführers Hanns Oberlindober, abgedruckt in: Der Angriff Nr. 211 vom 8. September 1934. Zur ideologischen Verschränkung von »Front«- und »Volksgemeinschaft« vgl. *Herbst*, S. 59–62.

169 Vgl. hierzu Kap. I. 1.2.

generation, zum anderen die Überprüfung der Anspruchsberechtigung sämtlicher Kriegsrentenempfänger.

Entgegen den Ankündigungen einer kompletten Neuordnung des Versorgungswesens setzten die Nationalsozialisten das 1920 eingeführte Reichsversorgungsgesetz nicht außer Kraft. Stattdessen modifizierten sie die Versorgungsgesetzgebung entsprechend der großen sozialpolitischen Zukunftsvision einer von »Volksschädlingen« freien, leistungsstarken »Volksgemeinschaft«. Der nationalsozialistische Gesetzgeber rechtfertigte die Neuregelungen auf dem Gebiet der Versorgungsgesetzgebung als notwendige Maßnahmen, um das Versorgungsverfahren effizienter gestalten und damit die generelle Kriegsbeschädigtenversorgung qualitativ verbessern zu können.[170] Die Rationalisierung des bürokratischen Verfahrens involvierte die Überprüfung der prinzipiellen Versorgungsberechtigung aller Kriegsbeschädigten.[171] Wie es die programmatische Präambel des neuen Versorgungsverfahrensgesetzes festschrieb, sollten im Zuge dieser Maßnahme alle »unwürdigen«[172] Rentenempfänger aus der Versorgung ausgeschlossen werden, die als zentrale Ursache der chronischen Überlastung des Versorgungswesens zwischen 1918 und 1933 galten.[173]

Die »Auslese« versorgungs»unwürdiger« Versehrter wurde zu einer zwingend erforderlichen Voraussetzung stilisiert, um das staatliche Versorgungssystem im Allgemeinen zu optimieren und so letztlich soziale Gerechtigkeit herzustellen. Ernst Rüdin – Leiter der Deutschen Forschungsanstalt für Psychiatrie in München – äußerte diesen Gedanken explizit in einer Veröffentlichung des Reichsarbeitsministeriums von 1933 zur »Neurosenfrage«: »Die unbegründete Bevorzugung begehrlicher Scheingeschädigter schließt die bedauerliche Benachteiligung wirklich Geschädigter mit ein.«[174] Auch die Versorgungsverwaltung formulierte in ihren Handreichungen, der »Rentenpsychose« – also der »Erschleichung« staatlicher Leistungen durch vermeintliche Invalidität – müsse unbedingt entgegengewirkt werden.[175] Die nationalsozialistische Propaganda lenkte auf diesem Wege die Unzufriedenheit der Kriegsbeschädigten mit den staatlichen Versorgungsleistungen von der staatlichen Ebene weg, hin auf die »Feinde in den eignen Reihen«. Durchaus typisch für die grundsätzliche Strategie der nationalsozialistischen

---

170 Wichtiges Merkmal einer totalitären Herrschaftsideologie ist der »Mythos von der höheren Effektivität« des totalen Staates gegenüber Parteienstaaten mit komplexen Entscheidungsstrukturen. *Bracher*, Zeitalter der ideologischen Auseinandersetzungen, S. 144.

171 Auch das Gesetz zur Wiederherstellung des Berufsbeamtentums von 7. April 1933 konstatiert in § 1, dass das Gesetz zur »Vereinfachung der Verwaltung« beitragen solle. Vgl. *Geyer*, Soziale Sicherheit, S. 328 f.

172 HWRV, S. 135.

173 Fünftes Gesetz zur Änderung des Gesetzes über das Verfahren in Versorgungssachen vom 3. Juli 1934, Präambel.

174 Vorwort von Ernst Rüdin in *Weiler*, Nervöse und seelische Störungen (1933), S. 8.

175 HWRV, S. 15

Sozial- und Arbeitsmarktpolitik versuchten Versorgungspolitiker dadurch gewachsene solidarische Strukturen aufzubrechen und eine neue, singuläre Solidarität mit dem totalitären Regime – verkörpert durch den »Frontkämpfer« Hitler – zu schaffen.[176]

Um »würdige« und »unwürdige« Versorgungsempfänger voneinander zu unterscheiden, galt die individuelle Arbeitsleistung, die als persönlicher Beitrag zum Volkswohl gewertet wurde, als entscheidendes »Selektionsinstrument«.[177] Der Ideologisierung der Arbeit, die sich im Arbeitsordnungsgesetz von 1934 manifestierte,[178] lag das Ziel der Erfassung jeglicher potenzieller Arbeitskraft zugrunde, um die für den anvisierten Krieg um »Lebensraum« notwendige Aufrüstung betreiben zu können. Das »Recht auf Arbeit«, wie es die Weimarer Verfassung garantierte, meinte nach 1933 kein individuelles Grundrecht mehr, sondern einen Arbeitszwang unter Verlust grundlegender Freiheiten.[179]

Im Falle der psychisch Versehrten ergab sich aus dem nationalsozialistischen Arbeitsethos sowie der Hypostasierung des gesunden Erbgutes eine fatale Kombination: Ihre psychische Störung galt nicht allein als Ausdruck eines psychopathologischen, irreparablen Defekts, sondern wurde darüber hinaus in eindeutigen Zusammenhang mit »Arbeitsunlust« gebracht.[180] Psychisch bedingte Arbeitsunfähigkeit stand damit in krassem Gegensatz zu wesentlichen Kriterien, welche die Zugehörigkeit zum staatlichen Solidarsystem der »Volksgemeinschaft« definierten: Arbeitsfleiß sowie eine gesunde Erbanlage. Aus der Verbindung der entsprechenden Antonyme beider Begriffe ergab sich der Terminus der »Asozialität«, mit dem Psychiater bereits während der Weimarer Republik psychisch Kriegsbeschädigte belegt hatten, der als Stigma nach 1933 jedoch erhebliche staatliche Repression nach sich zog.

Die Versorgungsansprüche der Veteranen des Ersten Weltkrieges wurden weiter nach dem Reichsversorgungsgesetz geprüft. Da das Reichsversorgungsgesetz von 1920 jedoch explizit nicht nach militärischen Werten konzipiert worden war und nach 1933 weiter Gültigkeit besaß, schlug sich das Frontkämpferideal lediglich in finanziellen Zusatzleistungen wie der »Frontzulage« nieder.[181] Für alle Angehörige der neuen Wehrmacht galt ab 1938 das

---

176 *Schoenbaum*, S. 69.

177 *Sachße u. Tennstedt*, Der Wohlfahrtsstaat im Nationalsozialismus, S. 52.

178 Das »Gesetz zur Ordnung der nationalen Arbeit« (AOG) vom 20. Januar 1934 stellte in seinem Inhalt ein prominentes Beispiel für die rechtliche Ausgestaltung der Arbeitsideologie dar. Vgl. *Schneider*, Unterm Hakenkreuz, S. 248 f.; *Mason*, Zur Entstehung des Gesetzes zur Ordnung der nationalen Arbeit, S. 325. Zur Frage, ob das AOG ein typisches, durch die NS-Ideologie geprägtes Gesetz oder eher durch tradierte konservative Vorstellungen determiniert war vgl. *Schneider*, Unterm Hakenkreuz, S. 299 f.; *Schoenbaum*, S. 69.

179 *Kranig*, S. 214; vgl zur Umgestaltung des Arbeitsrechts *Hirsch u. a.*; *Mayer-Maly*, S. 125–140.

180 Zur psychiatrischen Theoriebildung in Bezug auf die »Asozialität« psychisch Kriegsbeschädigter vgl. Kap. I. 3.2.

181 Formal konnte nach der Durchführungsverordnung des Gesetzes zur »Wiederherstellung des Berufsbeamtentums« als »Frontkämpfer« des Ersten Weltkrieges gelten, wer »bei der fech-

Wehrmachtsfürsorge- und Versorgungsgesetz, welches das Frontkämpferideal nun in vollem Umfang umsetzte:[182] Die Versorgungsansprüche der Wehrmachtssoldaten bemaßen sich entsprechend der »soldatischen Leistung«.[183] Das neue Versorgungsgesetz griff dabei in Teilen auf das Mannschaftsversorgungsgesetz von 1906 zurück. Es führte die alte, unterschiedliche Berentung nach militärischen Dienstgraden wieder ein, die das Reichsversorgungsgesetz abgeschafft hatte. Eine Gesundheitsstörung galt außerdem nur dann als Dienstbeschädigung, wenn diese in unmittelbarem Zusammenhang mit einem Kampfeinsatz in Verbindung stand.[184] Psychische Schädigungen schloss das Wehrmachtsfürsorge- und Versorgungsgesetz explizit aus der Versorgung aus. In den Durchführungsbestimmungen hieß es dementsprechend: »Als Körperschäden gelten nicht Zustände, die nur in der Vorstellung bestehen oder seelisch bedingt sind.«[185].

Das Problem der Kriegsbeschädigtenversorgung wurde innerhalb der NSDAP mitunter als äußerst lästig empfunden. Der Direktor der Propagandaleitung beschrieb 1941 in einem Brief an Joseph Goebbels Kriegsbeschädigte unabhängig davon, ob ihre Versorgungsleiden körperlicher oder seelischer Natur waren, als Menschen, die oft in eine »Rentenpsychose« verfielen.[186] Die öffentlichen Versprechungen des Kriegsopferführers Oberlindober – der sich insbesondere mit Goebbels des Öfteren überwarf[187] – gaben Anlass zu Unstimmigkeiten zwischen der Partei und den zuständigen Reichsministerien.[188] Reichsarbeitsminister Franz Seldte, selbst »Frontkämpfer« und »Stahlhelmführer«, wie auch der Reichsminister der Finanzen empfanden die Erwartungen, die Oberlindober bei den Kriegsbeschädigten weckte, als »störend«. Für die in Aussicht gestellten Verbesserungen in der Versorgung stünden nicht ausreichend finanzielle Mittel zur Verfügung, so der Konsens unter den Ministern.[189] Sie betonten, dass Adolf Hitler diese Einschätzung teilte:

---

tenden Truppe an einer Schlacht, einem Gefecht, einem Stellungskampf oder an einer Belagerung teilgenommen hat.« Dritte Verordnung zur Durchführung des Gesetzes zur Wiederherstellung des Berufsbeamtentums, § 3 Abs. 1.

182 *Sachße u. Tennstedt*, Der Wohlfahrtsstaat im Nationalsozialismus, S. 186.

183 HWRV, S. 138.

184 Ebd., S. 131.

185 WFVG § 4 Abs. 1 – 2; *Grünewald*, S. 9. Siehe außerdem die ältere Untersuchung von *Breil*, S. 57. *Günther*, Sammlung und Auswertung ärztlicher Gutachten, S. 29; *Arendts*, Rechtswissenschaft, S. 27 f.; Die Regelung, psychische Störungen kategorisch nicht zu entschädigen findet sich auch in den Satzungen des Reichsarbeitsdienstes. Vgl. Erste Verordnung zur Durchführung und Ergänzung des Reichsarbeitsdienstversorgungsgesetzes vom 3. Februar 1939.

186 BArch NS 18/1256, fol. 7, Der Direktor der Propagandaleitung an den Minister für Propaganda am 11. November 1941.

187 BArch NS 18/1256, fol. 2, NSKOV, Notiz des Parteigenossen Tießler am 25. Oktober 1941.

188 *Stolleis*, Geschichte des Sozialrechts, S. 181.

189 BArch R 3901/296, fol. 81 f., Schreiben des Reichsarbeitsministers an den Reichsführer der

Der Reichskanzler schloß sich aber der Auffassung an, dass […] alle irgend verfügbaren Mittel für die Arbeitsbeschaffung eingesetzt werden müßten und daß daher für eine Verbesserung der Reichsversorgung Mittel größeren Umfangs nicht bereitgestellt werden könnten.[190]

Wenn daher eine vollständige Neuordnung des Versorgungswesens sowie eine extreme Leistungsaufstockung ausbleiben mussten, konnte die Versorgung nur durch punktuelle Zusatzleistungen wie die ideologisch gewollte »Frontzulage« angehoben werden.[191] Partielle Verbesserungen in der Versorgung, etwa in Form von Steuererleichterungen, bekamen nur bevorzugte Beschädigtengruppen zu spüren, vor allem Blinde und Hirnverletzte.[192] Im Zentrum der Kriegsbeschädigtenpolitik stand – wie in der gesamten Sozial- und Arbeitsmarktpolitik – die Erfassung jeglicher potenzieller Arbeitskraft.[193] Die Versorgungsbehörden versuchten durch diverse zusätzliche (Zwangs-)Maßnahmen, nicht-arbeitende Kriegsbeschädigte in den Arbeitsmarkt zu integrieren.[194] Die Zusatzrente, die bis 1933 aufgrund von Bedürftigkeit gewährt werden konnte, wurde beispielsweise in noch stärkerem Maße davon abhängig gemacht, dass Kriegsbeschädigte »ihre Arbeitskraft sobald als möglich verwerten«.[195] Der Leiter des Münchener Hauptversorgungsamtes, der Psychiater Karl Weiler, der in der Zwischenkriegszeit die Bedrohung durch unrechtmäßige Rentenempfänger nachdrücklich unterstrich, hatte dem Reichsarbeitsministerium bereits 1919 vorgeschlagen, Renten nur an komplett arbeitsunfähige Kriegsbeschädigte auszuzahlen. Arbeitsfähige sollten im Rahmen ihrer Möglichkeiten zum »Arbeitseinsatz« gebracht werden. Das Reichsarbeitsministerium hatte Weilers Vorschlag 1919 zurückgewiesen.[196] Erst das neue Wehrmachtsfürsorge- und Versorgungsgesetz von 1938 legte in Weilers Sinne fest, dass Renten nur dann ausgezahlt wurden, wenn der Betreffende definitiv arbeitsunfähig war.[197]

NSKOV Oberlindober betreffs seiner Äußerungen über Verbesserungen der Versorgung am 12. Mai 1935 in Bad Kissingen vom 18. Mai 1935.
190 BArch R 3901/296, fol. 55, Schreiben des Reichsarbeitsministers an den Staatssekretär in der Reichskanzlei zum Gesetzentwurf über Änderungen auf dem Gebiete der Reichsversorgung und des Verfahrens in Versorgungssachen am […] Juni 1934.
191 BArch R 3901/296, fol. 137, Entwurf zum Gesetz vom 13. Dezember 1935 über die Frontzulage.
192 *Oberlindober*, 5 Jahre Arbeit für Führer und Volk; *Sachße u. Tennstedt*, Der Wohlfahrtsstaat im Nationalsozialismus, S. 185 f.
193 BArch NS 18/403, fol. 38, *Oberlindober*, Jedem das Seine!, S. 6. Zur NS-Sozialpolitik als »Instrument der Arbeitseinsatzpolitik« vgl. *Geyer*, Soziale Sicherheit, S. 383. Zu konkreten Maßnahmen der Arbeitskräftelenkung ab dem Frühjahr 1934 vgl. *Schmuhl*, Arbeitsmarktpolitik, S. 240 ff.
194 HWRV, S. 70 f., S. 132 f.
195 *Förster*, Die Zusatzrente, S. 2.
196 BayHStA MInn 85351, selbstverfasster Lebenslauf des Dr. med. Karl Weiler am 23. April 1945.
197 Die Gesamtrente setzte sich nach dem WFVG aus mehreren finanziellen Leistungen zusammen. Ein Bestandteil war das sog. Versehrtengeld, das nach dem Grade der Versehrtheit in drei

Volksgemeinschaftsideologie, Frontkämpferideal und insbesondere das nationalsozialistische Arbeitsethos prägten die inhaltliche Ausrichtung der Kriegsbeschädigtenpolitik nach 1933. Wie sich anhand der Versorgungsgesetzgebung zeigen lässt, resultierte der ideologische Paradigmenwechsel in entsprechenden rechtlichen Neuregelungen. Die erfolgreiche Implementierung dieser im Gesetzestext formulierten Bestimmungen für die Versorgungspolitik setzte jedoch eine Umstrukturierung und inhaltlichen Neuausrichtung jener Bereiche voraus, welche die Versorgungspraxis determinierten: die Versorgungsrechtsprechung und das ärztliche Gutachterwesen.

3.2 Das Ende des psychiatrisch-psychotherapeutischen Diskurses

Die nationalsozialistische Wissenschaftspolitik[198] beendete die Tradition diskursiver Wissensproduktion. Zwar verwandelten sich auch nach 1933 human- und naturwissenschaftliche Fächer nicht plötzlich in »Pseudowissenschaften«,[199] doch büßten sie infolge der autoritären Eingriffe in weiten Teilen ihre innerwissenschaftliche Selbstkontrolle durch Meinungsvielfalt und damit einen Großteil ihrer Wissenschaftlichkeit ein. Vor allem bedingte die nationalsozialistische Herrschaft eine drastische »Wandlung personeller Ressourcen«[200] innerhalb der Wissenschaft. In der Zeit zwischen 1920 und 1933 hatten Psychiater in der »Neurosenfrage« keineswegs eine uniforme Doktrin vertreten und damit von medizinischer Seite die Interessen psychisch Versehrter unterstützt. Die Ausschaltung derjenigen Wissenschaftler und Ärzte, die zum elitären psychiatrischen Dogma konträre Auffassungen vertraten, ebnete schließlich den Weg für eine einheitliche – gegen den Patienten, seine Behandlungswürdigkeit und seinen Entschädigungsanspruch gerichtete – medizinische Begutachtungspraxis.

Die Experten, die während der Weimarer Zeit die psychiatrisch »herrschende« Lehre etabliert hatten, blieben auch nach dem politischen Machtwechsel in ihrer wissenschaftlichen und politikberatenden Position präsent.

Stufen bemessen wurde. Daneben existierte eine »Rente für Arbeitsverwendungsfähige«, die nach Ortsklassen und Alter gestaffelt war.

198 *Sachße u. Tennstedt,* Der Wohlfahrtsstaat im Nationalsozialismus, S. 50; *Grüttner,* S. 585. Zwar scheiterte Grüttner zufolge eine einheitliche, gezielte ideologische Lenkung sämtlicher Wissenschaftsbereiche, jedoch kann die »Summe an Maßnahmen« für eine nationalsozialistische Wissenschaftspolitik sprechen.

199 Pseudowissenschaftlichkeit wird hier in dem Sinne verwendet, dass die akademische Wissensproduktion ausschließlich nach politischen Vorgaben erfolgte. Vgl. das Beispiel der »Welteislehre« bei *Szöllösi-Janze,* National Socialism, S. 1–35. Die internationale Anerkennung wissenschaftlicher Forschung im Nationalsozialismus, beispielsweise im Fach Genetik, kann außerdem nicht gleichzeitig mit einer ethischen Katharsis der Forschungsinstitute und ihrer Leiter einhergehen. Das zeigt der Diskurs um die Bewertung Ernst Rüdins. Vgl. *Roelcke,* Programm und Praxis der psychiatrischen Genetik, S. 26 f.

200 Vgl. *Ash,* Wissenschaftswandlungen, S. 27–30; *ders.,* Emigration und Wissenschaftswandel.

Innerhalb der nationalsozialistischen Versorgungspolitik gelangte ihre medizinische Lehrmeinung nun zu jener Geltung, die sie während der Weimarer Republik eingefordert hatten: Ihre Doktrin determinierte in vollem Umfang die staatliche Entschädigungspolitik nach 1933.

Der Berliner Psychiater Karl Bonhoeffer, Direktor der Nervenklinik der Charité Berlin, leitete diese noch bis 1938, bevor er altersbedingt in den Ruhestand ging. Unter seiner Leitung wurden in der prominenten Berliner Nervenklinik Gutachten für Erbgesundheitsgerichte formuliert, welche die Zwangssterilisierungen von Menschen mit psychischen Störungen befürworteten.[201] Bonhoeffers gleichbleibend prominente Position wird außerdem daran ersichtlich, dass er 1933 Marinus van der Lubbe, den Hauptangeklagten im Reichstagsbrandprozess vor dem Reichgericht, auf seinen Geisteszustand hin begutachtete.[202] Bonhoeffers Kollege Martin Reichardt, der als Professor der Würzburger Psychiatrischen Klinik vorstand, wurde 1939 emeritiert. Der in etwa gleichaltrige Berliner Psychiater Ewald Stier blieb auch nach 1933 als außerordentlicher Professor an der Berliner Universität tätig und fertigte weiterhin Expertisen für das Oberversicherungsamt Potsdam an. Sowohl Karl Bonhoeffer als auch Ewald Stier, die beide bereits während des Ersten Weltkrieges das Militär in Sanitätsfragen beraten hatten, fungierten während des Zweiten Weltkrieges als militärpsychiatrische Experten.[203] Karl Weiler, der sich intensiv um die Umsetzung psychiatrischen Wissens in die Versorgungspraxis bemüht hatte, stand noch bis 1945 dem Hauptversorgungsamt München vor und war ebenfalls als militärärztlicher Berater des Oberkommandos der Wehrmacht in Berlin tätig.[204] Die Einbindung von Bonhoeffer,

201 Zur Analyse der Gutachten der Nervenklinik Charité in »Erbgesundheitssachen« vgl. Kap. III. 3.2. Karl Bonhoeffers Rolle als Obergutachter im Rahmen des Gesetzes zur Verhütung erbkranken Nachwuches wird in der historischen Forschung kontrovers diskutiert. Vgl *Gerrens*, S. 97 f.; *Grell*, S. 207–219; *Neumärker*, Karl Bonhoeffers Entscheidungen zur Zwangssterilisation.

202 Bonhoeffer und sein Kollege Zutt erklärten Marinus von den Lubbe für voll zurechnungsfähig. Der Angeklagte wurde durch das Reichsgericht zum Tode verurteilt und Anfang 1934 hingerichtet. Das Gutachten erschien 1934 in einer medizinischen Fachzeitschrift. *Bonhoeffer u. Zutt.*

203 BA-MA RH 12–23/649, Liste der beratenden Armeepsychiater, Wehrkreispsychiater und »Führerreserven«, o.D.; Militärärztliche Akademie, psychiatrisch-wehrpsychologische Abteilung an die Heeressanitätsinspektion, Liste der beratenden Psychiater am 14. Juli 1939, Anlage 1 u. 2. Oberster beratender Psychiater des Heeres und der Waffen-SS war Maximilian de Crinis (1889–1945). Vgl. *Jasper*.

204 BayHStA MInn 85351, Personalakte Karl Weiler, Schreiben Karl Weilers an die Militärregierung München am 14. August 1945 betreffs seiner Beurteilung des Fragebogens mit Anlagen; BA-MA RH 12–23/677, Leitsätze für die kriegsärztliche Praxis zur Erkennung, Beurteilung und Behandlung seelisch-nervöser Störungen bei Heeresangehörigen vom 21. Februar 1940; Denkschrift zur Organisation der psychiatrisch-neurologischen Versorgung des Heeres, übersandt von Dr. med. Karl Weiler an den Heeressanitätsinspekteur am 22. November 1939. Vgl. hierzu die Korrespondenz zwischen Max Nonne und Maximilian de Crinis UA HU Nachlass de Crinis 406, fol. 9, Antwortschreiben von Maximilian de Crinis an Max Nonne am 10. November 1939; ebd. fol. 8, Brief Max Nonne an Maximilian de Crinis am 11. Oktober 1939.

Stier und Weiler in den Militärsanitätsapparat erklärte sich aus der Tatsache, dass der Ausbruch des Zweiten Weltkrieges die »Neurosenfrage« erneut virulent werden ließ.[205] Mit Auftauchen der ersten Fälle von »Kriegszitterern« zu Beginn des Krieges wurden abermals administrative Maßnahmen zur Erfassung von »Kriegsneurotikern« getroffen sowie medizinische Behandlungskonzepte entworfen, die zum einen bereits während des Ersten Weltkrieges Erprobtes rezipierten, zum anderen jedoch auch neue medizinisch-pharmakologische Therapiemöglichkeiten aufgriffen.[206] Die Reaktivierung der Experten für die NS-Militärpsychiatrie dokumentiert nicht nur ihren durch die »Machtergreifung« ununterbrochenen Karriereweg nach 1933, sondern unterstreicht darüber hinaus die besondere personelle Kontinuität in der Militärpsychiatrie des Kaiserreiches und des Nationalsozialismus.

Die »unpolitische« Einstellung der prominenten Psychiater, die zwar als »Vernunftrepublikaner«[207] den Weimarer Staat nicht offen bekämpft, aber dafür innerhalb ihrer Fachwissenschaft seinen sozialen Charakter kontinuierlich angegriffen hatten, führte zu keiner offenen Opposition gegen das nationalsozialistische Regime.[208] Es kann davon ausgegangen werden, dass der politische Machtwechsel, der das Ende des »Parteiengezänks« der parlamentarischen Demokratie versprach, der konservativen Grundeinstellung der psychiatrischen Elite durchaus entsprach. Der Würzburger Professor Martin

---

205 Vgl. hierzu die Korrespondenz zwischen Max Nonne und Maximilian de Crinis. UA HU Nachlass de Crinis 406, fol. 9, Antwortschreiben von Maximilian de Crinis an Max Nonne am 10. November 1939; ebd. fol. 8, Brief Max Nonne an Maximilian de Crinis am 11. Oktober 1939.

206 BA-MA RH 12 – 23/649, Militärärztliche Akademie, psychiatrisch-wehrpsychologische Abteilung an die Heeressanitätsinspektion, Anlage 9, Prof. Dr. O. Wuth: Maßnahmen zur Erfassung und Behandlung von Kriegsneurotikern. Schaffung von Neurotikerbehandlungslazaretten; Geheime Anordnung des Hauptgesundheitsamtes zu »organisatorische[n] Fragen zum Ausbau der Arbeitstherapie [...]« vom 4. September 1939; BA-MA RH 12 – 23/1884, Schreiben der C. H. Boehringer Sohn A. G. an das OKW und Heeressanitätsinspektion betreffs der Anwendungsmöglichkeiten von β-Phenylisopropylaminsulfat am 14. Dezember 1938, S. 2 – 4. Zu Beginn des Zweiten Weltkrieges gaben kriegspsychiatrische Berichte an, »Kriegsneurosen« ließen sich nicht in großer Menge beobachten. Vgl. BA-MA RH 12 – 23/629, Sammelbericht 2 des beratenden Psychiaters beim Heeressanitätsinspektor vom Februar 1943, S. 9; BA-MA RH 12 – 23/649, Bericht des beratenden Psychiaters beim Heeressanitätsinspektor über die seelische Lage im Bereiche der I. Armee anlässlich des Kommandos während der Zeit vom 1. November 1939 bis 19. November 1939 am 28. November 1939, S. 16. Die »Kriegsneurosen« erschienen in den ärztlichen Berichten der Folgejahre dennoch konsequent. Vgl. BA-MA RH 12 – 23/62, Sammelbericht 4 des beratenden Psychiaters bei Heeressanitätsinspektors vom Juli 1943. Zu beachten gilt, dass psychische Störungen in der Militärpsychiatrie des Zweiten Weltkrieges vielfach als innere Krankheiten diagnostiziert wurden, vor allem als Magenstörungen. Vgl. BA-MA RH12 – 23/199, fol. 508, Erfahrungsbericht über das Bataillon für die Zeit vom 7. Juli bis 1. Dezember 1943.

207 Vgl. zum »Vernunftrepublikanismus« der Weimarer Eliten *Wirsching*.

208 Zur politischen Mentalität der Vertreter der »herrschenden« psychiatrischen Lehre vgl. Kap. I. 3.1. Siehe außerdem *Harwood*, S. 44. Aus dem engeren Familienkreis Karl Bonhoeffers schlossen sich vier männliche Familienmitglieder dem Widerstand gegen das NS-System an. Sie wurden 1943/44 durch die Nationalsozialisten ermordet. Vgl. *Neumärker*, Karl Bonhoeffer.

Reichardt begrüßte den Nationalsozialismus ausdrücklich. Seiner Ansicht nach löste die »Machtergreifung« den »falschen« Individualismus ab, der sich während der Weimarer Republik dadurch ausgezeichnet hatte, dass er »nur dem Individuum eine selbständige Bedeutung zuerkennt und das Ganze lediglich als Ergebnis des äußeren Nebeneinander vieler Individuen auffaßt«.[209] Die organische Staatsidee, die sich auch in den Beiträgen der psychiatrischen Elite zur »Neurosenfrage« der 1920er und 1930er Jahre manifestiert hatte, erhielt nach Ansicht der Wissenschaftler nach 1933 nun den Stellenwert, der ihr zustand. Auch Karl Weiler betrachtete rückblickend die nationalsozialistische Sozialpolitik positiv. Erst der Nationalsozialismus habe den Wert seiner eigenen versorgungspolitischen Konzepte erkannt und umgesetzt – im Gegensatz zu den Versorgungspolitikern der Weimarer Republik.[210] Die Vertreter der »herrschenden« Lehre entsprachen damit dem Gros ihrer ärztlichen Standeskollegen, die sich durch die »Machtergreifung« einen Durchbruch in öffentlichen Gesundheitsfragen versprachen.[211]

Auch wenn die prominenten Experten in der »Neurosenfrage« altersbedingt gegen Ende der 1930er Jahre ihre wissenschaftlichen Positionen an den Universitäten aufgaben, erstreckte sich ihre Beratungstätigkeit und damit ihre politische Einflussnahme über diesen Zeitraum hinaus. Ihre Wissenschaftskarrieren, die weit vor 1933 begonnen hatten und kurz vor ihrem Ende standen, wurden durch den politischen Systemwechsel nicht gestoppt. Bonhoeffer, Stier, Reichardt und Weiler trafen nicht die repressiven Maßnahmen der nationalsozialistischen Machthaber. Im Gegensatz hierzu entzog der nationalsozialistische Staat den mehrheitlich jüdischen Ärzten, die sich für eine intensive psychotherapeutische Auseinandersetzung mit »neurotischen« oder »hysterischen« Patienten eingesetzt hatten, durch eine Reihe rechtlicher Bestimmungen die Existenzgrundlage. Sie wurden nach 1933 aus der medizinischen Forschung und Praxis systematisch ausgeschlossen. Zwar machten jüdische Wissenschaftler nicht den Großteil des Lehrkörpers der medizinischen Fakultäten aus, dennoch betrafen die exkludierenden Maßnahmen immerhin etwa ein Fünftel der Mediziner, die an deutschen Hochschulen lehrten und forschten.[212] Mit dem politischen Systemwechsel setzte auch die Verdrängung jüdischer Mediziner aus der Praxis ein. Zahlenmäßig war im Gegensatz zum universitären Bereich der Prozentteil der jüdischen Ärzte, die in eigenen Privat- oder Kassenpraxen praktizierten, wesentlich höher.[213] Der

209 *Reichardt*, Psychologie und Politik, S. 27.
210 BayHStA MInn 85351, selbstverfasster Lebenslauf des Dr. med. Karl Weiler am 23. April 1945.
211 Zur Rolle der Ärzteschaft im Nationalsozialismus vgl. *Heim*.
212 Vgl. *Grüttner*, S. 563 f., S. 567 f. Private und halbstaatliche Institutionen wie die Kaiser-Wilhelm-Gesellschaft oder die Akademien der Wissenschaften konnten ihre jüdischen Mitglieder teilweise noch bis 1938 halten. Zur Umsetzung der NS-Vorschriften innerhalb der großen Forschungseinrichtungen wie etwa der Kaiser-Wilhelm-Gesellschaft vgl. *Schüring*, S. 51 ff.
213 Von insgesamt ca. 52 500 Ärzten im Deutschen Reich zu Beginn des Jahres 1933 waren zwischen 15 und 17 % Juden. In den Großstädten lag die Prozentzahl bedeutend höher: 1935

Ausschluss der jüdischen Mediziner aus dem ärztlichen Berufsstand verbesserte die wirtschaftliche Situation ihrer »arischen« Kollegen in Deutschland vehement. Sämtliche 1933 arbeitslosen Ärzte im Deutschen Reich waren 1938 beschäftigt.[214]

Wie insgesamt 6000 deutsche Mediziner verließen auch die prominenten »Gegner« der psychiatrisch »herrschenden« Lehre Deutschland vor Beginn des Zweiten Weltkrieges.[215] Wladimir Eliasberg gab seine Münchener Praxis 1933 auf und übersiedelte mit seiner Familie zunächst nach Wien, bevor er sich in die USA einschiffte. Bis zu seinem Lebensende 1956 war Eliasberg in New York äußerst erfolgreich wissenschaftlich tätig. 1940 gründete er in New York die *Association for the Advancement of Psychotherapy*.[216] Arthur Kronfeld wurde 1935 aus rassischen Gründen die Lehrbefugnis entzogen. Er emigrierte noch im gleichen Jahr in die Schweiz und von dort aus 1936 in die Sowjetunion. Im Moskauer Exil erfuhr seine Arbeit am neuropsychiatrischen Forschungsinstitut Pjotr B. Gannuškin hohe Anerkennung.[217] Kronfeld nahm sich 1941 angesichts des deutschen Vormarsches auf Moskau zusammen mit seiner Ehefrau das Leben.[218] Auch der Münchener Psychiater Max Isserlin wurde 1933 aus rassischen Gründen aus dem bayerischen Staatsdienst ausgeschlossen.[219] Er emigrierte nach England, wo er 1941 verstarb. Max Levy-Suhl, der wissenschaftlich eine recht ambivalente Stellung zur psychiatrisch »herrschenden« Lehre eingenommen, dafür jedoch politisch umso schärfer die bürgerliche Universitätspsychiatrie angegriffen hatte, ging nach der »Machtergreifung« in die Niederlande, wo er den Krieg im Untergrund überlebte.[220]

Durch die personelle »Gleichschaltung« des Gesundheitswesens fiel die

waren 30 % der Kassenärzte in Berlin jüdisch. *Rüther*, S. 152; *Kater*, Ärzte als Hitlers Helfer, S. 358 f. Bereits im April 1933 wurde sämtlichen jüdischen Ärzten die Kassenzulassung entzogen. Durch die so genannte vierte Verordnung zum Reichsbürgergesetz im Juli 1938 verloren Juden ihre Approbation als Ärzte. Sie durften weiterhin unter der Berufsbezeichnung eines »Krankenbehandlers« nur mehr Familienangehörige und jüdische Patienten betreuen. *Drecoll u. a.*, S. 12; *Schwoch*, S. 255.

214 *Kater*, Die soziale Lage der Ärzte im NS-Staat, S. 59.
215 *Ders.*, Ärzte als Hitlers Helfer, S. 358 f.
216 StadtAM, Einwohnermeldekarte Dr. med Wladimir Eliasberg Nr. 65. Eliasberg verließ am 30. September 1933 München.
217 *Kittel*, S. 7 f.
218 *Kreuter*, S. 795.
219 Mit Isserlins Ausscheiden aus den öffentlichen Ämtern wurde gleichzeitig seine Gutachtertätigkeit für Gerichte und Behörden unterbunden. In einem Brief an die Universität beantragte eine Münchener Rechtsanwaltssozietät 1933, Isserlin künftig von seiner Gutachterfunktion am Oberlandesgericht München zu entheben, da er »als Nichtarier als Gutachter abzulehnen« sei. UAM E II Nr. 1852, Personalakte Max Isserlin, Einschreiben an Dr. med. Max Isserlin betreffs Entlassung aus dem bayerischen Staatsdienst gemäß § 3 des Gesetzes zur Wiederherstellung des Berufsbeamtentums vom 7. April 1933; Schreiben der Rechtsanwälte Hans und Erich Grimmeiß und Heinz Roth an Dr. Rudolf Einhauser, Syndikus der Universität München am 12. Dezember 1933.
220 *Gast*, S. 143 f.

patientenfreundliche Psychotherapie, wie sie besonders Wladimir Eliasberg und Arthur Kronfeld repräsentierten, aus dem wissenschaftlichen Diskurs plötzlich heraus.[221] Die psychiatrische *scientific community*, die sich in der »Neurosenfrage« durch kontinuierliche Kontroverse ausgezeichnet hatte, reduzierte sich dadurch auf eine weitgehend homogene Gruppe von Medizinern. Der Ausschluss der »Gegner« der »herrschenden« Lehre, die zwar nicht immer für eine Entschädigung, jedoch für die grundsätzliche Anerkennung des subjektiven psychischen Leidens eingetreten waren und dadurch auch die Versorgungsansprüche psychisch Versehrter unterstützt hatten, garantierte nach 1933 eine einheitlichere Begutachtungspraxis entsprechend der Lehrmeinung Bonhoeffers, Stiers und Reichardts. Nicht mit der psychiatrisch »herrschenden« Lehre übereinstimmenden Gutachten aus der »Systemzeit« diffamierten Ärzte und Juristen im Versorgungswesen in den Folgejahren als jüdisch und sprachen ihnen jeglichen wissenschaftlichen Wert ab.[222]

Dem Exodus der jüdischen Psychotherapeuten und Psychiater stand der Aufstieg der neuen »deutschen« Psychotherapie als anwendungsorientiertes Fach entgegen.[223] Im Rahmen der »ideologischen Neokonstruktionen«[224] der Medizin nach 1933 wurde die Psychotherapie den neuen politischen Zielvorgaben gemäß umgestaltet. Unter dem Namen der »Neuen Deutschen Seelenheilkunde« formierten sich die in Deutschland verbliebenen Psychotherapeuten und Psychoanalytiker.[225] Auch der bekannte Vertreter der medizinischen Anthropologie Viktor von Weizsäcker in Heidelberg,[226] und ebenso der vormals kommunistische Arzt Walter Cimbal, unterstützten die Professionalisierung einer nationalsozialistisch ausgerichteten Psychotherapie.

Anders als Ernst Kretschmer, der aus politischen Gründen 1933 seine Funktion im Vorstand der AÄGP niederlegte, wurde von Weizsäcker in der Außenwahrnehmung zum prominenten Unterstützer einer systemkonformen Psychotherapie im Nationalsozialismus.[227] Die »Deutsche« Allgemeine Ärztliche Gesellschaft für Psychotherapie (DAÄGP) erfuhr eine personelle Reorganisation und inhaltliche Neuausrichtung. 1936 wurde das Deutsche Institut für Psychologische Forschung und Psychotherapie unter der Leitung des Mediziners Matthias H. Göring, eines Cousins von Hermann Göring, in Berlin gegründet.[228] Als Reichsgeschäftsführer des so genannten »Göring-Instituts«

221 Zum psychotherapeutischen Ansatz siehe ausführlich Kap. I. 4.
222 *Rieth u. Schellworth*, S. 222; *Pieper*, S. 47.
223 Vgl. *Cocks*, Psychotherapy; *Szöllösi-Janze*, National Socialism, S. 13.
224 *Ash*, Wissenschaftswandlungen, S. 30.
225 Zu den emigrierenden Psychoanalytikern vgl. *Cocks*, The Göring Institute, S. 145.
226 Dies gilt auch für die Kollegen von Weizsäckers, Richard Siebeck und seinen Lehrer Ludolf von Krehl. *Bröer u. Eckart*, S. 8 f. Von Weizsäckers ideologische Nähe zum Nationalsozialismus sowie seine konkrete persönliche Involvierung in die »Euthanasie«- Aktionen während des Zweiten Weltkrieges werden seit den späten 1980er Jahren kontrovers debattiert. Vgl. *Jansen*, S. 243, S. 259; *Roth*; *Rimpau*, S. 117 f.
227 *Bruder-Bezzel*, S. 227 f.
228 Das Göring Institut verfügte über Außenstellen in Düsseldorf, Wuppertal, Stuttgart, München

fungierte Walter Cimbal, der vor 1933 so heftig gegen die konservative psychiatrische Elite agitiert hatte.[229] Das Interesse der nationalsozialistischen Machthaber an der Psychotherapie gründete sich auf ihre anwendungsorientierten Ansätze im Rahmen einer Leistungsmedizin. Arbeitstherapeutische Ambulatorien – wie jenes von Viktor von Weizsäcker in Heidelberg – sowie die von Psychotherapeuten entwickelten psychologischen Testverfahren waren im Kontext der Wehrmachtspsychologie wie der Arbeitsmarktpolitik von Nutzen.[230] Die psychotherapeutische Bewegung erfuhr durch die »Machtergreifung« 1933 jenen gewaltigen Professionalisierungsschub, den sie während der Weimarer Republik konsequent eingefordert hatte. So initiierte das preußische Ministerium für Wissenschaft, Kunst und Volksbildung bereits im Mai 1933 »im Interesse der Ausbildung der medizinischen Studenten« einen ersten Lehrauftrag für Psychotherapie an der Berliner Universität.[231] Die Medizinische Fakultät der dortigen Friedrich-Wilhelms-Universität berichtete dem Ministerium im Rahmen der Konzeptionsphase, dass sich auch Viktor von Weizsäcker ausdrücklich hierfür ausspreche.[232] Den Lehrauftrag erhielt schließlich der Psychoanalytiker Hans von Hattingberg, der zu den Gründungsmitgliedern der neuen DAÄGP gehörte.[233] Die Aufnahme der Psychotherapie als eigenständiges Fach in das medizinische Curriculum begrüßte dieser mit der Begründung, dass dadurch das »Nebeneinander von sektenartigen Gruppen und Grüppchen« innerhalb der – von der »jüdischen Psychoanalyse« freien – Psychotherapie verhindert werden könne.[234]

Die Betonung des individuellen Krankheitserlebens als Kernelement der psychotherapeutischen Herangehensweise an den Patienten ging im Rahmen

und Wien und wurde in den Räumen des alten Berliner Psychoanalytischen Instituts untergebracht. Es wurde durch den Reichsforschungsrat, die Stadt Berlin sowie das Reichsluftfahrtsministerium subventioniert. 1939 übernahm die Deutsche Arbeitsfront die Einrichtung. Vgl. *Berndt*, S. 15 f. Zur Entwicklung der Institution vgl. *Cocks*, Psychotherapy; *Lockot*; zu den psychoanalytischen Einflüssen innerhalb dieses Instituts vgl. *Bühring*.

229 *Cocks*, The Göring Institute, S. 149; StAHH 352–10 Gesundheitsverwaltung, Personalakten Nr. 364, Dr. med. Walter Cimbal. Wie aus der Personalakte Walter Cimbals hervorgeht, wurde er 1937 seiner eigener Aussage zufolge durch die Reichsärztekammer zur Aufgabe seiner nervenärztlichen Praxis in Altona gezwungen.

230 *Cocks*, The Göring Institute, S. 151. Von Weizsäcker baute 1939 eine arbeitstherapeutische Abteilung für die Wehrmacht auf. *Rimpau*, S. 116. Vgl. außerdem aus zeitgenössischer psychiatrisch-psychologischer Perspektive *Wietfeldt*, S. 24 f., S. 33–35.

231 GStAPK HA Rep. 76 Kultusministerium Va. Sekt. 2 Tit. IV Nr. 46, Bd. 29, fol. 19, Vermerk im Ministerium für Wissenschaft, Kunst und Volksbildung betreffs die »Aufstellung und Besoldung der ordentlichen und außerordentlichen Professoren von der medizinischen Fakultät« am 4. Mai 1933.

232 GStAPK HA Rep. 76 Kultusministerium Va. Sekt. 2 Tit. IV Nr. 46, Bd. 29, fol. 54, Brief der medizinischen Fakultät der Friedrichs-Wilhelm Universität Berlin an das Ministerium für Wissenschaft, Kunst und Volksbildung am 1. Juni 1933.

233 Vgl. *Bruder-Bezzel*, S. 228; *Maetze*, S. 1157, S. 1165.

234 GStAPK HA Rep. 76 Kultusministerium Va. Sekt. 2 Tit. IV Nr. 46, Bd. 29, fol. 55, fol. 58, handgeschriebener Lebenslauf von Hans von Hattingberg.

der »Neuen Deutschen Seelenheilkunde« völlig verloren. Im Sinne der politischen Forderungen nach einer »Erneuerung der deutschen Seele« beteiligten sich Psychotherapeuten ebenso wie die etablierten Universitätspsychiater nach 1933 daran, den »Volkskörper« einer »Auslese im negativen Sinne und im positiven Sinne« zu unterziehen.[235] »Erziehung zum Gemeinschaftgefühl« einerseits sowie »Leistungsbereitschaft« und »Tüchtigkeit« andererseits standen nun im Mittelpunkt der Beiträge der psychotherapeutischen Kongresse.[236] Diese »Leistungsbereitschaft« sowie die Überwindung der »Selbstsucht« im Sinne des Gemeinwohls zu fördern, nannte Walter Cimbal die zentrale zukünftige Aufgabe des Psychotherapeuten im nationalsozialistischen Staat.[237] Die vielfältige Bandbreite an psychischen Störungen wie sie ehemalige Kriegsteilnehmer zeigten, wurde nach 1933 nun auch von Psychotherapeuten als Abweichung vom »Gemeinschaftsgefühl« gewertet.[238] Derartige seelische Reaktionen stellten nach Auffassung der »neuen« Psychotherapie einen »Rückzug vor der Entscheidung und Verantwortung gegenüber der sozialen Aufgabe« dar.[239] Es handele sich bei diesen Menschen um konstitutionelle »Minusvarianten«, die »Nein zum Leben sagen« und nur aufgrund »übertriebener« öffentlicher Fürsorge existierten.[240]

In den wissenschaftlichen Ausführungen von Weizsäckers, die er nach 1933 zum Thema der »Rechtsneurose« vorlegte, lassen sich zwar im Vergleich zu seinen früheren, thematisch identischen Arbeiten keine essenziellen inhaltlichen Abweichungen feststellen, jedoch fällt die begriffliche Zuspitzung seiner Gedanken ins Auge. Von Weizsäcker definierte vor und nach 1933 neurotische Reaktionen als Resultat eines »Defekt[es] im Zusammenleben«, eben als »soziale Krankheit«.[241] Nach der »Machtergreifung« beschrieb er in einem Artikel von 1933 die Neurose als »organwidrige Nicht-Eingliederung des Einzelnen in die Gemeinschaft« und führte zur Aufgabe des Psychotherapeuten aus:

Auch als Ärzte sind wir verantwortlich beteiligt an der Aufopferung des Individuums für die Gemeinschaft. Es wäre illusionär, ja es wäre nicht einmal fair, wenn der deutsche Arzt seinen verantwortlichen Anteil an der notgeborenen Vernichtungspolitik glaubte nicht beitragen zu müssen.

Von Weizsäcker konstatierte, dass jedes ärztliche Gutachten stets »entweder auf Erhaltung oder Opferung eines individuellen Lebensinteresses« hinaus-

235 Kongressbericht der Deutschen Allgemeinen Ärztlichen Gesellschaft für Psychotherapie, S. 8, S. 10.
236 *Göring*, S. 12 f.; *Schultz-Henke*, S. 85 f.
237 *Cimbal*, Aufgaben und Weg einer deutschen Seelenheilkunde, S. 109 f.
238 *Seif*, S. 53.
239 Ebd., S. 56.
240 *Hanse*, S. 41.
241 *Weizsäcker*, Begriff der Therapie, S. 1169; vgl. auch *Feller*, S. 19 f.

laufe.[242] Der politische Systemwechsel schlug sich in diesen wissenschaftlichen Ausführungen deutlich nieder.

Die Argumentation der »Neuen Deutschen Seelenheilkunde« verdeutlichen, dass von dem ursprünglichen Impetus der Gründungsväter der AÄGP nichts mehr fortwirkte. Mit dem Ausscheiden der jüdischen Initiatoren der psychotherapeutischen Bewegung gewannen jene Schlagworte auch innerhalb der Psychotherapie Überhand, die zuvor so heftig von ihren Anhängern kritisiert worden waren: der vermeintlich kontraselektorische »unnatürliche« Charakter staatlicher Sozialpolitik sowie das Prinzip der Selbstverschuldung bei psychischen Störungen durch mangelnden Willen und Selbstbeherrschung – beides klassische Argumente der konservativen Universitätspsychiatrie. Damit ordnete sich die »gleichgeschaltete« Psychotherapie unverkennbar rassenhygienischen Paradigmen – ebenso wie die von ihr vehement bekämpfte Universitätspsychiatrie – unter.[243]

Folglich hoben nun auch Psychotherapeuten die entscheidende Relevanz der Erblichkeit psychischer Störungen hervor, wohingegen sie vor dem politischen Systemwechsel vornehmlich die exogenen Umwelteinwirkungen für die Entstehung von Krankheiten verantwortlich gemacht hatten.[244] Ebenso wie in der klinischen Psychiatrie akzeptierte sie, dass eine entsprechende psychopathologische Erbanlage für die »Neurosebereitschaft« ursächlich war.[245] Mit der Anerkennung der Erblichkeit als zentralen ätiologischen Faktor schwenkte die Psychotherapie vollends auf die Linie der »herrschenden« Lehre in der »Neurosenfrage« ein.

In den Jahren des Nationalsozialismus wurde kein neues psychiatrisches Wissen zur »Neurosenfrage« produziert.[246] Die Hauptvertreter der nach 1933 faktisch »offiziellen« Lehrmeinung, wie beispielsweise Martin Reichardt, vertraten ihre bisherigen wissenschaftlichen Positionen erwartungsgemäß auch weiterhin in ihren Veröffentlichungen und Gutachten.[247] Sowohl die psychiatrische Fachliteratur als auch die sozialpolitischen Publikationen zur »Neurosenfrage« bezogen sich im Nationalsozialismus auf die Inhalte der psychiatrisch »herrschenden« Lehre, wie sie sich bereits seit den 1920er Jahren präsentiert

---

242 *Ders.*, Die soziale Krankheit, S. 1569.

243 *Siebeck*, S. 19. Der Autor verweist hier auf die erbbiologischen Studien von *Wagner* und *Curtius*.

244 *Göring*, S. 11 f.

245 Ebd., S. 19 f.

246 Psychiater beschäftigten sich nach 1933 vor allem mit den Möglichkeiten einer einheitlichen Kategorisierung und begrifflichen Eingrenzung der »neurotischen« und »hysterischen« Störungen. Vgl. *Schneider*, Die Hysterie- und Neurastheniefrage, S. 1277; *Takaori*.

247 Vgl. *Günther*, S. 16–19. Dementsprechend blieben auch die in der Weimarer Republik erschienenen Standardwerke Ernst Kretschmers zur medizinischen Psychologie sowie die Arbeiten Kurt Schneiders zu den psychopathischen Persönlichkeiten integrale Bestandteile der psychiatrischen Theorie. Dies lässt sich auch anhand von psychiatrischen Lehrbüchern Anfang der 1940er Jahre aufzeigen. Vgl. z.B. *Lange u. Bostroem*, S. 240–242.

hatte.[248] Desgleichen veränderten sich die Versorgungsgutachten aus der Nervenklinik der Charité Berlin nach 1933 inhaltlich nicht. Ihre argumentativen Ausführungen, die ausnahmslos gegen eine Entschädigung plädierten, stellen ebenso wie vor 1933 die Rolle der psychopathologischen Anlage, den vermeintlich fehlenden pathologischen Arbeitswillen sowie die »Begehrungsvorstellungen« des Kriegsbeschädigten heraus.[249] Der Leiter der Versorgungsärztlichen Untersuchungsstelle in Berlin, Walter Wilhelm Schellworth, fasste diese zentralen Grundannahmen Bonhoeffers, Stiers und Reichardts unverändert in einem Artikel 1939 zusammen: »Nach der herrschenden Lehre ist die sog. Unfall- oder Rentenneurose eine organisch substratlose, rein seelische, auf Entschädigung gerichtete Reaktionsweise.«[250] Gleichermaßen argumentieren Psychiater weiterhin, dass derartige psychische Störungen, die bei entsprechend genetisch disponierten Person abliefen, keinen Krankheitswert besäßen.[251] Wie in den 1920er Jahren lehnten sie nach 1933 die Möglichkeit chronischer Schockwirkungen ebenso kategorisch ab, wie sie andererseits die Existenz von »Begehrungsvorstellungen« oder die »Schädlichkeit« der Rente für die Gesundheit des Kriegsbeschädigten verteidigten.[252]

Neben diesen gänzlich unveränderten inhaltlichen Kontinuitäten in der Beurteilung psychischer Störungen stellten Psychiater die Erbanlage als ätiologischer Faktor nach 1933 noch stärker heraus als zu Zeiten der Weimarer Republik. Das lag vor allem an einer Reihe neu veröffentlichter Studien zur Erblichkeit »hysterischer« und »neurotischer« Störungen und kann sicherlich als Ausdruck des – staatlich geförderten – wissenschaftlichen Fokus auf die genetische Forschung gelten.[253] Bis 1933 war die dominante Rolle der Erblichkeit bei der Entstehung psychogener Reaktionen sowohl innerhalb als auch außerhalb der klinischen Universitätspsychiatrie in Zweifel gezogen worden.[254] Infolge der beschriebenen Uniformierung der *scientific community*

248 Vgl. *Arendts*, Kommentar zum Reichsversorgungsgesetz. Als Referenzgutachten bzw. Referenzliteratur für die Begutachtung von »Hysterie« oder »Neurose« erscheinen die Publikationen der Vertreter der psychiatrisch »herrschenden« Lehre.
249 UA HU Nervenklinik 18. Zur Gewichtung der Veranlagung als ätiologischen Faktor vgl. das Obergutachten für das Reichsversorgungsgericht am 19. Oktober 1935 in der Versorgungssache des Otto B.; außerdem Nervenklinik 20, Gutachten für das Versorgungsgericht Düsseldorf in der Versorgungssache des Julius O. am 8. August 1934; Nervenklinik 20, Gutachten für das Reichsversorgungsgericht in der Versorgungssache des Paul P. am 25. Oktober 1935.
250 *Schellworth*, Die Neurose in der Rechtsprechung, S. 13.
251 *Dansauer*, Einiges zur Begriffsanwendung; *Günther*, Sammlung und Auswertung Ärztlicher Gutachten, Gutachten zu Emil S., Dr. W. Schellworth am 23. Juni 1938, S. 24 f. Die Abgrenzung zwischen akuten Schockzuständen und »wunschbedingten« Reaktionen erfolgte dem Gutachter zufolge auf der statistischen Grundlage der klinischen Erfahrungen über die längste bekannte Dauer von Schockwirkungen nach nicht-versicherten Unfällen.
252 *Martineck*, Vorwort, o. S.; *Schneider*, Psychiatrische Rentenbegutachtung, S. 1713.
253 *Roelcke*, Programm und Praxis der psychiatrischen Genetik, S. 25.
254 Vgl. Kap. I. 3.2 u. Kap. I. 4.1. Auch das Sterilisierungsgesetz wurde während der Weimarer Republik als »unzulässige Festschreibung und Verallgemeinerung vorläufiger wissenschaftli-

verstummte die inhaltliche Kritik an einer möglichen Überbewertung der genetischen Disposition durch die Vertreter der psychiatrisch »herrschenden« Lehre. Noch 1929 hatte der Münchener Psychiatrieprofessor Oswald Bumke im Vorwort seines Lehrbuchs im Hinblick auf die Erbforschung geschrieben: »Hypothesen sind unentbehrlich und zuweilen sind sie auch gut; aber immer sind sie gefährlich und gerade in der Psychiatrie decken sie nur allzuoft unser Nichtwissen«.[255] Sieben Jahre später konstatierte er hingegen in der Neuauflage seiner Monographie 1936, dass aufgrund der großen wissenschaftlichen Fortschritte vor allem im Bereich der Erbforschung das Lehrbuch eine völlige Überarbeitung erfahren habe. Er widmete sich nun in aller Ausführlichkeit der Vererbungslehre, die er in früheren Ausgaben seines Lehrwerkes nur am Rande behandelt hatte.[256]

Psychiater waren der Auffassung, dass mit dem Beweis der Erblichkeit psychischer Störungen eine neue Ära der Wissenschaft anbreche[257] – auch wenn sie oftmals einräumten, dass die speziellen Erbgänge für die einzelnen Krankheiten noch nicht ausreichend erforscht seien.[258] Der vermeintlich ultimative Wahrheitsgehalt der Erblichkeitsforschung erschien der *scientific community* außerdem als integrativer wissenschaftlicher Topos, durch den vorherige wissenschaftliche Auseinandersetzungen beigelegt werden konnten. Dies sollte auch helfen, eine einheitliche Begutachtungspraxis in Versorgungsangelegenheiten zu gewährleisten. In einer Publikation des Reichsarbeitsministeriums hieß es dementsprechend: »Wesentlich zur Bereinigung vieler Streitfragen in der ärztlichen Begutachtung haben auch unsere jetzigen Kenntnisse über die Erbkrankheiten beigetragen.«[259]

Dem zeitgenössischen Wissenschaftstrend entsprechend wurden auch »Hysterie« und »Neurose« zu Erbkrankheiten erklärt.[260] Dabei griff die Erblichkeitsforschung auf statistische Untersuchungen zurück, die bereits vor 1933 angefertigt worden waren. Diese konstatierten eine eindeutige neuropathische und psychopathologische Mehrbelastung von »Neurotikerfamilien« im Vergleich zur Durchschnittsbevölkerung.[261] Diese Ergebnisse nahmen bekannte Rassenhygieniker nach 1933 auf, um die Erblichkeit psychischer Störungen bzw. psychopathologischer Verhaltensweisen zu untermauern. So bestätigte Otmar von Verschuer die Erblichkeit nicht nur für »Nervosität« und »Neurasthenie«, sondern auch für die spezifische Gruppe der »Rentenneu-

cher Erkenntnisse« bezeichnet. *Roelcke*, Programm und Praxis der psychiatrischen Genetik, S. 25.

255 *Bumke*, Lehrbuch der Geisteskrankheiten (1929), Vorwort.
256 *Ders.*, Lehrbuch der Geisteskrankheiten (1936), Vorwort.
257 *Stumpfl*, Psychiatrische Eugenik, S. 1287.
258 Vgl. z. B. *Curtius*, S. 174.
259 *Günther*, Sammlung und Auswertung ärztlicher Gutachten, Einleitung, S. 11.
260 *Lange*, S. 70; *Weygandt*; *Meggendorfer*, S. 1077–1079.
261 *Wagner*, S. 270 f., S. 273; *Gebbing*, S. 82.

rotiker«.[262] Zwar fielen »Hysteriker« im eigentlichen Sinne nicht unter das »Gesetz zur Verhütung erbkranken Nachwuchses«, doch äußerten sich Psychiater mehrfach, dass sie eine Sterilisierung dieser »asozialen Psychopathen« für sinnvoll hielten.[263]

Die psychiatrischen Veröffentlichungen der 1930er Jahre zeigen eine von medizinischer Seite deutlich verschärfte Inszenierung der inneren Gefahr durch psychisch Kranke jeglicher Art.[264] Inhaltlich beziehen sich die einschlägigen Publikationen wiederum auf bereits vor dem Machtantritt der Nationalsozialisten entwickeltes psychiatrisches Wissen.[265]

Ein psychiatrisches Handbuch zur Erbbiologie von 1942 definierte den Begriff »asozial« als »geerbte Gemeinschaftsunfähigkeit im Sinne anlagemäßig bedingter charakterlicher Abartigkeit«.[266] Kurt Pohlisch, der als Psychiater an der Charité Berlin selbst etliche Versorgungsgutachten verfasst hatte, definierte alle jene Menschen als »gemeinschaftsfremd«, die als »Belastung« für die »Volksgemeinschaft« gelten könnten.[267] Auch der »Rentenneurotiker« als »unrechtmäßiger« Empfänger staatlicher Leistungen gehörte nach psychiatrischer Auffassung in diese Kategorie, da er nicht zur »Hingabe an das Ganze« fähig sei.[268] Die Vertreter der psychiatrisch »herrschenden« Lehre bekräftigten nach 1933 ihre Auffassung, es handele sich bei dieser spezifischen Gruppe ehemaliger Kriegsteilnehmer um selbstsüchtige »Schmarotzer«[269] und »Parasiten«[270], die ihre Leiden anlässlich der medizinischen Nachuntersuchungen übertreiben würden.[271] Bezugnehmend auf die statistische Studie Karl Weilers zu Rentenempfängern mit »seelischen und nervösen Störungen« im Bereich der Münchener Versorgungsämter sprach der Breslauer Universitätsprofessor Lange von »Versager[n]« und »Störern« »ohne jeden sozialen Wert«, die zu »Geißeln der Mitmenschen« zu werden drohten.[272] Psychisch versehrten Kriegsteilnehmern haftete seit der Zeit des Ersten Weltkrieges das Stigma fehlenden »Willens« an, das konnotiert war mit dem Vorwurf sowohl in Kriegs- wie auch in Friedenszeiten aus der Verantwortung zu fliehen. Der Rassenhygieniker Otmar von Verschuer verortete diesen Mangel an »soldatischen Fähigkeiten«, der gleichgesetzt wurde mit Disziplinlosigkeit und

---

262 Verschuer, Erbpathologie, S. 97, S. 99.
263 Heinze, S. 276 f., S. 281. Curtius, S. 174.
264 Vgl. z.B. Panse, Das Erb- und Erscheinungsbild, S. 31.
265 Vgl. z.B. Pohlisch, S. 8; Panse, Das Erb- und Erscheinungsbild, S. 7.
266 Heinze, S. 277.
267 Pohlisch, S. 10.
268 Moschel, S. 45; Quensel, Unfallneurose und Rechtsprechung, S. 39; Vogt, S. 361 f.
269 Reichardt, Psychologie und Politik, S. 51.
270 Betzendahl, S. 192. Zur Studie Karl Weilers siehe Kap. I. 3.2.
271 Daher müsse der Versorgungsarzt die Darstellung des Beschädigten anhand einschlägiger Tests und durch vertieftes Aktenstudium »objektivieren«. Rink, S. 1930. Zur Verwendung der Begriffe »Parasit« und »Schädling« im nationalsozialistischen Sprachgebrauch und deren dezidiert anti-jüdischen Konnotation vgl. Schmitz-Berning, S. 460–464, S. 554–557.
272 Lange, S. 5, S. 13 f.

Pfichtverletzung, im Erbgut der »konstitutionell Minderwertigen«, die durch ihr Verhalten die »Wehrhaftigkeit« des deutschen Volkes bedrohen würden.[273]

In Analogie zu den medizinischen Bewertungen der Weimarer Zeit wurden psychisch Kriegsbeschädigte in unmittelbare Nähe zu Prostitution, Rauschgiftsucht, Alkoholismus und Kriminalität gebracht und damit in soziale Milieus verortet, die für Delinquenz standen.[274] In einem Gutachten aus dem Jahr 1941 formulierte Martin Reichardt in Bezug auf »Neurotiker«:

Die mehr aktiven Psychopathen werden Verbrecher, die mehr passiven und willensschwachen werden mehr Parasiten, in dem sie ihre sog. Nervenkrankheit als Kriegsfolge vorschieben.[275]

Psychiatrische Aussagen nach 1933 betonten die aktive Rolle der erkrankten Personen bei der Genese ihrer eigenen Krankheit. In den Worten des Berliner Psychiaters Schellworth stelle die psychische Reaktion eines Individuums auf eine außergewöhnlich erschütternde Situation eine »Prüfung« dar, die den »charakterlichen Wert« des Betroffenen enthülle.[276] Psychopathie interpretierten Mediziner folglich als das »Versagen den Lebensaufgaben gegenüber«,[277] also als Ausdruck mangelnder Belastbarkeit sowie als Anpassungsschwierigkeit an komplexe Lebenslagen, die beispielsweise durch Arbeitslosigkeit verursacht wurden. Psychisch Kriegsbeschädigte – so eine zentrale medizinische Überzeugung seit dem Ersten Weltkrieg – würden nicht den notwendigen »Willen« aufbringen, um aus eigener Kraft gesund zu werden und sich aus ihrer zumeist miserablen sozioökonomischen Situation zu befreien. Aus diesem Vorwurf formte sich die Forderung, dass innerhalb des nationalsozialistischen Versorgungswesens der »Wille zur Selbstverantwortung« an erster Stelle stehen müsse.[278] Die zitierten Aussagen von Psychiatern zur vermeintlich mangelnden Eigenverantwortlichkeit legitimierten politische Maßnahmen, die den Druck auf Menschen mit psychischen Störungen intensivierten.[279]

Die Verschärfung psychiatrischer Äußerungen verlief parallel zur propagandistischen Inszenierung des angeblichen quantitativen und qualitativen demographischen Niedergangs der deutschen Rasse. Der Leiter des Museums für Volkshygiene in Köln gab beispielsweise in einem Referat vor Medizinern in der Nervenklinik der Charité in Berlin an, dass »Psychopathen« mit insgesamt 400 000 Personen den Großteil der 1,27 Millionen erbkranken Menschen im Deutschen Reich ausmachten und sich die Ausgaben für diese Per-

273 *Verschuer*, Wehrwesen und Rassenbiologie.
274 *Curtius*, S. 168; *Verschuer*, Erbpathologie, S. 87, S. 89 f.
275 *Reichhardt*, Einzelgutachten, S. 18 f.
276 *Schellworth*, Die Neurose in der Rechtsprechung, S. 25.
277 *Curtius*, S. 167.
278 *Rüdin*, Vorwort, in: *Weiler*, Nervöse und seelische Störungen (1933), S. 7; *Fünfgeld*.
279 *Rieth u. Schellworth*, S. 222.

sonengruppe seit 1918 auf 1,2 Milliarden RM verdoppelt hätten.[280] Derartige Kostenkalkulationen sollten als direkte politische Handlungsanweisung für die ärztliche Tätigkeit verstanden werden. Entsprechend reagierten Psychiater mit – bereits vor 1933 entwickelten –Konzepten, die sich dem radikalisierenden politischen Kurs anpassten. Wie es die Ausführungen Karl Weilers darlegten, erkannten Mediziner insbesondere in der weit fassbaren Personengruppe der »Psychopathen« und »Asozialen« Individuen, die durch vermeintlich unrechtmäßigen Bezug von staatlichen Sozialleistungen der Gemeinschaft der Steuerzahler schadeten.[281] Psychiater hatten während der Weimarer Republik stetig den demokratischen Sozialstaat angegriffen, der diesbezügliche sozialpolitische Konzepte aufgrund rechtsstaatlicher Erwägungen nicht zu implementieren bereit war. Die psychiatrische Fachliteratur enthält nach der »Machtergreifung« daher eindeutig positive Bewertungen der nationalsozialistischen Politikziele, in dem seit jeher problematischen Fürsorgewesen »durchzugreifen«. Unisono sprachen Ärzte von der »Durchsetzung« lange gehegter, aber durch den Parlamentarismus behinderter Ziele.[282] Für Mediziner wie Karl Weiler oder Martin Reichardt brachte der Nationalsozialismus für das Feld der Sozial- und Gesundheitspolitik eben das, was sie in der Zeit der Weimarer Republik vermisst hatten: die Auflösung des in ihren Augen Krankheiten fördernden Sozialstaats. »Der nationalsozialistische Staat« – so lautete ein Beitrag zur »Unfallneurose« aus dem Jahr 1939 – »vermag kein Verständnis oder Mitleid für Schwächlinge und Neurotiker aufzubringen.«[283]

Psychiatrische Forderungen und nationalsozialistische Politikinhalte waren demnach in Teilen komplementär, was die enge Zusammenarbeit zwischen Medizinern und dem nationalsozialistischen Regime in den Jahren 1933 bis 1945 förderte. Die Radikalisierung der medizinischen Ansätze zur Psychopathie resultierte aus dem spiralförmigen Angebot-und-Nachfrage-Prozess zwischen politischer Führung und psychiatrischer Wissensproduktion. Eine entscheidende Rolle spielte dabei die Annahme, dass die Erblichkeit für den Großteil psychischer Störungen bewiesen war. So konnte die »Neurosenfrage« als wissenschaftlich endgültig geklärt gelten. Erst durch den vermeintlichen Forschungsabschluss ließ sich die zwingende Notwendigkeit gesundheitspolitischer Intervention rechtfertigen. Der wissenschaftliche »Beweis« der Erblichkeit von psychischen Störungen und »asozialem« Ver-

280 UA HU Nervenklinik 37, Vortrag des Leiters des Museums für Volkshygiene Prof. Pesch (Köln), S. 3 f., o. D.
281 Nach Weiler bezogen 1933 14 % aller Kriegsbeschädigten Rente aufgrund von »seelisch-nervöser Unterwertigkeit«. *Weiler*, Wie steht man heute zu dem Problem der Neurosen, S. 85; vgl. in diesem Sinne auch *Gaugele*, S. 196.
282 *Kaup*, S. 77 f., S. 86 f. Die Affinität vieler Human- und Naturwissenschaftler zum Nationalsozialismus erklärte sich aus den Versprechungen der Nationalsozialisten, die Umsetzung technischer und medizinischer Konzepte zu gewährleisten. Vgl. *Bavaj*, S. 140 f.
283 *Seiffert u. Dansauer*, S. 611 f.

halten verschärfte den Umgang mit den betroffenen Menschen erheblich, indem die Psychiatrie vermeintlich unumstößliche Legitimationsstrategien für politisch repressive Maßnahmen anbot.[284] Die psychiatrische Theoriebildung ging in den Jahren nach 1933 so weit, die politische Einstellung eines Menschen auf seine genetische Disposition zurückzuführen. Martin Reichardt definierte in einer Publikation aus dem Jahr 1935 Politik als jene Weltanschauung und politische Einstellung, welche auf der Grundlage einer seelischen Persönlichkeit entstünde.[285]

Der Nationalsozialismus wurde in der zeitgenössischen medizinischen Literatur vielfach als Ära des »biologischen Aktivismus« als Gegenstück zum »biologischen Pazifismus« der Weimarer Zeit wahrgenommen. Im Mittelpunkt der ärztlichen Aufgabe sollte nun die konkrete Anwendung erbbiologischen Wissens stehen, um die optimale Leistungsfähigkeit der Bevölkerung zu erreichen.[286] Die konkrete Umsetzung wissenschaftlicher Handlungsanleitungen setzte eine deutliche Aufwertung des ärztlichen Standes und eine Ausweitung seiner realpolitischen Einflusssphäre voraus.

Der politische Machtwechsel 1933 brachte dem Ärztestand eine deutliche Stärkung seiner gesellschaftspolitischen Stellung. In der Reichsärzteordnung von 1935 wurde der ärztliche Beruf in § 1 ausdrücklich als »öffentliche Aufgabe« definiert. Das stand zwar im Gegensatz zu den Forderungen der konservativen Ärzteschaft nach Ausübung des »freien« Berufs in der Weimarer Republik, den sie durch das »rote« Krankenkassensystem in Bedrängnis sah, symbolisierte jedoch in erster Linie die machtpolitische Aufwertung der Ärzteschaft als solche.[287] Mediziner übernahmen eine weitreichende gesundheitspolitische Steuerungsfunktion. Sie sahen ihre eigene Tätigkeit im nationalsozialistischen Deutschland vielfach in der Tradition der frühneuzeitlichen *medicinischen policey*, die dezidiert auch gesundheitsorganisatorisch gewirkt hatte.[288] Hinsichtlich ihres Selbstverständnisses rekurrierten sie daher beispielsweise auf den »ersten deutschen Volksarzt« Johann Peter Franck.[289] Die staatlich-medizinischen, disziplinierenden Eingriffe in die Persönlichkeitssphäre deuteten Ärzte in diesem Sinne als »großartig und deutsch«.[290]

Den Zielen der nationalsozialistischen Arbeits- und Sozialpolitik entsprechend, nahmen Mediziner fortan die entscheidende Position im Prozess des staatlichen Erfassens, Selektierens und Zuteilens menschlicher Arbeitskraft

284 *Ayaß*, »Asoziale«, S. 117.
285 *Reichardt*, Psychologie und Politik, S. 16.
286 Zitat bei *Kaup*, S. 77; *Baader*, S. 288.
287 Reichsärzteordnung vom 13. Dezember 1935; vgl. *Heyder*; zur Standespolitik der konservativen Ärzteschaft während der Weimarer Republik siehe Kap. I. 3.1.
288 *Schwartz*, Von der »medicinischen Polizey« zu den Gesundheitswissenschaften.
289 Johann Peter Franck (1745–1821) erarbeitete ein erstes umfassendes Konzept einer individuellen und öffentlichen Hygiene. Vgl. *Porter*, Health, Civilization and the State, S. 52 f.
290 *Körbel*, S. 500.

ein. Der Staat solle sich das natürliche Prinzip der Auslese um seines Selbst-erhaltungstriebes willen zu Eigen machen, konstatierte der Würzburger Professor Reichardt in einer Schrift, die er 1935 zum Thema »Psychologie und Politik« vorlegte.[291] In diesem Kontext kam der ärztlichen Begutachtung eine tragende Rolle zu. Die verantwortungsvolle Aufgabe des Sachverständigen sollten daher nur Ärzte leisten, die nach Grundsätzen der »Führerwahl« ausgewählt wurden.[292] Insgesamt kam es dem sozialmedizinischen Fokus des nationalsozialistischen Regimes entsprechend zu einem Ausbau der kon-trollmedizinischen Einrichtungen bei den Trägern der Sozialversicherung und in der staatlichen Fürsorge.[293] Auch in Betrieben wurden in Zusammenarbeit mit dem Amt für Volksgesundheit und der Deutschen Arbeitsfront Reihen-untersuchungen durchgeführt, um »Neurotiker« und »Drückeberger« »aus-zumerzen«.[294] Der bekannte Experte in der Entschädigungsfrage Ewald Stier forderte in einem Artikel in der Deutschen Medizinischen Wochenschrift 1934 eine das gesamte soziale Sicherungssystem kontrollierende ärztliche Instanz. Er schlug vor, einen Oberleiter des ärztlichen Dienstes für die gesamte Sozi-alversicherung – im Sinne einers »Generaloberstabsarztes« – einzusetzen.[295] Seine Forderung rekurrierte zum einen auf die Autorität des Arztes während des Ersten Weltkrieges; zum anderen ging sie mit den nationalsozialistischen Plänen konform, die Zivilgesellschaft nach militärischem Vorbild zu organi-sieren. In beiderlei Hinsicht bedeutete der Vorschlag Stiers die finale Priori-tätenverschiebung von einer medizinischen Individualethik zu einem kol-lektivethischen Paradigma in der ärztlichen Praxis.

Die politischen Zielvorgaben sowie das ärztliche Selbstverständnis im na-tionalsozialistischen Staat manifestierten den in der Weimarer Republik vielfach angekündigten ethischen Paradigmenwechsel in der Medizin, den eine medizinhistorische Veröffentlichung mit dem »Verlust des Mitgefühls« treffend paraphrasiert.[296] Es sei ein »unbiologisches« Verhalten, als Arzt Helfer um jeden Preis zu sein, schrieb ein Psychiater dementsprechend in der Deutschen Medizinischen Wochenschrift 1936.[297] Auch Ewald Stier forderte, man müsse sich endlich von der »individualistischen« Betrachtungsweise des Arztes als »Helfer« abwenden, um nach dem Leitgedanken »Gemeinnutz geht vor Eigennutz« im Sinne des Volksganzen zu handeln.[298]

291 *Reichardt*, Psychologie und Politik, S. 52.
292 *Stier*, Die ärztliche Tätigkeit in der Sozialversicherung, S. 483.
293 *Süß*, S. 243–245; *Körbel*, S. 499. Der Artz forderte z. B. eine ärztliche Begutachtungsstelle, die für die Beratung, Untersuchung und Beurteilung von Arbeitslosen zuständig sein sollte. Als Beispiel nannte er die arbeitstherapeutische Abteilung in Heidelberg unter der Leitung von Viktor von Weizsäcker.
294 *Hofmann*, S. 268 f.
295 *Stier*, Die ärztliche Gutachtertätigkeit in der Sozialversicherung, S. 482, S. 484.
296 *Wilmanns u. Hohendorf*.
297 *Fünfgeld*, S. 1004.
298 *Stier*, Die ärztliche Gutachtertätigkeit in der Sozialversicherung, S. 483; *Rüdin*, Erblichkeit.

Die Umsetzung einer auf die Kollektivethik fixierten Medizin konnte nach der medizinisch-sozialpolitischen Theorie nur ein neugeschaffener Arzttypus gewährleisten, den Verschuer den »Erbarzt« nannte, nämlich ein nach den Prinzipien der Erbbiologie handelnder Arzt.[299] In ihrer Funktion an den Erbgesundheitsgerichten, die gemäß dem »Gesetz zur Verhütung erbkranken Nachwuchses« über eine Zwangssterilisation entschieden, erreichten Ärzte jene Machtposition, die sie während der Weimarer Republik so vehement eingefordert hatten: Sie wurden zu richterlichen Entscheidungsträgern.[300] Die rechtswissenschaftliche Position, die vor 1933 maßgeblich zur individuellen Rechtssicherheit beigetragen hatte, ersetzte fast gänzlich die ärztliche Urteilskompetenz: Nach dem »Gesetz zur Verhütung erbkranken Nachwuchses« waren Ärzte den juristischen Beisitzern ausdrücklich gleichgestellt und konnten diese in den Erbgesundheitsverfahren überstimmen.[301] Diesen gesetzlichen Regelungen entsprechend wurde hier der Arzt zum Richter, der anhand medizinischer »Beweise« sein »Urteil« fällte.[302] Die wissenschaftspolitische Leitfigur der »herrschenden« Lehre in der »Neurosenfrage«, Karl Bonhoeffer, hatte selbst eine solche »ärztliche Richterstelle« am Erbgesundheitsobergericht Berlin inne.[303]

Der im Nationalsozialismus vollzogene Prioritätenwechsel in der ärztlichen Ethik zeigt sich auch in der speziellen Frage des Geltungsbereichs des ärztlichen Berufsgeheimnisses. Die Problematik, inwieweit die ärztliche Schweigepflicht im Rahmen der ärztlichen Sachverständigentätigkeit Vorrang vor dem Auskunftszwang haben solle, war eine während der Weimarer Republik viel diskutierte Frage gewesen. Die Mehrheit der ärztlichen und juristischen Beiträge hatte sich dabei gegen eine Aushöhlung der Bestimmung durch die Behörden eingesetzt.[304] Auch nach 1933 blieb die Schweigepflicht formell bestehen. Im Zuge der nationalsozialistischen »Rechtserneuerung« kam es jedoch auch hier zu Veränderungen, welche die ursprüngliche Schutzfunktion der rechtlichen Bestimmung auflockerten. Der Verstoß gegen die in § 300 RStGB geregelte Schweigepflicht blieb nach § 13 Abs. 1 dann straffrei, »wenn er [der Arzt] ein solches Geheimnis zur Erfüllung einer Rechtspflicht oder sittlichen Pflicht oder sonst zu einem nach gesundem Volksempfinden berechtigtem Zweck offenbart und wenn das bedrohte Rechtsgut überwiegt«.[305] Die rechtliche Formel hatte ursprünglich die Funktion, die individuellen Persönlichkeitsrechte des Patienten zu schützen. Diese durften nur dann zum Wohle der Allgemeinheit durchbrochen werden, wenn es sich bei den

---

299 *Verschuer*, Erbpathologie, S. 186.
300 Nach dem GzVeN wurden 1934 222 000 Menschen angezeigt, 64 000 Zwangssterilisierungen angeordnet. Vgl. *Siemen*, S. 23 f.
301 *Lindenau*, S. 1296.
302 Ebd., S. 1295; vgl. exemplarisch *Einhaus*, S. 40–49.
303 *Schmuhl*, Grenzüberschreitungen, S. 288 f.
304 Vgl. Kap. I. 2.2.
305 *Klein*, S. 41.

Krankheiten um ansteckende und meldepflichtige Seuchen, wie Tuberkulose oder Cholera, handelte.[306] Durch die generalklauselhafte Formulierung des § 300 RStGB ließ sich die ärztliche Schweigepflicht zum Schutze des Patienten leicht aushebeln. Das »Gesetz zur Verhütung erbkranken Nachwuchses« bezog sich auf eine derartige, stark ausgedehnte Anzeigepflicht, indem es von Ärzten die Meldung psychischer Erbkrankheiten zum Gesundheitsschutz der Allgemeinheit – auch im Sinne ihrer kollektiven Sicherheit – verlangte. Es legte des Weiteren fest: »Ärzte, die als Zeugen oder Sachverständige vernommen werden, sind ohne Rücksicht auf das Berufsgeheimnis zur Aussage verpflichtet.«[307] Zwar wurden auch nach 1933 noch vereinzelt Bedenken gegen den existierenden Auskunftszwang im Versicherungswesen erhoben, im Allgemeinen akzeptierten Mediziner aber wohl die staatlichen Eingriffe in diesen empfindlichen Bereich der traditionellen ärztlichen Ethik.[308]

3.3 Die Konformität der Versorgungsrechtsprechung nach 1933

Die nationalsozialistischen Machthaber formulierten in Übereinstimmung mit der psychiatrischen Wissenschaft den politischen Willen, ehemaligen Kriegsteilnehmern ihre rechtskräftig gewährte Versorgung zu entziehen. Das wurde in Form eines Zusatzes zum Versorgungsverfahrensgesetz von 1934 rechtlich fixiert.[309] Für eine erfolgreiche sozialpolitische Implementierung dieser Regelung mussten jedoch sowohl die durch die Weimarer Verfassung[310] garantierten subjektiven Rechte der Kriegsbeschädigten in der Versorgungsrechtsprechung fallen gelassen als auch die medizinisch-juristischen Kompetenzstreitigkeiten im Versorgungswesen auf ein Mindestmaß reduziert werden.

Der Rentenentzug wurde in formaler Hinsicht über eine verhältnismäßig marginale Änderung des Verfahrensgesetzes möglich. Das Reichsversorgungsgesetz blieb größtenteils in seiner alten Form erhalten. Dies suggerierte eine Kontinuität zum Weimarer Rechtsstaat und half, den Schein von Normalität und Legalität in der nationalsozialistischen Versorgungsrechtsprechung nach außen hin aufrechtzuerhalten.[311] Bestehendes Recht – wie das

---

306 Ebd., S. 14; *Proske; Prost*, S. 258.
307 GzVeN vom 14. Juli 1933, § 7.
308 *Schmitz*.
309 Vgl. Kap.II. 3.4.
310 *Schieder*, S. 10.
311 Das nationalsozialistische System war faktisch nicht imstande, das gesamte geltende Recht durch neue genuin nationalsozialistische Gesetze zu ersetzen. Vorhandenes Recht wurde sukzessive durch neues abgelöst, so dass sich das Verhältnis von alten und neuen Gesetzen erst im Laufe der Zeit veränderte. Vgl. *Stolleis*, Recht im Unrecht, S. 10 f.; *Müller-Dietz*, Recht im Nationalsozialismus, S. 12; zum nationalsozialistischen »Normen«- und »Maßnahmenstaat« vgl. *Angermund*, »Recht ist, was dem Volke nutzt«, S. 66–68.

Reichsversorgungsgesetz – wurde im Sinne der nationalsozialistischen Ideologie neu ausgestaltet und damit umgedeutet.[312] Die Beständigkeit rechtsstaatlicher Normen oder Institutionen – wie die Verwaltungs- und Spruchkammern des Versorgungswesens – bewies keinesfalls, dass rechtsstaatliche und demokratische Traditionen im Nationalsozialismus weiter geführt wurden. Der Rechtsstaat der Weimarer Zeit wurde vielmehr im Zuge der »Völkische[n] Rechtserneuerung«[313] ausgehöhlt.[314]

Für die Rechtspflege und Normsetzung nach 1933 erhoben Politik und Justiz die nationalsozialistische Volksgemeinschaftsideologie, wie sie sich im »Führerwillen«[315] und dem Parteiprogramm der NSDAP ausdrückte, zur neuen und einzigen Rechtsquelle.[316] Der Fokus auf das Kollektivwohl der »Volksgemeinschaft« führte zur Umgestaltung der rechtlichen Beziehungen zwischen Individuum und Staat.[317] Die verfassungsrechtlichen Garantien zum Schutz des Individuums wurden nach 1933 abgeschafft.[318] Dementsprechend wurde das subjektive Recht weitgehend zurückgedrängt.[319] Es existierten keine Rechtsansprüche der Bürger gegenüber dem nationalsozialistischen Staat. Dieser, so der Rechthistoriker Bernd Rüthers, war »von den Rechtsbindungen gegenüber seinen Bürgern freigestellt«:[320] Grundpflichten ersetzten nun Grundrechte.[321] Mit der Eliminierung individueller Rechtsansprüche ebneten Juristen die Bahn für die »Reinigung der ›Volksgemeinschaft‹ von rassischen und sozialen ›Volksschädlingen‹«.[322] Der nationalsozialistische Staat hob das Prinzip der Rechtsgleichheit auf und ersetzte es durch ein System der rechtlichen Ungleichheit, welches das gängige Freund-Feind-Schema der Volksgemeinschaftsideologie rechtlich umsetzte.[323] Der Ausschluss aus der »Volksgemeinschaft« bedeutete für den Einzelnen den Verlust

312 *Rüthers*, Wir denken die Rechtsbegriffe um, S. 13; *Stolleis*, Recht im Unrecht, S. 12, S. 28, S. 94. Die NS-Ideologie durchdrang einerseits stark die juristische Terminologie. Andererseits konstatiert Stolleis eine »erstaunliche Resistenz« gegenüber Neuerungen. Vgl. zur Rechtspraxis zwischen 1933 und 1945 *Majer*, S. 103 f.
313 Zeitgenössischer Terminus zitiert nach *Rüthers*, Entartetes Recht, S. 19.
314 *Arendts*, Neurosenfrage und Rechtsprechung, S. 36. Vgl. *Rüthers*, Entartetes Recht, S. 28; *Angermund*, »Recht ist, was dem Volke nutzt«, S. 59.
315 *Schmelzeisen*, S. 182.
316 *Rüthers*, Entartetes Recht, S. 23. Eingang fand die neue Rechtsquellenlehre vor allem bei der Auslegung rechtlich offen formulierter Normen, besonders den so genannten Generalklauseln wie beispielsweise der ärztlichen Schweigepflicht.
317 Der Jurist Gustav Schmelzeisen schrieb diesbezüglich 1938: »Man darf die Eigenständigkeit nicht überspannen. Sie reicht nur so weit, als es sich mit der völkischen Lebensordnung vereinbaren lässt. Volksrecht geht immer vor Sonderrecht.« *Schmelzeisen*, S. 11.
318 *Müller-Dietz*, S. 10.
319 Vgl. *Larenz*, S. 225, zitiert nach *Rüthers*, Entartetes Recht, S. 26; *Meder*, Rechtsgeschichte, S. 361 f.
320 *Rüthers*, Entartetes Recht, S. 45.
321 *Müller-Dietz*, S. 16.
322 *Angermund*, »Recht ist, was dem Volke nutzt«, S. 58.
323 *Müller-Dietz*, S. 17.

der Rechtsfähigkeit und des Persönlichkeitsschutzes.[324] Dies lässt sich anhand prominenter nationalsozialistischer Gesetze aufzeigen, so z. B. durch das Reichsbürgergesetz von 1935.[325] Der Entzug der Renten in Fällen psychischer Versehrtheit ist hier ein weiteres Beispiel: Als unrechtmäßige, »asoziale« Rentenempfänger, die dem Volkswohl vermeintlich schadeten, konnte ihr Ausschluss aus der Versorgung innerhalb der nationalsozialistischen Gesetzesinterpretation als »rechtens« gelten.

Während die Prozesse vor den Versorgungsgerichten der Weimarer Zeit die tradierten Dissonanzen zwischen Rechtswissenschaft und Medizin offenbart hatten, intensivierten nach 1933 beide Seiten ihre Bemühungen, die fachspezifischen Differenzen beizulegen, um gemeinsam möglichst effektiv gegen »Volksschädlinge« zu agieren. Juristen wie Mediziner befanden gleichermaßen, dass nur die flächendeckende rechtliche Umsetzung der psychiatrisch »herrschenden« Lehre verhindern konnte, dass sich »Lebensuntüchtigkeit in Verbindung mit parasitärem Eigennutz als Krankheit verkleidet« in der Gesellschaft weiter ausbreiteten.[326] Dementsprechend sollte die staatliche »Weichheit« gegen diese Personen durch Repression ersetzt werden.[327] Der am Reichsversicherungsamt tätige Jurist Ernst Knoll vertrat nun auch die klare Linie, psychisch Kriegsbeschädigte mit allen Mitteln von der Versorgung auszuschließen. Zukünftig sollte die Entschädigungsfrage nur noch schematisch nach der Lehrmeinung Bonhoeffers und Reichardts behandelt werden. Nur so könne der Staat dem Schaden, der durch die »Rentenneurotiker« entstünde, beikommen. Denn in diesen »asozialen Elementen« zeige sich, so Knoll, ein »der nationalsozialistischen Weltanschauung widersprechendes, die Volksgesamtheit schädigendes Verhalten«.[328]

Die grundsätzliche Stoßrichtung der Versorgungsrechtsprechung schien damit festgelegt. Der tradierte Kompetenzkonflikt zwischen Medizinern und Juristen begann sich oberflächlich zu entspannen, nachdem beide Disziplinen die nationalsozialistischen Paradigmen auf ihre Tätigkeiten projizierten. Mit dem Argument sich als Wissenschaften von nun an »volksnah« zu präsentieren, forderte der Jurist Carl Arendt, beide Fachdisziplinen sollen sich künftig darum bemühen, inhaltliche Differenzen beizulegen und den jeweiligen Terminologien eine »einfache Gestalt« zu verleihen, so dass sie »jedem Volksgenossen verständlich« seien.[329]

---

324 *Majer*, S. 164 ff., S. 188.
325 *Herbst*, S. 150 f. Das Reichsbürgergesetz vom 15. September legte die Unterscheidung zwischen »Staatsbürgern« und »Reichsbürgern« fest. Politische Rechte genossen danach nur »Reichsbürger«, zu denen nur »Arier« gerechnet wurden. Deutsche jüdischer Konfession oder Abstammung, auch wenn dies im Gesetzestext nicht explizit fixiert war, hatten zwar weiterhin staatsbürgerliche Pflichten, büßten jedoch die Rechte gegenüber dem Staat ein.
326 *Schellworth*, Die Neurose in der Rechtsprechung, S. 39; *Quensel*, Unfallneurose, S. 38 f.
327 *Arendts*, Neurosenfrage und Rechtsprechung, S. 70 f.
328 *Knoll*, Die Rechtsprechung des Reichsgerichts, S. 81 f.
329 *Arendts*, Die Begriffe Arbeitsunfähigkeit, S. 93; vgl. *Grüttner*, S. 577.

Fernab ideeller Programmatik brachte das Jahr 1933 keinen automatischen Konsens in strittigen Fragen.[330] Die Bewertung der Kausalitätsfrage blieb auch weiterhin ein Hauptstreitpunkt im rechtswissenschaftlich-medizinischen Diskurs.[331] Das Reichsarbeitsministerium versuchte daher kontinuierlich, zu einer weitestgehend einheitlichen medizinischen sowie rechtswissenschaftlichen Beurteilung der Entschädigungsfrage zu gelangen.

Die medizinischen Ausführungen zu dem Verhältnis der konkurrierenden Fachwissenschaften wiederholten im Wesentlichen ihre seit der Weimarer Republik vorgebrachte Forderung, die Beurteilung der Kausalitätsfrage allein dem ärztlichen Gutachter zu überlassen. Der Berliner Psychiater Schellworth begründete in einer Publikation des Reichsarbeitsministeriums den Führungsanspruch der Medizin mit der ihr eigenen Rationalität. Er verglich das Sendungsbewusstsein und die bahnbrechende Wirkung der neueren medizinischen Forschung dabei mit den revolutionären Ideen der Aufklärer, die das Ende der – von Juristen durchgeführten – Hexenprozesse bewirkt hätten.[332] Nach wie vor beklagten Ärzte die »naiv-unkritischen Denkfehler«[333] der Versorgungsrichter, die sich fälschlicherweise auf einen rechtswissenschaftlichen Kausalitätsbegriff stützten.[334]

Weiterhin diskutierten Mediziner und Juristen ihre unterschiedlichen Auffassungen, was jeweils vom rechtswissenschaftlichen und psychiatrischen Standpunkt als »Ursache« zu definieren war oder ob es sich bei dem »traumatischen« Ereignis um das eigentliche »Motiv« oder nur den »Auslöser« für die psychische Störung handelte.[335] Für die Auseinandersetzung um die einzig richtige Beurteilung des Kausalzusammenhangs bildete auch nach 1933 die Rechtsprechung des Reichsgerichts einen kontinuierlichen Angriffspunkt. Das Reichsgericht wertete, wie auch in früheren Urteilen, den psychologischen Entstehungsmechanismus der »hysterischen« oder »neurotischen« Reaktion nach äußeren Ereignissen nicht als Unterbrechung des Kausalzusammenhangs.[336] Es bekräftigte diese Auffassung in mehreren Urteilen der 1930er

---

330 *Arendts*, Neurosenfrage und Rechtsprechung, S. 20.

331 *Jungmichel*; *Schellworth*, Unfallneurose, S. 1587.

332 *Schellworth*, Die Neurose in der Rechtsprechung, S. 16; *Quensel*, Unfallneurose, S. 9.

333 *Ders.*, Die Kernfrage der Neurosenbegutachtung, S. 103 f.

334 *Schellworth*, Die Neurose in der Rechtsprechung, S. 21.

335 Zur Differenzierung zwischen »Ursache« und »Auslöser« vgl. *Martineck*, Der Begriff »Auslösen«, S. 3; *Günther*, Sammlung und Auswertung ärztlicher Gutachten, S. 13 f.; *Klug*, S. 175. In den psychiatrischen Ausführungen wird argumentiert, dass die Auslösung von Krankheitserscheinungen durch eine äußere Einwirkung nur aus dem Aufeinandertreffen dieses äußeren Reizes mit einer entsprechend genetisch disponierten Anlage geschehe. Es handele sich immer um eine Erbkrankheit, die nur infolge äußerer Einwirkungen »ausgelöst« wurde. Ein äußeres Ereignis, z.B. der Unfall, sei nicht Ursache einer Störung, sondern deren Motiv (für »Begehrungsvorstellungen«).

336 *Knoll*, Die Rechtsprechung des Reichsgerichts, S. 106.

Jahre.[337] So hielt das Reichsgericht an seiner Argumentation fest, dass selbst eine ärztlich attestierte psychopathologische Anlage die ursächliche Relevanz des Unfalls oder Ereignisses nicht vernichte.[338] Dahingegen argumentierte der Psychiater Friedrich Dansauer, dass der juristische Kausalbegriff grundsätzlich nicht auf seelische Zusammenhänge angewendet werden könne, da eine Kausalität grundsätzlich nur zwischen körperlichen Zuständen bestehe. Eine »psychische Kausalität« – wie sie das Reichsgericht entwarf – klassifizierte er als »erkenntnistheoretisch« unhaltbaren Begriff.[339] Für die Mediziner im Reichsarbeitsministerium galt das Reichsgerichtsurteil als Affront gegen die eigene Deutungsmacht. Schellworth sprach davon, dass das Urteil nie durch ein medizinisches Gutachten hätte gerechtfertigt werden können – »niemand« würde heutzutage mehr eine ursächliche Verbindung zwischen Unfall und Neurose bestätigen.[340] Die Rechtsprechung des Reichsgerichts trage, so eine Stellungnahme von 1940, »einen stark individualistischen Charakter« und versinnbildliche die »Respektierung des krankhaften und Ungesunden, die unserer heutigen wertbetonten Auffassung, insbesondere im Hinblick auf das natürliche Ausleseprinzip durchaus widerspricht«.[341]

Die Rechtsprechung des Reichsgerichts wich darüber hinaus in einem essenziellen Punkt von der psychiatrischen Interpretation psychischer Störungen ab: Es betrachtete »Neurotiker« als Personen, die im Zuge ihrer psychischen Störung ihrem eigenen Willen entzogen waren.[342] Folglich trugen sie rechtlich gar nicht oder nur eingeschränkt die Verantwortung für ihre gesundheitlichen Schädigungen. Das widersprach dem Prinzip der Selbstverschuldung, auf deren Grundlage die politische Propaganda den »Neurotiker« als nicht kranken, sondern lediglich willensschwachen »Volksschädling« inszenierte. Dementsprechend verstanden auch die im Reichsarbeitsministerium tätigen Mediziner die »Neurose« als einen durch den psychisch versehrten Rentenbewerber »aktiv geschaffenen« psychischen Zustand[343] oder »selbstverschuldeten Schaden«[344].

Innerhalb dieser Logik erschien der psychisch Kriegsbeschädigte als Verursacher seiner psychischen Leiden. Die nach 1933 durch die psychiatrische »herrschende« Doktrin dominierte rechtswissenschaftliche Beurteilung der »Kriegs«-, »Unfall«- und »Rentenneurosen« negierte in der Versorgungs-

---

337 So z. B. die Entscheidung des Reichsgerichts vom 9. April 1934; vgl. *Schellworth*, Die Neurose in der Rechtsprechung, S. 611 f.
338 *Abenheimer*, S. 530 f.
339 *Dansauer*, Kausalbegriff, S. 70.
340 *Schellworth*, Die Neurose in der Rechtsprechung, S. 14 f. Dass das Reichsgericht sich immer noch auf die alte, »falsche« Lehre Hermann Oppenheims stütze, konstatierte auch *Knoll*, Die Rechtsprechung des Reichsgerichts, S. 110.
341 *Quensel*, Unfallneurose und Rechtsprechung, S. 38.
342 *Arendts*, Rechtswissenschaft, S. 190.
343 *Günther*, Sammlung und Auswertung ärztlicher Gutachten, S. 27.
344 *Arendts*, Neurosenfrage und Rechtsprechung, S. 22 f.

rechtsprechung daher eine Haftung für psychische Störungen durch den Staat. Der Rentenentzug nach 1934 ergab sich hieraus als »folgerichtige« und »rechtmäßige« Konsequenz. Nach Ausschaltung aller rechtsstaatlichen Hemmnisse, die den Rechtsanspruch der Kriegsbeschädigten während der Weimarer Republik gewährleistet hatten, stellte die Aberkennung der Versorgungsansprüche in versorgungsrechtlicher Hinsicht keine unüberbrückbare Schwierigkeit mehr dar.

3.4 Das Resultat: Die Entziehung der Versorgung mittels Art. 2 des neuen Verfahrensgesetzes nach 1934

Durch die Uniformierung des wissenschaftlichen Standpunktes in der »Neurosenfrage« einerseits sowie die ideologische »Gleichschaltung« der Versorgungsrechtsprechung andererseits bildete sich eine geschlossene Front gegen psychisch Kriegsbeschädigte. Die NSKOV als Vertreterin sämtlicher ehemaliger – inzwischen »gleichgeschalteter« – Kriegsbeschädigtenorganisationen erklärte sich mit dem staatlichen Vorgehen gegen psychisch Versehrte ausdrücklich einverstanden. In einem Schreiben an das Reichsarbeitsministerium formulierte ihre Reichsdienststelle den Wunsch, die Berufungsmöglichkeiten gegen den Rentenentzug noch zusätzlich einzuschränken, um die Neuregelungen des Versorgungsrechts lückenlos durchzusetzen.[345] Damit verlor die nationalsozialistische Kriegsbeschädigtenorganisation das wesentliche Tätigkeitsmerkmal ihrer demokratischen Vorläuferverbände, nämlich im Sinne aller Kriegsbeschädigten – unabhängig von der Art ihrer Beschädigung – deren Interessen gegenüber den Versorgungsbehörden zu vertreten.

In das neue Verfahrensgesetz in Versorgungssachen vom 3. Juli 1934 fügte der Gesetzgeber mit Art. 2 eine rechtliche Klausel ein, die den Entzug der Versorgungsgebührnisse juristisch ermöglichte.[346] Die Versorgungsabteilung des Reichsarbeitsministeriums setzte dementsprechend ab 1934 einen Verwaltungsprozess in Gang, infolgedessen bis zum Beginn des Zweiten Weltkrieges rund 16 000 Versorgungsberechtigte ihre während der Weimarer Republik bewilligten Renten verloren.[347] Der »Neurotikererlass« von 1929, der in

---

345 BArch R 116/2, Schreiben der Reichsdienststelle der NSKOV an das Reichsarbeitsministerium am 12. Oktober 1937.

346 Fünftes Gesetz zur Änderung des Gesetzes über das Verfahren in Versorgungssachen vom 3. Juli 1934; Verordnung zur Durchführung des Fünften Gesetzes zur Änderung des Gesetzes über das Verfahren in Versorgungssachen vom 3. Juli 1934.

347 Die größte Gruppe machte nach offiziellen Angaben die »Hysterie und ihre Begleitformen« aus. Vgl. HWRV, S. 135. Es galten Einschränkungen des Art. 2 für bestimmte Personengruppen: So sollte Art. 2 nicht auf Berentungen nach dem »Gesetz zur Versorgung der Kämpfer für die nationale Erhebung« angewendet werden. In diesen Fällen könnten Renten weiterhin nur nach § 65 Abs. 2 VerfG entzogen werden. Vgl. HRV, S. 768d [manuelle Erweiterung nach 1932].

den Jahren der Weimarer Republik wesentlich die Rechtssicherheit der Kriegsbeschädigten gewährleistet hatte, verlor mit der Einführung des neuen Versorgungsverfahrensgesetzes seine Rechtskraft. 1936 erklärte der Reichsarbeitsminister den Erlass vom 18. April 1929 faktisch als aufgehoben.[348] Auf einem Schulungslehrgang für Versorgungsbeamte betonte der Ministerialrat Kurt Günther, der »Neurotikererlass« habe nun als »gegenstandslos« zu gelten – insbesondere deswegen, weil er »gewissen Unsicherheiten in der Beurteilung und Rechtsprechung« Vorschub geleistet habe.[349] An anderer Stelle konstatierte Günther, das Reichsarbeitsministerium sei bei der Konzeption des Art. 2 »restlos der ärztlichen Erfahrung gefolgt«.[350] Den schwerwiegenden Eingriff in die individuelle Rechtssicherheit der Kriegsbeschädigten legitimierte die Versorgungsverwaltung in erster Linie durch die neuen medizinischen Erkenntnisse der Erbforschung.

Im Sinne der neuen Erbgesetzgebung sollten bei der Nachprüfung der Bezugsberechtigung ab 1934 primär jene psychischen Krankheiten berücksichtigt werden, die unter das »Gesetz zur Verhütung erbkranken Nachwuchses« fielen.[351] Die »Gruppe I« der besonders »krassen Fälle«, die anhand des Art. 2 überprüft werden sollten, umfasste sämtliche »auf Anlage beruhenden seelischen Reaktionen«, die während der Weimarer Republik als Dienstbeschädigungen anerkannt worden waren.[352] Nach den Ausführungen des Reichsarbeitsministers zählten hierzu sämtliche Formen der Hysterie, Neurasthenie und Psychopathie sowie »alle Fälle, in denen der Rentenbezug in der Öffentlichkeit Anstoss erregt«.[353] Des Weiteren sollten sämtliche Fälle besondere Beachtung finden, in welchen der Rentenbezug mit der »deutschen Soldatenehre« nicht in Einklang zu bringen war.[354] Die Bestimmungen zur Durchführung der neuen Versorgungsrichtlinien wiederholten den in poin-

---

348 BArch R 3901/10164, Reichsarbeitsminister an alle Versorgungsämter am 9. Dezember 1936.

349 BArch R 116/715, Vortrag des Ministerialrats Dr. Kurt Günther über versorgungsärztliche Erfahrungen bei der Durchführung des Art. 2 auf dem Schulungslehrgang für Versorgungsbeamte am 15. Oktober 1937.

350 *Günther*, Sammlung und Auswertung ärztlicher Gutachten, S. 29.

351 Nach § 1 Abs. 2–3 des GzVeN galt als »erbkrank«, wer an »angeborenem Schwachsinn, Schizophrenie, zirkulärem (manisch-depressivem) Irresein, erblicher Fallsucht, erblichem Veitstanz (Huntingtonsche Chorea), erblicher Blindheit, erblicher Taubheit, schwerer erblicher körperlicher Missbildung« sowie an »schwerem Alkoholismus« litt.

352 HWRV, S. 135.

353 BArch R 3901/10164, Reichsarbeitsminister betreffs Durchführungsbestimmungen des Art. 2 am 10. Dezember 1936, Anlage 1, S. 2. Die Gruppeneinteilung I-III wurde in einem Erlass des Reichsarbeitsministeriums nach »Dringlichkeit« des Rentenentzugs vorgenommen. Zur Gruppe I zählten neben sämtlichen Psychopathien inklusive der hysterischen Zustände auch die erblichen Geisteskrankheiten wie Schizophrenie, Epilepsie, etc. Die Gruppe II bildeten jene Fälle, in denen eine »besondere Dringlichkeit für die Berichtigung« nicht vorläge. Gruppe III umriss die Behörde kommentarlos als »die übrigen Fälle«. BArch R 3901/10164, Reichsarbeitsminister betreffs Durchführung des Art. 2 des Fünften Gesetzes zur Änderung des Gesetzes über das Verfahren in Versorgungssachen vom 3. Juli 1934 am 19. September 1936.

354 HWRV, S. 131, S. 146.

tierter Form bereits in der Präambel des neuen Verfahrensgesetzes zum Ausdruck gebrachten sozialpolitischen Zweck des Art. 2, nämlich die – vor allem in finanzieller Hinsicht gedachte – »Optimierung« der Kriegsbeschädigtenversorgung durch die »Ausmerze« von »unrechtmäßigen« Rentenbeziehern, deren Versorgung jeder Volksgenosse [...] als ungerecht und dem Ansehen und der Würde der K[riegsbeschädigten] abträglich betrachten würde«.[355] Der kontinuierliche Bezug auf den Willen der »Volksgemeinschaft« schuf eine pseudo-demokratische Legitimation. Der nationalsozialistische Gesetzgeber suggerierte damit, dass die sozialpolitische Maßnahme einem gesellschaftlichen Konsens entspräche, der tatsächlich jedoch nie abgefragt wurde.

Der wörtliche Bezug zum Volkswohl und Frontkämpferideal in den Bestimmungen des Art. 2 eröffnete großen Interpretationsspielraum bei der Auswahl zwischen »rechtmäßigen« und »unrechtmäßigen« Rentenempfängern. Die Umschreibung des Geltungsbereichs verdeutlichte, dass die neue Versorgungsrichtlinie auch die im »Gesetz zur Verhütung erbkranken Nachwuchses« nicht explizit genannten psychogenen »hysterischen« oder »neurotischen« Störungen ansprach. Außerdem sollte nicht allein die medizinische Indikation das behördliche Eingreifen motivieren. Vielmehr war die Beurteilung des Sozialverhaltens der Kriegsbeschädigten, das sich primär durch ihren Erwerbsstatus definierte, entscheidend: Psychisch Kriegsbeschädigte, welche die Stigmata von Feigheit, »Arbeitsscheu« und Erbkrankheit trugen, waren im nationalsozialistischen Staat das wesentliche Ziel der spezifischen versorgungspolitischen Maßnahme des Art. 2, da sie in jeglicher Hinsicht dem allgemeinen »Volkswohl« zu schaden schienen.

Welche Versorgungsfälle sich für die Überprüfung der Rentenberechtigung eigneten, entschieden die lokalen Versorgungsämter. Die entsprechenden Versorgungsakten wurden – wohl überwiegend in Auszügen – dann über das zuständige Hauptversorgungsamt an das Reichsarbeitsministerium in Berlin weitergeleitet.[356] Infolge der Bestimmungen des neuen Verfahrensgesetzes startete ein bürokratischer Mammutprozess, der dazu führte, dass Versorgungsämter akribisch Kriegsbeschädigte meldeten, die ihrer Ansicht nach als »unrechtmäßige« Versorgungsempfänger zu gelten hatten. Die »krassen« Fälle der »Gruppe I« wurden auch bei einer geringen Anzahl von nur zwanzig Personen mit namentlicher Nennung und entsprechenden Sozialversicherungsdaten an das Reichsarbeitsministerium übermittelt.[357]

355 BArch R 3901/10165, Reichsarbeitsminister betreffs Durchführungsbestimmungen des Art. 2 am 10. Dezember 1936, Anlage 2, S. 1.
356 BArch R 3901/10165, Reichsarbeitsminister an sämtliche Hauptversorgungsämter betreffs der Durchführung des Art. 2 am 10. Juni 1937.
357 Die Berliner Versorgungsämter gaben beispielsweise an, dass für die Anwendung des Art. 2 insgesamt 4358 Personen in Betracht kämen, von denen 1994 in die »Gruppe I« eingeordnet werden könnten. Das Hauptversorgungsamt Niedersachsen-Nordmark meldete am 24. Oktober 1936 3313 Fälle, die nach Art. 2 als »krasse Fälle« galten. BArch R 3901/10164, Schreiben

Gemäß Art. 2 konnten die Versorgungsbehörden rechtskräftige Entscheidungen der Verwaltungs- und Spruchbehörden nachprüfen und ändern, wenn sie der »Rechts- und Sachlage nicht entsprachen«.[358] Die Versorgungsverwaltung war demnach auch ermächtigt, Renten zu entziehen, »ohne dass eine Veränderung der für die Entscheidung maßgebend gewesenen Verhältnisse eingetreten ist« – also ohne dass sich die gesundheitlichen Beschwerden der Kriegsbeschädigten verbessert hatten. Damit ging die Neuregelung von 1934 eindeutig über den § 57 des Reichsversorgungsgesetzes hinaus, der eine »wesentliche« Veränderung des Gesundheitszustandes für eine Neufeststellung der Rente forderte. In einem Vortrag über die versorgungsärztlichen Erfahrungen bei den Rentenaberkennungsverfahren argumentierte der Ministerialrat Günther im Reichsarbeitsministerium im Oktober 1937, dass gerade diese Grenzen des § 57 RVG eine darüber hinausgreifende rechtliche Regelung erfordert hätten, da sich die gesundheitlichen Verhältnisse bei einer Vielzahl von psychisch Kriegsbeschädigten nicht geändert hatten.[359] Der Art. 2 diente insofern als Instrument, um die älteren, die Möglichkeit eines Rentenentzugs streng limitierenden Vorschriften der Reichsversorgungsgesetzgebung zu um- bzw. zu übergehen.

Außerdem wurde der Art. 2 als Alternative zu dem »Ausnahmeparagraphen« § 65 Abs. 2 des alten Versorgungsverfahrensgesetzes konzipiert, der es lediglich erlaubte, »unrichtige« Entscheidungen zu korrigieren.[360] Im Gegensatz zu § 65 Abs. 2 VerfG müsste, so der Reichsarbeitsminister in einer Verfügung an sämtliche Hauptversorgungsämter von 1936, fortan eine »zweifellose« Unrichtigkeit der Rentenbewilligung nicht länger bestehen, um Versorgungsrenten zu entziehen.[361] Ausdrücklich war dagegen in der Rechtspre-

---

der HVA Niedersachsen-Nordmark an den Reichsarbeitsminister zum Stand der Nachprüfungen nach Art. 2 am 24. Oktober 1936.

358 Die gesetzliche Bestimmung des § 57 RVG wird erläutert in Kap. I. 2.2. HRV, Sp. 768b [manuelle Ergänzung 1934].

359 BArch R 116/715, Vortrag des Ministerialrats Dr. Kurt Günther über versorgungsärztliche Erfahrungen bei der Durchführung des Art. 2 am 15. Oktober 1937 auf dem Schulungslehrgang für Versorgungsbeamte. In diesem Sinne außerdem BArch R 3901/10164, HVA Westfalen an den Reichsarbeitsminister betreffs Rentenentziehung nach § 57 RVG am 8. Juni 1936. Das Reichsversorgungsgericht entzog auch weiterhin Renten gemäß § 57 RVG, und zwar ausschließlich mit dem Argument, dass die psychischen Störungen aufgrund der langen Zeitdauer nicht mehr auf den Krieg zurückgeführt werden könnten. Vgl. BArch R 3901/10164, Urteil des Reichsversorgungsgerichts in der Sache des Ernst B. am 3. Oktober 1934; BArch R 3901/10164, Entscheidung des Reichsversorgungsgerichts in der Sache des Theodor K. am 20. Mai 1935; BArch R 3901/10164, Urteil des Reichsversorgungsgerichts in der Sache des Gerhard O. am 3. Januar 1936.

360 Die gesetzliche Bestimmung des § 65 RVG wird in dieser Arbeit ausführlich erläutert in Kap. I.2; HRV, Sp. 768d [manuelle Erweiterung nach 1932]; BArch R 3901/10165, Reichsarbeitsminister betreffs der Anwendung des Art. 2 anstelle § 65 Abs. 2, solange dieser Gültigkeit hat, an das Hauptversorgungsamt Westfalen am 15. Februar 1937.

361 BArch R 3901/10164, Reichsarbeitsminister am 6. März 1936 an sämtliche HVA und VA betreffs

chung der Weimarer Republik in Bezug auf § 65 Abs. 2 VerfG wiederholt ausgeführt worden, dass eine retrospektive Beurteilung der Versorgungsleiden anhand eines neueren, medizinischen Standpunktes eine solche »Unrichtigkeit« keinesfalls bedingen dürfe. Diesen fundamentalen Grundsatz, der maßgeblich zur Rechtssicherheit in Versorgungssachen beigetragen hatte, brach der nationalsozialistische Staat mittels des 1934 neu formulierten Verfahrensgesetzes. Der so genannte Art. 2 ermöglichte daher im Sinne des neuen Versorgungsrechts den Zugriff auf die spezielle Gruppe der psychisch Kriegsbeschädigten, um mit den Argumenten der psychiatrischen »herrschenden« Lehre den Rechtsanspruch auf Rente rückwirkend zu versagen. Frühere Entscheidungen der Versorgungsbehörden hätten »infolge der völligen Ausschaltung der ärztlich-wissenschaftlichen Erkenntnis vom Wesen der Neurose« die Sach- und Rechtslage völlig verkannt, befand beispielsweise das Hauptversorgungsamt Südwestdeutschland in einem Versorgungsfall 1935.[362] Das Versorgungsamt Dessau brachte die rein medizinisch motivierte Legitimationsstrategie des Rentenentzuges in seinem Bescheid an den Kriegsbeschädigten Josef B. 1935 folgendermaßen auf den Punkt: »Da die bisherige Beurteilung des Falles mit den Ansichten der heutigen ärztlichen Wissenschaft im Widerspruch steht, sind die Voraussetzungen für die Anwendung des Artikel II gegeben.«[363]

Die Bescheide, die zwischen 1935 und 1938 an die Kriegsbeschädigten ergingen, stellten einhellig fest, dass – auf der Grundlage der neuen medizinischen Beurteilung – ein Anspruch auf staatliche Versorgung weder zum aktuellen Zeitpunkt bestünde noch ein solcher Rechtsanspruch für das angebliche Kriegsleiden jemals existiert hätte. »Die Anerkennung der Dienstbeschädigung entsprach von Anfang an nicht der Sachlage« lautete der Standardsatz in den Schreiben der Versorgungsämter.[364] Damit erklärte das Reichsarbeitsministerium sämtliche vor 1933 getätigten Verwaltungsbescheide für »ungültig«. Gleichermaßen büßten die Entscheidungen der obersten Spruchbehörde in der Reichsversorgung, des Reichsversorgungsgerichts, ihre Rechtskraft ein, da sie nach Auffassung der nationalsozialistischen Versorgungsbehörden »unrechtmäßig« erfolgt waren.[365] Die durch die Weimarer Versorgungsverwaltung und Rechtsprechung anerkannten Versorgungsansprüche verloren damit ebenso wie sämtliche nichtkonforme Gutachten aus den Versorgungsakten an Bedeutung. Formal wurden nach 1934 die Versorgungsansprüche der Kriegsversehrten also *rückwirkend* ab-

Durchführung des Art. 2 des Fünften Gesetzes zur Änderung des Gesetze über das Verfahren in Versorgungssachen vom 3. Juli 1934, S. 3.

362 R 3901/10165, HVA Südwestdeutschland betreffs Entziehung der Versorgungsgebührnisse des Friedrich L. an den Reichsarbeitsminister am 10. August 1935.

363 BArch R 3901/10167, Versorgungssache des Josef S., VA Dessau am 16. September 1935.

364 Vgl. z. B. BArch R 3901/10167, Versorgungssache des Wilhelm B., VA Kiel am 15. August 1935; BArch R 3901/10167, Versorgungssache des Anton R., VA Dortmund am 20. Juli 1935.

365 Vgl. z. B. BArch R 3901/10166, Versorgungssache des Otto P., VA Gießen am 24. Juli 1935.

erkannt. In der Logik der nationalsozialistischen Versorgungspolitik stellte die Verwaltung durch den Rentenentzug nach Art. 2 des neuen Verfahrensgesetzes in Versorgungssachen wieder Recht her, indem es unrechtmäßige Versorgungsansprüche aufhob. Es ging bei dem Rentenentzug nach 1934 demnach nicht alleine um eine Änderung oder Überprüfung der Versorgungsberechtigung, sondern um die offizielle Feststellung, dass die betreffenden Kriegsbeschädigten ihre Renten angeblich seit dem Zeitpunkt ihrer erstmaligen Bewilligung zu Unrecht empfangen hätten. Eben dieses Argument der Versorgungsverwaltung provozierte einen Sturm der Entrüstung unter den Kriegsbeschädigten. Das verdeutlicht die Flut von Beschwerdebriefen, die ab den späten 1930er Jahren bis Kriegsende den Reichsarbeitsminister und Adolf Hitler persönlich erreichten.[366]

Die reibungslose Umsetzung des Art. 2 in die Versorgungspraxis setzte eine einheitliche medizinische Beurteilung der Versorgungsfälle voraus. Sämtliche für einen Rentenentzug von den Versorgungsämtern gemeldeten Fälle wurden nach 1934 einer erneuten ärztlichen Begutachtung unterzogen.[367] Reichsarbeitsminister Seldte erklärte ausdrücklich, dass hinsichtlich der psychiatrischen Expertisen »kein Raum für die Austragung ärztlich-wissenschaftlicher Streitfragen« mehr bestehe. Dies sollte dazu beitragen, das Versorgungsverfahren kostensparend und effizient zu gestalten.[368] Für die gutachterliche Praxis publizierte das Reichsarbeitsministerium fortan offizielle Gutachtensammlungen, die dem Arzt als Grundlage der psychiatrischen Bewertung des Falles dienen sollten. Die hierin enthaltenen Gutachten folgten in ihren Ausführungen ausschließlich den Inhalten der psychiatrisch »herrschenden« Lehre. Es sollte zukünftig für die Einzelgutachten genügen, so der Reichsarbeitsminister, wenn Ärzte in ihren Expertisen auf diese Beispielgutachten verwiesen.[369] Der von Psychotherapeuten und mitunter auch von Universitätsklinikern während der Weimarer Republik befürchtete Schematismus in der Begutachtungspraxis wurde auf diesem Wege offiziell verordnet.

Die staatlicherseits eingeforderte Uniformität in der Begutachtung psychisch versehrter Kriegsbeschädigter fand ihre Entsprechung in den Einzelbescheiden nach Art. 2, die den Rentenentzug formal begründeten. Formelhaft kehren hier die einschlägigen medizinischen Argumente der psychiatrisch »herrschenden« Lehre wieder. In den einzelnen Rentenbögen, die zum Zwecke der Anwendung des Art. 2 nach 1934 angelegt wurden, erscheinen unter der Rubrik »Begründung des Art. 2« ausschließlich die entsprechenden

---

366 Zur Reaktion der Kriegsbeschädigten auf den Entzug ihrer Versorgung vgl. Kap. III. 1.

367 Ältere Gutachten aus den Akten vor 1933 sollten durch neue Expertisen entsprechend der »herrschenden« Lehre ersetzt werden. BArch R 3901/10164, Reichsarbeitsminister betreffs Durchführungsbestimmungen des Art. 2 am 10. Dezember 1936, Anlage 2, S. 3; BArch R 3901/10171, Versorgungssache des Eduard B., VA Stolp am 30. Juni 1936.

368 BArch R 3901/10164, Reichsarbeitsminister betreffs Durchführungsbestimmungen des Art. 2 am 10. Dezember 1936, Anlage 2, S. 2.

369 Vgl. z. B. *Reichardt*, Einzelgutachten

medizinischen Darlegungen. Das ätiologische Erklärungsmodell zu den »Kriegs«-, »Unfall«-, und »Rentenneurosen«, wie es Karl Bonheoffer, Martin Reichardt und Ewald Stier seit den 1920er Jahren vertraten, ersetzte in diesen Verwaltungsbescheiden nun endgültig die juristische Beurteilung des Kausalzusammenhangs zwischen Krieg und Dienstbeschädigung:

Die inhaltliche Auswertung von 759 Rentenakten hinsichtlich der Begründungen des Rentenentzugs gibt die stark standardisierten Argumente wieder,[370] mittels derer die Versorgungsbehörden den ursächlichen Zusammenhang zwischen Krieg und Dienstbeschädigung für die bestehenden psychischen Störungen negierten – und damit den Rentenentzugs legitimierten.[371] Weitaus am häufigsten begründete die Diagnose eines Erbleidens den Ausschluss aus der Versorgung.[372] Die attestierte »anlagemäßig bedingte Minderwertigkeit«[373] galt den Versorgungsämtern als Ursprung sämtlicher psychischer und psychisch bedingter körperlicher Leiden. Schizophrenien, Epilepsien oder Hystero-Neurasthenien wurden nun ebenso schematisch auf eine psychopathologische Disposition zurückgeführt wie nervöse Herz- oder Magenleiden und neurologische Erkrankungen. Damit erfasste die Erblichkeitsdiagnose einen äußerst weiten Kreis an Kriegsbeschädigten, deren psychische und körperliche Symptome als »Entartungszeichen«[374] von »degenerativen Psychopathen«[375] gewertet wurden.

Das Versorgungsamt Berlin konstatierte beispielsweise in einem Bescheid von 1936 – gemäß den Grundsätzen der psychiatrisch »herrschenden« Lehre –, dass es sich bei den »hysterischen« Beschwerden des Kriegsbeschädigten Herbert P. um Zustände handele, die allein auf seine psychopathologische Konstitution zurückzuführen seien:

370 Datensatz psychisch Versehrte2/Abfrage Begründungen Rentenentzug; kA=0; N=759.

371 Zahlenmäßig zu berücksichtigen ist, dass es sich bei der inhaltlichen Auswertung der Begründung des Rentenentzugs um eine summarische Auflistung handelt, die Mehrfachnennungen mit einbezieht. Für die inhaltliche Analyse der Begründungen nach Art. 2 wurden die Rentenakten der zeitgenössischen Verwaltungseinheiten Niedersachsen-Nordmark, Rheinland, Schlesien und Ostpreußen herangezogen (759 Fälle).

372 Dies entspricht auch der Rechtsprechung des Reichsversorgungsgerichts nach 1933. Siehe z. B. BArch R 116/341 Urteil des Reichsversorgungsgerichts am 17. Februar 1936. Die Rente wurde entzogen, da man die Erblichkeit der vorliegenden Hysterie als bewiesen ansah.

373 BArch R 3901/10195, Versorgungssache des Heinrich B., VA Oldenburg am 14. Juni 1937; BArch R 3901/10204, Versorgungssache des Gustav B., VA Wuppertal am 19. April 1937; BArch R 3901/10177, Versorgungssache des Peter M., VA Aachen am 2. September 1936, Versorgungsleiden: psychogene Störungen.

374 BArch R 3901/10217, Versorgungssache des Arthur S., VA Dresden am 16. Februar 1937; als »Entarteter« bezeichnete auch das VA Bautzen den ehemaligen kommunistischen Gemeindeverordneten Gustav R., vgl. BArch R 3901/10172, Versorgungssache des Gustav R., VA Bautzen am 12. März 1936.

375 BArch R 3901/10166, Versorgungssache des Arthur L., VA Kassel am 4. Juni 1935; BArch R 3901/10167, Versorgungssache des Richard L., VA Duisburg am 17. September 1935.

Die [...] sich zeigenden hysterischen Züge [...] sind anzusehen als von der Psyche in Bewegung gesetzte Mechanismen, die bei sehr zahlreichen Menschen auf Grund einer Veranlagung hierzu bei seelischen Reizen der verschiedenen Art nach aussen manifestiert werden.[376]

Gleichermaßen stellte die Versorgungsbehörde in der Sache des Richard Karl P. fest, dass die Schüttelbewegungen seines Beines keinesfalls als Dienstbeschädigungsleiden anerkannt werden könnten, da diese »hysterischen Erscheinungen« ausschließlich auf der »angeborenen psychischen Einstellung« des Kriegsversehrten basierten. Der Bescheid führte weiter aus, dass nach der Familienanamnese noch weitere Familienmitglieder, vor allem seine Mutter, an konstitutioneller Nervosität litten und der Kriegsversehrte selbst »von Jugend an nervenschwach gewesen« sei.[377] Für sämtliche psychische Zustände, die als Hysterie, Neurasthenie oder nervöse Störungen bezeichnet wurden, galt bei der Durchführung des Art. 2 dieselbe Vorannahme der Erblichkeit wie für jene psychischen Krankheiten, die nach dem »Gesetz zur Verhütung erbkranken Nachwuchses« eine Zwangssterilisierung erforderten. Unter den Kriegsbeschädigten, die bis 1933 Renten erhielten, befand sich eine größere Gruppe, die an einer dieser Krankheiten im Sinne des »Gesetzes zur Verhütung erbkranken Nachwuchses« litt.[378] Die Epilepsien oder Schizophrenien der Kriegsbeschädigten waren als Dienstbeschädigungsleiden bestätigt worden, weil Ärzte eine »traumatische« Ursache – im Sinne einer äußeren Verletzung – während des Krieges für deren Genese angenommen hatten.[379] Aber auch die »nur« psychische Erlebniswirkung des Krieges hatten die Versorgungsbehörden der Weimarer Zeit als glaubhaften Auslöser derartiger Geistesstörungen gebilligt. So auch in dem Fall des 1896 geborenen Paul Sch. aus Düsseldorf, der eine Rente von 80 % MdE bezog. Das Hauptversorgungsamt Koblenz hatte 1921 anerkannt, dass die Schizophrenie des Kriegsversehrten auf »seelische Erschütterungen« während des Kriegsdienstes zurückzuführen sei. Das Versorgungsamt Düsseldorf hingegen entzog Paul Sch. 1937 die Rente und begründete dies folgendermaßen:

Das bei Schm. bestehende Jugendirresein ist eine auf innere Anlage beruhende, sehr häufige Hirnkrankheit von organischem Charakter, die nach der heutigen medizinischen Anschauung durch äußere Einflüsse weder ausgelöst, noch verursacht, noch verschlimmert werden kann. Die Annahme bei der ersten Anerkennung der D. B.,

---

376 BArch R 3901/10182, Versorgungssache des Herbert P., VA Berlin II am 11. November 1936.
377 BArch R 3901/10166, Versorgungssache des Richard Karl P., VA. Chemnitz am 31. Juli 1935.
378 Vgl. hierzu die Bezeichnungen der Versorgungsleiden im Kap. II.1.2.
379 Die Versorgungsakte des Robert G. aus Greiffenberg in Schlesien nennt eine »Bombenexplosion« als Ursache der Epilepsie des ehemaligen Soldaten. Dieses »Trauma« zweifelte das Versorgungsamt Liegnitz/Schlesien 1937 an. Vgl. BArch R 3901/10227, Versorgungssache des Robert G., VA Liegnitz am 1. Mai 1937.

daß Jugendirresein durch die Anstrengungen und seelischen Erschütterungen im Felde ausgelöst sei, entspricht nicht der Rechts- und Sachlage.[380]

Die »effiziente« Durchführung des Art. 2 verlangte eine erneute ärztliche Expertise für nahezu jeden einzelnen Versorgungsfall. Im Zuge dieser Nachuntersuchungen korrigierten Psychiater ab Mitte der 1930er Jahre in einer Vielzahl von Versorgungsfällen die vorangegangene Diagnose. Bei etwa jedem zehnten während der Weimarer Republik begutachteten Kriegsbeschädigten attestierten Ärzte nach 1933 einen Diagnoseirrtum.[381] Einerseits erkannten sie nun in Schizophrenien oder Epilepsien »hysterische Zustände«, während sich unter dem ärztlichen Blick andererseits »hysterische« und »neurasthenische« Beschwerden in gravierende psychische Erbkrankheiten wandelten. In der Rentensache des Robert S. stellte das Versorgungsamt Plauen beispielsweise fest:

Nach der Begutachtung vom November 1936 ist S. ein hysterischer Psychopath. [...] Die Annahme einer Schizophrenie war ein diagnostischer Irrtum und die Anerkennung der Dienstbeschädigung hierfür im Februar 1918 entsprach nicht der Sachlage.[382]

Auch für den Fall des 58-jährigen Otto K., der eine Rente von 50 % MdE bezog, erklärte der amtliche Gutachter des Hauptversorgungsamtes Hessen in einem Brief an den Reichsarbeitsminister, dass die »Kriegsneurose« des Kriegsbeschädigten tatsächlich als Schizophrenie zu bewerten sei.[383] Da diese eine Erbkrankheit sei, habe das Kriegserlebnis keine ätiologische Wirkung. In der Begründung des Rentenentzugs formulierte er dies mit den Worten:

Bei dem als Kriegsneurose auf hysterischer Basis anerkannten Dienstbeschädigungsleiden, das durch Kriegseinflüsse und Kämpfe vor Verdun entstanden sein soll, handelt es sich nach nervenärztlichem Urteil um eine in das Gebiet des Jugendirreseins (dementia praecox) fallenden Geistesstörung. Das Jugendirresein ist ein reines Erbleiden, das durch äußere Einflüsse weder entsteht, noch in seinem Verlauf richtungsgebend beeinflußt wird.[384]

In einigen Fällen konstatierten die Versorgungsbehörden, aufgrund der differentialdiagnostischen Schwierigkeiten, die seit dem Weltkrieg ein bestimmendes Charakteristikum der psychiatrischen Begutachtung darstellten, zu keinem eindeutigen Befund gelangen zu können. Dennoch hinderte diese psychiatrische Unsicherheit die Versorgungsverwaltung keineswegs daran,

---

380 BArch R 3901/10201, Versorgungssache des Paul Sch., VA Düsseldorf am 4. März 1937.
381 Datensatz psychisch Versehrte2/Abfrage Diagnoseirrtum; kA=0; N=759.
382 BArch R 3901/10215, Versorgungssache des Robert S., VA Plauen am 2. Februar 1936; dem entsprechender Fall BArch R 3901/10198, Versorgungssache des Gustav S., VA Insterburg am 6. Februar 1937.
383 BArch R 3901/10171, Versorgungssache des Otto K., VA Frankfurt/Main am 31. August 1937.
384 BArch R 3901/10171, HVA Kassel an den Reichsarbeitsminister am 18. September 193[6].

von einem Rentenentzug abzusehen. Der Reichsarbeitsminister entschied in einem solchen Fall, wie auch in einer Reihe ähnlich gelagerter Versorgungssachen: »Es kann dahingestellt bleiben, ob Epilepsie oder Hysterie bei K. vorliegt; in jedem Falle handelt es sich nicht um die Folgen einer Dienstbeschädigung.«[385]

Ebenso wie rein psychische Störungen rückten auch körperliche Beschwerden in den Blickpunkt der Versorgungsämter nach 1934. Der 1885 geborene Ludwig G. aus Saarbrücken hatte seit 1915 eine Rente von 80 % MdE bezogen. Die militärische Versorgungsabteilung hatte während des Krieges bestätigt, dass infolge einer Schussverletzung sein rechter Arm gelähmt war. Das Versorgungsamt Saarbrücken sah es 1937 als erwiesen an, dass die Versteifung des Gelenkes nicht auf die körperliche Verwundung, sondern auf den fehlenden Willen des Kriegsbeschädigten selbst zurückzuführen war, also jeglicher organischen Grundlage entbehrte. Die Lähmung des Armes wurde als »Abwehrreaktion gegen eine Feldverwendung und als Mittel zur Erlangung eines mühelosen Einkommen« interpretiert.[386] Ähnlich argumentierte das Versorgungsamt Hamburg in dem Fall des Walter S., dessen Versorgungssache bis in das Jahr 1943 verhandelt wurde. Der Kriegsbeschädigte hatte bis zu seiner »Überprüfung« als Hirnverletzter gegolten. Das Versorgungsamt stellte nun auf der Grundlage eines Gutachtens aus der Psychiatrischen Klinik Hamburg fest:

Durch geschickte Verstellung hat S. es verstanden, sich eine Rente als Erwerbsunfähiger mit erhöhter Pflegezulage zu verschaffen. [...] S. ist erwerbsfähig und bei gutem Willen in der Lage, seinen Unterhalt durch Arbeit zu verdienen.[387]

Die ärztlichen Nachuntersuchungen, die im Rahmen des Art. 2 des neuen Versorgungsgesetzes stattfanden, erfassten außerdem bis dahin als Körperbeschädigte geltende Kriegsteilnehmer, die an Krankheiten des Herzens, des Verdauungstraktes, an Lungen- und Augenleiden sowie rheumatischen Erkrankungen litten. Auch hier begründeten die Versorgungsämter den Rentenentzug damit, dass diese zuvor als Dienstbeschädigungsleiden anerkannten Beschwerden nicht durch die Kriegsereignisse verursacht worden seien, sondern sich auf der Grundlage angeborener somatischer Defekte entwickelt hätten – oder sie erklärten diese als Folge einsetzender Alterserscheinungen. Der ehemalige Soldat Julius K. hatte 1925 eine Rente zugesprochen bekommen, da seine beidseitige Hörnervenerkrankung infolge der »Aufregungen als

385 BArch R 3901/10166, Schreiben des Reichsarbeitsministers an das HVA Schlesien betreffs Berichtigung der Entscheidung in der Versorgungssache des Ignaz K. am [...]. September 1935; Unklar blieb auch einem anderen Bescheid zufolge die Frage, ob Hysterie oder Epilepsie vorlag. Vgl. BArch R 3901/10202, Versorgungssache des Jakob B., VA Saarbrücken am 30 September 1937.
386 BArch R 3901/10207, Versorgungssache des Ludwig G., VA Saarbrücken am 16. Juli 1937.
387 BArch R 3901/9703, Schreiben des VA Hamburg I an das HVA Niedersachsen-Nordmark am 2. April 1943.

Funker und Dolmetscher« als kriegsbedingtes Leiden eingestuft worden war. Nach einer fachärztlichen Untersuchung 1937 urteilte das Versorgungsamt Hildesheim, dass es sich hierbei um eine altersbedingte Arteriosklerose handele.[388] Auch die während der Weimarer Republik auf den Kriegsdienst zurückgeführten Magenbeschwerden des Hermann K. aus Hannover, für die der Kriegsbeschädigte neben diversen anderen Gesundheitsstörungen seit 1919 eine Rente bezog, wurden nun auf einen »konstitutionellen Mangel an Salzsäure« zurückgeführt.[389] In weiteren Fällen stellten die Versorgungsbehörden fest, dass die körperlichen oder psychischen Beeinträchtigungen durch erblichen Alkoholismus[390] oder auf andere – kriegsunabhängige – Ursachen wie beispielsweise eine syphilitische Infektion[391] zurückzuführen seien.

Der staatliche Fokus auf die Heredität als ätiologischen Faktor beherrschte, wie die vorangegangenen Beispiele zeigen, die Versorgungspraxis nach 1934. Damit sprachen die Versorgungsbehörden gleichzeitig den äußeren Kriegsumständen und individuellen Kriegserlebnissen sämtliche Relevanz für die Genese der psychischen Leiden ab.[392] Ein Bescheid des Versorgungsamts Kiel in der Rentensache Wilhelm B. erklärte, dass es sich bei der psychischen Störung des Kriegsbeschädigten um eine »reine Psychoneurose« handele, »die nur in der Vorstellung des B. noch mit dem Trauma in Verbindung gebracht wurde«.[393] Die militärischen Versorgungsstellen und Versorgungsämter hatten vor 1933 als Ursache der psychischen Störungen besonders häufig Verschüttungen vermerkt. Nach 1934 zogen die Versorgungsämter den Wahrheitsgehalt dieser Angaben in Zweifel. Sie erklärten in vielen Fällen, die angegebenen Ereignisse seien weder aktenkundig noch anderweitig nachweisbar. So stellte auch in dem Fall des 1897 geborenen Paul D. aus Stettin das zuständige Versorgungsamt fest, dass die Verschüttung, die als Grund seiner hysterischen Krämpfe galt, nicht ausreichend durch offizielle Angaben belegt sei, um als sicher gelten zu können.[394] Obwohl das äußere Ereignis nach 1933 aufgrund der angenommenen Erblichkeit psychischer Störungen als »Ursache« kein Gewicht mehr besaß, erschien es den Versorgungsbehörden dennoch notwendig, den früheren Versorgungsbescheiden ihre argumentative Grundlage zu entziehen. Die »Unrechtmäßigkeit« der Versorgungsbewilligung während der Weimarer Zeit sollte unter allen Umständen bewiesen werden, um den Schein der normativen Rechtmäßigkeit des eigenen Verwaltungshandelns

---

388 BArch R 3901/10195, Versorgungssache des Julius K., VA Hildesheim am 16. Juni 1937.
389 BArch R 3901/10195, Versorgungssache des Hermann K., VA Hannover am 14. April 1937.
390 BArch R 3901/10201, Versorgungssache des Peter P., VA Koblenz am 30. November 1936.
391 BArch R 3901/10203, Versorgungssache des Richard D., VA Wuppertal am 20. April 1937.
392 BArch R 3901/10166, Versorgungssache des Julius R., VA Soest am 6. August 1935.
393 BArch R 3901/10167, Versorgungssache des Wilhelm B., VA Kiel am 15. August 1935.
394 BArch R 3901/10182, Versorgungssache des Paul D., VA Stettin [o. D.], Eingang HVA Brandenburg-Pommern am 28. Mai 1936.

aufrechtzuerhalten. Zu diesem Zweck wurde die Basis der damaligen Entscheidungen bis ins Detail dekonstruiert.

Die konsequente Feststellung, psychische Störungen entstünden völlig unabhängig von exogenen Ereignissen, mutete aus der Sicht der betroffenen Kriegsbeschädigten geradezu paradox an angesichts dessen, was sie im Krieg erlebt hatten. Die Versorgungsbehörden fassten in den Verwaltungsbescheiden schrecklich anmutende Szenarien zusammen, um eine Zeile weiter deren Belanglosigkeit für das psychische Leiden festzustellen. Beispielsweise nannte das Versorgungsamt Plauen in einem Rentenbescheid als »Ursache« des »Nervenleidens« des Kriegsbeschädigten, dass dieser während eines Gefechts neben seinem »durch eine Granate zerstückelten Offizier« stundenlang ausharren musste. Im Anschluss hieran ist in dem Bescheid zu lesen, dass derartige Kriegserlebnisse keinesfalls psychisch abnorme Reaktionen bedingen könnten.[395] In der Versorgungssache des Heinrich L. bemerkte das Berliner Versorgungsamt bezüglich der Ursache seiner »Hystero-Epilepsie« lakonisch: »Ohne erkennbare Ursache stellten sich im Graben in Flandern Krampfanfälle ein«.[396] Die Versorgungsbehörden wiesen die Bedeutung exogener Faktoren bei der Entstehung psychischer Störungen absolut zurück. Sie ignorierten damit gewisse psychiatrische Zugeständnisse, die Ärzte hinsichtlich der Bedeutung exogener, ätiologischer Einflüsse besonders in den Jahren unmittelbar nach 1918 immer wieder gemacht hatten: Für akute psychopathologische Reaktionen hatten medizinische Gutachter durchaus die offensichtlichen Bedingungen des Stellungskrieges als Mitursache psychischer Störungen anerkannt. Langfristige Wirkungen der Kriegserlebnisse hingegen hatten Psychiater stets zurückgewiesen. Sie argumentierten, das psychische Leiden könne aufgrund der langen Zeitspanne, die seit dem Weltkrieg vergangen war, nicht mehr auf den Kriegsdienst zurückgeführt werden. Dieses medizinische Diktum wurde auch in den Rentenbescheiden nach 1934 häufig hervorgehoben. Die Begründung, »hysterische« Beschwerden würden erfahrungsgemäß nach kurzer Zeit aufhören, erscheint kontinuierlich in den einschlägigen Fällen. Der zum Zeitpunkt der Aberkennung seiner Rente 59-jährige Kriegsbeschädigte Hermann S., hatte seit 1921 eine Vollrente aufgrund einer »Geistesstörung nahekommende[n] Nervenschwäche« erhalten. Nach Auskunft des lokalen Versorgungsamtes Dresden war der Kriegsbeschädigte wirtschaftlich ausschließlich auf seine Rente angewiesen, da er dauerhaft arbeitsunfähig und zudem pflegebedürftig war.[397] In seinem Fall führte das Reichsarbeitsministerium aus:

S. ist ein schwerer Psychopath, der auf die seelischen Einwirkungen des Kriegsdienstes mit nervösen Erscheinungen reagiert hat. Da es in der Natur seelischer Reaktionen liegt, in Kürze abzuklingen, sind die seelischen Reaktionen des S. auf den

---

395 BArch R 3901/10172, Versorgungssache des [...] W., VA Plauen am 13. November 1936.
396 BArch R 3901/10182, Versorgungssache des Heinrich L., VA Berlin II am 4. November 1936.
397 BArch R 3910/10168, Versorgungssache des Hermann S., VA Dresden am 3. Oktober 1935.

Krieg längst abgeklungen. Die jetzigen nervösen Erscheinungen sind die Reaktion auf die Einwirkungen seiner jetzigen Umgebung. In der Hauptsache handelt es sich um Sicherungstendenzen seiner Rente. Ein Krankheitswert kommt den von S. produzierten nervösen Erscheinungen nicht zu.[398]

Psychische Symptome, die über einen ersten – normalen – Schockzustand hinaus anhielten, führten Vertreter der psychiatrisch »herrschenden« Lehre auf die in der psychopathischen Konstitution begründete Unfähigkeit zurück, sich den problematischen Verhältnissen der Nachkriegszeit anzupassen. Der Reichsarbeitsminister bestätigte in der Versorgungssache des Anton R. 1935 dieses Argument. Er befand, dass die noch bestehenden nervösen Erscheinungen lediglich die Reaktion eines Psychopathen auf seine allgemein schwierigen Lebensumstände seien.[399] In dem Fall des Wilhelm C. führte das Versorgungsamt Oldenburg die anhaltenden »hysterischen Reaktionen« des Kriegsbeschädigten beispielsweise auf die »schlechten wirtschaftlichen Verhältnisse der Nachkriegszeit« zurück.[400] Als teils bewusste, teils unbewusste Motivation dieser »Anpassungsschwierigkeit« psychisch Kriegsversehrter an ihre Lebenssituation galten Psychiatern deren insgeheime »Begehrungsvorstellungen«. »Die Auffälligkeiten in seinem Verhalten sind lediglich Ausdruck des Rentenbegehrens [...]«, urteilte dementsprechend auch das Versorgungsamt Allenstein in Ostpreußen in der Versorgungssache des Josef T. 1937.[401]

Die Begründungen des Rentenentzugs rezipierten auch die moralisierenden Bewertungen psychisch Versehrter, wie sie in der allgemeinen psychiatrischen Fachpresse seit den 1920er Jahren zu finden sind. Charakterliche Unzulänglichkeiten wurden nun ebenso attestiert wie die sich in dem Verhalten der Kriegsbeschädigten scheinbar ausdrückende »Arbeitsscheu« »hysterisch gewordener Drückeberger und Rentenjäger«.[402] Im Falle des Kriegsbeschädigten Josef R. handele es sich um ein »anlagemäßig vermindertes Verantwortungsgefühl mit angeborener Charakterschwäche«[403], so das Versorgungsamt Gleiwitz 1937. In einem anderen Versorgungsfall wurde die psychische Störung als »Verkümmerung moralischer Gefühle und ethischer Begriffe«[404] beschrieben. Dass psychisch Kriegsbeschädigten der Wille zur Arbeit nach psychiatrischer Überzeugung grundsätzlich abgehe, spiegelt sich

398 BArch R 3901/10168, Schreiben des Reichsarbeitsministers an das HVA Sachsen betreffs Berichtigung der Entscheidung in der Versorgungssache des Hermann S. am 5. Dezember 1935.
399 BArch R 3901/10166, Schreiben des Reichsarbeitsministers an das HVA Westfalen betreffs Berichtigung der Entscheidung in der Versorgungssache des Anton R. am 6. Dezember 1935
400 BArch R 3901/10175, Versorgungssache des Wilhelm C., VA Oldenburg am 4. Juli 1936.
401 BArch R 3901/10198, Versorgungssache des Josef T., VA Allenstein am 14. Januar 1937.
402 BArch R 3910/10203, Versorgungssache des [...], VA Koblenz am 1. März 1937.
403 BArch R 3901/10226, Versorgungssache des Josef R., VA Gleiwitz am 14. Januar 1937.
404 BArch R 3901/10204, Versorgungssache des [...], in der Zuständigkeit des HVA Rheinland, o. D.

ebenso häufig in den Rentensachen wider. Ein Bescheid des Versorgungsamtes Hamburg beschrieb dies im Falle des »Hysterikers« Ernst S. folgendermaßen:

Nach dem amtsärztlichen Gutachten vom 8.2.37 sind Menschen, die mit einem derartigen Leiden behaftet sind, weder im zivilen Beruf noch im Militär den an sie gestellten Anforderungen gewachsen. Sie nehmen sofort die Flucht in die Krankheit, sobald man irgend eine Leistung von ihnen verlangt.[405]

Aber auch wesentlich umgangssprachlicher umschrieben die Verwaltungs-beamten der Versorgungsbehörden die vermeintliche »Arbeitsscheu« der Kriegsbeschädigten. Auf dem Rentenbogen des Wilhelm B. vermerkte der zuständige Bearbeiter beispielsweise: »Der Kampf um die Rente geht weiter [...] Im Jahre 1927 bequemte er sich wieder zur Arbeit.«[406] Der Wortlaut passt zu anderen behördlichen Darstellungen der Arbeitsmotivation psychisch Versehrter. In einem Bescheid des Versorgungsamtes Aachen ist zu lesen, der Kriegsbeschädigte »feiere krank«, um zusätzliche Leistungen aus der Kran-kenversicherung zu erhalten.[407]

Die Überprüfung der Versorgungsberechtigung nach Art. 2 des Versor-gungsverfahrensgesetzes von 1934 sollte die Gemeinschaft der Kriegsbe-schädigten von »groben Schlacken« reinigen.[408] Damit waren im nationalso-zialistischen Jargon die Kriegsversehrten gemeint, die an einer rein psychi-schen »Hemmung« ihrer Arbeitskraft litten und diese angeblich nur deswegen nicht überwanden, weil sie nicht den »Willen« dafür aufbrachten. Diese An-nahme entsprach sowohl der zeitgenössischen psychiatrischen als auch der politischen Einschätzung psychischer Versehrtheit – ob im Kontext der Kriegsbeschädigtenversorgung oder der staatlichen Unfallversicherung.

Die formellen Begründungen des Rentenentzuges zeigen, dass die Versor-gungsbehörden über weitreichende (medizinische) Argumentationsmög-lichkeiten verfügten, um den Ausschluss von Kriegsbeschädigten aus dem Kreise der »rechtmäßigen« Versorgungsempfänger zu rechtfertigen. Sicher-lich bot das Erblichkeitsparadigma die primäre Handhabe, um die Verant-wortlichkeit für im Grunde jegliche gesundheitliche Störung von den Kriegseinflüssen weg auf die genetische Eigenart der betroffenen Personen zu verschieben. Den inhaltlichen Ausführungen der psychiatrisch »herrschen-den« Lehre entsprechend, waren an die psychopathologische Minderwertig-keit klar definierte Verhaltensweisen psychisch Kriegsbeschädigter gekoppelt: Ihre »neurotischen« oder »hysterischen« Symptome symbolisierten demzu-folge nach wie vor sowohl eine Verweigerungshaltung, im Krieg an der Seite

---

405 BArch R 3901/10195, Versorgungssache des Ernst S., VA Hamburg I am 22. April 193[].
406 BArch R 3901/10203, Versorgungssache des Wilhelm B., VA Saarbrücken am 16. Februar 1937.
407 Vgl. z. B. BArch R 3901/10205, Versorgungssache des [...] Sch., VA Aachen am 21. Juni 1937.
408 BArch R 3901/10164, Reichsarbeitsminister betreffs Durchführungsbestimmungen des Art. 2 am 10. Dezember 1936, Anlage 1, S. 1.

ihrer Kameraden »heldenhaft« zu kämpfen, als auch in der zivilen Leistungsgesellschaft zum Wohle der Solidargemeinschaft zu arbeiten.[409]

Mit der Entziehung der Versorgungsgebührnisse nach 1934 verband sich im Reichsarbeitsministerium die Frage, ob den betroffenen Kriegsbeschädigten ein so genannter Härteausgleich bewilligt werden sollte. Diesen konnte das Reichsarbeitsministerium dann gewähren, wenn der Kriegsversehrte nach wirtschaftlichen Kriterien als »bedürftig« oder als »Frontkämpfer« galt.[410] Bereits im Rahmen der allgemeinen Überprüfung der Versorgungsberechtigung nach 1934 fragten Versorgungsämter explizit ab, ob der ehemalige Kriegsteilnehmer, der für den Rentenentzug bestimmt war, nach nationalsozialistischer Definition als »Frontkämpfer« einzustufen war. Ausschlaggebend waren dementsprechend die konkrete Verwendung des Soldaten im Krieg sowie etwaige militärische Auszeichnungen wie das Eiserne Kreuz I. und II. Klasse.[411] Die Analyse der Rentenakten zeigt, dass mehr als die Hälfte der Fälle psychisch Versehrter, die für eine Anwendung des Art. 2 vorgesehen waren, tatsächlich als »Frontkämpfer« galten. Sie erhielten – bis zum endgültigen Rentenentzug – wie alle anderen Kriegsbeschädigten ab 1934 eine »Frontzulage«, die sich auf 5 RM monatlich belief und zusätzlich zu den Gebührnissen ausgezahlt wurde.

Die militärischen Verdienste psychisch Kriegsbeschädigter entsprachen keineswegs den landläufigen psychiatrischen und nationalsozialistischen Vorannahmen in Bezug auf das Sozialverhalten psychisch Kriegsbeschädigter. Sie kollidierten regelrecht mit dem Frontkämpferideal, das den Rentenentzug bei »unrechtmäßigem« Versorgungsbezug argumentativ stützte. Zudem verlangte gerade die Eigenschaft als verdienter »Frontkämpfer« nach nationalsozialistischer Auffassung staatliche Würdigung. Es musste daher eigentlich auch in der Versorgungspraxis eine Rolle spielen, wie lange der Beschädigte an der Front gekämpft, ob er sich bewährt hatte und hierfür ausgezeichnet worden war, wollten die Versorgungsbehörden dem Grundsatz des Art. 2 treu bleiben, dass dieser seinen Ursprung »im tiefsten soldatischen Empfinden« des Volkes habe.[412] In den Versorgungsfällen derjenigen Kriegsbeschädigten, die aus der Versorgung nach 1934 ausgeschlossen werden sollten, entwickelte sich daher für das Verwaltungshandeln ein offensichtlicher Konflikt. Wie das Reichsarbeitsministerium und die ihm untergeordneten Versorgungsbehörden diesen im Rahmen ihrer täglichen Arbeit aufzulösen suchten, kann anhand der Bewilligungspraxis von Härteausgleichen untersucht werden. Gründe für oder gegen die Vergabe dieser Ausgleichs- bzw. Überbrückungszahlungen sind in den Akten der Versorgungsbehörden dokumentiert. Diese

---

409 Vgl. z.B. BArch R 3901/10201, Versorgungssache des Josef N., VA Koblenz am 5. […] 1936.
410 HWRV, S. 177.
411 Die militärischen Ehrungen wurden dagegen nicht standardmäßig erfasst, sondern nur vereinzelt in den Versorgungsunterlagen vermerkt. Eine quantitative Auswertung diesbezüglich ist daher nicht möglich.
412 HWRV, S. 177.

zumeist knappen Vermerke in den Versorgungsdokumenten können Anhaltspunkte dafür liefern, welche Kriterien bei der Vergabe dieser speziellen Sozialleistung ausschlaggebend waren und inwiefern das Frontkämpferideal innerhalb der nationalsozialistischen Versorgungspolitik tatsächlich implementiert wurde.

Die Analyse der amtlichen Begründungen für die Bewilligung oder Ablehnung eines Härteausgleichs zeigt, dass das Frontkämpferideal bei der Vergabe keine primäre Rolle spielte.[413] Welche anderen Kriterien über die nationalsozialistische Zuwendung entschieden und welchen Stellenwert die Eigenschaft als »Frontkämpfer« innerhalb dieses Kriterienensembles besaß, ergibt der detailliertere Einblick in die Begründungen der Bewilligungen bzw. Ablehnungen in einzelnen Versorgungsfällen.[414]

Den Status als »Frontkämpfer« hoben in etwa der Hälfte der Fälle die Versorgungsbeamten als Grund für die Bejahung eines Härteausgleichs hervor. Zum anderen führten sie jedoch ebenso häufig die Bedürftigkeit der Kriegsbeschädigten und ihrer Familien als Grund für eine Bewilligung an.[415] Die psychischVersehrten waren hauptsächlich deswegen ohne Einkommen,

413 Die Anzahl der Versorgungsfälle richtet sich hier ebenso wie bei der Analyse der Begründungen des Art. 2 nach den Versorgungsakten aus den Verwaltungsbezirken Rheinland, Schlesien, Ostpreußen, Niedersachsen-Nordmark (N=759). Die Analyse umfasste insgesamt 656 (=N; kA=103) Einzelfälle, für welche die amtlichen Begründungen für die Bewilligung oder Ablehnung eines Härteausgleichs vorlagen. Setzt man die Informationen zur militärischen Verwendung mit der Bewilligung eines Härteausgleiches in Relation, ergibt sich folgendes Bild: Insgesamt erhielten von diesen Personen 432 (65,8 %) einen Härteausgleich, 224 (34,1 %) nicht. Ein eindeutiger Zusammenhang zwischen der Bewilligung des Härteausgleichs und dem Status als »Frontkämpfer« lässt sich zunächst nicht ausmachen: Am häufigsten (41,3 %) wurde der Härteausgleich bewilligt, obwohl die Kriegsbeschädigten nach nationalsozialistischem Ermessen nicht als »Frontkämpfer« galten. Nur in knapp einem Viertel der Fälle (24,5 %), in denen ein Härteausgleich bejaht wurde, waren die Empfänger »Frontkämpfer«. Anhand des gruppeninternen Vergleichs der Bewilligungs- und Ablehnungsquoten wird klar, dass »Frontkämpfer« nicht wesentlich bevorzugter behandelt wurden als Nicht-»Frontkämpfer«. Für beide Gruppen ergaben sich ähnliche Bewilligungsquoten: »Frontkämpfer« erhielten in rund 70 % der Fälle die Zusatzleistung, Nicht-Frontkämpfer in 63 % der Versorgungsfälle. Der Härteausgleich wurde »Frontkämpfern« in 29 % der Fälle verweigert, Nicht-»Frontkämpfern« in 36,8 %. Kriegsbeschädigte, die ihren Dienst nicht in vorderster Linie geleistet hatten, erscheinen nach diesen Zahlen als geringfügig benachteiligt. Demnach mag die Eigenschaft als »Frontkämpfer« in Zweifelsfällen tatsächlich den Ausschlag für die Bewilligung gegeben haben.

414 Für den Vergleich standen insgesamt 98 Fälle zur Verfügung, in welchen die Urteilsfindung durch Versorgungsämter, Hauptversorgungsämter und das Reichsarbeitsministerium ausreichend belegt war. Für 67 dieser Versorgungsfälle wurde ein Härteausgleich bejaht, bei 31 Kriegsbeschädigten entschied sich die Versorgungverwaltung dagegen. Dies entspricht recht genau den Bewilligungs- und Ablehnungsquoten insgesamt.

415 Dies ergibt die inhaltliche Analyse der behördlichen Begründungen bei Vergabe des Härteausgleichs. Von insgesamt 67 Personen vermerkten die Versorgungsbehörden bei 32, dass der Kriegsbeschädigte aufgrund seiner Eigenschaft als »Frontkämpfer« für einen Härteausgleich in Frage käme. 33 Kriegsversehrte wurden aufgrund ihrer Bedürftigkeit in Vorschlag gebracht. In zwei Fällen wurden ausdrücklich beide Kriterien angeführt.

weil sie aufgrund ihres Leidens und fortgeschrittenen Alters arbeitsunfähig waren oder sich bereits seit langem in psychiatrischer Anstaltsbehandlung befanden.[416]

Insbesondere wenn im Haushalt des Kriegsbeschädigten noch Kinder lebten, die sich in Ausbildung befanden, befürworteten die Versorgungsbehörden einen Härteausgleich, und zwar weitgehend unabhängig von der Tatsache, ob der Kriegsbeschädigte »Frontkämpfer« gewesen war oder nicht. Zwar erscheinen auch Fälle, in denen ein Härteausgleich trotz einer materiell gesicherten Lebenssituation nur aufgrund der Frontkämpfereigenschaft gewährt wurde;[417] diese Fälle können jedoch als singulär gelten. Generell war für die Vergabe eines Härteausgleiches durchweg die Bedürftigkeit aufgrund der schlechten wirtschaftlichen Situation ausschlaggebend.[418]

Besonderes Augenmerk verdient die Tatsache, dass Härteausgleiche dann bewilligt wurden, wenn eine Wiedereingliederung in den Arbeitsprozess sowohl kurz- als auch langfristig ausgeschlossen schien. Dies erklärt den hohen Prozentsatz von permanent invaliden und arbeitsunfähigen Kriegsbeschädigten in der Gruppe der Härteausgleichsempfänger.[419] Die Entscheidungskriterien der wirtschaftlichen Situation und Arbeitsfähigkeit dominierten auch bei den Ablehnungen eines Härteausgleichs die Argumentation der Versorgungsbehörden. Befand sich der Kriegsbeschädigte nach Ansicht der

---

416 Insgesamt kamen auf 98 Kriegsbeschädigte 14 Personen, die dauerhaft in Heil- und Pflegeanstalten untergebracht waren. 13 erhielten einen Härteausgleich, nur ein Kriegsbeschädigter nicht (ermittelt über das Abfragekriterium »laufende Zuwendung in Höhe der Anstalts- und Nebenkosten«). Es waren in der Gruppe derjenigen, die Härteausgleiche empfingen, außerdem doppelt so viele pflegebedürftige Personen (Pflegezulageempfänger) wie in der Gruppe derjenigen, die keinen Härteausgleich zugesprochen bekamen.

417 So wurde einem Kriegsbeschädigten, der wegen »Hysterie« und »Depression« eine Rente von 50 % MdE bezog, ein Härteausgleich gewährt, da er als »verdienter Frontkämpfer« galt und das EK I und II vorweisen konnte, obwohl er erwerbstätig war und seine wirtschaftliche Situation als gut bezeichnet wurde. R 3901/10203, Versorgungssache des Johann K., VA Düsseldorf am 20. Mai 1937. Das Versorgungsamt sprach sich gegen einen Härteausgleich auch, weil der ehemalige Soldat »nichts Besonderes aus dem K.[rieg] vorzuweisen« hatte. Gleichzeitig geht aus seinen Rentenunterlagen hervor, dass der Kriegsbeschädigte berufstätig war und so ausreichend versorgt schien. Warum auf dieser Grundlage die Entscheidung zugunsten eines Härteausgleichs getroffen wurde, muss offen bleiben.

418 BArch R 3901/10168, Versorgungssache des Anton R., VA Dortmund am 20. Juli 1935.

419 Es waren bei der Härteausgleichempfängern rund viermal soviele Personen nicht erwerbstätig bzw. arbeitsunfähig. Die Korrelation zwischen Bewilligung eines Härteausgleiches und Arbeitsunfähigkeit bestätigt sich auch dann, wenn man die in den Rentenakten angegebenen Details zum Erwerbsstatus zum Zeitpunkt der Aberkennung der Renten Mitte der 1930er Jahre betrachtet. In der Gruppe der Härteausgleichempfänger waren 203 Personen (46,9 %) arbeitsunfähig bzw. nicht erwerbstätig; in der Gruppe der Kriegsbeschädigten, die keinen Härteausgleich erhielten, waren es 51 (22,7 %). Die Relation 4:1 verringert sich auf 1:2, wenn man die nicht näher spezifizierten »nicht erwerbstätigen« Kriegsbeschädigten aus der Rechnung herausnimmt. Nicht mehr arbeitsfähige Kriegsbeschädigte sind dann in der Gruppe der Härteausgleichempfänger 111 (25,5 %), in der Gruppe der Nicht-Härteausgleichempfänger 28 (12,5 %) zu konstatieren.

Verwaltung nicht in wirtschaftlichen Schwierigkeiten, vor allem wenn Vermögen in Form von Hausbesitz oder Sparguthaben vorhanden war, entschied sie überwiegend gegen einen Härteausgleich. Das war auch dann der Fall, wenn der Kriegsbeschädigte als »Frontkämpfer« galt.[420] Die Nichtgewährung des Härteausgleichs kann als Druckmittel aufgefasst werden, um Menschen in Arbeit zu zwingen.[421] Das Versorgungsamt Berlin gab in dem Fall des Richard W. an das zuständige Hauptversorgungsamt die Empfehlung, den finanziellen Ausgleich nicht zu gewähren und begründete dies folgendermaßen: »Es handelt sich um einen asozialen Menschen und Betrüger, der einen Härteausgleich nicht verdient. W. muss wieder arbeiten! Alkoholiker!«[422] Eine staatlicherseits angenommene Arbeitsfähigkeit, so kann auf der Grundlage der Auswertung gezeigt werden, bedingte fast immer die Nichtgewährung eines Härteausgleichs. Der Entschluss, keinen Härteausgleich zu gewähren, ging dementsprechend oft einher mit der Anweisung, den Kriegsbeschädigten schnellstmöglich in eine Erwerbstätigkeit zu vermitteln.[423]

Zusammenfassend kann in Bezug auf die Vergabepraxis des Härteausgleichs festgehalten werden, dass der Status als »Frontkämpfer« hier zwar sicherlich hilfreich war, selten jedoch eine Pro- oder Contra-Entscheidung der Versorgungsbehörden entscheidend beeinflusste.[424] Wesentlich schlagkräftiger wirkte sich die Feststellung von Bedürftigkeit und Arbeitsfähigkeit aus.

---

420 BArch R 3901/10166, Versorgungssache des Richard Karl P., VA Chemnitz am 31 Juli 1935.

421 BArch R 3901/10200, Eignungsgutachten des Arbeitsamtes Königsberg zur Person des Kriegsbeschädigten Gustav Sch. am 9. Juni 1941; außerdem R 3901/10199, Anweisung des Reichsarbeitsministeriums an das HVA Ostpreußen in Bezug auf die Arbeitsvermittlung des Karl M. am 1. Oktober 1937. Der Reichsarbeitsminister wies darauf hin, dass der »Hysteriker« als arbeitsfähig zu gelten habe, da er nicht organisch erkrankt sei. Das zuständige Arbeitsamt hatte zuvor die Arbeitsvermittlung gestoppt, da diese über einen längeren Zeitraum hinweg nicht erfolgreich gewesen war. Dementsprechend argumentierte das HVA Brandenburg-Pommern in der Versorgungssache des Gregor R. aus Stettin, der unter allen Umständen als arbeitsfähig zu gelten habe: »Durch die Wiedergewährung der Zuwendung würde R. nur in dem Glauben bestärkt, dass der Staat für ihn Sorge müsse, weil er sein Leiden auf den Kriegsdienst zurückzuführen sei. R. ist Hysteriker.« Auch auf der Ebene der lokalen Kriegsbeschädigtenfürsorge wurden die Dienststellen aufgefordert, sämtliche arbeitsfähige Kriegsbeschädigte in Arbeit zu vermitteln. LWL 658/68, Erlass des Reichsarbeitsministers am 22. September 1933 betreffs der Arbeitsbeschaffung für Kriegsbeschädigte.

422 BArch R 3901/10182, Versorgungssache des Richard W., VA Berlin II am [...] August 1936; Stellungnahme des Reichsarbeitsministers am 9. März 1937. Bei attestiertem Alkoholismus wurden Renten stets entzogen. BArch R 3901/10203, Versorgungssache des Richard D., VA Wuppertal am 20. April 1937; hierzu Entscheidung des Reichsarbeitsministers vom 16. Juli 1937.

423 So z. B. BArch R 3901/10199, Schreiben des Reichsarbeitsministers an das HVA Ostpreußen, Königsberg am 1. Oktober 1937; R 3901/101201, Schreiben des VA Düsseldorf an das HVA Rheinland, Koblenz am 18. Februar 1937.

424 So wurde beispielsweise in der Versorgungssache des Hermann K. der Härteausgleich nicht gewährt mit der Begründung, dass der Kriegsversehrte nicht direkt an der Front gekämpft hatte. BArch R 3901/10195, Versorgungssache des Hermann K., VA Hannover am 14. April 1937.

Insbesondere die Annahme einer »Arbeitsunwilligkeit« konnte dazu führen, dass ein Härteausgleich trotz Bedürftigkeit nicht bewilligt wurde.[425]

Unabhängig von der Entscheidung, ob die Versorgungsbehörde einen Härteausgleich befürwortete, leistete sie in etwa der Hälfte der Fälle Übergangszahlungen. Das bedeutete, dass die Versorgungsgebührnisse für einen bestimmten Zeitraum ab dem Rentenentzug weiter gezahlt wurden.[426] Ein interessantes Detail, das sowohl bei der Berechnung der Härteausgleiche als auch der der Übergangsgelder hervorsticht, ist, dass die ideologisch aufgeladene »Frontzulage« nicht mehr zu den Gebührnissen hinzugerechnet wurde. Sie fiel in jedem Falle weg und dokumentierte damit im Kleinen den Verlust der »Würde«, als »Frontkämpfer« gelten zu können.

Die Höhe der finanziellen Unterstützung auf dem Wege des Härteausgleichs variierte stark. Prinzipiell konnte durch den Härteausgleich die erloschene Rentenzahlung völlig kompensiert werden.[427] So wurden die Bezüge auch im Falle des Wilhelm W. als Zuwendung in fast der gleichen Höhe weiter gezahlt.[428] Bei Friedbert M. hingegen reduzierten sich die Zahlungen der Versorgungsbehörden. Er hatte für ein Nervenleiden seit 1917 zuletzt eine Rente in Höhe von 252,50 RM erhalten. 1937 wurde ihm diese entzogen, da er aufgrund seiner »hysterischen Abwegigkeiten« den nationalsozialistischen Versorgungsbehörden als »Psychopath und Rentenneurotiker« galt. Er erhielt nun durch den Härteausgleich monatlich eine Zuwendung von 200 RM, so dass er 52,50 RM einbüßte, welche das Reichsarbeitsministerium folglich einsparte. Im Gegenzug zu diesen finanziellen Verlusten bekamen die Kriegsbeschädigten ihre – zuvor gekürzten – Renten aus der Invalidenversicherung nun in voller Höhe ausgezahlt. Der Kriegsversehrte Friedrich M. kam durch diese Zahlungen aus der Invalidenversicherung fast auf die ursprüngliche Höhe seiner Versorgungsgebührnisse.[429] Der Entzug der rechtmäßigen Versorgung resultierte demnach nicht zwingend in der sozialen Verelendung der ehemaligen Soldaten. Das soziale Sicherungsnetz griff auch in den Fällen dieser »unwürdigen« Rentenempfänger – sofern deren Arbeitsleistung staatlicher-

425 Vgl. z. B. BArch R 3901/10198, Versorgungssache des Johann G., VA Allenstein am 29. November 1936; ebenso BArch R 3901/10168, Versorgungssache des Adolf K.,VA Bielefeld [...] 1935.

426 Für die Gruppe der Kriegsbeschädigten, die keinen Härteausgleich zugesprochen bekam, wurden diese Übergangsgelder in 172 Fällen für zwei bis sechs Monate, in acht Fällen zwischen zehn und 24 Monaten gezahlt. 43 Personen erhielten ab dem Zeitpunkt des Versorgungsentzugs keinerlei weitere Unterstützung aus dem Reichsarbeitsministerium. In der Gruppe der Härteausgleichempfänger bezogen 164 Personen ihre volle Grundrente zunächst in Form von Übergangszahlungen weiter. Auch hier variierte die zeitliche Begrenzung zwischen zwei und 24 Monaten, wobei 95 % der Rentenzahlungen zwischen zwei und vier Monaten währten.

427 Z. B. bekam ein Kriegsbeschädigter wegen epileptoformer Anfälle zuvor 147, 80 RM nach Entzug weitere 148, 30 als Zuwendung, also 1, 50 RM mehr. BArch R 3901/10192, Versorgungssache des Wilhelm F., VA Hildesheim am 31. Mai 1935.

428 BArch R 3901/10195, Versorgungssache des Wilhelm W., VA Hildesheim am 10. April 1937.

429 BArch R 3901/10191, Versorgungssache des Friedbert M., VA Magdeburg am 5. Juli 1937.

seits nicht mehr eingefordert werden konnte. Dennoch hatte die nationalsozialistische Versorgungspolitik mit dem Rentenentzug demonstriert, dass sie imstande war, ideologisch determinierte und propagierte Programme in den sozialpolitischen Alltag zu implementieren. Die Tatsache, dass den betreffenden Kriegsbeschädigten weiterhin den Lebensunterhalt substituierende Zahlungen aus anderen Zweigen der Sozialversicherung zugebilligt wurden, änderte prinzipiell nichts daran, dass mit dem Rentenentzug in der Außenwirkung dem vermeintlich parasitären Eigennutz der psychisch Kriegsbeschädigten Einhalt geboten wurde.

Der Härteausgleich war keineswegs mit der Anerkennung eines Rechtsanspruches auf Versorgung verbunden. In keinem der untersuchten Fälle führte die »soldatische Leistung« dazu, dass die Renten *nicht* nach Art. 2 des neuen Versorgungsverfahrensgesetzes aberkannt wurden. Der Härteausgleich ersetzte zwar in finanzieller Hinsicht einen Teil der Leistungen der Rente, beinhaltete aber die klare Feststellung, dass es sich hierbei um eine nicht einklagbare, jederzeit rückgängig zu machende und freiwillige Leistung der nationalsozialistischen Versorgungsbehörden handelte. Er symbolisierte eben das, was die Weimarer Kriegsbeschädigtenversorgung versucht hatte zu vermeiden, nämlich eine wohltätige Gabe, die den Nimbus der Armenfürsorge besaß und den Kriegsbeschädigten auf eine Stufe mit Fürsorgeempfängern stellte.

3.5 Protest und abweichende Berentungen nach 1933

Zwar kann von einer weitgehenden Umsetzung des politisch erwünschten und medizinisch forcierten Rentenentzugs ausgegangen werden, doch zeigten sich in der Entschädigungsfrage auch im nationalsozialistischen Staat noch konträre Sichtweisen. Innerhalb der Versorgungsverwaltung und Rechtssprechung kam es selbst nach 1933 zur Anerkennung der Dienstbeschädigung bei psychischen Störungen.[430] Allerdings wurden die auf diesem Wege gewährten Renten mittels des neuen Versorgungsverfahrensgesetzes Mitte der 1930er Jahre wieder entzogen.

Die Aussagen von Juristen und Medizinern sowie eine kleine Zahl individueller Berentungsgeschichten zeigen, dass nach der »Machtergreifung« die

---

430 BArch R 3901/10227, Versorgungsamt Gleiwitz/Oberschlesien an das HVA Schlesien, Breslau am 25. März 1937. Konrad C. erhielt 1933 für sein Leiden »Nervöser Symptomkomplex im Sinne einer Hysterie und Epilepsie« eine Vollrente zugesprochen. Er war die gesamte Kriegsdauer im Feld und mehrmals verwundet und verschüttet gewesen. Ihm wurde nicht die Rente nach Art. 2 entzogen, obwohl in der medizinischen Begründung festgestellt wurde, dass sich das hysterische Leiden erst Mitte der 1920er Jahre unabhängig vom Kriegsdienst herausgebildet hatte. Außerdem BArch R 3901/10173, VA Gelsenkirchen an HVA Westfalen in der Versorgungssache des Hugo B. am 7. Mai 1936. Dem Kriegsbeschädigten wurde sein Versorgungsanspruch aufgrund seiner »psychasthenische[n] Zustände und hochgradige[n] Depression« noch 1935 vom VA Gelsenkirchen bestätigt.

unterschiedlichen Meinungstraditionen fortlebten – wenn auch in stark dezimierter Form. Psychische Leiden wurden trotz der zeitlichen Distanz zum Krieg und entgegen den – nun auch amtlichen – Leitsätzen der psychiatrisch »herrschenden« Lehre auf den Kriegsdienst zurückgeführt.[431] Selbst das Reichsversorgungsgericht urteilte in den Anfangsjahren des Nationalsozialismus noch zugunsten psychisch Versehrter.[432] So bekam beispielsweise der Kriegsversehrte Johannes J. durch das Versorgungsamt Frankfurt/Oder noch im August 1933 eine Rente entsprechend einer Erwerbsminderung von 50 % zugesprochen, weil die Versorgungsbehörde der Auffassung war, dass seine »nervösen Störungen« auf die »Anstrengungen und Affektstrapazen als Krankenträger im Felde« zurückzuführen seien.[433]

Innerhalb der Versorgungsrechtsprechung ließ die Uniformität, welche das Reichsarbeitsministerium mit allen Mitteln herzustellen versuchte, zu wünschen übrig.[434] Noch Mitte der 1930er Jahre beklagte sich der Reichsarbeitsminister in einem Rundschreiben an die Landesregierungen:

Immer wieder ergehen Urteile der Versorgungsgerichte, die im Widerspruch stehen mit grundsätzlichen Entscheidungen des Reichsversorgungsgerichts [...]. Im Sinne einer einheitlichen Rechtsprechung ist dieser Zustand höchst unerfreulich.[435]

Divergierende medizinische Auffassungen zu den psychischen Leiden, die nun mehrheitlich als »Erbleiden« galten, kamen in den Schreiben von Privatärzten an die Versorgungsbehörden zum Ausdruck, die im Sinne ihrer Patienten den Rentenentzug mit fachlichen Argumenten anfochten. Derartige Gutachten der behandelnden Haus- und Fachärzte legten die Kriegsbeschädigten oftmals ihren Beschwerden gegen die Bescheide der Versorgungsbehörden bei, um ihre Position gegen das Attest des Amtsarztes zu stützen. In seinem Begleitschreiben an das Hauptversorgungsamt Berlin brachte der in Berlin-Spandau ansässige Nervenarzt Carl H. seine Empörung über die medizinische Begründung des Rentenentzugs zum Ausdruck. Er berichtete, sein Patient habe

431 *Pieper*, S. 47 f.; *Schellworth*, Die Neurose in der Rechtsprechung, S. 11.
432 BArch R 3901/10164, Urteil des Reichsversorgungsgerichts in der Versorgungssache des Gottlieb B. vom 15. April 1935. Es konnte keine wesentliche Änderung des Gesundheitszustandes festgestellt werden. Hierin wiederholte das Reichsversorgungsgericht den Grundsatz der Weimarer Zeit, nämlich: »Die gemäß § 57 des RVGs erforderliche wesentliche Änderung gegenüber den für die Anerkennung maßgebenden Verhältnissen kann aber nicht darin gesehen werden, daß jetzt eine andere wissenschaftliche Auffassung über die Anerkennung von D[ienst]B[eschädigung] bei Epilepsie geltend gemacht wird.«
433 BArch R 3901/10182, Versorgungsamt Frankfurt/Oder an Hauptversorgungsamt Brandenburg-Pommern, Berlin-Schöneberg am [...] 1936.
434 *Günther*, Sammlung und Auswertung ärztlicher Gutachten, S. 29.
435 NRWStADT L 80.06, Schreiben des Reichsarbeitsministers an die preußischen Finanzminister und Landesregierungen am 29. August 1936. In diesem Zusammenhang forderte Arendts einen »obersten deutschen Gerichtshof für Verwaltungs-(öffentliches) Recht«, der in grundsätzlichen, die ordentliche wie die Verwaltungsgerichtsbarkeit betreffenden Rechtsfragen die Einheit der Gesamtrechtsprechung sicherstellen sollte. *Arendts*, Neurosenfrage und Rechtsprechung, S. 36.

während des Ersten Weltkrieges einen »Nervenschock« erlitten und befinde sich seitdem bei ihm in Behandlung. Die Symptome hätten sich seither nicht gebessert, betonte Dr. H. Im Gegenteil, der Alltag des ehemaligen Soldaten werde vehement durch sein Leiden beeinträchtigt, da »Herr H. fast täglich an starken Schüttelkrämpfen leidet«.[436] Dass die psychische Störung, welche sich in diesen körperlichen Symptomen manifestierte, durch fehlenden Arbeitswillen motiviert sei, hielt der behandelnde Arzt für unglaubwürdig:

Wenn Herr H. in den ganzen vergangenen Jahren trotz dieser schweren Erkrankung Dienst getan hat, und sich bemühte eine Existenz zu bekommen und zu halten, so geht daraus hervor, daß der Arbeitswille in keiner Weise angezweifelt werden kann.[437]

Weitere Gegenstimmen gaben zu bedenken, dass die Lehrmeinung Bonhoeffers, Stiers und Reichardts, die dem Art. 2 zugrunde lag, nicht derart etabliert sei, dass sie als unanfechtbar gelten könne. Fachärzte der Neurologie und Psychiatrie betonten weiterhin die Relevanz von exogenen Ereignissen bei der Entstehung kriegsbedingter psychischer Störungen und zogen gleichzeitig die Rolle der Heredität in Zweifel, argumentierten also völlig konträr zur psychiatrisch »herrschenden« Lehre.[438] Nach den Entscheidungen der Versorgungsbehörden zu urteilen, die in sämtlichen Fällen auch bei gegenteiligen Gutachten die Renten entzogen, schenkte die Versorgungsabteilung im Reichsarbeitsministerium diesen privatärztlichen Expertisen keinerlei Beachtung. Die Ehefrau eines psychisch Kriegsbeschädigten äußerte in einem Schreiben an den Reichsarbeitsminister ihre Verwunderung über diese Ignoranz der Versorgungsbehörden:

Es muss einem sonderbar [vorkommen], dass über das Attest des behandelnden Arztes ohne weiteres [hinweg]gegangen wird, so er doch der einzige ist, der auf Grund [seiner] Behandlung und Beobachtung ein objektives Urteil abgeb[en kann].[439]

Die Kritik an der politischen Aktion des Rentenentzugs kam jedoch nicht ausschließlich aus der medizinischen Fachwelt. So konstatierte auch der Deutsche Gemeindetag in einem Schreiben an den Reichsarbeitsminister, dass die besagte dominante Lehrmeinung »in Fachkreisen keineswegs unumstritten« und eine darauf aufbauende Maßnahme nicht zu empfehlen sei. Die

---

436 BArch R 3901/10185, Privatärztliches Gutachten zu Heinrich H. an das HVA Berlin am 16. Oktober 1937 von Dr. med. Carl H., Facharzt für Nerven-Gemütskranke Berlin-Spandau.
437 Ebd.
438 BArch R 3901/10211, Brief des Ehrhard A. an den Reichsarbeitsminister am 17. Dezember 1938; BArch R 3901/10185, Privatärztliches Gutachten zu Heinrich H. an das HVA Berlin am 16. Oktober 1937 von Dr. med. Carl H., Facharzt für Nerven-Gemütskranke Berlin-Spandau; BArch R 3901/10209, Schreiben des Heinrich J. betreffs Versorgungsangelegenheit seines Bruders Simon J. an den Stellvertreter des Führers, Rudolf Hess, am 25. Mai 1938, S. 2.
439 BArch R 3901/10210, Schreiben der Ehefrau des Gottfried P. an den Reichsarbeitsminister am 15. Oktober 1938.

Änderungen auf dem Gebiet des Versorgungsrechts könnten »psychologische Rückwirkungen [...] auf die staatsbürgerliche Gesinnung der betroffenen Familien« auslösen, indem sie vormals anerkannte Kriegsveteranen gesellschaftlich degradierten. Dies könne gar zu einer »Hemmung der Wehrfreudigkeit der Jugend« führen.[440] Der Deutsche Gemeindetag wies außerdem darauf hin, dass vielen Kriegsbeschädigten mit dem Entzug der Rente ihre finanzielle Existenzgrundlage genommen werde und dies automatisch zu einer erheblichen Mehrbelastung der kommunalen Fürsorge führe. Insbesondere für die in Anstaltsverwahrung befindlichen Geisteskranken mussten die Kosten fortan von den Fürsorgeverbänden übernommen werden.[441] Im Hinweis auf die öffentliche Wirkung des Rentenentzugs lag ein wichtiges Element, das in der Diskussion um den Art. 2 häufig auftauchte. Auch der Landesfürsorgeverband Schwaben äußerte sich dementsprechend:

Es scheint nicht unbedenklich, eine so tiefgreifende Maßnahme, wie ihre Entziehung gerade gegenüber den Kriegsopfern, die bald zwei Jahrzehnte hindurch den Ehrenvorrang der Kriegsfürsorge genossen haben, auf den gegenwärtigen Stand der ärztlichen Wissenschaft zu stützen.[442]

Die kritischen Reaktionen auf die Rentenentziehung mittels Art. 2 führten nicht etwa zu einem Stopp der versorgungspolitischen Maßnahme. Stattdessen betonte der Reichsarbeitsminister, wie wichtig es für die Formulierung der Verwaltungsbescheide sei, dass sie »allgemeinverständlich« seien und nicht zu Klagen Anlass geben dürften. Auch die ärztliche Begründung des Rentenentzugs sollte »nach allen Seiten schlüssig und so gefaßt sein, daß sie auch Nichtärzte überzeugt«.[443] Die Versorgungsverwaltung wies wiederholt darauf hin, dass die von den Kriegsbeschädigten als zutiefst beleidigend empfundenen Bezeichnungen als »Psychopath« und »Rentenneurotiker« unterlassen werden sollten.[444] Ein Runderlass aus dem Reichsarbeitsministerium vom Winter 1937 wies die Ämter sogar an, Ausdrücke wie »Erbkrankheit« und »Erbanlage« in den Bescheiden zukünftig nicht mehr zu verwenden.[445] Diese ministeriellen Anweisungen für die Handhabung des Art. 2 verdeutlichen, dass der Rentenentzug selbst innerhalb des Ministeriums als durchaus politisch prekär eingestuft wurde. Im Gegensatz zur NSKOV wurden demnach auch die politischen Entscheidungsträger auf ministerieller Ebene gewahr,

440 BArch R 3901/10165, Deutscher Gemeindetag an den Reichsarbeitsminister am 9. August 1937, S. 2.
441 Ebd., S. 3.
442 StadtAMü Bürgermeister und Rat 262, Landesfürsorgeverband Schwaben an Deutscher Gemeindetag, Landesdienststelle Bayern am 24. November 1937.
443 BArch R 3901/10164, Reichsarbeitsminister betreffs Durchführungsbestimmungen des Art. 2 am 10. Dezember 1936, Anlage 1, S. 1.
444 HWRV, S. 136.
445 BArch R 3901/10165, Runderlass des Reichsarbeitsministers zum Vollzug des Art. 2 am 12. Februar 1937.

dass im Kontext der nationalsozialistischen Frontkämpferideologie die repressiven Maßnahmen gegen ehemalige Kriegsteilnehmer – die außerdem größtenteils als »Frontkämpfer« galten – potenziell politischen Schaden anrichten konnten. Der Beschluss zur Rentenentziehung wurde deswegen jedoch nicht zurückgenomen. Erst mitten im laufenden Verwaltungsprozess und als Reaktion auf die Vielzahl der Beschwerden aus der Bevölkerung versuchte das Reichsarbeitsministerium, durch die genannten Anweisungen die politische Wirkung des Rentenentzugs abzuschwächen – ein Anspruch, der aufgrund der Analyse der Vielzahl der Rentensachen als nicht eingelöst gelten muss. Die Semantik der Versorgungsbescheide, insbesondere die Schärfe in den Formulierungen blieb erhalten.

3.6 Politik und psychiatrisches Wissen: Kontinuitäten und Brüche

Der Entzug der Versorgungsgebührnisse bei ca. 16 000 bei Weltkriegsteilnehmern, deren psychophysische Leiden die Weimarer Versorgungsbehörden ursächlich auf die Kriegsereignisse zurückgeführt hatte, resultierte aus der spezifisch nationalsozialistischen Neuinterpretation des staatlichen Versorgungsauftrags sowie den strukturellen Eingriffen in das Macht- und Entscheidungsgefüge im Versorgungswesen. Diese das funktionale System des Entscheidungsprozesses verändernden Schritte führten automatisch zur Auswahl von psychiatrischen Wissensbeständen, die gegen eine Berentung bei psychischen Störungen argumentierten. Der nationalsozialistische Staat griff daher nicht etwa – wie propagandistisch dargestellt – auf bestehende wissenschaftliche »Wahrheiten« oder definitiv konsensfähige Fachmeinungen zurück; er stellte diese erst durch eine Reihe repressiver Maßnahmen nach 1933 selbst her.

Während die Brüche in der Versorgungspolitik nach 1933 klar zu Tage treten, erscheint eine eindeutige Antwort auf die Frage nach den Kontinuitäten in der staatlichen Kriegsbeschädigtenversorgung zwischen Weimarer Republik und nationalsozialistischem Staat diffizil.[446] Denn trotz der vehementen Eingriffe in das Versorgungsrecht hatte die gesetzliche Grundlage der Kriegsbeschädigtenversorgung – das Reichsversorgungsgesetz von 1920, welches in seinem Selbstverständnis den demokratischen Rechtsstaat symbolisierte – formal weiterhin Bestand. Auch änderte sich der bürokratische Prozess in Versorgungssachen im Prinzip nicht. Das Reichsarbeitsministerium, ab 1934 unter der Führung des konservativen Franz Seldte,[447] war bis 1938 weiterhin mit den Regelungen der Rentenansprüche ehemaliger Weltkriegssoldaten betraut. Erst

---

446 Die Gleichzeitigkeit von Kontinuitäten und Brüchen zwischen Weimarer Republik und Nationalsozialismus haben neuere Forschungen zur Wissenschaftsgeschichte des Nationalsozialismus herausgearbeitet. Vgl. *Szöllösi-Janze*, National Socialism, S. 9 f.
447 *Broszat*, S. 327.

mit Beginn des Zweiten Weltkrieges wurden die Behörden der Reichsversorgungsverwaltung durch eine Verordnung vom 8. September 1939 dem Oberkommando der Wehrmacht unterstellt.[448] Die Nationalsozialistische Kriegsopferversorgung (NSKOV), die sich als Schrittmacher einer »gerechten« Neuordnung der Versorgungspolitik inszenierte, hatte auf der ministeriellen Ebene keine Entscheidungsbefugnisse. Als Behörden des Reichsarbeitsministeriums entschieden künftig auch Versorgungsämter und Versorgungsgerichte über die Rentenansprüche ehemaliger Kriegsteilnehmer und deren Klagen gegen behördliche Bescheide in Versorgungssachen.[449] Tatsächlich blieb auch die Mehrheit der Beamten und Angestellten im Versorgungswesen im Amt, die zuvor in Tausenden von Fällen Kriegsbeschädigten Versorgungen zugesprochen hatten und nun auf einer novellierten gesetzlichen Grundlage diese rechtskräftigen Rentenansprüche negierten.[450] So lassen sich auf den ersten Blick für die institutionellen und normativen Rahmenbedingungen der Versorgung für die Zeit nach 1933 äußerliche Kontinuitäten konstatieren. Aber auch hier griffen die politischen Säuberungsmaßnahmen der Nationalsozialisten: Das »Gesetz zur Wiederherstellung des Berufsbeamtentums« vom 7. April 1933 traf die Versorgungsverwaltung ebenso wie den gesamten öffentlichen Dienst.[451] Im Ergebnis schieden sämtliche nicht systemkonforme und rassisch inkludierte Verwaltungsbeamte und gutachtende Versorgungsärzte aus dem Bewilligungsprozess um eine staatliche Versorgung aus. Auch von dem formalen Bestand des Reichsversorgungsgesetzes über die »Machtergreifung« hinaus auf eine unveränderte Rechtswirklichkeit zu schließen, wäre schlichtweg falsch. Die inhaltlichen Änderungen in der Versorgungsgesetzgebung sowie die angepasste Auslegung des Reichsversorgungsgesetzes nahmen dem Gesetz von 1920 seinen egalitären, demokratischen Kerngehalt. Selbst wenn also augenscheinlich formale Beständigkeit konstatiert werden kann, so ist es in Bezug auf diese Rahmenbedingungen wenig treffend, von realen Kontinuitäten zu sprechen.

Klare Kontinuitäten inhaltlicher Natur lassen sich hingegen im Hinblick auf die psychiatrische Doktrin erkennen, die Psychiater bereits seit den 1920er

---

448 *Breil*, S. 59.

449 Allerdings wurde das Bayerische Landesversorgungsgericht mit der Änderung des Versorgungsverfahrensgesetzes von 1934 aufgelöst. HWRV, S. 70. Berufungen gegen einen Rentenentzug nach Art. 2 des Versorgungsverfahrensgesetzes von 1934 waren zulässig. Vgl. beispielsweise BArch R 3901/10192, Bescheid des Versorgungsamtes Magdeburg an Max M. am 23. November 1937 bezüglich der Aberkennung seines Versorgungsanspruchs. Der Kriegsversehrte, der wegen »Hysterie« und »Krampfanfällen« ab 1928 eine Vollrente bekam, reichte gegen den Bescheid Berufung beim Reichsversorgungsgericht ein, die am 13. Dezember 1938 abgelehnt wurde.

450 Die Kontinuitäten in der Verwaltung betonen *Hachtmann*, Arbeiterverfassung, S. 29; *Conrad*, S. 111; *Raphael*, Experten im Sozialstaat, S. 242.

451 Gesetz zur Wiederherstellung des Berufsbeamtentums vom 7. April 1933, in: RGBl. 1933 I, S. 175. Beamte nicht »arischer« Abstammung konnten nach diesem Gesetz entlassen oder in den Ruhestand versetzt werden. Ausgenommen waren hiervon zunächst »Frontkämpfer« des Ersten Weltkrieges (§ 3 Abs. 2).

Jahren vorbrachten, um gegen eine Entschädigung bei psychischen Störungen zu argumentieren. Bei der Formulierung ihrer Politinhalte griffen die nationalsozialistischen Machthaber dieses psychiatrische Wissen und dementsprechende – von Medizinern entwickelte – sozialpolitische Empfehlungen auf, die sich bis dahin politisch als nicht durchsetzungsfähig erwiesen hatten.[452] Hinsichtlich der psychiatrischen Lehre, die gegen die Ansprüche psychisch Kriegsbeschädigter agierte, besteht auf den ersten Blick demnach eine vermeintlich klare Kontinuität vor und nach dem Jahr der »Machtergreifung«. Betrachtet man die Entwicklung der psychiatrischen Doktrin und deren sozialpolitische Wirkung jedoch im Detail, so ergibt sich ein differenzierteres Bild: Die einschlägigen psychiatrischen Wissensbestände wurden nach 1933 in das stark veränderte versorgungspolitische Konzept eingepasst und aus dem innerwissenschaftlichen Diskurs herausgelöst. Der entscheidende Unterschied zwischen der Versorgungspolitik der Weimarer Republik und des Nationalsozialismus lag darin, inwieweit die beiden divergierenden politischen Systeme dieses medizinische Expertenwissen adaptierten und ob und unter welchen strukturellen Bedingungen sich dieses in die Versorgungspraxis implementieren ließ. Erst im nationalsozialistischen Staat gelang aufgrund der beschriebenen personellen und ideologischen »Gleichschaltung« der für das Versorgungswesen relevanten Faktoren die Durchsetzung der psychiatrisch »herrschenden« Lehre. Damit etablierte sich die Lehrmeinung der psychiatrischen Elite als ausschließliche Referenz für versorgungspolitische Entscheidungen. Eben diese Exklusivität, welche die Psychiater noch stärker an die politischen Machthaber band, machte die psychiatrische Theorie offen für eine sie verändernde, inhaltliche Radikalisierung. Auch wenn sich der wissenschaftliche Grundgehalt des psychiatrischen Konzepts zur »Neurosenfrage« nicht änderte, so wurden der nationalsozialistischen Programmatik entsprechend einzelne theoretische Annahmen, wie die der Erblichkeit, nach 1933 umgehend zu unumstößlichen Fakten erklärt. Die hieraus resultierende, dramatisierte Inszenierung der gesellschaftlichen Gefährdung durch genetisch »Minderwertige« lässt sich auch über die Verschärfung der medizinischen Sprache nachvollziehen, was die Hemmschwelle in Politik und Gesellschaft sicherlich herabsetzte, repressive Maßnahmen gegen die ehemaligen Kriegsteilnehmer zu ergreifen bzw. zu dulden.[453] Der nationalsozialistische Gleichschaltungsprozess erreichte damit sogar die medizinische Nosologie, für die es bis dahin unmöglich schien, die Mannigfaltigkeit der diagnostischen Begrifflichkeiten für die »hysterischen« oder »neurotischen« Störungen auf einen gemeinsamen sprachlichen Nenner zu

---

452 Wissen wird hier getrennt von Wissenschaft verwendet. Obwohl sich die Wissenschaftslandschaft wandelte, blieb bestimmtes Wissen bestehen. Vgl. *Gerhard*, S. 67. Wissen erweist sich als mit den unterschiedlichen politischen Systemen vereinbar. *Raphael*, Sozialexperten in Deutschland, S. 329.

453 Dies konstatieren in Bezug auf die nationalsozialistischen »Euthanasie«-Aktionen *Fuchs u.a.*, Die NS-»Euthanasie«-Aktion T4, S. 32 f.

bringen. Die Erblichkeit psychischer Störungen erübrigte diesen differenti-aldiagnostischen Diskurs – oder setzte ihn zumindest für die Zeit des Natio-nalsozialismus aus. Während die diagnostischen Bezeichnungen der Weima-rer Zeit, die in den Versorgungsakten dokumentiert sind, stets den indivi-duellen ärztlichen Blick festgehalten hatten, blieb im Rahmen der national-sozialistischen Versorgungspolitik nur mehr Raum für einen medizinischen Bürokratismus nach fest vorgegebenen Schemata. Auch wenn sich der Grundgehalt der psychiatrischen Lehre nicht wesentlich änderte, so steht die Fokussierung auf bestimmte, dem politischen System zuträgliche, wissen-schaftliche Aspekte dennoch für die Veränderung des psychiatrischen Wis-sens und dessen sozialpolitische Anwendbarkeit.

Ingesamt zeigt sich, dass die Entwicklung psychiatrischer Wissensbestände kontextgebunden ist, auch wenn Mediziner ihre Arbeit zeitgenössisch als wertfrei wahrnahmen. Gerade das Ideal einer vom politischen Kontext unabhängigen, objektiven wissenschaftlichen Forschung diente vielen Akademikern nach 1945 als Argument, um sich ihrer Mitverantwortung für die Verbrechen des natio-nalsozialistischen Regimes zu entziehen.[454] Faktisch offenbart jedoch die sich als naturwissenschaftlich präsentierende psychiatrische Lehre Bonhoeffers, Stiers und Reichardts bereits während der 1920er Jahre eine dezidiert gegen den mo-dernen Wohlfahrtsstaat gerichtete politische Mentalität, die als »vorempirische« Entscheidung für ihre wissenschaftliche Arbeit gewertet werden kann und damit in ihre »objektive« Forschung mit einfloss.[455] Die psychiatrische Forschung vollzog sich stets – auch bei den »Gegnern« der »herrschenden« Lehre – in einem gesellschaftspolitischen Kontext, der auf sie reflektierte und Wissenschaftler dazu motivierte, zeitspezifische Fragestellungen zu stellen und diese zu erforschen. Auch für die Genese des Neurosenkonzepts der psychiatrischen Elite, das nach 1933 zu seinem Durchbruch gelangte, galten diese kontextgebundenen Entste-hungsbedingungen wissenschaftlicher Erkenntnis. Psychiater beschworen seit Ende des Ersten Weltkriegs die Gefahr einer extremen zahlenmäßigen Zunahme psychisch Kranker und hatten bereits anlässlich der Revolution von 1918 eine klare Analogie zwischen politischem Bewusstsein und psychischer Störung ge-zogen.[456] Nichts konnte an sich deutlicher die disziplinierende und dem vergan-genen, autoritären Staatsgedanken verbundene Selbstverpflichtung der Psychia-trie ausdrücken als die Stigmatisierung politischer Gegner als Wahnsinnige. Die psychiatrische Wissensproduktion erwies sich sowohl vor als auch nach 1933 als potenziell politisierbar. In dieser »Politisierung der Wissenschaft« besteht die eigentliche Kontinuität zwischen Weimarer Republik und Nationalsozialismus. Das exzeptionell Neue im Nationalsozialismus brachte dessen Fokus auf medi-

454 Die Wissenschaftler selbst benutzten den Topos der Wissenschaftlichkeit als Argument ihrer ideologiefreien Objektivtät. Sie hätten ihre Forschung dementsprechend auch nicht als na-tionalsozialistisch wahrgenommen. *Szöllösi-Janze*, National Socialism, S. 6.
455 Vgl. *Roelcke*, Laborwissenschaft und Psychiatrie, S. 95, S. 111.
456 Vgl. *Kahn*, Psychopathie und Revolution, S. 479.

zinische Wissensbestände, die dem neuen Regime bei der Implementation seiner gesundheits- und sozialpolitischen Programme unentbehrlich waren.[457]

Psychiatrisches Expertenwissen stellte die tragende Säule der nationalsozialistischen Versorgungspolitik dar. Die medizinische Doktrin, die mit rassenhygienischen Grundprinzipien durchdrungen war, legitimierte nicht nur die neuen Versorgungsrichtlinien, sie war zugleich zentraler Motor ihrer Genese, indem sie Handlungsbedarf signalisierte und gleichzeitig Lösungsstrategien präsentierte, die im Einklang mit der Grundkonzeption einer gesunden und leistungsstarken »Volksgemeinschaft« standen. Für die Strategie nationalsozialistischer Politik erwiesen sich diese Krankheitskonzepte »bürgerlicher ›wohlanständiger‹ Protagonisten«[458] – wie sie Bonhoeffer, Stier und Reichardt zweifelsfrei darstellten – als unerlässlich für die scheinbare Legitimität der versorgungspolitischen Maßnahmen. Dies bedeutet jedoch nicht, dass psychiatrische Wissensbestände nach 1933 einfach instrumentalisiert wurden.[459] Im Gegenteil begriffen Psychiater die nationalsozialistische Nachfrage nach wissenschaftlichen Legitimationsstrategien als Chance, ihre medizinischen Überzeugungen und Planungen im Rahmen der nationalsozialistischen Gesundheits- und Sozialpolitik, die völlig neuartige Handlungsspielräume und Anwendungsfelder für psychiatrisches Wissen eröffnete, umzusetzen.[460]

Im Gegensatz zur Machtkonstellation vor 1933 arbeiteten Politiker und Psychiater im Nationalsozialismus auf allen Ebenen der Versorgungspolitik äußerst eng zusammen. Beide Akteursgruppen stabilisierten sich gegenseitig im Sinne ihrer jeweiligen macht- und standespolitischen Interessen, verloren ihrem Selbstverständnis nach damit jedoch nicht ihre Eigenständigkeit[461]. In der Selbstwahrnehmung opferte die psychiatrische Fachwissenschaft für diese Chance auf Macht weder ihre wissenschaftliche Objektivität, noch begriff sich die Politik nach 1933 als von der Expertenmeinung abhängiges, sondern als machtpolitisch eigenständiges und letztlich mächtigeres System. Auch wenn in Bezug auf das Verhältnis zwischen Politik und Psychiatrie für die Zeit des Nationalsozialismus von gegenseitiger Durchdringung und »fließenden Übergängen« gesprochen werden kann, funktionierten beide Bereiche dennoch weiterhin nach den sie jeweils charakterisierenden »unterschiedlichen Rationalitäten«.[462]

Für den starken Zusammenhalt der – von beiden Seiten angestrebten – Allianz war ausschlaggebend, dass die nationalsozialistische Programmatik der staatlichen Kriegsbeschädigtenversorgung und die medizinische Theorie der psychiatrischen Elite inhaltliche Überschneidungen aufwiesen. Ideologemen, die dem Volksgemeinschafts- und dem Frontkämpfergedanken zugrunde lagen, waren in

457 *Schmuhl*, Grenzüberschreitungen, S. 19 f.
458 *Labisch*, Die »hygienische Revolution«, S. 86 f.
459 *Woelk u. Sparing*, S. 22 f.
460 *Hofer u. Sauerteig*, Ideengeschichtliche Voraussetzungen, S. 36 f.
461 *Schmuhl*, Grenzüberschreitungen, S. 535; *Kaufmann*, Eugenische Utopie, S. 313.
462 *Rudloff*, Politikberatung, S. 48.

beiden Denksystemen bereits weit vor 1933 verankert. Sozialdarwinistische und rassenhygienische Gesellschaftsvisionen können als Teile einer für das frühe 20. Jahrhundert typischen, tradierten Mentalität gelten, die sowohl politische Programme als auch wissenschaftliche Konzepte prägten. Diese Inhalte fungierten als Bindeglied zwischen nationalsozialistischer Versorgungspolitik und psychiatrischer Expertise. Die Funktion der nationalsozialistischen Ideologie ging weit über das Ziel hinaus, lediglich zu propagandistischen Zwecken einen »Bewusstseinswandel« in der Bevölkerung zu erreichen.[463] Sie wirkte vielmehr konkret politikgestaltend, weil sie über ihr Integrationspotential – das sie dem Rückgriff auf tradierte Ideologeme verdankte – machtpolitisch relevante Akteursgruppen in das politische System einband.[464]

Am Beispiel des politischen Umgangs mit psychisch Kriegsbeschädigten lässt sich aufzeigen, dass sowohl im politischen als auch im psychiatrisch-wissenschaftlichen Denkmodell das Kriterium der »selbstverschuldeten« Arbeitsfähigkeit bestimmend war: Vermeintlich Arbeitsunwillige, »scheinkranke« Kriegsbeschädigte sollten weder eine ärztliche Behandlung noch staatliche Unterstützung erhalten. Bereits 1917 hatte der Psychiater Karl Wilmanns die »Neurotiker« des Ersten Weltkrieges als »Schmarotzer am Volkskörper«[465] bezeichnet – fast zwanzig Jahre bevor dies sinngemäß in die Präambel des neuen Versorgungsverfahrensgesetzes von 1934 aufgenommen wurde. Gerade am Begriff der »Asozialität« lässt sich festmachen, wie medizinische und nationalsozialistische Konzepte und Zukunftsvisionen konvergierten und zu einer konkreten rechtlichen Ausführung gelangten: Nicht-Arbeit aufgrund psychisch bedingter Erwerbsbeschränkung bekam ebenso wie die »Asozialität« im Nationalsozialismus eine neue, im Vergleich zur Weimarer Zeit deutlich verschärfte Dimension: Sie führte zu einem Entzug der materiellen Lebensgrundlage unter Ausschaltung sämtlicher persönlichkeitsrechtlicher Selbstbestimmung. Der »unberechtigte« Bezug der Rente wurde für rechtswidrig und damit ebenso wie »asoziales« Verhalten zu einem Straftatbestand erklärt.[466]

Der Historiker Martin Lengwiler forderte unlängst, Verwissenschaftlichung solle als »interaktive und koevolutive Wechselwirkung zwischen wissenschaftli-

---

463 Kershaw zufolge diente der »Volksgemeinschaftsgedanke« nicht als Grundlage der Sozialpolitik, sondern war Aufgabe der Propaganda, um einen »Bewusstseinswandel« hervorzurufen. *Kershaw*, S. 266.

464 Vgl. *Sontheimer*, S. 135.

465 *Wilmanns*, Die Wiederertüchtigung, S. 146.

466 Nach den »Richtlinien zur Beurteilung der Erbgesundheit« des Runderlasses des Reichsinnenministeriums vom 18. Juli 1940 wurde der Begriff der »Asozialität« folgendermaßen definiert: »Als asozial (gemeinschaftsfremd) sind Personen anzusehen, die auf Grund einer anlagebedingten und daher nicht besserungsfähigen Geisteshaltung [...] arbeitsscheu sind und den Unterhalt für sich und ihre Kinder laufend öffentlichen oder privaten Wohlfahrtseinrichtungen [...] aufzubürden suchen [...] oder die besonders unwirtschaftlich und hemmungslos sind und mangels eigenem Verantwortungsbewußtsein weder einen geordneten Haushalt zu führen noch Kinder zu brauchbaren Volksgenossen zu erziehen vermögen.« Zitiert nach *Heinze*, S. 276 f.

cher Expertise und institutionellem Wirkungsfeld verstanden werden, als dessen Folge sich beide Seiten – Expertise und Wirkungsfeld – veränderten«.[467] Im Nationalsozialismus fielen zwar in vielerlei Hinsicht die »Politisierung der Wissenschaft« und die »Verwissenschaftlichung der Politik« zusammen – sie bildeten jedoch kein statisches Ganzes, sondern erwiesen sich als hybrides Gespann.[468] Die Konvergenz zwischen sozialpolitischer Stoßrichtung und psychiatrischen Wissensbeständen setzte im Ergebnis eine Eigendynamik frei, die einen eigenen Handlungskreislauf erzeugte und dazu geeignet war, ein sich selbst erklärendes System zu schaffen, das sich durch eine weitere Aussonderung der positiven medizinischen Inhalte weiter radikalisieren konnte.

Die Analyse des Rentenentzugs in Fällen psychischer Versehrtheit verdeutlicht, dass die Antwort auf die Frage, ob die nationalsozialistische »Machtergreifung« für die Versorgungspolitik *entweder* eine Zäsur bedeutete *oder* durch Kontinuitäten geprägt war, nicht ausreichend ist, um die Entwicklungen zwischen 1920 und 1939 zu untersuchen.[469] Von wesentlich höherem Erkenntnisgewinn ist die Frage nach dem Grad der Verschränkung und Gleichzeitigkeit von alten Wissensbeständen und sich verändernden Strukturen vor dem Hintergrund der stark divergierenden politischen Systeme der Weimarer Republik und der nationalsozialistischen Diktatur. Wie sich am Beispiel der Veränderungen im Versorgungsrecht nach 1933 zeigen lässt, resultierte der Nationalsozialismus trotz ideeller und formaler Kontinuitäten immer in etwas Neuem, da sich politische Herrschaft und wissenschaftliche Macht innerhalb der spezifischen Rahmenbedingungen gemeinsam weiterentwickelten.[470] Betrachtet man die nationalsozialistische Versorgungspolitik nach 1933 von ihrem Ergebnis her, nämlich dem Rentenentzug bei nicht systemkonformen, psychisch Kriegsbeschädigten, so stellte der Machtwechsel in jedem Falle eine deutliche Zäsur dar.

---

467 *Lengwiler*, Risikopolitik, S. 355.
468 *Szöllösi-Janze*, Politisierung der Wissenschaften, S. 82, S. 99 f.
469 Vgl. zur Kritik einer auf die historischen Kontinuitäten fokussierende Wissenschaftshistoriographie *Ash*, Wissenschaftswandlungen, S. 33.
470 Vgl. *Nipperdey*, 1933 und die Kontinuität.

III. Arbeit und Gesundheit:
Der Alltag psychisch Kriegsbeschädigter

In psychiatrischer Theorie und Versorgungsgesetzgebung erscheinen psychisch Kriegsbeschädigte vornehmlich als abstraktes pathologisches oder sozialpolitisches Problem. Zwar erhielten Ärzte, Richter und Verwaltungsangestellte während des Berentungsprozesses eine Fülle an Einzelinformationen zu Gesundheitszustand, Arbeitsleben und Familiensituation der Antragsteller. Dieses Detailwissen lieferte ihnen jedoch nur ein bruchstückhaftes Bild vom tatsächlichen Alltag der ehemaligen Soldaten. Eine Nahaufnahme der persönlichen Lebensläufe von psychisch Versehrten kann daher nur gelingen, wenn die Sichtweisen der Kriegsbeschädigten auf ihre eigene wirtschaftliche, soziale und gesundheitliche Situation sowie ihre Erfahrungen innerhalb des Berentungsprozesses in die Darstellung eingebunden sind.

Im Folgenden werden vor dem Hintergrund von Einzelschicksalen Möglichkeiten und Grenzen der Reintegration in den Arbeitsmarkt und therapeutischer Hilfe in der Nachkriegsgesellschaft beleuchtet. Ganz überwiegend erwies sich die psychische (Teil-)Invalidität als Hemmnis bei der Wiedereingliederung in das Erwerbsleben. Ebenso stabilisierte sich der Gesundheitszustand psychisch Kriegsbeschädigter häufig nicht. Die dadurch beeinträchtigte Leistungsfähigkeit und die hieraus resultierenden sozialen und wirtschaftlichen Nachteile prägten nicht nur den Lebensweg der Versehrten, sondern betrafen darüber hinaus ihr familiäres Umfeld.

1. Der »Rentenkampf« – der Blick »von unten«

Kriegsbeschädigte erlebten die Behandlung ihrer Versorgungsangelegenheiten durch die Behörden der Kriegsbeschädigtenversorgung keineswegs aus einer ausschließlich abwartenden, passiven Situation heraus. Für viele Kriegsversehrte stellte der »Rentenkampf« vielmehr ein Prozedere dar, das sie aktiv mitverfolgten und über die Zeit hinweg als belastend, sogar als zermürbend empfanden. Sie fühlten im wörtlichen Sinne die eigene »Auspowerung«[1] durch ihre Rentensachen, die immer wieder aufs Neue Aufregung und Ärger in den Alltag brachte. Ihre eigene Position gegenüber der als »über-

---

1 StAK Handakten Billstein 903/492, fol. 89, Schreiben des Internationalen Bundes der Opfer des Krieges und der Arbeit, Köln [an die Kriegsbeschädigtenfürsorgestelle der Stadt Köln] am 15. September 1923.

mächtig« und oftmals korrupt wahrgenommenen Verwaltungsmaschinerie bewerteten viele psychisch Versehrte als schwach und die Chancen auf Durchsetzung ihrer Ansprüche letztlich als hoffnungslos.[2] Eindeutig erschien die Versorgungsverwaltung, die ein Kriegsbeschädigter als eine »in Paragraphengitterwerk eingefroren[e]« Behörde beschrieb,[3] als feindliche Institution, die ihr eigenes Interesse mittels verklausulierter – und daher absichtlich für den Laien unverständlicher – juristischer »Winkelzüge« sicherstellte. Vielen Betroffenen half wohl auch nicht die Flut von Ratgeberliteratur zum Reichsversorgungsgesetz von 1920, die ihnen die Handhabung des Bewilligungsprozesses erklärte und sie auf mögliche Leistungsansprüche und Antragsfristen aufmerksam machte.[4]

Seit Beginn der 1920er Jahre bestimmte die Beschwerdebriefe von Kriegsbeschädigten und ihren Organisationen der Vorwurf mangelnder Gerechtigkeit, die ihnen angesichts ihrer im Krieg erbrachten »Opfer« für das Vaterland widerfahre.[5] Insbesondere das Reichsversorgungsgericht, wo »die Leiden der Kriegsopfer in Aktenbänden begraben«[6] schienen, wurde zum Symbol der ungenügenden gesellschaftlichen Achtung des geleisteten Kriegsdienstes. Zeitgenössische Artikel in Zeitungen und Zeitschriften beschrieben die deprimierende Atmosphäre auf Versorgungsämtern und Gerichten sowie die Verzweiflung der Antragsteller, wenn ihren Gesuchen nicht stattgegeben wurde.

Im Oktober 1927 machte der Selbstmordversuch des Arbeiters Ernst Plottka Schlagzeilen in der Berliner Tagespresse. Der Kriegsteilnehmer war, nachdem das Reichsversorgungsgericht seinen Rentenantrag aufgrund von Nervenleiden abgewiesen hatte, mit seiner vierjährigen Tochter in den Landwehrkanal gesprungen.[7] Nach Auskunft des zuständigen Richters hatte der Mann bei der Urteilsverkündung die Nerven verloren und geschrien:

---

2 BArch R 3901/10183, Brief des Willy B. an die Reichskanzlei am 12. März 1938.
3 BArch R 116/254, Brief des Herm[ann] Roeseling an die Redaktion der Berliner Vossischen Zeitung am 29. Mai 1927.
4 Ab 1920 erschien geradezu eine Flut von Literatur zum neuen Reichsversorgungsgesetz, die dem Kriegsbeschädigten die Neuerungen und Anspruchsmöglichkeiten darstellte. Die Hefte und Handbücher wurden sowohl von den Kriegsbeschädigtenorganisationen als auch von offiziellen Stellen, wie dem Reichsarbeitsministerium, herausgegeben. Als Beispiele können gelten: Kriegsbeschädigte, Kriegshinterbliebene! Was leistet das Reich für Euch?; *Laub*; *Schweyer*.
5 BArch R 3901/10209, Schreiben des Arnold H. an die Reichskanzlei am 20. Mai 1938. BArch R 3901/10183, Brief des Willy B. an die Reichskanzlei am 12. März 1938. BArch R 3901/8720, Schreiben des Alexander E. an den Reichsarbeitsminister am 11. August 1921. BArch R 3901/9584, Schreiben der Frontliga e.V. Bund zur Wahrung der wirtschaftlichen Interessen der Frontgeneration Breslau an das Reichsarbeitsministerium am 25. Juni 1931.
6 BArch R 116/254, *Anonym*, Termin im Reichsversorgungsgericht. Die Leiden der Kriegsopfer in Aktenbänden begraben, in: Welt am Abend, Ausgabe Berlin vom 29. Dezember 1928.
7 BArch R 116/254, *Anonym*, Mit seinem Kinde (4 Jahre) ins Wasser gesprungen. Verzweiflungstätigkeit eines Kriegsbeschädigten«, in: Berliner Lokal Anzeiger vom 16. Oktober 1929.

Ich bin also abgewiesen worden. Bisher haben wir uns durchgehungert. Das ist der Dank des Vaterlandes – Sie Mörder, Sie Mörder, morgen werden Sie in der Zeitung als mein Mörder stehen.[8]

Suizide und Suizidversuche psychisch Kriegsversehrter finden sich vielfach nicht nur in Presseberichten, sondern auch innerhalb der Spruch- und Verwaltungsakten der Versorgungsbehörden.[9] Der Fall Plottka steht daher für eine Reihe ähnlich gelagerter Kriegsversehrtenschicksale, die in den Mitteilungsorganen der Kriegsbeschädigtenorganisationen wie auch in den Lokalnachrichten als Konsequenz einer verfehlten Versorgungspolitik dargestellt wurden.

Den Beschwerden der Kriegsbeschädigten pflichteten offizielle Stellen mitunter bei. Selbst Versorgungsbeamte räumten ein, der Ärger ehemaliger Kriegsteilnehmer über die Abwicklung ihrer Rentenangelegenheiten sei nicht gänzlich unberechtigt. Auf einer Konferenz zur Kriegsbeschädigtenversorgung in Gladbeck 1921 hieß es beispielsweise, die Unzufriedenheit der Kriegsbeschädigten sei auf das junge Personal im Versorgungswesen zurückzuführen, das weder »Verständnis« noch »Idealismus« für die ihnen obliegenden Arbeiten besäße.[10] Die Antragsteller müssten »stundenlang in den Ämtern herumlaufen«, ohne eine Auskunft in ihrer Versorgungsangelegenheit zu erhalten.[11] Auch der Abgeordnete der Deutschen Demokratischen Partei Anton Erkelenz verwies auf dieses nervenraubende »von Amt zu Amt Laufen«, das insbesondere dem Gesundheitszustand »nervenkranker« Kriegsbeschädigter schade.[12]

Der Zuspruch, den Kriegsversehrte aus dem Versorgungswesens und der Politik erhielten, kann wohl kaum als exemplarisch gelten. Im Laufe der 1920er Jahre verhärteten sich vielmehr die Fronten zwischen Kriegsbeschädigten und staatlichen Stellen. Der zeitgenössisch häufig rezitierte »Rentenkampf« bedeutete für die ehemaligen Soldaten keinen sinnentleerten rhetorischen Schlachtruf, sondern verdeutlichte, dass die Betroffenen der Überzeugung waren, mit neuen gesundheitlichen Beschädigungen aus der Auseinandersetzung mit einer als »kalt und brutal«[13] empfundenen Versorgungsbürokratie hervorzugehen. Die Abwicklung des Versorgungsverfahrens würde auch einen

8 BArch R 116/254, Angaben des Oberregierungsrats Heinrich Vogel zum Mord- und Selbstmordversuch des Arbeiters Ernst Plottka aus Berlin-Lichterfelde, Abschrift an den Präsidenten des Reichsversorgungsgerichts o. D.

9 Vgl. *Anonym*, Tod nach Rentenbegehrungsvorstellungen, S. 21 f.; UA HU Nervenklinik 30, Gutachten an das Versorgungsgericht Berlin zu Adolf K. am 19. Januar 1931; UA HU Nervenklinik 27, Gutachten zu Johannes H. am 27. November 1928, S. 14 f.

10 LWL 610/154, Bericht über die Konferenz zur Situation der Versorgungsämter am 9. Dezember 1921 in Gladbeck.

11 Ebd.

12 Anton Erkelenz (DDP), in: NVPr. Bd. 328, 56. Sitzung am 14. Juli 1919, S. 1543.

13 BArch R 116/254, *Anonym*, Termin im Reichsversorgungsgericht. Die Leiden der Kriegsopfer in Aktenbänden begraben, in: Welt am Abend, Ausgabe Berlin vom 29. Dezember 1928.

»Menschen mit gesunden [...] Nerven zum Zusammenbruch bringen«, schrieb der nervenleidende Kriegsversehrte Julius G. Ende der 1930er Jahre an den Reichsarbeitsminister.[14]

1.1 »Sie leiden an Gutachterneurose!«: Das Erleben ärztlicher Autorität

Am Beginn des Berentungsprozesses stand die medizinische Begutachtung. Kriegsbeschädigte erlebten den Arzt in dieser Untersuchungssituation als mächtigeren »Gegner«, der aufgrund seiner Deutungshoheit das eigene Schicksal entscheidend beeinflusste.[15] In der Presse der Kriegsbeschädigtenorganisationen erschienen die Gutachter der versorgungsärztlichen Untersuchungsstellen oftmals als »Rentenjäger«, die stets einseitig zugunsten des Staates gutachteten, um den Reichsfiskus zu schonen.[16] Auch der für das Hauptversorgungsamt München gutachtende Psychiater Karl Weiler, einer der schärfsten Gegner der Berentung psychisch Kriegsversehrter, wurde zur Zielscheibe des Ärgers der Kriegsbeschädigten. Das Hauptversorgungsamt reagierte jedoch recht kühl auf den Vorwurf, Weiler agiere als »Rentendrücker« gegen psychisch Kriegsversehrte. Die Behörde argumentierte, Weiler könne »sehr häufig [den] unberechtigten Wünschen der Rentensucher nicht entsprechen« und sei lediglich daher unbeliebt.[17]

Die mitunter pauschalen Vorwürfe gegen Versorgungsärzte wie Karl Weiler konkretisieren Kriegsbeschädigte in ihren Berichten ärztlicher Begutachtungssituationen. »Sie scheinen mir auch einer zu sein, der vom Staate was raus haben will«, äußerte sich nach Aussage des ehemaligen Kriegsteilnehmers Wilhelm R. der ihn untersuchende Arzt.[18] Nachdem sich der Kriegsversehrte über diese Bemerkung mit Unterstützung des sozialdemokratischen Reichsbundes bei dem zuständigen Versorgungsamt beschwert hatte, forderte

---

14 BArch R 3901/10189, Schreiben des Julius G. an den Reichsarbeitsminister am 23. Juli 1939, S. 3 f.

15 Vgl. *Kienitz*, Beschädigte Helden, S. 311–314, S. 319–312.

16 Der Vorwurf der »Rentenquetsche« zieht sich als roter Faden durch die Beschwerdebriefe der Kriegsbeschädigten und ihrer Organisationen. So z.B. auch BArch R 3901/8721, Schreiben des Reichsbundes der Kriegsbeschädigten, Kriegsteilnehmer und Kriegshinterbliebenen, Gau Hessen-Nassau an den Reichsarbeitsminister am 7. Februar 1923; BArch R 3901/8722, Fränkisches Volksblatt Nr. 243 am 12. Oktober 1925, S. 2; BArch R 3901/8725, Protestbrief des Zentralverbandes deutscher Kriegsbeschädigter und Kriegshinterbliebener, Kreissekretariat Niederbayern an das VA Passau am 27. August 1921; ebd., Schreiben des Bundes der Schwerkriegsbeschädigten e. V., Düsseldorf an den Reichsarbeitsminister am 28. Dezember 1928.

17 BArch R 3901/8720, Stellungnahme des Hauptversorgungsamtes München zu den Beschwerden gegen den Regierungsmedizinalrat Dr. med. Karl Weiler am 26. Januar 1922.

18 BArch R 3901/8722, Schreiben des Reichsbundes der Kriegsbeschädigten, Kriegsteilnehmer und Kriegshinterbliebenen an das Reichsarbeitsministerium in der Sache der Begutachtung des Wilhelm R. am 16. September 1925.

die Behörde eine Stellungnahme des betreffenden Arztes an. Dieser schilderte den Sachverhalt aus seiner Perspektive folgendermaßen:

R. sollte heute hier untersucht werden. Er bringt unter lautem Klagen und Jammern mit vielen Tränen vor, dass der Staat ihm seine ganze Existenz zerstört habe. [...] Ferner kommt er in lautes Schimpfen über die ganze Rentengesetzgebung. Es handelt sich um einen besonders schweren Fall der Rentenhysterie.[19]

Die Auseinandersetzung zwischen dem Kriegsversehrten Wilhelm R. und dem ärztlichen Gutachter zeigt, dass die gegenseitige Wahrnehmung durch Stereotype geprägt war, die sich in der jeweils eigenen *community* im Streit um die Berentung psychischer Störungen etabliert hatten: Hier prallten die Negativbilder vom »Rentenneurotiker« und »Rentenjäger« aufeinander. Die mit Misstrauen aufgeladene Begegnung zwischen Arzt und Patient mag sich daraus erklären, dass die Begutachtungssituation bereits von vornherein von den unterschiedlichen Standpunkten in der Frage des angemessenen Anspruchs auf den »Dank des Vaterlandes« und den – auf der Seite der Kriegsversehrten – damit verbundenen Enttäuschungen überlagert war. Die aufgeladene Atmosphäre zwischen Arzt und Patient gipfelte mitunter in Handgreiflichkeiten und Beleidigungen, die schließlich in Strafanzeigen mündeten.[20] In den Beschreibungen von Kriegsversehrten stellten sich die ärztlichen Begutachtungen als unter erheblichem Zeitdruck und ohne jegliches menschliches Mitgefühl durchgeführte Verwaltungsvorgänge dar.[21] Man werde wie ein »räudiger Hund«[22] behandelt und »wie ein gehetztes Wild«[23] von der einen Untersuchung zur nächsten gejagt, schrieben Kriegsbeschädigte zu Beginn der 1920er Jahre an den Reichsarbeitsminister. Während der Begutachtungen fühlten sich die ehemaligen Kriegsteilnehmer häufig erniedrigt, insbesondere dann, wenn sie diese als Reminiszenz der militärischen Subordinationsverhältnisse während des Krieges erlebten. Karl R. schilderte seine Untersuchung beispielsweise folgendermaßen:

---

19 BArch R 3901/8722, Amtlicher Vermerk des ärztlichen Dienstes des Versorgungsamtes Wiesbaden bezüglich des Rentenerhöhungsantrages des Wilhelm R. am 18. Juli 1924.
20 BArch R 3901/8722, Schreiben des Leiters des Hauptversorgungsamtes Stuttgart an die Staatsanwaltschaft Ulm betreffs Strafantrag gegen Hans Sch. wegen Beamtenbeleidigung am 14. Oktober 1925; BArch R 3901/8720, Verwaltungsvorgang des Hauptversorgungsamtes Berlin zur Beschwerde des Richard S. sowie Beschluss des Strafantrags des Hauptversorgungsamtes Berlin gegen Richard S. wegen Beleidigung des Versorgungsarztes Dr. W. am 19. Dezember 1921.
21 Der Kriegsbeschädigte spricht beispielsweise von sechs bis acht Minuten Untersuchungszeit. BArch R 3901/8722, Schreiben des Reichsbundes deutscher Kriegsbeschädigter und Hinterbliebener, Ortsgruppe Kulmbach an das Reichsarbeitsministerium [Eingang am 26. Oktober 1925]. Auch der Arzt Walter Kaldewey sprach von einem »Minimum« an Zeit. *Kaldewey*, S. 1475. Vgl. außerdem: Rückläufigkeit der Versorgung und Fürsorge für die Kriegsopfer, S. 49 f.
22 BArch R 3901/8720, Schreiben des August F. an den Reichsarbeitsminister am 26. Oktober 1921.
23 BArch R 3901/8720, Beschwerdebrief des Fritz B. an den Reichsarbeitsminister am 22. Februar 1921, S. 2.

Der Arzt selbst vertrat noch [einen] rein militärischen Standpunkt, indem er mich mit den folgenden Worten anschnauzte: ›Stehen Sie doch ein Bischen [sic!] still und zappeln Sie nicht so, na benehmen Sie sich doch ein Bischen wie es sein soll!‹[24]

Die als unsachlich empfundene ärztliche Begutachtungssituation resultierte ferner darin, dass die medizinischen Schlussfolgerungen, vor allem die Diagnose und die Bestimmung der Ursache des Leidens, für die ehemaligen Soldaten an Glaubwürdigkeit verloren. Sie erschienen den Kriegsversehrten oftmals nur als weiterer »Schachzug«, um ihre Rentenansprüche abzuwehren. Im Verbandsorgan des sozialdemokratischen Reichsbundes war 1930 dahingehend zu lesen:

Um aus den Widersprüchen herauszukommen, hat man in Ärztekreisen den Begriff der psychopathischen Veranlagung geschaffen; bei der größten Zahl der Kriegsneurotiker ist dieser Beweis nicht zu erbringen![25]

Der Autor des Beitrags ging so weit zu unterstellen, die medizinische Ätiologie sei ein nach politischen Zielen ausgerichtetes, erfundenes Konstrukt. Die kommunistische Kriegsbeschädigtenpresse bezeichnete die Vertreter der »herrschenden« psychiatrischen Lehre in der »Neurosenfrage« sogar als »Pseudowissenschaftler«.[26] Differenzierter formulierte ein Arzt seine Zweifel am finalen Wahrheitsanspruch der klinischen Psychiatrie, deren Lehren seiner Ansicht nach völlig unverdient die Rechtsprechung des Reichsversorgungsgerichts beeinflussten:

Beugt sich das R. V. G. nur vor Ordinarien der Psychiatrie, die ihre Anschauung über Krankheitsentstehung durch psychiatrischen Insult so gewechselt hat und noch so oft wechseln wird und nicht darum zu tadeln ist, sondern nur darum, dass sie ihr jeweiliges Dogma als absolut gesicherte Wahrheit hinstellt?[27]

Auf der Grundlage der Beschwerdebriefe psychisch Versehrter lässt sich festhalten, dass sowohl die Autorität des Arztes als auch die Deutungshoheit seiner Diagnose durch den Begutachtungsprozess an Akzeptanz verloren. Kriegsversehrte fühlten sich gegen Ende der 1920er Jahre, obschon sie ganz überwiegend medizinische Laien waren, durch ihre Interessengemeinschaften so weit unterstützt, dass sie gegen Versorgungsärzte vorgingen und gegen deren Gutachten Stellung bezogen. Auch aufgrund der Erfahrung der militärpsychiatrischen Behandlung während des Krieges emanzipierten sich Kriegsbeschädigte von der ärztlichen Autorität. Wie ein Schreiben der

24 BArch R 3901/8720, Beschwerdebrief des Karl R. an das Reichsarbeitsministerium am 8. Dezember 1921.
25 BArch R 89/15115, Joseph Bochum, Die Kriegsbeschädigtenfrage bei Nervenkranken, in: Korrespondenzblatt des Reichsbundes der Kriegsbeschädigten, Kriegsteilnehmer und Kriegshinterbliebenen 5 (1930), S. 66. Vgl. auch *Anonym*, Auf die Person kommt es an!, S. 5.
26 *Anonym*, Pseudowissenschaftler im Dienst des Rentenabbaus, S. 104 f.
27 BArch R 116/195, Dr. Reinhold H. an das Reichsversorgungsgericht am 15. Juli 1928, S. 4.

Chemnitzer Ortsgruppe des kommunistischen Internationalen Bundes an die Universitätsklinik Leipzig belegt, gingen sie sogar dazu über, selbst zu diagnostizieren: In dem Beschwerdebrief bedachte der Verband den psychiatrischen Oberarzt, der im Fokus der Empörung der Kriegsversehrten stand, selbst mit einer »Diagnose«: »Sie leiden an Gutachterneurose!«, heißt es in dem Schreiben aus dem Jahr 1929.[28]

1.2 Zum Selbstbild psychisch Versehrter im Nationalsozialismus

Psychisch Kriegsbeschädigte reagierten in den 1930er Jahren mit Protest, Resignation und Verzweiflung auf den Entzug ihrer Versorgungsansprüche. Sie sprachen in ihren Briefen an die Versorgungsverwaltung und die Reichskanzlei von »geistigem Justizmord«,[29] »Vergewaltigungen des Rechts«[30] und »unerhörter Ehr- und Rechtlosigkeit«[31].

In materieller Hinsicht beraubte der nationalsozialistische Staat psychisch Kriegsbeschädigte mit dem Einstellen der Rentenzahlungen ihrer Existenzgrundlage. Sie gerieten vielfach in schwere wirtschaftliche Not.[32] Zum anderen stand die amtliche Feststellung, die bisherige Rente zu Unrecht erhalten zu haben, im krassen Gegensatz zum Selbstverständnis vieler Kriegsbeschädigter. Die Wirkung, die hiervon auf die Psyche des Einzelnen ausgehe, sei verheerend, konstatierte der Arzt Arthur G. in seinem Schreiben an die Reichskanzlei: »Dieser plötzliche Vorwurf, gar kein Kriegsleiden zu haben, muß den Kranken seelisch auf das Tiefste verwunden und seine Persönlichkeit auf das Ernsthafteste erschüttern.«[33]

Für psychisch Kriegsversehrte stand die Aberkennung ihrer Versorgungsansprüche in krassem Gegensatz zur nach 1933 propagierten Wertschätzung des Frontkämpfertums in der Versorgungspolitik.[34] Sie wandten sich daher, wie der Kriegsversehrte Heinrich H., auch an Adolf Hitler persönlich, von dem sie sich als »Schützengrabenkameraden« Verständnis erhofften:

---

28 BArch R 116/264, Brief des Internationalen Bundes des Krieges und der Arbeit, Kreis Chemnitz an Prof. Weigelt, Oberarzt an der Universitätsklinik Leipzig am 1. November 1929.

29 BArch R 3901/10181, Beschwerdebrief des Albert S. an das HVA Bayern am 29. Dezember 1941, S. 1, S. 6.

30 BArch R 3901/10187, Schreiben des Willy K. an den Reichsarbeitsminister am 1. Oktober 1938.

31 BArch R 3901/10218, Beschwerdebrief des Fritz B. an die Kanzlei des Führers der NSDAP, eingegangen am 29. Oktober 1937.

32 BArch R 3901/10200, Beschwerdebrief des Gustav T. an den Reichsarbeitsminister am 11. Juli 1939, S. 2.

33 BArch R 3901/10183, Brief des Dr. med. Arthur G. an die Reichskanzlei am 23. März 1938.

34 BArch R 3901/10231, Schreiben des Friedrich K. an den Reichspropagandaminister Joseph Goebbels am 22. Dezember 1938, S. 3; BArch R 3901/10181, Brief des Hans T. an den Reichskanzlei Adolf Hitler am 4. Oktober 1942.

Mein Führer, wir alten Frontsoldaten haben unbedingtes Vertrauen zu Ihrer Person, der selbst erblindet in der Lazarett-Baracke in Pasewalk gelegen hat und Sie selbst können es am Besten ermessen, wie es innerlich in mir aussieht.[35]

Dass der »Frontkämpfer« Hitler selbst zu Ungunsten von »Kriegsopfern« agierte, hielten sie für geradezu paradox. In diesem Sinne äußerte sich auch der ehemalige Soldat Paul L. in seinem Brief an die Reichskanzlei 1938:

Wenn man das behördliche Vorgehen gegen die Kriegsopfer verfolgt, dann muß man bald zu der Erkenntnis kommen, daß diese Härten und schroffen Maßnahmen unser Führer keinesfalls dulden würde, wenn er davon Kenntnis erhält.[36]

Der Zorn, den psychisch Versehrte wegen ihres Rentenentzugs empfanden, fokussierte aufgrund des imaginierten Vertrauensverhältnisses zu ihrem »Führer« nicht Adolf Hitler persönlich. Ihren Groll projizierten sie vornehmlich auf das Reichsarbeitsministerium und die Gallionsfigur der nationalsozialistischen Kriegsbeschädigtenversorgung, Hanns Oberlindober, der mit großzügigen Versprechungen die Kriegsbeschädigten für sich einzunehmen versuchte, ohne hierfür die notwendigen materiellen Mittel zur Verfügung zu haben.[37] Der Ärger über die nationalsozialistische Kriegsopferpolitik, die hinter ihren Verheißungen weit zurückblieb,[38] trieb Kriegsversehrte selbst nach 1933 zum öffentlichen Protest, auch wenn Kundgebungen wie der geplante »Marsch auf Berlin« wohl als vereinzelte Vorhaben eingestuft werden müssen.[39] Die Verzweiflung über den Rentenentzug entlud sich stattdessen weiterhin in persönlichen Auseinandersetzungen mit den Versorgungsbehörden. Ein Bericht aus der Versorgungsabteilung des Reichsarbeitsministeriums von 1941 hielt die persönliche Vorsprache des Kriegsbeschädigten Alexander B. fest, dem nach Art. 2 des novellierten Versorgungsverfahrensgesetzes von 1934 seine Rente entzogen worden und der seither gänzlich ohne Einkommen war:

Am 6. Oktober gegen 1 Uhr erschien der Kriegsteilnehmer Alexander B. mit seiner Schwester und einer zweiten Dame und verlangte in seiner Versorgungsangelegenheit Rücksprache. [...] Er wolle sein ›Recht‹ haben und würde das Zimmer nicht eher verlassen. Ich sollte meinetwegen die Polizei holen. Die Unterhaltung, in die sich seine Schwester ständig einmischte, dauerte etwa $1\frac{3}{4}$ Stunden. In dieser Zeit bekam er

---

35 BArch R 3901/10209, Brief des Heinrich H. an Adolf Hitler am 15. Mai 1938.
36 BArch R 3901/10219, Beschwerdeschreiben des Paul L. an die Reichskanzlei am 2. Juni 1938, S. 2.
37 Vgl. hierzu die Ausführungen in Kap. II.3.1. BArch R 3901/10187, Beschwerdebrief des Heinrich N. an Rudolf Hess am 25. November 1938, S. 2.
38 R 3901/10188, Brief des Peter B. an »Mein Führer« am 27. Dezember 1938, S. 2. BArch R 3901/10219, Beschwerdeschreiben des Paul L. an die Reichskanzlei am 2. Juni 1938, S. 1.
39 StAK Handakten Billstein 903/77, fol. 1, *Anonym*, Verzweiflungskampf der Kriegsopfer. Marsch auf Berlin? Kriegsopfersache soll Volkssache sein, in: Kölner Lokalanzeiger vom 16. Januar 1933. Die parteinahen Kriegsbeschädigtenorganisationen wurden 1933 »gleichgeschaltet« und in die Einheitsorganisation der Nationalsozialistischen Kriegsopferversorgung (NSKOV) überführt.

auch eine Art Anfall. Schliesslich blieb mir nichts anderes übrig, als die Hausverwaltung zu bitten, dafür zu sorgen, dass B. das Zimmer verlassen solle. B. war auch weiterhin nicht zu bewegen fortzugehen [...]. Auch das Zureden des inzwischen herbeigerufenen Polizeiwachtmeisters, der ihn darauf aufmerksam machte, dass er sich im Falle der weiteren Weigerung des Hausfriedensbruches schuldig machen würde, nutzte zunächst nichts. Er wollte jetzt eine Unterstützung von 100 RM haben, da er völlig mittellos wäre. [...] Während sich B. endlich zufrieden gab, musste seine Schwester fast mit Gewalt herausgebracht werden und machte dann noch auf dem Flur vor dem Dienstzimmer eine Szene, die stark nach Hysterie aussah.

Nach einem Schreiben der Reichkanzlei wurde das für die Kriegsbeschädigtenversorgung zuständige Oberkommando der Wehrmacht aufgefordert, die Rente wieder zu bewilligen.[40]

Mit der Neufeststellung der ätiologischen Ursache der psychischen oder psychophysischen Leiden durch die nationalsozialistischen Versorgungsbehörden wurden psychisch Versehrte vielfach zu Erbkranken erklärt. Nach dem Entzug der Rente versuchten Kriegsbeschädigte hartnäckig, die Zuschreibung einer genetischen Disposition abzuschütteln.[41] Dabei werteten sie die psychiatrischen Wissensbestände, die ihre psychischen Störungen als Erbleiden klassifizierten, als »Annahmen«, die »jeder realen und sicheren Grundlage entbehren«.[42] Freilich muss die heftige Zurückweisung der Erblichkeitsdiagnose vor dem Hintergrund der drohenden Erbgesundheitsverfahren gesehen werden. Mit der behördlichen Feststellung einer Erbkrankheit bestand die reale Gefahr zwangsweise sterilisiert zu werden.[43]

Psychisch Kriegsbeschädigte hielten dagegen an der »alten« Ursache ihrer Gesundheitsstörung, nämlich der »grausame[n] Wirklichkeit« des Krieges fest,[44] wie es vormals die Weimarer Versorgungsverwaltung durch die Rentenfeststellung bestätigt hatte. Sie brachten Argumente vor, wie beispielsweise ihre geistige und körperliche Gesundheit bei der Musterung, die ebenso in psychotherapeutisch ausgerichteten Ärztekreisen anerkannt sowie in der juristischen Kausalitätslehre gewürdigt wurden.[45] Um die in den Augen der

---

40 BArch R 3901/10213, Bericht aus der Abteilung Reichsversorgung des [OKW] zum Vorfall in der Versorgungssache des Alexander B. am 6. Oktober 1941.

41 So z. B. BArch R 10231, Schreiben des Alois W. an den Reichsarbeitsminister am 5. November 1938. BArch R 3901/10230, Beschwerdebrief des Franz B. an den Reichsarbeitsminister am 26. April 1938. BArch R 3901/10209, Brief des Arnold H. an den »Führer und Reichskanzler Adolf Hitler« am 20. Mai 1938.

42 BArch R 3901/10209, Beschwerdebrief des Kriegsbeschädigten [...] B. an Adolf Hitler am 8. September 1938, S. 2. Vgl. außerdem BArch R 3901/10188, Schreiben des August S. an den Reichsarbeitsminister am 28. Oktober 1938, S. 1.

43 Vgl. hierzu die folgenden Erläuterungen in Kap. III.3.2.

44 BArch R 3901/9587, Schreiben der Klara S. an den Reichsarbeitsminister am 22. November 1939, S. 3.

45 Ein häufiges Argument psychisch Beschädigter für die Verursachung ihrer Leiden durch den Krieg war, dass die militärärztliche Untersuchung anlässlich der Musterung keinerlei gesundheitliche Einschränkung festgestellt hatte. So z. B. BArch R 3901/10218, Schreiben des Fritz Oe.

Versehrten unumstößliche Ursächlichkeit des Krieges den nationalsozialistischen Versorgungsbehörden glaubhaft zu machen, listeten sie ihre mitge-
machten »Materialschlachten« akribisch auf und verwiesen auf erlittene Unfälle oder somatischen Verletzungen.[46]

Psychisch Versehrte schrieben regelrecht gegen die Begründungen des
Rentenentzugs durch die nationalsozialistischen Versorgungsbehörden an.
Sie bemühten sich nicht nur die Erblichkeit ihrer Leiden strikt zurückzu-
weisen, sondern versuchten außerdem durch Protest gegen die psychiatrische
Diagnostik ihren rechtmäßigen Platz im Kreise der »Frontkämpfer« weiterhin
zu behaupten. Ihre Kritik richtete sich daher auch gegen das soziale Stigma der
ärztlichen Diagnosen. Sie verteidigen nicht etwa ihre »hysterischen«, »neurotischen« oder »psychogenen« Störungen, sondern lehnten diese Bezeichnung für ihr Symptombild rundum ab. So wehrte sich beispielsweise der
Kriegsbeschädigte Wilhelm F. in einem Brief von 1937 gegen seine Hysterie-
Diagnose:

Ich verstehe es nicht, das man einem Soldaten der sich für alles eingesetzt hat und
seine Pflicht tat bis zum Letzten so eine alte *Weiberkrankheit* [Hervorhebung im
Original, Anm. d. Verf.] zumutet.[47]

Deutlich kommt zum Ausdruck, dass der Kriegsversehrte eine Diagnose, die
gemeinhin Frauen attestiert wurde, als Diskreditierung seiner Männlichkeit
empfand, die in keinster Weise zu seiner Selbstwahrnehmung als ehemaliger
Soldat passte.[48] Auch andere Kriegsbeschädigte, empfanden die Krankheitsbezeichnung »Hysterie« als »untragbar« und »beschämend«.[49] Vielfach verknüpften sie die Hysterie-Diagnose mit keiner »echten« Krankheit, fühlten
sich daher in ihrem Leiden nicht ernst genommen. »Es ist unrecht, dieses
Leiden mit dem Begriff ›Hysterie‹ abzutun, nur um mich um meine Rente zu
bringen«, schrieb ein Versehrter an das Reichsarbeitsministerium 1938.[50] Wie
die Vertreter der »herrschenden« psychiatrischen Lehre verknüpften auch
Kriegsversehrte »hysterische« Störungen mit »asozialen« Verhältnissen und
gestörtem »Arbeitswillen«. Dies spricht eindeutig aus Briefen, welche psy-

---

an das Reichsarbeitsministerium am 11. April 1938; ebd., Beschwerdebrief des Fritz B. an die
Kanzlei des Führers der NSDAP, eingegangen am 29. Oktober 1937. Bereits seit Mitte des 19.
Jahrhunderts gehörte die Abfrage psychischer Störungen standardmäßig zur Beurteilung der
Tauglichkeit im Rahmen der militärärztlichen Musterung. *Lemmens*, S. 42.

46 So betont z. B. ein Kriegsbeschädigter die bei der Verschüttung 1916 erlittene »Kopfquet-
schung«. Sein Leiden, das er nicht näher benennt, bezeichnet er als »Folgezustand«; keinesfalls
dürfe hier von »Hysterie« gesprochen werden. BArch R 3901/10209, Schreiben des Wilhelm K.
an den Reichsarbeitsminister am 23. Mai 1938.

47 BArch R 3901/10208, Beschwerdebrief des [Wilh]elm F. an den Reichsarbeitsminister am
28. November 1937, S. 2.

48 Zur spezifisch weiblichen Konnotation der Hysterie vgl. *Bronfen*, S. 107–164; *Weickmann*,
S. 83–107.

49 BArch R 3901/10196, Brief des Friedrich B. an Adolf Hitler am 26. Februar 1939, S. 2 f.

50 BArch R 3901/10209, Schreiben des Wilhelm K. an den Reichsarbeitsminister am 23. Mai 1938.

chisch Kriegsbeschädigte nach 1934 an die Behörden sandten, so beispielsweise auch aus dem des Philipp S., den er 1942 an die Reichskanzlei schrieb:

Ich glaube [...], daß ein Hysteriker nicht in der Lage ist, eine kinderreiche Familie ordnungsgemäß zu erhalten und die Kinder zu gesunden und anständigen Bürgern des Staates zu erziehen.[51]

Nach 1933 argumentierten Kriegsversehrte außerdem, ihre Diagnosen seien von jüdischen Ärzten gestellt worden und hofften, auf diesem Wege das medizinische Urteil zu untergraben. Gleichermaßen benutzten sie stereotype antisemitische Negativzuschreibungen, um Ärzte, deren Religionszugehörigkeit Ihnen gar nicht bekannt war, zu diskreditieren. So schrieb der Kriegsversehrte Paul L. an die Reichskanzlei, der ihn untersuchende Amtsarzt der versorgungsärztlichen Untersuchungsstelle sei wohl »dem Aussehen nach und seiner Abgeschmacktheit entsprechend« Jude gewesen.[52] Ein sich als »Nationalsozialist« bezeichnender Anonymus warf dem Präsidenten des Reichsversorgungsgericht im Juni 1933 vor, die Versorgungsbeamten seiner Behörde bedienten sich »planmässig gezüchtete{n}[r] Pestsäue{n} von Ärzten, besonders nicht-arischer Herkunft«, um anerkannte Kriegsbeschädigte um ihre Renten zu bringen.[53] Die Vehemenz seiner Wortwahl bringt deutlich zum Ausdruck, dass der Kriegsversehrte sich in der Lage sah, sich gegen alte Autoritäten »endlich« aufzulehnen und diejenigen, die in seinen Augen an seinem Schicksal schuld hatten, nämlich die jüdischen Ärzte und – wie er an anderer Stelle schreibt – die »marxistische« Versorgungsbehörde vor dem Hintergrund des politischen Systemwechsels zu Verantwortung ziehen zu dürfen.

Auf der persönlichen Ebene brachte die Selbstwahrnehmung als verdienter »Frontkämpfer« oder treuer Anhänger der nationalsozialistischen »Bewegung« einerseits und die Stigmatisierung als Erbkranker und Rentenbetrüger andererseits psychisch Versehrte sprichwörtlich aus dem Konzept: Man würde plötzlich nicht mehr als »ehrbarer Frontsoldat«, sondern als »irgendein Strafwürdiger« behandelt, beklagte sich ein Kriegsversehrter bei der Reichskanzlei im Juni 1938.[54] Keinesfalls wollten sich psychisch Kriegsversehrte als »unsoldatisch« brandmarken lassen, sondern bekräftigten stattdessen ihre kämpferischen Leistungen und betonten ihre soldatische Einstellung, wie sich an folgendem Schreiben eines ehemaligen Weltkriegsteilnehmers ablesen lässt:

---

51 BArch R 3901/10181, Schreiben des Philipp S. an die Reichskanzlei des Führers am 8. Juni 1942, S, 2.
52 BArch R 3901/10219, Beschwerdeschreiben des Paul L. an die Reichskanzlei am 2. Juni 1938, S. 3; ebenso BArch/R 3901/10189, Schreiben des H[...]. F. an das Reichsarbeitsministerium am 10. Februar 1939, S. 1.
53 BArch R 116/196, Anonyme Schreiben an den Präsidenten des Reichsversorgungsgerichts am 18. und 25. Juni 1933.
54 BArch R 3901/10219, Beschwerdeschreiben des Paul L. an die Reichskanzlei am 2. Juni 1938, S. 3.

Mit Lust und Liebe war ich Soldat und habe gern für Deutschlands Freiheit gekämpft, da ist es doch wirklich schmutzig, daß Herr Dr. Sch. behauptet, daß ich als konstitutionell minderwertig bezügliche meines Nervensystems veranlagt, auf Kriegseinflüsse und ebenso schon auf die Einziehung 1914 mit nervösem Herz und allgemeiner Störungen reagieren musste.[55]

Im Gegensatz zu den militärischen und psychiatrischen Interpretationen der »Kriegsneurose« stand für psychisch Kriegsbeschädigte ihre Versehrtheit keineswegs im Widerspruch zu ihren soldatischen Tugenden und persönlichen Leistungen im Krieg.[56] Selbstbewusst beschrieben sie in den Briefen an die Versorgungsverwaltung ihren Eintritt als patriotische Kriegsfreiwillige 1914 und listeten militärische Auszeichnungen auf.[57] Ein Kriegsbeschädigter schrieb in seinem Brief an Adolf Hitler, er fühle sich als »kerndeutscher Soldat«[58], den der Rentenentzug nun aufs Tiefste in seiner Soldatenehre verletze. Ebenso äußerte sich der ehemalige Kriegsteilnehmer Georg B., der in einem Beschwerdebrief an das Reichsarbeitsministerium seine militärischen Tugenden herausstellte und abschließend konstatierte: »Gerade weil ich die besten soldatischen Eigenschaften hatte, fand ich so früh den Weg zum Führer.«[59]

Mit dem Verlust des Versorgungsanspruchs fürchteten psychisch Kriegsversehrte als »Volksschädlinge« aus der Solidargemeinschaft ausgeschlossen zu werden.[60] Dass die systemimmanente Logik psychisch Versehrte zu »Volksschädlingen« erklärte, traf gerade jene vom Rentenentzug betroffenen Kriegsteilnehmer in ihrem Selbstverständnis auf besondere Weise, die sich den Leitwerten der NSDAP verbunden fühlten. In ihrem Weltbild wurden sie nun als Erbkranke und »Asoziale« selbst zu Feinden der »Volksgemeinschaft«. Der Fall der Familie K. illustriert dies treffend: Nachdem der Kriegsbeschädigte August K. den Bescheid seiner Versorgungsamtes erhalten hatte, das ihm seine Rente für die kriegsbedingte »traumatische Schizophrenie« entzog, setzte ein reger Schriftverkehr zwischen der Familie, NSDAP und Reichsar-

55 BArch R 3901/10187, Beschwerdebrief des Heinrich N. an Rudolf Hess am 25. November 1938, S. 2.
56 BArch R 3901/10183, Schreiben des Willy B. an die Reichskanzlei am 12. März 1938; R 3901/10189, Brief des Georg B. an den Reichsarbeitsminister am 15. Februar 1939.
57 BArch R 3901/10219, Brief des Paul L. an die Kanzlei des Führers am 2. Juni 1939; seine Meldung als Kriegsfreiwilliger betont R 3910/10218, Schreiben des Fritz Ö. an das Reichsarbeitsministerium am 11. April 1938; R 3901/10209, Beschwerdebrief des in Langemark eingesetzten Arnold H. an den Reichskanzler Adolf Hitler am 20. Mai 1938.
58 BArch R 3901/10209, Beschwerdebrief des [...] B. an Adolf Hitler am 8. September 1938, S. 2.
59 BArch R 3901/10189, Schreiben des Georg B. an das Reichsarbeitsministerium am 15. Februar 1939.
60 Dies betont ebenso BArch R 3901/10196, Beschwerdebrief des Franz S. an den Reichsarbeitsminister am 7. Oktober 1938, S. 3. BArch R 3901/10196, Brief des Friedrich B. an Adolf Hitler am 26. Februar 1939, S. 5.

beitsministerium ein.[61] Der Bruder des Kriegsbeschädigten verwies nachdrücklich auf die mehr als dreihundertjährige Familiengeschichte, in der keinerlei »Geisteskrankheiten« vorgekommen seien.[62] Er betonte wiederholt die große Belastung, die durch die Erbdiagnose auf seiner »Sippe« liege und vor allem deshalb so schmerze, weil nach nationalsozialistischer Überzeugung, die man teile, sämtliche »krankhaften Elemente« »ausgemerzt« werden müssten.[63] In einem anderen Fall fürchtete der Kriegsbeschädigte Max W. nach dem Rentenentzug aus der NSDAP ausgeschlossen zu werden. Nachdem die nationalsozialistische Versorgungsbehörde sein Versorgungsleiden zum »Erbleiden« erklärt hatte, fasste er zusammen mit den männlichen Personen seiner Großfamilie schließlich den Entschluss, dass den »Ehefrauen in Zukunft nicht mehr zugemutet werden könne, Kinder zu gebären«.[64]

Derartige Fälle, die sich in dem Schriftverkehr zwischen NSDAP, Reichsarbeitsministerium und psychisch Kriegsbeschädigten wieder finden, dokumentieren, dass der Rentenentzug nach dem neuen Versorgungsverfahrensgesetz von 1934 oftmals nicht nur eine materielle Katastrophe darstellte, sondern de facto auch zu Bruchlinien in der eigenen Selbstwahrnehmung und sogar persönlichen Lebensplanung führen konnte.

2. Die sozioökonomische Lage der betroffenen Familien

Für die Analyse der beruflichen Reintegration und wirtschaftlichen Situation psychisch Kriegsversehrter von Ende des Ersten bis Anfang des Zweiten Weltkrieges stehen sowohl amtliche als auch persönliche Quellen der Betroffenen zur Verfügung. Vor allem die personenbezogenen Akten der nationalsozialistischen Versorgungsverwaltung informieren über die Eckdaten der sozioökonomischen Entwicklung, nämlich primär über Stand der Erwerbstätigkeit und des Verdienstes. Diese behördlichen Feststellungen zur wirtschaftlichen Lage können jedoch häufig nur eine Momentaufnahme der Arbeitssituation der psychisch Versehrten liefern, da sie sich punktuell auf die Arbeits- und Einkommenssituation zum Zeitpunkt der Erhebungen zwischen ca. 1935 und 1937 beziehen. Dennoch enthalten sie oftmals zusätzliche Informationen, die über die Entwicklung der Arbeitssituation – günstigenfalls

---

61 BArch R 3901/10197, Brief der NSDAP Weser-Ems in der Versorgungssache des August K. an die NSDAP-Gauleitung Weser-Ems am 24. März 1939.

62 BArch R 3901/10197, Schreiben des Gerhard K. in der Sache seines Bruders August K. an Rudolf Heß am 4. März 1939, S. 2. Dies betonte ebenso BArch R 3901/10196, Beschwerdebrief des Franz S. an den Reichsarbeitsminister am 7. Oktober 1938, S. 1.

63 Ebd., S. 3.

64 BArch R 3901/10165, Schreiben des Max W. in der Sache eines nicht namentlich genannten Kriegsbeschädigten an den Ministerialrat [...] Christoph im Reichsarbeitsministerium am 5. Februar 1937, S. 2 f.

– für die Zeit zwischen ca. 1918 und 1939 Aufschluss geben. Die auf diesem Wege gewonnenen Informationen zur sozioökonomischen Situation lassen sich durch die Überlieferung der staatlichen Kriegsbeschädigtenfürsorge sowie der kommunalen Arbeitsvermittlung ergänzen, die detaillierter die Problematiken bei der beruflichen Reintegration psychisch Versehrter aufzeigen. Zusammen mit den individuellen Narrativen der Betroffenen lässt sich so ein anschauliches Bild von der sozialen und wirtschaftlichen Lage ehemaliger Kriegsteilnehmer mit psychischen Störungen in der Zwischenkriegszeit zeichnen. Die in ihrem Informationsgehalt recht unterschiedlichen Quellen, die sowohl die amtliche als auch die persönliche Perspektive wiedergeben, verdeutlichen jedoch gerade aufgrund ihrer Divergenz, dass sich die individuellen Lebenswege in Bezug auf die Reintegration in das Weimarer Wirtschaftsleben nicht gleichmäßig positiv oder negativ entwickelten, sondern vielmehr einen diskontinuierlichen Prozess darstellten, der von Erfolgen und Rückschlägen gekennzeichnet war. Selbstverständlich erfasst die hier unternommene Analyse der sozioökonomischen Situation psychisch Versehrter nur jene Kriegsversehrte, die eine Versorgungsrente beantragen – wohl auch, weil sie finanziell darauf angewiesen waren.

2.1 Zurück ins Erwerbsleben?

Der Erste Weltkrieg bedeutete für Kriegsteilnehmer eine unter Umständen mehrjährige Unterbrechung ihrer beruflichen Laufbahn. Die überwiegende Mehrheit der psychisch versehrten Soldaten war – wie die meisten zwischen 1914 und 1918 mobilisierten Soldaten – während ihres Kriegsdienstes zwischen 20 und 40 Jahre alt.[65] Die hier untersuchte Personengruppe der psychisch Versehrten hatte ihre Schulbildung bis zur Einberufung oder Meldung als Kriegsfreiwillige abgeschlossen und größtenteils den Eintritt ins Erwerbsleben bereits vollzogen.[66]

Für den (Wieder-)Einstieg in das Berufsleben nach 1918 spielte sicherlich das Alter der Kriegsversehrten eine wichtige Rolle. Betrachtet man die psychisch Kriegsversehrten anhand ihrer Geburtsjahrgänge nach Altersgruppen,[67] so ergibt sich hinsichtlich der Wirkung der Kriegsunterbrechung auf ihren beruflichen Werdegang folgendes Bild: Die älteren Jahrgänge bis 1880, die während des Krieges zwischen 35 und 45 Jahre alt waren, standen 1914 zweifelsfrei mitten im Berufsleben. Sie waren zum Zeitpunkt der militärischen Niederlage 1918 bereits bis zu 50 Jahre alt. Diese Gruppe der älteren Geburtsjahrgänge machte insgesamt 18,8 % der hier untersuchten psychisch

65 Vgl. *Chickering*, S. 118.

66 Vgl. zur Regelung der Schulpflicht *Nipperdey*, Arbeitswelt und Bürgergeist, S. 530–561.

67 Psychisch Kriegsversehrte mit Renten nach Geburtsjahrgängen: Datensatz psychisch Versehrte 2/Abfrage Geburtsjahr, kA=222, N=537.

Kriegsbeschädigten aus. Bei einem offiziellen »Rentenalter«[68] von 65 Jahren – auch wenn »Alte« und insbesondere Nicht-Rentenversicherte aufgrund der materiellen Notwendigkeit sicherlich bis ins hohe Alter weiter arbeiteten oder zumindest zuarbeiteten –, schieden diese älteren Jahrgänge bereits Ende der 1920er und spätestens Anfang der 1930er Jahre aus dem Arbeitsleben aus. Wenn der Wiedereinstieg in die vormalige berufliche Position gefunden werden konnte, resultierte aus der kriegsbedingten Versehrtheit kein langfristiger ökonomischer Schaden. So erhielt beispielsweise der Beschädigte Fritz R. nach dem Krieg seine alte Stelle als Stadtoberarchitekt zurück und ging Anfang der 1930er Jahre regulär in Pension. Seine mit 70 % Erwerbsminderung bemessene »hysterische Unterwertigkeit« hatte demnach keinen wirtschaftlich nachteiligen Effekt auf seine Karriere oder Alterssicherung.[69]

Kehrten ältere Kriegsversehrte nicht an ihren alten Arbeitsplatz zurück, stand es um ihre Chancen auf dem Arbeitsmarkt aufgrund ihres fortgeschrittenen Alters weit schlechter als um die ihrer jüngeren Kameraden – auch weil sich Umschulungsmaßnahmen aus Sicht der Kriegsbeschädigtenfürsorgestellen für diese älteren Kriegsbeschädigten nur mehr bedingt lohnten. Dass Kriegsversehrte nach Ende des Weltkrieges nicht mehr in ihr altes, bereits vor 1914 etabliertes Berufsleben zurückfanden, spiegelt beispielsweise der Bericht des psychisch Versehrten Friedrich B. wider. In einem Brief an Adolf Hitler aus dem Jahr 1939 schrieb er:

Mit Willenskraft und ausdauernder Energie habe ich mir vor dem Kriege eine sichere Existenz und Zukunft aufgebaut, die jedoch nunmehr durch die Ereignisse zusammenbrach und ich infolge meines Leidens nach dem Kriege nicht mehr imstande war eine neue Existenz aufzubauen.[70]

Wenn ältere Kriegsversehrte wie Friedrich B. nicht an ihre Vorkriegskarriere anschließen konnten und zumeist auch keinen neuen Beruf mehr ergriffen, galt es vielmehr die Zeit bis zum offiziellen Rentenalter, die in diesen Fällen ca. zehn Jahre entfernt lag, mit Gelegenheitsarbeiten zu überbrücken. Auch wenn die Jahrgänge bis 1880 bei der Reintegration in den Arbeitsmarkt ob ihres Alters wohl benachteiligt waren, hatten sie doch im Gegensatz zu den jüngeren Kriegsteilnehmern – sofern sie Beitragszahlungen für die staatliche Rentenversicherung geleistet hatten – zumeist ihre Beitragsjahre so weit erfüllt, dass sie Rentenzahlungen erwarten konnten. Ebenso erhielten die beamteten Kriegsversehrten dieser Geburtsjahrgänge ab dem Ausscheiden aus dem

---

68 *Petzina u. a.*, S. 29. Bis ins 19. Jahrhundert gab es keine allgemein gültige Altersgrenze für das Ausscheiden aus dem Erwerbsleben. Petzina definiert ab 1914 als Arbeitskräftepotential die Bevölkerung zwischen 15 und 65 Jahren. Bei der 1889 eingeführten Rentenversicherung lag die Altersgrenze ab 1916 bei 65 Jahren – wenn bis dahin 30 Jahre lang eingezahlt worden war, wurden Renten ausgezahlt. *Tennstedt*, Sozialgeschichte der Sozialversicherung, S. 449.
69 BArch R 3901/10182, Versorgungssache des Fritz R., VA Berlin III am 6. Juli 193[?].
70 BArch R 3901/10196, Brief des Friedrich B. an Adolf Hitler am 26. Februar 1939, S. 4.

Dienst ihre regulären Ruhegehälter, liefen also nicht Gefahr, im Alter zu verarmen.

Zur zweitstärksten Altersgruppe, die 39,6 % der hier untersuchten Personen ausmachte, gehörten die bis 1890 geborenen Soldaten, die 1918 zwischen 28 und 37 Jahre alt waren, und ebenso bereits vor 1918 im Berufsleben gestanden hatten. Ihr Erwerbsleben erstreckte sich jedoch – im Gegensatz zu den älteren Jahrgängen – über den Zweiten Weltkrieg hinaus bis zu Beginn der 1950er Jahre. Für sie war der erfolgreiche Wiedereintritt in das Berufsleben nach 1918 entscheidend, lag doch noch eine bis zu 30-jährige Erwerbstätigkeit vor ihnen. Sie bildeten sicherlich zusammen mit den noch jüngeren Kriegsversehrten die Hauptzielgruppe der Kriegsbeschädigtenfürsorge und der hieran angegliederten Arbeitsfürsorge und Arbeitsvermittlung.

Die jüngeren Geburtenjahrgänge zwischen 1891 und 1900 machten zahlenmäßig den größten Anteil an der Gruppe der hier untersuchten psychisch Kriegsbeschädigten aus, auch wenn er mit 41,6 % nur marginal über dem der mittleren Altersgruppe liegt. Besonders die Jahrgänge 1894 bis 1896 waren hier stark vertreten.[71] Diese Soldaten waren bei Kriegsende 1918 zwischen 24 und 26 Jahre alt. Zwar war auch hier die Schulbildung in den meisten Fällen wohl abgeschlossen und ein Beruf bereits vor Kriegseintritt ergriffen. Dennoch konnte der Krieg in dieser Altersgruppe vor allem bei denjenigen jungen Männern, die eine höhere Schul- oder Hochschulbildung genossen hatten, zur Unterbrechung ihrer Ausbildung führen und damit den ins Auge gefassten beruflichen Werdegang verhindern. Wenn durch die psychische Kriegsschädigung der Wiedereinstieg in die Ausbildung nicht mehr gefunden werden konnte, mochte sich das langfristig besonders negativ auf die sozioökonomische Situation des Kriegsversehrten auswirken.[72] So geriet beispielsweise der promovierte Jurist Erich J. nach Ende des Weltkrieges in schwere Armut. Der 1892 geborene Mann diente als Offizier und litt – wie es die Versorgungsbehörden festhielten – infolge der Kriegsereignisse an schwerer »Neurasthenie«. Erich J. konnte sein Rechtsreferendariat, das er während des Krieges unterbrochen hatte, aufgrund seines psychischen Leidens nicht ab-

---

71 Wehrpflichtig waren während des Ersten Weltkrieges prinzipiell sämtliche für tauglich befundenen Männer zwischen 18 und 45 Jahren. Männer, die jünger als 18 Jahre bzw. älter als 45 Jahre waren oder bei Kriegsbeginn noch keinen Einberufungsbescheid erhalten hatten, konnten sich freiwillig zum Kriegsdienst melden. Für Deutschland ergab die Analyse der Stammrollen, dass sich vor allem 18 bis 30-jährige freiwillig meldeten, die aus der bürgerlichen Mittel- und Oberschicht stammten. *Ziemann*, Kriegsfreiwillige, S. 639 f. Auch in der Gesamtübersicht über sämtliche durch den Staat versorgte Kriegsbeschädigter von 1924 waren die Geburtsjahrgänge der 1890er Jahre am stärksten vertreten. Psychisch versehrte Soldaten zeigten demnach keine divergierende, sondern vielmehr eine für die Kriegsbeschädigten insgesamt typische Altersgruppierung. StJB (1926), S. 384.

72 BArch R 3901/10218, Beschwerdebrief des Fritz B. an die Reichskanzlei, eingegangen am 29. Oktober 1937. Nach den Informationen der Rentenakte konnte der Beschädigte seine Berufsausbildung aufgrund des psychischen Leidens, insbesondere weil er von ständigem Zucken sowie von Sprachstörungen geplagt wurde, nicht abschließen.

schließen. Er war nach dem Krieg, also ab einem Alter von 26 Jahren, nie wieder erwerbstätig.[73] Völlig konträr liest sich die Lebensgeschichte des fast gleichaltrigen, 1891 geborenen Paul Meyer-Sch., der während des Ersten Weltkrieges als Offizier der Luftwaffe diente. Durch den Abschuss seiner Maschine zog er sich eine »Neurasthenie erheblichen Grades« zu und erhielt daraufhin eine Rente entsprechend einer Erwerbsminderung von 30 %. Trotz seiner Beschädigung brachte er es bis zum Direktor des Katasteramts Hamm mit einem monatlichen Bruttoeinkommen von 492,56 RM.[74] Unabhängig von den individuellen Gründen, die für die hier exemplarisch dargestellte Positiv- oder Negativentwicklung ausschlaggebend waren, zeigen die unterschiedlichen Berufsbiographien, dass die Reintegration ins Berufsleben gerade für diese jungen Kriegsteilnehmer besonders entscheidend war. Ebenso wie eine erfolgreiche Rückkehr in die Erwerbstätigkeit dem Kriegsteilnehmer langfristig keine wirtschaftlichen Nachteile beschied, wirkte sich eine missglückte Reintegration gleichermaßen verheerend aus. Der Eintritt ins Rentenalter lag bei der Gruppe der jüngeren Kriegsteilnehmer zwischen den Jahren 1961 und 1970. Damit lag eine bis zu 50-jährige Berufstätigkeit noch vor diesen Versehrten, die es zu bestreiten galt, bevor reguläre Rentenansprüche fällig wurden, welche die materielle (Grund-)Existenz im Alter sicherten. Für diese jüngeren Kriegsbeschädigten steckte der private Werdegang ebenso wie der berufsmäßige noch in seinen Anfängen. Sie standen überwiegend wohl noch vor der Familiengründung, nimmt man ein durchschnittliches Heiratsalter von ca. 28 Jahren an.[75] Eine erfolgreiche oder erfolglose Wiedereingliederung der ehemaligen Kriegsteilnehmer in den Arbeitsmarkt der Nachkriegszeit hatte demnach nicht allein wirtschaftliche Konsequenzen; sie wirkte sich gleichermaßen auch auf die private Lebensgestaltung aus.

2.2 Einkommens- und Beschäftigungssituation

Die Rente gewährleistete zwar ein gewisses Grundauskommen, deckte die Lebenshaltungskosten der Versehrten und ihrer Familien jedoch nur partiell. Im Rahmen der verbliebenen Arbeitskraft einer entlohnten Beschäftigung nachzugehen, war daher in jedem Fall erforderlich, wollten die betroffenen Männer ihren Lebensstandard der Vorkriegszeit halten bzw. sich einen ihrer beruflichen Ausbildung oder sozialen Herkunft entsprechenden gesellschaftlichen Status erarbeiten.

Die Versorgungsgebührnisse, die Kriegsbeschädigte monatlich erhielten, basierten auf einer Grundrente, die sich nach der behördlich kalkulierten Minderung der Erwerbstätigkeit bemaß. Hinzu kamen im Rahmen eines de-

---

73 BArch R 3901/10123, Versorgungssache des Dr. Erich L., VA Dresden am 8. Dezember 1936.
74 BArch R 3901/10239, Versorgungssache des Paul Meyer-Sch., VA Soest am 16. Januar 1936.
75 *Nipperdey*, Arbeitswelt und Bürgergeist, S. 21.

taillierten Zulagensystems diverse finanzielle Zuschläge, die dem individuellen beruflichen Werdegang und den alltäglichen Lebensumständen der Kriegsversehrten Rechnung trugen. Die Verteilung dieser Zulagen, die von der Berechnung der Rentenhöhe abgelesen werden kann, erlaubt es, Rückschlüsse auf die persönliche, soziale und ökonomische Lage der Kriegsbeschädigten zu ziehen. So informieren Frauen-, Kinder-, Orts- und Ausgleichzulagen etwa über die Familien-, Arbeits- sowie die allgemeine Lebenssituation. Weitere Extraleistungen wie beispielsweise die so genannte Pflegezulage oder Zusatzrente geben Auskunft über eine dauerhafte Hospitalisierung oder zeigen die wirtschaftliche Notlage der Familie an.[76]

Im Laufe der Weimarer Republik veränderte sich der nominelle Betrag der Grundrenten entsprechend der Währungsentwicklung.[77] Zu keinem Zeitpunkt gewährleisteten diese alleine das wirtschaftliche Auskommen der Kriegsbeschädigten und ihrer Familien.[78]

Die Höhe der Rentenzahlungen gewann deutlich durch die diversen Zulagen zur Grundrente. Die so genannte Ausgleichszulage sollte den beruflichen Nachteil kompensieren, der durch die Kriegsbeschädigung bedingt war. In der Personengruppe der psychisch Versehrten wurden in rund 79 % der Fälle solche Ausgleichszulagen ausgezahlt.[79] Voraussetzung für den Bezug einer einfachen Ausgleichszulage war, dass der betreffende Kriegsversehrte vor 1914 bereits einen Beruf ausgeübt hatte, der »erhebliche Kenntnisse und Fähigkeiten« erfordert hatte. Die doppelte bzw. erhöhte Ausgleichszulage konnte dann gewährt werden, wenn aufgrund einer höheren Schul- oder Hochschulbildung, eine berufliche Tätigkeit hätte erreicht werden können, die durch die Kriegsbeschädigung nach 1918 nun vereitelt war. Außerdem wurde sie auch jenen Kriegsversehrten zugeteilt, deren vor 1914 ausgeübter Beruf »ein besonderes Maß von Leistung und Verantwortung« vorausgesetzt hatte. Die hohe Gesamtzahl von Ausgleichszulageempfängern belegt, dass die

76 Vgl. hierzu *Arendts*, Kommentar zum Reichsversorgungsgesetz, S. 320–322. Bei Bedürftigkeit konnten sowohl Leicht- als auch Schwerbeschädigte Zusatzrenten bei den Versorgungsbehörden beantragen.

77 Lautete die jährliche Grundrente für eine Erwerbsminderung von 30 % im Jahr der Einführung des Reichsversorgungsgesetzes 1920 auf 729 RM, belief sie sich im Jahr 1927 und ebenso im Jahr 1938 auf 162 RM. Das Reichsversorgungsgesetz (RVG) in der neuesten Fassung. Amtlicher Wortlaut, Berlin 1938, § 27 Abs. 1.

78 So deckte eine 30 %-ige Grundrente 1920 nicht einmal die Hälfte eines zeitgenössischen Wochenbudgets eines Dreipersonenarbeiterhaushaltes. *Niehuss*, S. 49. Selbst die hohen Renten von 80 bis 100 % MdE – so beispielsweise eine 80 %-ige Rente von monatlich 36 RM im Jahr 1927 – konnten den Lebensunterhalt der Kriegsversehrten und ihrer Angehörigen keinesfalls sichern. In diesem Fall entsprach die Grundrente gerade einmal einem Drittel des nominalen Wochenlohns bei einer durchschnittlichen Arbeitszeit von 46 Stunden in der verarbeitenden Industrie. *Petzina u. a.*, S. 98.

79 Die Prozentzahl umfasst die Empfänger der einfachen und doppelten Ausgleichszulage. Datensatz psychisch Versehrte 2/Abfrage Ausgleichszulage. Von den 759 (= N) aufgenommenen Individualfällen erhielten 597 Personen diese Zusatzleistungen. Davon jedoch nur 1 % die erhöhte bzw. doppelte Ausgleichszulage.

überwiegende Mehrheit der psychisch Versehrten vor 1914 in einem gelernten Beruf tätig gewesen und nun durch ihre Kriegsleiden in ihrer beruflichen Entwicklung erheblich eingeschränkt war. Konträr zur Auffassung vieler klinischer Psychiater handelte es sich bei den psychisch Kriegsbeschädigten also keineswegs ausschließlich nur um den Sozialstaat »ausbeutendes Proletariat«, welches bereits vor dem Krieg arbeitslos und ohne Ausbildung gewesen war.[80] Auf der anderen Seite benachteiligte das Ausgleichslagensystem – so der zentrale Vorwurf des linksextremen Parteienspektrums – die Vielzahl ungelernter Arbeiter sowie die besonders jungen, die vor dem Krieg noch keinen Beruf ausgeübt hatten. Sie besaßen keinen Anspruch auf diese Zulage, die besonders in den höheren MdE-Gruppen eine erhebliche Aufstockung der Rente darstellte.[81] So erhielt ein Kriegsbeschädigter mit Ausgleichszulage bei einer Erwerbsminderung von 30 % monatlich 4,70 RM mehr, bei einer Rente entsprechend 50 % MdE bereits 11,10 RM zusätzlich und im Falle einer 80 %-igen Rente 18,20 RM extra im Monat.[82] Nach den zeitgenössischen Lebenshaltungskosten finanzierte im letztgenannten Fall die Ausgleichszulage alleine immerhin 80 bis 90 % des durchschnittlichen Jahresverbrauchs einer vierköpfigen Arbeiterfamilie an Brot- und Backwaren bzw. reichte beinahe für die Anschaffung von Wäsche und Kleidung innerhalb eines ganzen Jahres.[83]

In der hier untersuchten Beschädigtengruppe traf das Schicksal der Kriegsversehrtheit noch Mitte der 1930er Jahre nahezu in jedem zweiten Fall nicht allein den einzelnen Versehrten, sondern ganze Familien, die überwiegend aus drei bis fünf Personen bestanden.[84] Kinderzulagen konnten – ebenso wie die Ausgleichszulage – die Versorgungsrente aufstocken; pro Kind erhöhten sie die Gebührnisse um jeweils 10 % der Grundrente.[85] Bedenkt man, dass Kinderzulagen für leibliche Kinder bis zum 18. Lebensjahr und für uneheliche Kinder bis 16 Jahre gewährt wurden, war die Anzahl der Kriegsbeschädigtenfamilien während der 1920er Jahre wohl noch bedeutend höher als

80 Vgl. hierzu die Ausführungen in Kap. I.3, S. .
81 Siehe Anm. 279.
82 Die Versorgungsbehandlung der Kriegsbeschädigten, S. 196.
83 StJB (1938), S. 393. Berechnung der Einnahmen und Ausgaben für den Durchschnitt der Arbeiterhaushalte auf der Grundlage der amtlichen Erhebungen von Wirtschaftsrechnungen vom Jahre 1927/28. Bei einem Jahreseinkommen bis 2500 RM lagen die jährlichen Ausgaben für die Brot- und Backwaren einer 3,6-köpfigen Familie bei 167,30 RM; für Wäsche und Kleidung lagen die Ausgaben im Durchschnitt bei 237,14 RM.
84 Zur Kinderzulage vgl. *Herz*, S. 26. Von den hier analysierten 759 Fällen psychisch Kriegsbeschädigter konnte die Vergabe der Kinderzulage in 745 Fällen ermittelt werden. Es erhielten rund 44 % der Kriegsbeschädigten Kinderzulagen. Bei ca. 87 % der Ehepaare wohnten eins bis drei Kinder im Haushalt.
85 RVG (1920), § 30. So erhielt ein Kriegsbeschädigter, dessen Erwerbsminderung mit 30 % bemessen war und der vier Kinder zu versorgen hatte, eine ebenso hohe Rente wie ein alleinstehender Kriegsversehrter mit einer Erwerbsbeschränkung von 50 %. Die Zahlen sind den Rententafeln zum Reichsversorgungsgesetz mit dem Stand vom 1. August 1932 entnommen. Die Versorgungsbehandlung der Kriegsbeschädigten, S. 195, Tafel 1.

zum Zeitpunkt der verwaltungsmäßigen Erhebungen Mitte der 1930er Jahre. Viele Kinder waren bis dahin erwachsen geworden und hatten den elterlichen Haushalt bereits verlassen. Auch erfasste die Kinderzulage nicht die Geschwister oder die Eltern des Beschädigten, die unter Umständen ebenfalls in einem Kriegsversehrtenhaushalt lebten und so wie die Ehefrau nebst Kindern durch die Versehrtheit auch wirtschaftlich mitbetroffen waren.

Eine Übersicht über die Verteilung der Ortszulage[86], welche die unterschiedlich hohen Lebenshaltungskosten ausgleichen sollte, zeigt, dass die überwiegende Mehrheit der Beschädigten, die aufgrund von psychischen Leiden Versorgungsrenten bezogen, in Großstädten und mittelgroßen Städten ansässig war.[87] Dass psychisch Kriegsbeschädigte vorwiegend in städtischen Regionen wohnten, bestätigt auch die Analyse der ausgeübten Berufe nach Wirtschaftsbereichen, die weiter unten ausgeführt wird.

Abhängig von diesen Zusatzzahlungen konnte die Höhe der Gebührnisse innerhalb der MdE-Gruppen zwischen 30 und 100 % stark variieren.[88] Die finanziellen Leistungen, die zur Grundrente hinzukamen, erhöhten die Summe und dementsprechend auch die Kaufkraft der Rente erheblich, jedoch ergibt sich – setzt man sie in Relation zu den Haushaltsrechnungen der frühen 1930er Jahre –, dass nicht einmal die durchschnittlichen Vollrenten von 100 % die Lebenshaltungskosten einer vierköpfigen Arbeiterfamilie decken konnten.[89]

Das Haushaltseinkommen – zumeist mit dem Erwerbseinkommen des Hauternährers einer Familie identisch – durch die Versorgungsgebührnisse vollständig zu ersetzen, war keineswegs das Ziel der Weimarer Versorgungs-

86 Die Ortszulage konnte bis zu 10 RM betragen und wurde entsprechend der Größe der Städte und Gemeinden, gemessen an ihrer Einwohnerzahl, gestaffelt. *Herz*, S. 26.
87 Datensatz psychisch Versehrte 2/Abfrage Ortsklasse, kA=71, N=688. Dementsprechend machten die Ortsklassen A und S (z. B. Berlin, Frankfurt/Main, Köln, Leipzig) und B (z. B. Tilsit, Hameln, Wuppertal) zusammen 68,17 % bei den untersuchten Rentenempfänger aus. Diese Verteilung psychisch Kriegsversehrter nach Gemeindegrößenklassen entsprach in etwa der zeitgenössischen Aufteilung der gesamten Wohnbevölkerung im Deutschen Reich. Vgl. StJB (1934), S. 11.
88 Rentenhöhen innerhalb der einzelnen MdE-Gruppen in Fällen psychisch Kriegsbeschädigter in RM Mitte der 1930er Jahre. Datensatz psychisch Versehrte 2/Abfrage Gebührnisse Summe, kA=9, N=750. Folgende Minimal- und Maximalwerte für die unterschiedlichen Versorgungsstufen wurden errechnet: MdE 30 %: 10,75 – 37,35 RM; MdE 40 %: 14,45 – 49 RM; MdE 50 %: 17,90 – 86,15 RM; MdE 60 %: 41,20 – 92,50 RM; MdE 70 %: 45,40 – 150,80 RM; MdE 80 %: 76,75 – 136,90 RM; MdE 100 %: 97,50 – 225,65 RM. Die 90 %-igen Renten machen nur einen Bruchteil der hier analysierten Einzelfälle aus (< 10 Fälle). Sie wurden daher aus der quantitativen Auswertung ausgeschlossen. Für die quantitative Auswertung wurden nach oben und unten stark abweichende Rentenwerte (jeweils 5 %) aus der Gesamtgruppe herausgenommen.
89 StJB (1934), S. 331. Als Vergleichswert wurden die Gesamtausgaben eines Arbeiterhaushaltes von 5 Personen von rund 225 RM mtl. zugrunde gelegt. Die Renten deckten in den unterschiedlichen MdE-Gruppen die Ausgaben (gerundet) zu: 9 % bei 30 % MdE, 12 % bei 40 % MdE, 24 % bei 50 % MdE, 29 % bei 60 % MdE, 40 % bei 70 % MdE, 44 % bei 80 % MdE und 73 % bei 100 % MdE.

behörden. Die Rentenzahlungen sollten den erlittenen Gesundheitsschaden und den durch ihn bedingten – prozentualen – Erwerbsausfall kompensieren. Die Renten – solange es sich nicht um Vollrenten handelte – stellten daher immer nur eine die materielle Existenz substituierende Leistung dar. Mit dieser Versorgungskonzeption verband sich die Kernforderung des Staates an die Kriegsbeschädigten, im Rahmen ihrer verbliebenen Arbeitskraft erwerbstätig zu sein. Erst durch ein zusätzliches selbst erwirtschaftetes Gehalt, das zu den Zahlungen aus der Kriegsbeschädigungsversorgung hinzukam und damit den durch die Beschädigung bedingten Verdienstausfall ausglich, konnte eine Einkommenssituation geschaffen werden, die im Idealfall der Ausbildung oder dem erlernten Beruf der Kriegsversehrten entsprach.

Das monatliche Einkommen der psychisch Kriegsbeschädigten stellte sich als Patchwork dar. Zu den Gebührnissen der Kriegsbeschädigtenversorgung konnten sich diverse Sozialversicherungsrenten, finanzielle Leistungen der öffentlichen Fürsorge und eigenes Arbeitsentgelt zu einem monatlichen Gesamtbetrag summieren.[90] Freilich blieb auch die Einkommenssituation über die Jahre der Weimarer Republik hinweg nicht konstant, sondern veränderte sich entsprechend der jeweils aktuellen Familien- und Arbeitssituation der Kriegsbeschädigten. Ansprüche auf Renten, beispielsweise aus der Unfall-, Knappschafts-, Angestellten- oder Invalidenversicherung, wurden unter Umständen erst Jahre nach Ende des Krieges gezahlt; der Bezug von Arbeitslosengeld und Krisenunterstützung setzte ein bestimmtes Maß an Beiträgen oder beispielsweise die Langzeitarbeitslosigkeit voraus.[91] Die öffentliche Fürsorge sowie die lokalen Wohlfahrtsämter sprangen erst ein, wenn die Bedürftigkeit des Kriegsbeschädigten und seiner Familie dies zwingend erforderte.

Wie individuelle Beispiele zeigen, reichten die monatlichen Einkünfte insbesondere der leichtbeschädigten Kriegsbeschädigten trotz diverser Zusatzleistungen selten aus, um die Lebenshaltungskosten zu decken. Der Kriegsbeschädigte Johann A. beispielsweise erhielt durch das Versorgungsamt Köln für seine als Kriegsleiden anerkannte »Hysterie-Schizophrenie« eine

---

90 Die Zahlung der Versorgungsgebührnisse ruhte dann, wenn eine bestimmte Einkommensgrenze überschritten wurde. Entsprechend der Höhe des Einkommens wurde dann die Rente gekürzt. Eine Kürzung trat nach dem Reichsversorgungsgesetz von 1920 bei 5000 RM einkommenssteuerpflichtigem Jahreseinkommen ein. Das Arbeitseinkommen der Ehefrau wurde nicht angerechnet. Vgl. RVG (1920), § 63.

91 Nach dem Gesetz über die Arbeitsvermittlung und Arbeitslosenversicherung von 1927 wurde die Arbeitslosenunterstützung als Versicherungsleistung an Personen ausgezahlt, die sich durch eine bestimmte Anzahl von Beitragszahlungen einen Anspruch erwirkt hatten. Eine Bedürftigkeitsprüfung war nicht erforderlich. Siehe hierzu *Kranig*, Nationalsozialistische Arbeitsmarkt- und Arbeitseinsatzpolitik, S. 193–195. Krisenunterstützung erhielt, wer unverschuldet ohne Arbeit, außerdem bedürftig war bzw. wer die Anwartschaft für die Arbeitslosenunterstützung nicht erbracht oder diese Leistung bereits ausgeschöpft hatte. Vgl. hierzu auch *Wannagat*, S. 84. Zur Anspruchsgrundlage und Höhe der Krisenunterstützung siehe auch *Mölders*, S. 122 ff.

Rente von 40 % MdE, die ihm monatlich 29,85 RM einbrachte. Zusätzlich zahlten die staatliche Invalidenversicherung 21,30 RM sowie das städtische Wohlfahrtsamt 24,45 RM an den Beschädigten.[92] Johann A. kam also insgesamt ohne eigenen Zuverdienst auf 75,60 RM im Monat – und verfügte damit nur über ca. drei Viertel eines durchschnittlichen Arbeiterlohns Mitte der 1930er Jahre.[93] Noch schlechter stand es um Kriegsbeschädigte, die keine zusätzlichen Sozialleistungen in Anspruch nehmen konnten, sondern auf Gelder der öffentlichen Fürsorge angewiesen waren. So brachte es der Kriegsbeschädigte Roman B. aus Wuppertal gerade einmal auf einen monatlichen Betrag von insgesamt 56,15 RM, der sich aus seiner 30 %-igen Rente sowie seiner Krisenunterstützung speiste.[94]

Im Gegensatz zu den Leichtbeschädigten erreichten Kriegsversehrte der hohen MdE-Gruppen, sofern sie zusätzliche Zahlungen aus öffentlichen Kassen erhielten, ein vergleichsweise ausreichendes Einkommensniveau: Jakob B. bekam durch das Versorgungsamt Saarbrücken seiner Erwerbsminderung von 80 % entsprechend eine monatliche Rente in Höhe von 92,35 RM ausgezahlt. Die Invalidenrente, die er außerdem bezog, betrug 43,32 RM, so dass er monatlich 135,67 RM zur Verfügung hatte – also rund 30 % mehr als den damaligen durchschnittlichen Lohn eines Arbeiters.[95]

Kam zu den staatlichen Geldern noch eigenes Einkommen, das der Versorgungsidee entsprechend die Rente komplementieren sollte, konnten sich in Relation zur Stellung im Beruf durchaus normale oder sogar überdurchschnittliche Einkommensverhältnisse ergeben: Der schwerkriegsbeschädigte Arthur V. war als kaufmännischer Angestellter beim Finanzamt Karlsruhe beschäftigt und verdiente dort monatlich 278,30 RM. Zusammen mit seinen Versorgungsgebührnissen in Höhe von 21,15 RM erreichte er ein Monatseinkommen von insgesamt 308,40 RM. Die Summe entsprach recht genau einem in seiner Berufs- und Altersgruppe üblichem Gehalt, das er wohl auch dann verdient hätte, wenn er nicht kriegsbeschädigt gewesen wäre.[96] Auch Otto G. verfügte durch zusätzliche Erwerbstätigkeit über seinem Beruf entsprechende Einkommensverhältnisse: Der Kriegsversehrte bezog eine monatliche Versorgungsrente von 92,50 RM aufgrund einer »Hysterie«, die seine Erwerbsfähigkeit um 60 % minderte. Er arbeitete als Steinsetzer im Rahmen seiner verbleibenden Arbeitskraft und verdiente hier 160 RM monatlich; Otto G. hatte demnach 252,50 RM für den monatlichen Lebensunterhalt zur Ver-

92 BArch R 3901/10201, Versorgungssache des Johann A., VA Köln am 19. Oktober 1936.
93 Auch wenn zwischen 1936 und 1938 die Arbeiterlöhne im Metall- und Baugewerbe auf bis zu 100 RM pro Woche anstiegen, lag der Durchschnittslohn eines Arbeiters immer noch bei wöchentlich 27 RM. *Abelshauser u. a., Deutsche Sozialgeschichte*, S. 357.
94 BArch R 3901/10206, Versorgungssache des Roman B., VA Wuppertal am 4. Juni 1936.
95 BArch R 3901/10202, Versorgungssache des Jakob B., VA Saarbrücken am 30. September 1936.
96 BArch R 3910/10177, Versorgungssache des Arthur V., VA Karlsruhe am 27. Oktober 1936. Zu den tariflichen Anfangs- und Endgehältern kaufmännischer Angestellter mit dem Stand vom April 1934 siehe StJB (1934), S. 294.

fügung.[97] Seine Einkünfte lagen damit sogar um rund 20 RM höher als die eines voll erwerbstätigen Setzers im Buch- und Steindruckgewerbe von insgesamt 230,68 RM.[98] Noch wesentlich höher war das Gehalt des Johann E., der als technischer Angestellter monatlich 290 RM erhielt und zusammen mit privaten Mieteinnahmen von 35,50 RM sowie seiner Versorgungsrente von 23,30 RM auf 348,80 RM im Monat kam.[99] Damit erreichte er das Gehalt eines beamteten Ministerialrates – lag also gehaltsmäßig über seiner eigentlichen Einkommensklasse.[100]

Für diejenigen Kriegsbeschädigten, die gesundheitlich imstande waren, einer Erwerbstätigkeit nachzugehen, und die auch Arbeit fanden, konnte sich also aus ihrem monatlichen Patchwork-Einkommen eine zufrieden stellende wirtschaftliche Situation ergeben. Dennoch war der Erfolg des Versorgungssystems, das zusätzliche Erwerbsarbeit einforderte, entscheidend davon abhängig, dass überhaupt die Möglichkeit der Erwerbsarbeit bestand.

Tatsächlich arbeitete die Mehrheit, knapp 59 % der psychisch Kriegsbeschädigten zum Zeitpunkt der Erhebungen der nationalsozialistischen Versorgungsbehörden Mitte der 1930er Jahre.[101] Allerdings sind der genaue Umfang sowie die Dauer ihrer Berufstätigkeit in den Berentungsakten zumeist nicht festgehalten. Die recht hohe Zahl an Erwerbstätigen suggeriert, dass selbst unter psychisch Versehrten die Reintegration in das Arbeitsleben größtenteils erfolgreich zu bewerkstelligen war.

Die Verteilung der Erwerbstätigen nach Wirtschaftsbereichen zeigt, dass rund 47 % der psychisch Versehrten im Dienstleistungssektor tätig waren, ca. 35 % arbeiteten in Industrie und Handwerk und nur 18 % waren in der Landwirtschaft beschäftigt.[102] Die niedrige Zahl der Kriegsbeschädigten, die in der Land- und Forstwirtschaft arbeiteten,[103] mag damit zusammenhängen,

---

97 BArch R 3901/10198, Versorgungssache des Otto G., VA Insterburg am 25. Februar 1937.
98 StJB (1934), S. 273. Durchschnittsergebnisse der amtlichen Lohnerhebungen im Buch- und Steindruckgewerbe vom Juni 1932.
99 BArch R 3901/10206, Versorgungssache des Johann E., VA Köln am 26. Juni 1937.
100 StJB (1934), S. 296. Monatsgehalt eines ledigen Ministerialrates oder Direktors bei den Reichsmittelbehörden in der Gehaltsgruppe 5b von insgesamt 359 RM. Tarifliches Anfangs- und Endgehalt eines technischen Angestellten mit dem Stand vom April 1934 siehe ebd., S. 295.
101 Datensatz psychisch Versehrte 2/Abfrage Beruf 1936/37. Von den 759 hier erfassten Kriegsbeschädigten, wurden in 446 Fällen Angaben über eine Berufstätigkeit gemacht. Eine Publikation aus der Kriegsbeschädigtenfürsorge aus dem Jahr 1920 gibt eine Erwerbsquote von 70 % an – jedoch ohne Berücksichtigung der beruflichen Entwicklung in der Weimarer Republik. *Frankenstein*, Anlage 9.
102 Psychisch Kriegsbeschädigte als Erwerbspersonen nach ihrer Stellung im Beruf: Datensatz psychisch Versehrte 2/Abfrage Beruf 1936/37. Von den 759 hier erfassten Kriegsbeschädigten standen in 252 Fällen (=N) eindeutige Angaben zur Stellung im Beruf zur Verfügung. In 507 Fällen (=kA) konnte eine klare Zuordnung nicht vorgenommen werden. Von 446 Erwerbstätigen konnte die Beschäftigung in 303 Fällen (=N) einem Wirtschaftsbereich zugerechnet werden. In 313 Fällen (=kA) war dies nicht möglich. Zur Standardisierung der Erwerbsbranchenklassifikation vgl. *Hohls u. Kaelble*, S. 29–36.
103 Allerdings entsprach dies der allgemeinen zeitgenössischen Verteilung der Erwerbspersonen

283

dass hier die familiäre Versorgungsgemeinschaft noch weitgehend intakt war, also im Gegensatz zur großstädtischen Sozialstruktur Verwandte im Stande oder verpflichtet waren, den Kriegsversehrten unter die Arme zu greifen, indem sie diese in ihre Haushalte integrierten bzw. miternährten. Aus diesem Grund mögen psychisch Kriegsversehrte es nicht als wirtschaftlich notwendig erachtet haben, Versorgungsrenten zu beantragen; oder aber ihnen fehlten die entscheidenden Informationen und behördlichen Hilfestellungen, um den Verwaltungsprozess in Gang zu setzen und über die Jahre hinweg zu bewältigen. Der Umgang der lokalen Kriegsbeschädigtenfürsorgestellen mit den psychisch Versehrten in ländlichen Regionen mag unter Umständen weniger routiniert gewesen sein als in den Großstädten, so dass es um die Chancen auf Versorgung bei psychischer Versehrtheit im ländlichen Raum noch schlechter stand als in urbanen Zentren.

Wie die Aufschlüsselung der beruflichen Tätigkeiten psychisch Kriegsbeschädigter untermauert, handelte es sich bei den erfolgreichen Antragstellern unter den psychisch versehrten Kriegsrentenempfängern vornehmlich um Personen, die eher in Städten als auf dem Lande wohnten. Allerdings – und das zeigt die Untersuchung der beruflichen Stellung der Versehrten – gehörten psychisch Kriegsbeschädigte entgegen den mitunter recht polemisch formulierten Annahmen von Psychiatern nicht mehrheitlich der städtischen Arbeiterschaft an: Sie machten zwar knapp 27 % der Berenteten aus, der Anteil der Angestellten belief sich jedoch auf rund 30 %, der von Beamten auf über 7 %. Ebenso waren Selbständige, die allerdings in erheblich divergierendem Ausmaß wirtschaftlich tätig waren, mit ca. 36 % unter den Erwerbstätigen stark vertreten.[104] Gerade diese Kriegsbeschädigten waren, da sie im Alter nicht durch eine staatliche Rentenversicherung aufgefangen wurden, ganz erheblich von ihrem beruflichen Erfolg abhängig. Da diese Selbstständigen keiner sozialversicherungspflichtigen Erwerbsarbeit nachgingen, entfielen außerdem Ansprüche auf versicherungsrechtliche Leistungen im Fall von Berufsunfähigkeit und Arbeitslosigkeit. Sie landeten daher bei Bedürftigkeit automatisch in der »niederen« und stigmatisierenden Armenfürsorge – zusammen mit sämtlichen Fürsorgeempfängern. Ihre psychische Kriegsbeschädigung stellte damit für sie hinsichtlich ihrer Berufstätigkeit ein besonderes sozioökonomisches Gefahrenpotenzial dar.

Das Positivbild der vermeintlich mehrheitlich erfolgreichen Reintegration psychisch Versehrter in das Erwerbsleben erhält tiefe Risse, sobald differenziert nach Art, Dauer und Umfang der beruflichen Tätigkeit gefragt wird. Die

nach Wirtschaftsbereichen. Auch hier war der Prozentsatz der in der Land- und Forstwirtschaft Beschäftigten um mehr als 10 % niedriger als in Industrie und Handwerk. Vgl. hierzu *Petzina, u. a.*, S. 55. Zur Entwicklung der Erwerbsbevölkerung in Deutschland seit den 1880er Jahren vgl. *Hohls u. Kaelble*, S. 29–36, S. 72–83.

104 Datensatz psychisch Versehrte 2/Abfrage Beruf 1936/37. Von den 759 hier erfassten Kriegsbeschädigten standen in 252 Fällen (=N) eindeutige Angaben zur Stellung im Beruf zur Verfügung. In 507 Fällen (=kA) war eine klare Zuordnung nicht möglich.

Deklarierung von Kriegsversehrten als Erwerbstätige zum Zeitpunkt der Erhebungen der nationalsozialistischen Versorgungsbehörden besagte nicht, dass die Beschäftigungsverhältnisse bereits seit langem, also beispielsweise ununterbrochen seit Kriegsende bestanden oder unbefristet waren. Vielmehr verdeutlichen die Einzelfallschicksale, dass Berufswechsel üblich und Anstellungsverhältnisse nicht von langer Dauer waren.[105] Besonders zu berücksichtigen ist, dass vor allem Langzeitarbeitslose erst durch die arbeitspolitischen Zwangsmaßnahmen und Arbeitsbeschaffungsmaßnahmen der Nationalsozialisten in Arbeit kamen und damit Mitte der 1930er Jahre plötzlich als erwerbstätig galten. Erwerbstätig zu sein war außerdem nicht gleichbedeutend damit, im Beruf der Vorkriegszeit beschäftigt zu sein. Nach Angaben aus der Kriegsbeschädigtenfürsorge nahmen lediglich 40 % der »Nervenkranken« ihre alten Beschäftigungsverhältnisse wieder auf.[106] Wenn aufgrund der im Krieg erlittenen Gesundheitsstörung die gewohnte Erwerbstätigkeit nicht mehr ausgeübt werden konnte und eine Berufsumschulung von der Kriegsbeschädigtenfürsorge nicht mehr durchgeführt wurde bzw. nicht mehr glückte, suchten psychisch Kriegsversehrte notgedrungen selbst nach einer alternativen Arbeitsmöglichkeit und nahmen oftmals unqualifizierte und dementsprechend schlechter bezahlte Jobs an. Der Kriegsbeschädigte Friedrich B. schrieb 1939 an Adolf Hitler, er hätte sich über die Jahre mit »minderwertigen Arbeiten« durchschlagen müssen, um sich finanziell – und dies auch nur knapp – über Wasser halten zu können.[107] Auch die folgenden Beispiele illustrieren wohl recht exemplarische berufliche Entwicklungen bei psychisch Kriegsversehrten. In einem Brief an den Reichsarbeitsminister berichtete der Kriegsbeschädigte Wilhelm F. von seinem beruflichen Abstieg:

Habe den Friseurberuf erlernt und 1921 habe ich meine Meisterprüfung abgelegt und heute muß ich durch das alte Kriegsleiden und seine Folgen als sogenannter älterer Laufjunge [...] mein Brot verdienen.[108]

In einem weiteren Fall schilderte die Ehefrau eines ehemaligen Kriegsteilnehmers den Berufswechsel des Mannes von einem ausbildungsintensiven Beruf zu einer ungelernten Tätigkeit, der maßgeblich durch seine kriegsbedingten psychischen Störungen bedingt war.

Der Kern der Sache aber ist m. E. der, dass die Laufbahn und Existenz meines Mannes als Opern- und Bühnensänger durch sein Kriegsleiden zerstört wurde [...]. Um dem Staate nicht ganz zur Last zu fallen, hatte sich mein Mann als Stadtreisender um-

---

105 So z.B. in den Fällen UA HU Nervenklinik 34, Psychiatrisches Gutachten zu Gustav Z. (geb. 1897) am 26. Oktober 1937, S. 4 f.; BArch R 3901/10182, Versorgungssache des Siegfried M., Versorgungsamt Berlin II am []1. Oktober 1936.
106 *Frankenstein*, S. 102.
107 BArch R 3901/10196, Brief des Friedrich B. an Adolf Hitler am 26. Februar 1939, S. 4.
108 BArch R 3901/10208, Beschwerdebrief des [Wilh]elm F. an den Reichsarbeitsminister am 28. November 1937, S. 2.

gestellt. Das Laufen und Rennen den ganzen Tag um etwas zu verdienen, fällt ihm heute in seinem Alter und durch sein Kriegsleiden von Jahr zu Jahr schwerer.[109]

Auch der ehemalige Sänger Paul H. gehörte zu jenen Kriegsbeschädigten, die sich als selbständige oder angestellte Handlungsreisende versuchten, in jedem Falle jedoch auf Verkaufserfolge angewiesen waren. Ebenso wie der vormalige Friseur Wilhelm F. waren sie gezwungen, einer Beschäftigung nachzugehen, die dem reinen Broterwerb diente und die mit dem geplanten Berufsweg nicht mehr zusammenhing.

Bei der Erwerbstätigkeit psychisch Kriegsbeschädigter ist außerdem eine deutliche Tendenz zu temporären Gelegenheits- und Aushilfstätigkeiten zu erkennen.[110] Dies resultierte nicht ausschließlich aus dem generellen Mangel an Arbeitsstellen, sondern entsprach zum Teil auch der Selbsteinschätzung der Kriegsbeschädigten, zu anspruchsvollen Arbeiten nicht mehr im Stande zu sein. In diesem Sinne schrieb Paul P., der bis 1934 eine Rente für seine kriegsbedingte »Nervenschwäche« erhalten hatte, 1939 an Hermann Göring, er könne »leichte Sachen wie Wächter, Pförtner ectr. [...] noch machen«.[111] Der kriegsbeschädigte Kartenabreißer in Lichtspielkinos und Museumswächter war demnach nicht nur ein beliebtes Motiv der Weimarer Literatur und Kunst, sondern stellte – ebenso wie der bettelnde Kriegsveteran – vielmehr auch einen realen Typus dar.[112]

Insgesamt ist für die erwerbstätigen Kriegsbeschädigten der hier analysierten Personengruppe festzuhalten, dass von der Tatsache einer Erwerbsarbeit nicht automatisch auf eine dem erlernten Beruf gleichwertige und dauerhafte Tätigkeit geschlossen werden kann.[113] Die hier angeführten Einzelschicksale belegen, dass die ärztlichen Erfolgsstatistiken, welche die Arbeitsfähigkeit psychisch Kriegsbeschädigter propagierten, dem differenzierten historischen Blick nicht standhalten können.[114] Die hohe Erwerbsquote unter psychisch Kriegsbeschädigten erklärte sich durch die eigene Motivation sowie den durch das Versorgungssystem indirekt ausgeübten Zwang zu ar-

---

109 BArch R 3901/10209, Schreiben der Paula H., Ehefrau des Kriegsbeschädigten Paul H., an den Minister Joseph Goebbels, S. 1.

110 Datensatz psychisch Versehrte 2/Abfrage Arbeitssituation, kA= 0, N=759.

111 BArch R 3901/10186, Schreiben des Paul P. an Hermann Göring am 27. November 1939, S. 3.

112 Der Stereotyp des bettelnden Kriegsbeschädigten taucht vor allem in den Nachkriegswerken von Otto Dix oder George Grosz auf. Zu beachten gilt allerdings auch der Einwand von Richard Bessel, der zu bedenken gibt, dass das Bild des verarmten Kriegsinvaliden in der Kunst eine Hinterfragung dieses Stereotyps in der historischen Forschung lange verhinderte. *Bessel*, Die Heimkehr der Soldaten, S. 27. Vgl. hierzu beispielhaft *Herzogenrath u.a.*, S. 93 f., S. 95 – 100.

113 Ebenso wird nicht die Benachteiligung berücksicht, die psychisch Kriegsbeschädigte z.B. bei der Entlohnung erfuhren. So wurde dem landwirtschaftlichen Arbeiter Wilhelm B. aufgrund seiner Krankheit nicht der ortsübliche Lohn gezahlt. BArch R 3901/10167, Versorgungssache des Wilhelm B., VA Kiel am 15. August 1935.

114 *Jolly*, Über den weiteren Verlauf hysterischer Reaktionen, S. 603 f., S. 689; *Strassmann*, Gerichtsärztliche Erfahrungen, S. 330.

beiten. Zudem brachte auch das außerordentliche Zutun gesetzlicher Regelungen vor und verstärkt nach 1933 psychisch Versehrte in Arbeit.[115]

Dennoch schwebte das Damoklesschwert der sozialen Deklassierung beständig über den Häuptern psychisch Kriegsbeschädigter, sofern die materielle Existenz nicht nur durch eigenes Vermögen, das auch die Wirtschaftskrisen der Weimarer Republik überdauerte, langfristig gesichert war.[116] Auch erwiesen sich die Schwankungen des Arbeitsmarktes sowie die inflationäre Geldentwertung sicherlich als zusätzliche Hindernisse, für ein dauerhaft geregeltes wirtschaftliches Auskommen zu sorgen.[117] Vor dem Hintergrund der aufgezeigten Einkommens- und Beschäftigungssituation kann festgehalten werden, dass die von den psychisch Kriegsbeschädigten ausgeübten beruflichen Tätigkeiten zumeist keine Rückschlüsse auf deren soziale Herkunft oder Berufsausbildung erlauben. Selbst wenn ehemalige Kriegsteilnehmer in der gesellschaftlichen Wahrnehmung Berufe »sozial Verachteter« ausübten, bedeutete dies nicht, dass sie auch aus den entsprechenden gesellschaftlichen Schichten stammten.[118] Oftmals dokumentiert der berufliche Werdegang psychisch Kriegsbeschädigter nach 1918 vielmehr deren sozialen Abstieg. Die Integrationsfähigkeit psychisch versehrter Veteranen in das Erwerbsleben wurde durch die Art ihrer Gesundheitsschädigung stark negativ beeinflusst. Der ehemalige Kriegspsychiater Robert Gaupp schrieb 1931 an den promi-

---

115 Um vor dem Hintergrund der allgemeinen nachteiligen ökonomischen Rahmenbedingungen die Chancenungleichheit durch die Kriegsversehrtheit auf dem freien Arbeitsmarkt so weit wie möglich zu minimieren, hatte der Weimarer Staat neben den allgemeinen und sämtliche Kriegsheimkehrer betreffenden wirtschaftlichen Demobilisierungsbestimmungen besondere Maßnahmen im Reichsversorgungsgesetz festgeschrieben, welche die Reintegration in das Erwerbsleben erleichtern sollten. Neben dem Schwerbeschädigtengesetz existierten andere im Reichsversorgungsgesetz festgelegte Hilfen zur Reintegration in den Arbeitsmarkt, wie beispielsweise der so genannte Beamtenschein, der eine außerordentliche Übernahme in ein Beamtenverhältnis bei Kriegsbeschädigung erlaubte. Vgl. hierzu auch Kap. I.2. Grundsätzlich wurde die Integration der ehemaligen Soldaten im Rahmen der wirtschaftlichen Demobilisierung erfolgreich abgewickelt. Die reibungslose Reintegration der Kriegsteilnehmer in die Erwerbsgesellschaft wurde in erster Linie dadurch ermöglicht, dass Frauen, die während des Krieges in Rüstungsindustrie, Transportgewerbe oder der Post- und Eisenbahnverwaltung tätig gewesen waren, ihre Arbeitsplätze zwangsweise räumten. Die über 90 000 Frauen, die nach einer Zählung von 1917 in der bayerischen Kriegsindustrie beschäftigt gewesen waren, wurden sukzessive nach einer entsprechenden Verordnung des Reichsdemobilmachungsamtes entlassen. *Bessel*, »Eine nicht allzu große Beunruhigung des Arbeitsmarktes«, S. 211–229; *Reif*, S. 108–122.

116 Die Vermögens- bzw. Schuldensituation war in nur knapp 10 % der hier untersuchten Fälle angegeben. Es finden sich zu ungefähr gleichen Teilen starke Verschuldungen (3,95 %), die zumeist aus einem Eigenheimbau oder Geschäftsbankrott resultierten bzw. Vermögenswerte (4,8 %), die sich aus verzinstem Kapitalvermögen und Immobilienbesitz errechneten. Die Schulden bzw. das Vermögen rangierte zwischen 1000 und 28 000 RM.

117 StadtAM Bürgermeister und Rat Nr. 264, Schreiben der Geschäftsstelle des Bayerischen Städtebundes an sämtliche Mitgliedsstädte betreffs Unterbringung Schwerkriegsbeschädigter im öffentlichen Dienst am 13. Juli 1921.

118 Vgl. zur sozialen Selbsteinschätzung nach Moore und Kleining *Niehuss*, S. 251 f.

nenten Gesundheitspolitiker und Arzt Julius Moses, dass insbesondere Kriegsbeschädigte mit nervösen Erkrankungen unter der gegebenen Arbeitsmarktsituation keine Arbeit mehr fänden und auch bei verbesserter Arbeitslage nur »an zweiter Stelle« berücksichtigt würden.[119] Auch die Darlegungen der Kriegsbeschädigtenfürsorge zur Problematik der Stellenvermittlung bei psychischer Versehrtheit, die sie auf lokaler Ebene in Zusammenarbeit mit den Arbeitsnachweisen bzw. Arbeitsämtern abwickelte,[120] ergeben zusammen mit den Erfahrungsberichten der Kriegsbeschädigten ein eindringliches Bild, wie schwierig sich die Reintegration in den Arbeitsmarkt vollzog und somit wesentlich dazu beitrug, dass sich die wirtschaftliche Situation psychisch Versehrter zu verschlechtern drohte.[121]

2.3 »Näher am Menschen«: Die kommunale Kriegsbeschädigtenfürsorge

Näher an der alltäglichen Situation der Versehrten als die Behörden der Reichsversorgung waren die kommunalen Kriegsbeschädigtenfürsorgestellen.[122] Die soziale Kriegsbeschädigtenfürsorge rundete die Idee einer umfassenden staatlichen Versorgungs- und Fürsorgepolitik ab: Neben den finanziellen Leistungen der Reichsversorgung sollten Fürsorgestellen für Kriegsbeschädigte, die ihren Sitz zumeist bei den städtischen Wohlfahrtsämtern hatten, eine Vor-Ort-Betreuung gewährleisten.[123] Sie entschieden über ge-

---

119 Robert Gaupp, Universitäts-Nervenklinik Tübingen, an Julius Moses am 29. November 1930, abgedruckt in *Moses*, Arbeitslosigkeit, S. 20.

120 Die Aufgaben der Arbeitsvermittlung nahmen die lokalen Arbeitsämter bzw. Arbeitsnachweise sowie die Kriegsbeschädigtenfürsorgestellen vor. Die Aufgabenteilung zwischen den Behörden war sowohl von Land zu Land als auch von Stadt zu Stadt unterschiedlich. LAB B Rep. 142–01 Nr. 5212 Bd. II, Der Oberbürgermeister der Stadt Barmen an die Zentralstelle des Deutschen Städtetages am 12. März 1921.

121 Dies entspricht in Bezug auf die wirtschaftliche Reintegration sämtlicher, also auch körperbeschädigter Kriegsversehrter. Vgl. *Kleinschmidt*, S. 164 f.; *Fandrey*, S. 167. Entnommen aus dem sich allerdings vornehmlich auf die Zeit des Ersten Weltkrieges konzentrierenden Forschungsüberblick bei *Bösl*.

122 Die soziale Kriegsbeschädigtenfürsorge wurde mit der Reichsverordnung über die soziale Kriegsbeschädigten- und Kriegshinterbliebenenfürsorge vom 8. Februar 1919 institutionalisiert und im Reichsversorgungsgesetz von 1920 in den §§ 21–23 verankert. Vgl. zur Begründung der Verordnung: 50 Jahre Kriegsopfer- und Schwerbeschädigtenfürsorge, S. 33, S. 36, S. 40. Die Aufgaben der Kriegsbeschädigtenfürsorge wurden außerdem erläutert in den Richtlinien des Reichsarbeitsministers zur Durchführung der Verordnung vom 31. März 1919 sowie in den Zuständigkeitsgrundsätzen des Reichsausschusses der Kriegsbeschädigten- und Kriegshinterbliebenenfürsorge vom 6. Dezember 1919. Auch auf der großen Ausstellung zur Gesundheitspflege, der so genannten GESOLEI 1926, fand sich eine eigene Abteilung zur Kriegsbeschädigtenfürsorge. Vgl. GESOLEI, S. 198.

123 Im Beirat der Hauptfürsorgestellen saßen Repräsentanten der Kriegsbeschädigtenorganisationen, Arbeitgeber- und Arbeitnehmervertreter sowie als Experten in Fürsorgeangelegenheiten geltende Personen. Die Organisationsstruktur der Kriegsbeschädigtenfürsorgestellen

sundheitliche Rehabilitationsmaßnahmen und betreuten die Reintegration der Beschädigten in das Erwerbsleben. Allerdings koordinierte die soziale Kriegsbeschädigtenfürsorge eine Reihe zusätzlicher Angebote und ergänzenden Leistungen. So gewährte beispielsweise die Fürsorgestelle Köln den Versehrten und ihren Familien auch Rechtsberatung in Rentenangelegenheiten und bot Hilfe in Familien- und Erziehungsangelegenheiten an. Sie stellte in Notfällen außerdem Schuhe und Wäsche gegen geringes Entgelt zur Verfügung oder spendete bei Bedarf Kohlen und Kartoffeln.[124]

Die Angestellten der Kriegsbeschädigtenfürsorgestellen traten mit den Versehrten über die Jahre wiederholt persönlich in Kontakt und waren daher über die Entwicklung der wirtschaftlichen und familiären Verhältnisse sowie den Verlauf der psychischen Verfassung wohl besser unterrichtet als die geographisch – und damit auch von der Lebenswirklichkeit der Kriegsinvaliden – oft weiter entfernten Dienststellen der staatlichen Versorgungsverwaltung.

Die soziale Kriegsbeschädigtenfürsorge inszenierte sich als humaner Kontrapunkt zu dem als unpersönlich empfundenen Versorgungsapparat und formulierte als ihre Hauptaufgabe, »sich in den Kriegsbeschädigten zu versetzen«.[125] Im Gegensatz zu der rein schematisch arbeitenden Versorgungsbürokratie sollten die in der Fürsorgearbeit Beschäftigten ein empathisches Verhältnis zu den Kriegsversehrten aufbauen.[126] Der Erfolg der Integration der Kriegsbeschädigten hinge, so ein Artikel aus der Zeitschrift des Reichsausschusses für Kriegsbeschädigtenfürsorge, von der »Kenntnis aller individueller Umstände« ab. Indem die Fürsorge anstrebte, zu den Versehrten ein »quasi nachbarschaftliches Verhältnis [zu] entwickeln«,[127] verdichtete sich das Informationsnetz zur wirtschaftlichen, gesundheitlichen und sozialen Situation der Kriegsversehrten. Die Kriegsbeschädigtenfürsorgestellen wurden daher auch zu Kontrollorganen der staatlichen Versorgungspolitik. Das detaillierte Wissen über die alltägliche Situation, die Arbeitsfähigkeit und den Gesundheitszustand der Versehrten ließ sich nicht nur im, sondern ebenso gegen das Interesse der Kriegsbeschädigten einsetzen. Die örtliche Nähe der Kriegsbeschädigtenfürsorgestellen zum Wohnort der Versehrten erlaubte stichpunktartige, spontane Kontrollen der Arbeitsfähigkeit und Erwerbstätigkeit. Die Krankengeschichte eines psychisch Versehrten überliefert das folgende Vorgehen einer Kriegsbeschädigtenfürsorgestelle:

---

gestaltete sich in den Ländern des Deutschen Reiches äußerst unterschiedlich. Vgl. *Gerlach*, S. 292; StadtAK Handakten Billstein 903/77, fol. 58; *Nothaas*.

124 StAK Handakten Billstein 903/492, fol. 81, Verwaltungskonferenz der Kriegsbeschädigten- und Kriegshinterbliebenenfürsorge am 23. Dezember 1923; ebd., fol. 22, Die Kriegsbeschädigten- und Kriegshinterbliebenenfürsorge, Bürodirektor Eitner am 3. Juni 1924.

125 *Weber*, Fürsorge, S. 36, S. 67.

126 *Preuß*, S. 73.

127 Ebd.

Bei einer unvermuteten Untersuchung in der Wohnung des F. am 30.5.1930 stellte Regierungs-Medizinalrat Fritze fest, daß F. derbe Arbeitsschwielen an den Händen hatte und daß seine Fußsohlen gleichmäßig beschwielt und an den Stellen, die mit dem Boden in Berührung kommen, stark beschmutzt waren.[128]

Wie aus dem ärztlichen Bericht weiter hervorgeht, hatten Nachbarn die Fürsorgebehörden informiert, sie hätten den »angeblich« aufgrund eines »hysterischen Stupors« invaliden und bettlägerigen Kriegsteilnehmer F. nachts dabei beobachtet, wie er das Haus verließ, um zu arbeiten. Der Fürsorgestelle genügte diese anonyme Mutmaßung, der Kriegsversehrte würde staatliche Leistungen »erschleichen«, um einen Arzt mit dem hier geschilderten Hausbesuch zu beauftragen.[129] Auch in weiteren Fällen führten Anzeigen aus der Bevölkerung bei Kriegsinvaliden zu amtlichen Kontrollen und schließlich zum Entzug der Versorgungsrenten.[130]

Nachdem es infolge der Weltwirtschaftskrise 1929 zu einer gänzlichen Streichung der finanziellen Unterstützungen des Reiches für die Kriegsbeschädigtenfürsorge gekommen war, litt die kommunale Fürsorge, die gleichzeitig erhebliche Sparmaßnahmen durchzuführen hatte, an einer deutlichen finanziellen Mehrbelastung.[131] Der Konflikt der Kriegsbeschädigtenfürsorgestellen mit dem Reichsarbeitsministerium verschärfte sich in diesen Jahren. Die Verantwortlichen der kommunalen Kriegsbeschädigtenfürsorge beanstandeten die ihrer Ansicht nach augenscheinlichen Versuche der Versorgungsämter, insbesondere psychisch Kriegsbeschädigte aus der Versorgung zu drängen. Die Träger der sozialen Fürsorge befürchteten, die Entscheidung des Reichsversicherungsamtes von 1926 könnte in einer Welle von Rentenaberkennungen bei psychisch Kriegsbeschädigten resultieren, so dass die betroffenen Versehrten auf Fürsorgestellen und Wohlfahrtsämter zurückkommen würden, um materielle Unterstützung zu erhalten.[132]

---

128 BArch R 3901/10199, Psychiatrisches Gutachten der Psychiatrischen Nervenklinik der Universität Königsberg zur Person des Kriegsbeschädigten F. am 22. Mai 1937, S. 3 f.

129 Ebd.

130 BArch R 116/341, so z.B. in *Anonym*, Tod nach Rentenbegehrungsvorstellungen, in: Reichsbund 10 (1927), S. 12 f. Ein Kriegsbeschädigter, der infolge einer anonymen Anzeige seine Rente verlor, nahm sich das Leben. BArch R 116/341, Urteil des Reichsversorgungsgerichts in der Sache des Konrad H. am 23. November 1925. Zu Beispielen der Bespitzelung und sozialen Kontrolle von Körperbeschädigten siehe *Kienitz*, Beschädigte Helden, S. 326–329.

131 Die Finanzierung der sozialen Kriegsbeschädigtenfürsorge wurde zunächst zu großen Teilen durch das Reich getragen, ging aber im Zuge der Fürsorgepflicht-Verordnung vom 13. Februar 1924 entsprechend dem Ermächtigungsgesetz vom 8. Dezember 1923 nahezu vollständig auf die Bezirksfürsorgeverbände über. *Berg*, S. 252. Die Grundzüge der Finanzierung der staatlichen Kriegsbeschädigtenfürsorge erklärt *Federkiel*, S. 53–57.

132 BArch R 89/15514, [?] *Hoch*, Zur neuen Entscheidung des RVA über die Unfallneurose, S. 4.

2.4 »Hoffnungslose Fälle«: Arbeitsvermittlung und Arbeitsfürsorge

Soldaten, die als »Nervenkranke« aus dem Krieg heimkehrten, galten Arbeitsvermittlern der Kriegsbeschädigtenfürsorge im Vergleich zu physisch versehrten Kriegsteilnehmern als »hoffnungslose Fälle«, die dennoch schnellstmöglich wieder in Arbeit gebracht werden sollten. Entsprechend boten Kriegsbeschädigtenfürsorgestellen spezielle Berufsberatung sowie diverse Möglichkeiten der Umschulung und Weiterbildung für psychisch Versehrte an.[133] Allerdings urteilten Beamte im Fürsorgewesen gleichzeitig, die Maßnahmen zur Integration in den Arbeitsmarkt bei der Gruppe der »Nervenkranken« verursachten nur hohe Kosten, führten jedoch zu keinerlei Erfolgen.[134] Auch im Fall des »nervenkranen« Kriegsbeschädigten Richard S. gelangte das Versorgungsamt Düsseldorf zu diesem Schluss: »Ihn in einen abhängigen Arbeitsprozess einzugliedern, ist auch nach den Ausführungen der Fürsorgestelle einfach unmöglich«.[135]

Nach einer Berechnung der Kriegsbeschädigtenfürsorge in der Rheinprovinz stellte die Arbeitslosenquote unter psychisch Kriegsversehrten – gefolgt von den Hirnverletzten – den höchsten Wert unter sämtlichen Kriegsbeschädigten dar. Verantwortlich für die erfolglose Arbeitsvermittlung machten Fürsorgestellen die psychischen Störungen der Kriegsbeschädigten, die ihrer Ansicht nach zu einer »totale[n] Beeinträchtigung ihrer Arbeitsfähigkeit« führten.[136] Diese Einschätzung bestätigt sich durch die persönliche Perspektive psychisch Versehrter: Der Kriegsbeschädigte Heinrich H. schrieb 1939 an Hermann Göring, er könne keine Anstellung erhalten, weil er zyklisch wiederkehrende, »hysterische« Anfälle erleide, die sich bei der »geringsten Aufregung immer wiederhol[t]en«.[137] Ähnlich äußerte sich auch Franz S. in seinem Brief an den Reichsarbeitsminister: »Verschiedentlich habe ich versucht, irgendwelche Arbeit anzunehmen, auch wurde mir solche zugewiesen, jedoch erfolgte stets nach kurzer Zeit ein Zusammenbruch.«[138]

Die Aussagen von Kriegsversehrten und Fürsorgestellen standen in krassem Gegensatz zu den psychiatrischen Annahmen, die von einer vollständigen Rehabilitation der Arbeitskraft bei ehemaligen »Kriegsneurotikern« ausgin-

---

133 Bereits während des Krieges hatten sich die wesentlichen Inhalte der Kriegsbeschädigtenversorgung herausgebildet: Berufsberatung, Berufsumschulung, Arbeitsvermittlung sowie beispielsweise Spezialberatungsstellen für »Epileptische«, »Nervenkranke«. Vgl. *Engel*, S. 7 f., S. 21 f.

134 *Franzisket*, S. 10. Auch in der Gesundheitsfürsorge erschienen Kosten-Nutzen-Kalkulationen. Vgl. *Böhmer*, S. 6.

135 BArch R 3901/10201, Schreiben des VA Düsseldorf betreffs der Versorgung des Richard S. an das HVA Rheinland am 18. Februar 1938, S. 1.

136 *Franzisket*, S. 10, S. 15; *Frankenstein*.

137 BArch R 3901/10189, Brief des Hermann H. an Hermann Göring am 13. Februar 1939, S. 2.

138 BArch R 3901/10196, Beschwerdebrief des Franz S. an den Reichsarbeitsminister am 7. Oktober 1938, S. 2. Der Kriegsbeschädigte hatte von 1914 bis 1916 schwerste Gefechte an der Westfront mitgemacht.

gen. Nach Angabe der Arbeitsvermittlungsstellen verhinderten die auffällige Symptomatik, wie das Stottern oder Zittern der Kriegsbeschädigten sowie der vermeintliche Mangel an Durchhaltevermögen eine Anstellung. Nervenkranke seien außerdem besonders schwer vermittelbar, da sie »energielos« und »teilnahmslos« wirkten.[139] Im Falle des Max Sch. aus Berlin stellte das Hauptversorgungsamt Brandenburg-Pommern schließlich fest, dass der Kriegsbeschädigte aufgrund des »idiotischen Eindruck[s]«, den er auf potentielle Arbeitgeber mache, nie in Arbeit zu bringen sei. Die Behörde konstatierte, dass »jede weitere Bemühung um seine Unterbringung aussichtslos« sei.[140]

Als labile, wenig belastbare »nervöse« Personen sollten psychisch Versehrte nach den Erfahrungen der Arbeitsvermittlungsstellen nicht in besonders fordernde Jobs vermittelt werden, sondern beispielsweise in minder verantwortungsvolle Tätigkeiten in Handel und Verkehr.[141] Die mangelnde psychische und physische Belastungsfähigkeit schloss nach Ansicht eines Fürsorgeexperten eine Beschäftigung als Grubenarbeiter unter Tage ebenso aus wie die intellektuelle Tätigkeit von »Kopfarbeitern«, also beispielsweise Lehrern oder Ingenieuren.[142] Insbesondere die beengenden Verhältnisse im Bergbau sowie der Mangel an schlechter Luft erhöhten nach Auffassung der Kriegsbeschädigtenfürsorgestellen die Gefahr eines erneuten nervlichen Zusammenbruchs drastisch. Dementsprechend finanzierte die Fürsorgestelle dem Kriegsversehrten Heinrich H., der seinen Beruf als Bergmann aufgrund des psychischen Kriegsleidens aufgeben hatte und inzwischen bei der städtischen Sparkasse arbeitete, kaufmännische Fortbildungsmaßnahmen.[143] Im Falle des in Gelsenkirchen ansässigen Bergmanns Eduard B. ist dahingegen kein erfolgreicher Berufswechsel dokumentiert: 1924 beendete er seine Arbeit in der Zeche und schied damit mit 38 Jahren aus dem Berufsleben aus.[144]

Die Kriegsbeschädigtenfürsorgestellen brachten für psychisch Versehrte häufig eine Beschäftigung in der Land- oder Forstwirtschaft – fernab des

139 LAB B Rep 142–04/500, Schreiben der Kriegsbeschädigtenfürsorgestelle Anklam an den Verband der deutschen Landkreise Berlin am 6. Oktober 1922.
140 BArch R 3901/10186, Schreiben des VA Berlin III an das HVA Brandenburg-Pommern in der Sache des Max Sch. am 14. März 1941; Schreiben des VA Berlin I an das HVA Brandenburg-Pommern in der Sache des Otto B. am 18. Dezember 1940. Beide Versorgungsämter brachten angesichts der zu erwartenden, permanenten Arbeitsunfähigkeit des Kriegsbeschädigten die Vergabe eines dauerhaften Härteausgleichs in Vorschlag.
141 *Frankenstein*, S. 35, S. 37–39.
142 *Franzisket*, S. 48.
143 LWL 614/28, Akte der Kriegsbeschädigtenfürsorge Münster zur Person des Heinrich H.; Bittschreiben des Heinrich H. an die Landesstelle für Kriegsbeschädigtenfürsorge in der Provinz Westfalen am 14. August 1918; außerdem Bewilligung einer einmaligen Beihilfe von 1000 RM, Bericht der Kriegsbeschädigtenfürsorge Münster-Stadt an die Hauptfürsorgestelle Westfalen am 20. August 1921; Fragebogen zur Prüfung eines Antrages auf Verleihung eines Beamtenscheines am 17. Juli 1922; außerdem Anerkenntnis des Schwerbeschädigtenschutzes mit der Entscheidung des Landesfürsorgeverbandes der Provinz Westfalen am 17. August 1926.
144 BArch R 3901/10174, Versorgungssache des Eduard B., VA Gelsenkirchen am 25. Mai 1936.

städtischen Trubels – in Vorschlag, da dies am wenigsten die Nerven der ehemaligen Kriegsteilnehmer belaste. Nach Ansicht der Fürsorgestellen sollten »Nervenkranke« dort als Forstaufseher, Schäfer oder Flurhüter eingesetzt oder in ländlichen gewerblichen Betrieben, beispielsweise in Molkereien, beschäftigt werden.[145] Insbesondere empfahlen die Berufsberater der Fürsorgestellen den Aufbau einer Kleintierzucht auf dem Land. Mittels Kapitalabfindung sollten sich Kriegsversehrte im ländlichen Raum ansiedeln, um hier mit einem begrenzten und einfach zu versorgenden Tierbestand oder einer kleinen Landwirtschaft ihr wirtschaftliches Auskommen zu sichern. Allerdings ließen die ländlichen Fürsorgestellen keinen Zweifel daran, dass sie die Vermittlung von psychisch Versehrten in die Landwirtschaft als vollkommen unsinnig erachteten.[146] Auch Gemeinden und Landkreise beschwerten sich bei den Kriegsbeschädigtenfürsorgestellen der Großstädte, es handele sich bei der Ansiedlung städtischer Kriegsversehrter lediglich um die »Abschiebung unliebsamer Elemente«, die sich nach kurzer Zeit als unfähig für die neue Tätigkeit erwiesen und nach gescheitertem Neuanfang der lokalen Wohlfahrt zur Last fielen.[147]»Nervenkranke«, die von den städtischen Fürsorgebehörden aufs Land geschickt wurden, mussten also damit rechnen, von den dortigen Behörden mit großer Skepsis aufgenommen zu werden.

Trotz mannigfaltiger Probleme bei der Arbeitsvermittlung psychisch Versehrter brüstete sich die Kriegsbeschädigtenfürsorge auch mit Positivbeispielen besonders erfolgreicher Berufswechsel, also solchen Fällen, in denen nach erfolgter Umschulung der Wiedereinstieg ins Erwerbsleben gelang. Diese für die berufliche Reintegration wohl kaum typischen Erfolgsgeschichten dokumentieren exemplarisch, in welche Berufe psychisch Kriegsbeschädigte umgeschult wurden. So wurde beispielsweise ein junger Schauspieler, der durch eine »hysterische« Sprach- und Gehbehinderung an der Ausübung seines bisherigen Berufs gehindert wurde, zum Fotografen ausgebildet. Ein ebenfalls durch seine »Hysterie« gehbehinderte Gärtner erhielt eine Umschulung zum technischer Zeichner.[148] Beide Kriegsversehrte wurden durch die Behörden in eine neue Profession gebracht, in welcher ihre Handicaps recht wahrscheinlich der Ausübung der neuen Tätigkeit nicht mehr im Wege standen: Weder der Beruf des Fotografs noch der des Zeichners erfor-

145 LAB B Rep 142–04/500, Schreiben der Kriegsbeschädigtenfürsorgestelle Iserlohn an den Verband der deutschen Landkreise Berlin [1922]; ebd., Bekanntmachung der Hauptfürsorgestelle für Kriegsbeschädigte und Kriegshinterbliebene der Provinz Westfalen am 13. Dezember 1921.
146 StADt L 80 IC Gruppe XXXIV Fach 47/1, Landesarbeitsamt Westfalen-Lippe, Münster am 28. Januar 1920.
147 LAB B Rep 142–04/834, Schreiben des Reichsarbeitsministers an den Deutschen Landkreistag am 17. Juni 1927; ebd., Schreiben des Preußischen Landkreistages Berlin an die provinziellen Landkreistage am 16. März 1932; ebd., Bericht des Kreisausschusses [der Kriegsbeschädigtenfürsorge] des Kreises Mettmann am 4. Januar 1928.
148 BayHStA Mkr 12683 V, Stadtmagistrat Nürnberg (Hg.): Das zweite und dritte Jahr der Nürnberger Bürgerlichen Kriegsinvalidenfürsorge März 1916-März 1918, S. 21 f.

derte Mobilität und Sprachvermögen. Anders als bei den Körperbeschädigten, die mit Hilfe ihrer Prothesen physisch wieder verhältnismäßig »normal« funktionieren sollten, zeigt die Wahl dieser neuen Arbeitsgebiete, dass die psychisch bedingten Einschränkungen eher umgangen wurden, anstelle den Versuch zu machen, durch unterstützende therapeutische Hilfe den Kriegsbeschädigten trotz der Beschädigung in seinem Beruf zu belassen.[149]

Obwohl die Praxis der Arbeitsvermittlung zeigte, wie schwierig die Fortführung der Vorkriegstätigkeit war, und obwohl Umschulungsbemühungen auch ins Leere laufen konnten, blieb es doch das Credo der Kriegsversehrtenfürsorge, die Veteranen in ihren alten Ausbildungsberufen zu halten oder sie umzuschulen, sie jedoch keinesfalls in »Verlegenheitsberufe«[150] abzuschieben. Dass die Kriegsbeschädigten zum Teil selbst nur leichtere Tätigkeiten als Pförtner, Boten oder Aufseher aufgrund ihrer psychischen Störungen annehmen wollten, werteten die Behörden der Kriegsbeschädigtenfürsorge als Zeichen von »Arbeitsscheu«.[151] Die vermeintlich arbeitsfeindliche Einstellung – die während der Weimarer Republik immer stärker mit dem Topos der »Asozialität« in Verbindung gebracht wurde – sollte in erster Linie die so genannte Arbeitsfürsorge überwinden.[152]

Arbeitsfürsorge definierte sich im Wortlaut der Weimarer Fürsorgebehörden als »systematische Zusammenführung und Pflege aller sozialfürsor-

---

149 Die Literatur zu Körperbeschädigten des Ersten Weltkrieges ist insbesondere in den letzten Jahren angewachsen. Einen recht aktuellen Überblick liefert die (unveröffentlichte) Magisterarbeit von *Bösl*. Zum so genannten medico-mechanischen Ambulatorium, das 1915 in den Räumlichkeiten des Bayerischen Nationalmuseums eingerichtet wurde und als Beispiel der Rehabilitation körperlich Versehrter gelten kann, vgl. zusammenfassend ebd., S. 71–74.

150 *Lohmar*, Die Berufsgenossenschaften in der Kriegsbeschädigtenfürsorge, S. 115. Die Bemühungen der Kriegsbeschädigtenfürsorgestellen, Kriegsversehrte unbedingt in Arbeit zu bringen stellt folgendes Beispiel heraus: Der »nervenkranke« Kriegsbeschädigte Konrad H. besuchte eine Umschulungsmaßnahme, in der er zum Bauhandwerker ausgebildet werden sollte. Seine Leistungen wurden als durchweg ungenügend bewertet. Dennoch schlossen die Verantwortlichen der Kriegsbeschädigtenfürsorgestelle den ehemaligen Kriegsteilnehmer aus dem Fortbildungsprogramm nicht aus – gerade auch »weil sein Zustand wahrscheinlich auf nervöse Störungen [...], die mit dem Felddienst zusammenhängen, zurückzuführen ist.« StadtABam C 2/5985, Schreiben des Oberfränkischen Kreisausschusses für Kriegsinvalidenfürsorge Bayreuth an den Ortsausschuss für Kriegsinvalidenfürsorge/Stadtmagistrat Bamberg betreffs Meisterkurs für Kriegsbeschädigte am 7. September 1927; Antwortschreiben an den Oberfränkischen Kreisausschuss für Kriegsinvalidenfürsorge Bayreuth am 24. Januar 1918. Nach einer Notiz vom 6. Juni 1918 erhielt Konrad H. eine Arbeitsstelle in seinem neuen Beruf.

151 *Frankenstein*, S. 29 f.

152 Die Arbeitsfürsorge begriff sich gleichzeitig als Gesundheitsfürsorge. »Arbeitslosigkeit ist ein Problem der Menschenökonomie und der Volksgesundheit. [...] Die Arbeitslosigkeit als sozialer Krankheitsfaktor ist gleichzeitig auch ein medizinischer Krankheitsfaktor.« *Moses*, Arbeitslosigkeit, S. 11. »Arbeitslosigkeit führt bei psychopathisch veranlagten, willensschwachen Menschen nicht selten zu unzweckmäßigem Trinken, das die Gesundheit des Arbeitslosen schädigt, die wirtschaftliche Not steigert und das Familienglück untergräbt.« Robert Gaupp, Universitäts-Nervenklinik Tübingen an Julius Moses am 29. November 1930, abgedruckt in: *Moses*, Arbeitslosigkeit, S. 20.

gerischen und sozialpolitischen Maßnahmen, welche auf die dauernde wirtschaftliche und gesellschaftliche Selbständigkeit der Erwerbsbeschränkten hinstreben«. Als »arbeitsfürsorgebedürftig« galten primär Menschen, deren »Wettbewerbsfähigkeit« auf dem Arbeitsmarkt durch körperliche und seelische »Hemmungen« gemindert war und die daher schwer in Arbeit zu bringen waren.[153]

Arbeit galt in der Konzeption der Fürsorge als gesundungsfördernd. Dieser Leitgedanke der Arbeitsfürsorge verschleierte mitunter den ökonomischen Zwang zu arbeiten und stellte stattdessen den therapeutischen Nutzen der Arbeit in den Vordergrund. Dementsprechend bildete auch die »Arbeitsscheu« von Kriegsbeschädigten, die es durch fürsorgerische Maßnahmen zu überwinden galt, innerhalb der Kriegsinvalidenfürsorge einen oft benannten Topos, der bereits in der Fürsorgeliteratur der Kriegsjahre zentral gewesen war: »Rentenhysteriker« müssten davon überzeugt werden, dass Arbeit zu »Selbstachtung« und »Glücksgefühl« führe.[154]

In den Berufsberatungs- und Arbeitsvermittlungsstellen der Kriegsbeschädigtenfürsorgestellen und Arbeitsämter wiederholten sich nun jene Szenarien, die bereits die Begutachtungssituation anlässlich der Rentenfeststellung geprägt hatten: Die »subjektiven« Angaben der Kriegsbeschädigten zu ihrer verbliebenen Arbeitsfähigkeit wurden durch das »objektive« professionelle Urteil des Angestellten der Arbeitsvermittlung oder gegebenenfalls durch einen Gutachter geprüft. Die Bewertung des »Arbeitswillen[s]« sowie die Feststellung der »Arbeitsfähigkeit« oblagen letztlich der Autorität der Behörden.[155]

Die Arbeitsfürsorge – im Sinne intensivierter Arbeitsvermittlung und Berufsberatung – wurde als Konzept nicht ausschließlich für die Kriegsbeschädigtenfürsorge eingesetzt, sondern fand darüber hinaus im gesamten Bereich der Betreuung und Arbeitsvermittlung von Arbeitslosen und Teilinvaliden Anwendung. Innerhalb der Arbeitsfürsorge betrieb man intensivierte Arbeitsvermittlung und Berufsberatung – auch unter Einsatz psychologischer Testverfahren.[156] Die psychologische Begutachtung innerhalb der Arbeitsvermittlung galt als besonders bedeutsam, da sie zur »Aussonderung und

---

153 NRWHStA Regierung Aachen Nr. 17043, Bericht über den 40. Deutschen Fürsorgetag des deutschen Vereins für öffentliche und private Fürsorge vom 23. bis 25. [...] 1927 in Hamburg, Redebeitrag des Oberverwaltungsrates Dr. Marx, Nürnberg, S. 4.

154 *Sellmann*, S. 35 f.; siehe hierzu auch *Hartmann*, S. 33 f., S. 49.

155 StadtAM Wohlfahrt 4175, Bd. 1: Erwerbslosenfürsorge. Die personengebundene Karteikarte lässt auf der Rückseite Platz für das »Ärztliche Gutachten«. In Reihenfolge erscheinen folgende Felder: »Subjektive Angaben«, »Arbeitswille«, »Objektiver Befund«, »Arbeitsfähigkeit«.

156 *Klute*, S. 168; *Frankenstein*, S. 53. Der tatsächliche Umfang der psychologischen Beratung bzw. Begutachtung scheint jedoch – nimmt man das Beispiel der Arbeitsvermittlung Münchens – noch in begrenztem Umfang stattgefunden zu haben. Für das Arbeitsamt München stand Mitte der 1920er Jahre ein Psychologe für ca. zwei Stunden pro Woche für die Berufsberatung zur Verfügung. Vgl. *Rädlinger*, S. 48.

Aufdeckung von Rentenneurotikern«, die sich »dem Arzt unliebsam durch Klagen und mangelnde Lebensenergie« zu erkennen gäben, beitragen sollte.[157]

Die Idee der Arbeitsfürsorge suchten die Magistrate deutscher Großstädte unter anderem mit der Einrichtung so genannter Fürsorgewerkstätten umzusetzen. Im Zentrum dieser Projekte stand nicht die tatsächliche Produktivität der hier Betreuten. Die Fürsorgewerkstätten sollten vielmehr denjenigen »hoffnungslosen« Fälle, die sich durch ihre »Lebensuntüchtigkeit« auszeichneten, die Möglichkeit bieten, sich wieder an »Arbeit zu gewöhnen«. Im Gegensatz zu den Werkstätten und Ambulatorien für Körperbeschädigte, in welchen beispielsweise Amputierte an Geräten mit ihren Prothesen Bewegungsabläufe übten oder Hirnverletzte psychologisch betreut wurden und Sprachtrainings absolvierten,[158] fühlten sich die städtischen Fürsorgewerkstätten einem Erziehungsauftrag verpflichtet, der dahingehend lautete, in »Arbeitsscheuen« wieder den »Willen« zur Arbeit zu wecken. Die Fürsorgewerkstätten richteten sich neben »Erwerbsbeschränkten« und »Erwerbsungewohnten« ausdrücklich an Kriegsbeschädigte.[159]

Neben dem pädagogischen Grundgedanken besaßen die Lernwerkstätten den Charakter von Arbeitsbeschaffungsmaßnahmen. Hier sollten sich die arbeitslosen Kriegsversehrten ein kleines Zusatzeinkommen verdienen können. Die städtischen Einrichtungen waren daher dringend auf die Zuteilung öffentlicher Aufträge angewiesen. Produziert wurden in der Münchener Einrichtung hauptsächlich Wäsche- und Wollwaren sowie Korb- und Bastelarbeiten; außerdem beherbergte sie eine Schreiner- und Buchbinderwerkstatt.[160] Kriegsbeschädigte gingen hier – wie auch in der für sie oftmals geforderten Heimarbeit – Tätigkeiten nach, die wohl zumeist nicht unmittelbar mit ihrem vormaligen Beruf in Zusammenhang standen.[161] Auch wenn die Lernwerkstätten einerseits den Anspruch vertraten, einen therapeutischen Nutzen zu erfüllen, folgten sie andererseits ganz eindeutig dem zeitgenössisch

---

157 *Ross*, S. 1212.
158 Rheinische Provinzialverwaltung. Ihre Entwicklung und ihr heutiger Stand. 10 Jahre Kriegsbeschädigten- und Kriegshinterbliebenenfürsorge in der Rheinprovinz, Düsseldorf 1925, S. 283–303.
159 StadtAM Wohlfahrt 4182, Stadtrat München an das Hauptwohlfahrtsamt [München] am 2. Mai 1924. Zu welchem Anteil psychisch Kriegsbeschädigte diese Fürsorgeeinrichtungen frequentierten, kann nicht evaluiert werden, da entsprechendes statistisches Material für die näher untersuchte Münchener Einrichtung nicht zur Verfügung steht. Dafür liegt eine Angabe der Fürsorgeabteilung des Arbeitsnachweises Düsseldorfs vor, die in etwa mit den Lernwerkstätten identisch gewesen sein mag, und die einen Anteil an »Nervenkranken« und »Epileptikern« von 8 % anführt. Vgl. hierzu *Kasteleiner*.
160 StadtAM Wohlfahrt 4182, Bayerische Landeshauptfürsorgestelle für Kriegsbeschädigte und Kriegshinterbliebene an den Stadtrat München am 8. April 1924.
161 Der »Hausfleiß« umfasste z. B. Spinnen, Flechten, Weben oder Schnitzarbeiten. StADt L 80 IC Gruppe XXXIV Fach 47/1, Lippisches Verwaltungsamt zur Verfügung vom 2. Februar 1921 am 4. April 1921. Eine planmäßige Einführung hielten verschiedene kommunale Fürsorgestellen nicht für sinnvoll, so z. B. die Kriegsbeschädigtenfürsorgestelle Brake/Lippe, Schreiben an das Landeswohlfahrtsamt am 23. Februar 1921.

in der Arbeitsmarktpolitik vorherrschenden Konzept der »produktiven Erwerbslosenfürsorge«, welche die reine »Unterstützungsfürsorge« ablösen sollte.[162] Potenzielle Arbeitskraft durfte keinesfalls brachliegen, sondern – wenn auch nur in kleinsten Teilen – volkswirtschaftlich nutzbar gemacht werden. Zweifelsohne sollte mittels der arbeitsfürsorgerischen Bemühungen um erwerbslose Kriegsbeschädigte der Effekt erzielt werden, diese angesichts ihrer miserablen Vermittlungschancen in den Arbeitsprozess einzuspannen und die Zeit der Erwerbslosigkeit zu überbrücken.

Die städtischen Behörden gewannen durch die Einrichtung der Lernwerkstätten einen genauen Überblick über das noch nicht voll ausgeschöpfte Arbeitskräftereservoir in ihrer Kommune. Das exakte Wissen um die persönliche Situation von Kriegsversehrten hinsichtlich ihres Gesundheitszustandes und ihrer Arbeitsfähigkeit, das sich auf die tägliche Beobachtung stützte, gestalteten den Arbeitsvermittlungsprozess aus Sicht der Verwaltung noch effizienter: Offene Stellen konnten so besser – dem neuesten Informationsstand zur jeweiligen Person entsprechend – angeboten werden. Allerdings stärkte dieses rationalisierte Verfahren das Vertrauen der Arbeitsvermittler in die eigene Tätigkeit anscheinend so stark, dass eine Zurückweisung der angebotenen Arbeit durch die Kriegsversehrten einer Arbeitsverweigerung gleichzukommen schien. Der Arbeitswille von Arbeitslosen ließe sich – so ein Beitrag aus dem Sozialversicherungswesen – daran ablesen, ob diese die ihnen vermittelten Stellen annahmen oder zurückwiesen.[163]

Ab Mitte der 1930er Jahre zwang die nationalsozialistische Versorgungsverwaltung psychisch Kriegsbeschädigte vielfach, trotz ihrer Beschädigung und ihres fortgeschrittenen Alters, einer Erwerbstätigkeit nachzugehen, die ihrer »Eignung«[164] entspreche. Selbst Kranke und Beschädigte sollten ihren »Teil zur Volksgemeinschaft beitragen« und sich der »planvolle[n] Lenkung der Arbeitskräfte nach übergeordneten staatspolitischen Notwendigkeiten« unterordnen.[165] Innerhalb der Versorgungs- und Fürsorgeverwaltung wurde der Entzug sozialer Leistungen zu einer gezielten Methode, um die verbliebene Arbeitskraft nicht erwerbstätiger Menschen nutzbar zu machen. Psychologisch-psychiatrische Expertisen, die fehlenden »Arbeitswillen« konstatierten, rechtfertigten schließlich den Entzug sozialer Leistungen.[166] Im Fall des Gustav Sch. stellte das Arbeitsamt Königsberg fest, dem ehemaligen »Kriegsneurotiker« fehle der »Wille« zur Arbeit. Er übertreibe seine psychophysischen

---

162 *Kasteleiner*, S. 3.
163 *Mölders*, Die Arbeitslosenunterstützung, S. 12.
164 Die übliche Praxis, die verbleibende Erwerbsfähigkeit bei Kriegsbeschädigten prozentual zu bemessen, wurde von ärztlicher Seite zunehmend kritisiert. Das veraltete Verfahren entspreche nicht dem neuen Leitgedanken der »Eignung«. Das System müsse vielmehr dahingehend differenziert werden, dass »jeder seiner Eignung nach in dem Organismus der Volksgemeinschaft seine eigene Aufgabe erfüllen kann«. *Hofmann*, Krank oder gesund?, S. 268.
165 HWRV, S. 14.
166 *Fünfgeld*, S. 1004.

Symptome, um Erwerbsunfähigkeit vorzuschützen.[167] Nur der Rentenentzug könne den Kriegsbeschädigten aus seinen »asozialen« Verhältnissen heraus in die Erwerbsgesellschaft nötigen.[168] Auch in einem weiteren Fall bestätigte der Reichsarbeitsminister, dass die Entziehung der Versorgungsgebührnisse als Zwangsmaßnahme gerechtfertigt sei, wenn der Kriegsbeschädigte dann wieder arbeite.[169] Dabei war der Kriegsversehrte Max R. zu diesem Zeitpunkt bereits erwerbstätig. Er arbeitete als Kartenabreißer in einem Lichtspielkino. Das zuständige Hauptversorgungsamt befand jedoch, dass diese Tätigkeit nicht seiner faktischen Arbeitsfähigkeit entspräche, sondern vielmehr Ausdruck seiner »fehlerhaften, asozialen Einstellung« sei.[170]

Ein medizinischer Artikel aus dem Jahr 1936 rechnete psychisch Kriegsbeschädigte neben »arbeitsscheuen Psychopathen«, »Rentenkämpfern«, »Bummlern«, »Landstreichern« sowie »politisch Linken« zu den »sozialen Defekttypen« der Bevölkerung.[171] Die behördliche Kategorisierung als »asozial« hatte nach 1933 eine deutlich verschärfte rechtliche Konsequenz. »Asoziale« konnten nach dem »Grundlegenden Erlass zur vorbeugenden Verbrechensbekämpfung« vom 14. Dezember 1937 in polizeiliche »Vorbeugehaft« genommen werden.[172] Innerhalb der nationalsozialistischen Sozial- und Arbeitsmarktpolitik galt als »arbeitsscheu«, wer eine Arbeitsstelle wiederholt abgewiesen oder die zugewiesene Arbeit aufgegeben hatte, obwohl ein amtsärztliches Attest die Arbeitsfähigkeit bestätigte.[173] 1939 schlossen die Arbeitsämter »Asoziale« von staatlichen Leistungen aus.[174] »Asozialität« lieferte schließlich auch die medizinische Indikation einer Zwangssterilisierung und wurde zu einer Häftlingskategorie in den nationalsozialistischen Konzentrationslagern.[175] Ob psychisch Kriegsbeschädigte innerhalb der »Aktion Arbeitsscheu Reich«[176] in nationalsozialistische Konzentrationslager inhaftiert wurden, konnte nicht erschöpfend ermittelt werden. Innerhalb der unter-

---

167 BArch R 3901/10200, Eignungsgutachten des Arbeitsamtes Königsberg zur Person des Kriegsbeschädigten Gustav Sch. am 9. Juni 1941.

168 Ebd.

169 BArch R 3901/10185, Schreiben des Reichsarbeitsministeriums an das HVA Brandenburg-Pommern in der Versorgungssache des Max R. [...] 1939.

170 BArch R 3901/10185, Schreiben des HVA Brandenburg-Pommern an den Reichsarbeitsminister am [...] [1939].

171 *Lehmann*, S. 418.

172 *Collin*, Abs. 37 ff.

173 *Ayaß*, »Asoziale«, S. 45 f.

174 Ebd. S. 109.

175 *Schmuhl*, Grenzüberschreitungen, S. 282. »Im Sterilisierungsverfahren mischten sich medizinische und soziale Diagnostik« insofern, so Schmuhl, als dass asoziales Verhalten, oder moralischer »Schwachsinn« als Indikatoren benannt wurden. Ayaß weist außerdem auf die Bemühungen hin, »Asozialität« formell in den Katalog der zu sterilisierenden Erbkrankheiten aufzunehmen. Vgl. *Ayaß*, »Asoziale«, S. 113 f. Kurze Erwähnungen der »Asozialen« in den nationalsozialistischen Konzentrationslagern finden sich bei *Stolleis*, Geschichte des Sozialrechts, S. 188; *Sachße u. Tennstedt*, Der Wohlfahrtsstaat im Nationalsozialismus, S. 266.

176 Vgl. *Ayaß*, »Ein Gebot der nationalen Arbeitsdisziplin«.

suchten Rentenakten fand sich ein singulärer Fall, in welchem der Verbleib des Kriegsbeschädigten mit »KZ Lichtenberg« vermerkt war.[177]

2.5 Psychisches Leid als familiäre Bürde und soziales Stigma

Die psychische Versehrtheit betraf zwar in erster Linie den Kriegsbeschädigten – musste er doch mit seiner Erinnerung an den Krieg und seiner gesundheitlichen Störung letztlich selbst zurecht kommen –, doch hatte der individuelle Versorgungsfall stets auch für die Angehörigen des Kriegsversehrten einschneidende Konsequenzen. Für die Familiensituation konnten sich aus der Kriegsbeschädigung des männlichen Haupternährers schwer wiegende sozioökonomische Probleme ergeben. Der unter Umständen gravierende Verdienstausfall des Ehemanns oder Vaters verschlechterte nicht nur die Ausbildungschancen der Kinder, die nach einem Bericht des konservativen Zentralverbandes gegen Ende der 1920er Jahre mehrheitlich in die Berufsausbildung kamen,[178] er erzeugte gerade auch bei den Ehefrauen oder Eltern erhöhten Druck, die Familie vor dem wirtschaftlichen Bankrott zu bewahren. Vollkommen resigniert wirkt die Aussage der Frau eines psychisch Kriegsversehrten, die in einem vertraulichen Gespräch einem Freund anvertraut haben soll: »Es wäre besser für ihn und seine Familie gewesen, wenn ihn die Granate, die ihn aus der Verschüttung herausgehauen hat, besser getroffen hätte.«[179]

Angehörige von psychisch Kriegsversehrten beschrieben den Lebensweg ihrer Familien nach dem Krieg oft als entbehrungsreich und problematisch. Sowohl die psychische Verfassung der Ehemänner, Söhne oder Väter als auch die wirtschaftlichen Sorgen belasteten nach den Angaben von psychisch Kriegsbeschädigten, ihren Familienmitgliedern und ihnen freundschaftlich verbundenen Fürsprechern den familiären Alltag schwer.[180]

Somit übertrugen sich die mit dem psychischen Kriegsleiden verbundenen

---

177 BArch R 3901/10167, Versorgungssache des Fritz R., VA Berlin III am 26. Oktober 1935, maschinengeschriebene Notiz. Aufgrund der Struktur der Häftlingsdatenbanken, beispielsweise der KZ-Gedenkstätte Dachau, die den Beruf der Insassen – entsprechend der Originalquellen – nicht standardisiert erfasst, geschweige denn die Art der Kriegsbeschädigung festhält, muss eine repräsentative Antwort auf die Frage, ob »asoziale« psychisch Kriegsbeschädigte in die Lager eingeliefert wurden, ausbleiben. Archiv KZ-Gedenkstätte Dachau, Datenbank der Häftlinge des Konzentrationslagers Dachau, schriftliche Auskunft des Archivs am 12. Juni 2007. Hier fand sich nur ein Fall eines Kriegsbeschädigten, als dessen Haftgrund »Asozialität« angegeben ist. Die Art seiner Kriegsbeschädigung ist jedoch nicht bekannt.
178 BayHStA MF 67351/551, Zentralverband deutscher Kriegsbeschädigter und -hinterbliebenen e. V., Landesverband Bayern am 15. Januar 1927, o. S.
179 BArch R 3910/10189, Schreiben des Oberstudienrates D. in der Versorgungssache des Kriegsbeschädigten Otto D. an Rudolf Hess am 24. April 1939.
180 BArch R 3901/10209, Schreiben des Heinrich J. in der Versorgungssache seines Bruders Simon J. an Rudolf Hess am 25. Mai 1938, S. 9.

sozialen und ökonomischen Problemlagen auch auf die Familien der Betroffenen. Und ebenso wirkte der »Rentenkampf« tief in die Familien hinein, die – je nach Verfassung des Beschädigten – den Behördenverkehr und die müßige Korrespondenz mit den Ämtern begleiteten oder sogar ganz übernahmen. Die durch die Kriegsversehrung verursachte problematische sozioökonomische Situation betraf selbstverständlich die Familien sämtlicher Kriegsbeschädigter – unabhängig von der Art ihrer Gesundheitsstörungen. Die Situation mag jedoch die Angehörigen dann besonders gefordert haben, wenn es sich um psychische Störungen oder entstellende Gesichtsverletzungen handelte, die das soziale Leben stark negativ beeinflussten. Ihre gesundheitlichen Schädigungen sowie unbefriedigende Arbeitssituation drängten dementsprechend auch insbesondere psychisch Versehrte in die gesellschaftliche Isolation.[181]

Mit am stärksten waren die Ehefrauen durch die Kriegsversehrtheit des Mannes betroffen. Sie stellten ihre eigene Gesundheit mitunter hinter der Pflege des psychisch versehrten Mannes zurück. Die Ehegattin des Kriegsbeschädigten Paul H. schrieb dementsprechend an Joseph Goebbels: »Ich selbst bin krank und leidend, was nicht zuletzt auf den ständigen Umgang mit meinem kriegsbeschädigten nervenkranken Manne zurückzuführen ist.«[182]

Die Arbeitssituation der Ehefrauen ist in den Rentenakten ihrer Ehemänner nur unzureichend erfasst, so dass auf dieser Grundlage keine repräsentativen Aussagen über deren Erwerbstätigkeit getroffen werden können.[183] Dies mag auch damit zusammenhängen, dass Ehefrauen – sofern sie nicht abhängig beschäftigt waren und damit den Behörden der Sozialversicherung zwangsläufig bekannt waren – keine Angaben über ihren Zuverdienst machten. Allerdings dokumentieren einige wenige Akten ausdrücklich, dass Frauen aufgrund der Pflege ihres psychisch labilen Mannes ihre bisherige Erwerbstätigkeit nicht mehr ausüben konnten.[184] In den Fällen, in denen der Gesundheitszustand des Ehemannes dauernde Hilfe nicht unbedingt erforderte, war es für die Frauen infolge der Kriegsverletzung ihres Mannes dringlicher geworden hinzuzuverdienen. Die erreichten Einkommen reichten von 2,50 RM monatlich als Aufwartefrau bis 210,75 RM als kaufmännische Angestellte. Nach den vorliegenden Angaben zur Erwerbstätigkeit der Frauen handelte es sich bei den Beschäftigungen zumeist um ungelernte Arbeiten. Die Ehefrauen der hier ausgewerteten Einzelfälle waren überwiegend im Verkauf von Gemischt- und Kolonialwaren, Zeitungen und Zeitschriften tätig oder waren in häuslichen Diensten als Putz- oder Aufwartefrau beschäftigt. Nur ein Drittel

---

181 *Hoffmann*, Psychologie und Kriegsopfer, S. 100.

182 BArch R 3901/10209, Schreiben der Ehefrau Paula des Kriegsbeschädigten Paul H. an den Minister Joseph Goebbels, S. 2.

183 In nur rund 5 % der insgesamt 759 Fälle sind derartige Angaben vorhanden. Datensatz psychisch Versehrte 2/Abfrage Erwerbstätigkeit Frau, kA=723, N=36.

184 Vgl. z. B. BArch/R 3901/10167, Versorgungssache des Otto M., VA Insterburg am 2. Oktober 1936, S. 2.

der Ehefrauen arbeitete in Ausbildungsberufen, beispielsweise als Friseuse, Hebamme oder Handarbeitslehrerin.

Ebenso wie die Ehefrauen gaben die noch im Haushalt lebenden Kinder, die sich in Ausbildung befanden und hierfür Entgelt erhielten, dieses zu Hause ab. In rund 9 % der hier untersuchten Fälle von psychisch Kriegsbeschädigten vermerkten die Versorgungsbehörden, dass Kinder im Hause lebten, die ein geregeltes Einkommen besaßen.[185] Das konnte an Zusatzeinnahmen für die Familienkasse immerhin bis zu 270 RM monatlich – so das addierte Einkommen dreier erwerbstätiger Söhne – ausmachen.[186] Andererseits konnte sich eine ungünstige Arbeitssituation der Kinder ebenso negativ auf die finanzielle Familiensituation auswirken, beispielsweise wenn diese selbst keine Arbeit finden konnten.[187]

Sofern eine Erwerbstätigkeit nicht mehr dauerhaft ausgeübt wurde, sei es weil der Kriegsbeschädigte aus gesundheitlichen Gründen nicht dazu im Stande war oder weil er aufgrund seiner Beschädigung keine offene Stelle finden konnte, liefen Kriegsversehrte und ihre Familien Gefahr, zu verarmen. Insgesamt indiziert die recht hohe Anzahl von Zusatzrentenempfängern, dass die wirtschaftliche Situation in vielen Fällen äußerst prekär war.[188] So berichtete das Versorgungsamt Mainz an das zuständige Hauptversorgungsamt den Fall einer sechsköpfigen Kriegsbeschädigtenfamilie, der die Zwangsräumung drohte, weil der »nervenleidende« Vater wegen seines Leidens nicht länger bei der städtischen Straßenbahn beschäftigt werden könne und auch nicht anderweitig vermittelbar sei.[189] Zwar hielten Zahlungen aus der Arbeitslosen- und Krisenunterstützung zunächst einmal den sozioökonomischen Abstieg an, doch war die Bezugszeit dieser Leistungen limitiert, so dass die Betroffenen früher oder später auf die öffentliche Fürsorge angewiesen waren.[190] Die Akten der Wohlfahrtsämter dokumentieren die finanzielle Not von psychisch Kriegsbeschädigten, die aufgrund ihres Gesundheitsschadens keine Arbeit finden konnten und sich direkt an städtische Stellen wandten, um finanzielle Unterstützung zu erhalten. So bekam beispielsweise der ehemalige Leutnant der Reserve Fritz R. von der städtischen Kriegskredithilfe sowie dem Wohlfahrtsamt Münster diverse Darlehen und Mietzuschüsse. Der frühere

---

185 Datensatz psychisch Versehrte 2/Abfrage Erwerbstätigkeit Kinder, kA=0, N=759.

186 Vgl. z.B. BArch R 3901/10203, Versorgungssache des [...] R., VA Koblenz am 1. März 1937. Datensatz psychisch Versehrte 2/Abfrage Kinder arbeitslos, kA=0, N=759. In nur 1,6 % der Fälle vermerkte man in der Versorgungsakte im Haushalt lebende, arbeitslose Kinder.

187 Siehe beispielsweise BArch R 3901/10174, Versorgungssache des Eduard B., VA Gelsenkirchen am 25. Mai 1936.

188 21,5 % der psychisch Kriegsbeschädigten erhielten die so genannte Zusatzrente, die ebenso wie der 1927 eingeführte »Härteausgleich« die Härten der Versorgungsgesetzgebung bei Bedürftigkeit ausgleichen sollte. *Arendts*, Reichsversorgungsgesetz, S. 320–322.

189 BArch R 3901/10187, Schreiben des VA Mainz an das Reichsarbeitsministerium am 10. September 1938.

190 Es gab viele Arbeitslose, die keine Leistungsempfänger waren. 1932/33 erhielten lediglich 35–40 % der Arbeitslosen die Arbeitslosen- oder Krisenunterstützung. *Kranig*, S. 195 f.

Lehrer war nach seinen Angaben in die wirtschaftlich schwierige Situation geraten, weil er seinen früheren Beruf aufgrund seines im Krieg erworbenen Nervenleidens nicht mehr ausüben konnte.[191] Auch der Fall des schwerkriegsbeschädigten Benno T. aus Münster zeichnet die gesundheitsbedingten ökonomischen Schwierigkeiten nach. Dieser hatte nach dem Krieg ein städtisches Darlehen erhalten und richtete 1929 ein Gesuch an den Landesfürsorgeverband Westfalen, indem er um Stundung seiner Tilgungsraten bat. Aufgrund seines Kriegsnervenleidens und einer zusätzlichen Infektionskrankheit wäre sein eigenes Unternehmen so erheblich geschädigt worden, dass er derzeit nicht mehr zahlungsfähig sei.[192]

Reichten Renten und öffentliche Unterstützungen nicht aus, um die Familie zu versorgen, und konnten Kriegsbeschädigte durch Angehörige nicht miternährt werden, mag für einige Kriegsbeschädigte der Ausweg nur im Hausiergewerbe oder Bettel – im Extremfall in der Begehung krimineller Delikte – gelegen haben. Von Beginn der Weimarer Republik bis in die 1930er Jahre versuchte das Reichsarbeitsministerium, des Bettelns von Kriegsbeschädigten Herr zu werden. Einen weiteren Angriffspunkt dieser Verordnungen bildete außerdem das Betteln bzw. der Straßenverkauf, der von »falschen« Kriegsbeschädigten getätigt wurde.[193] Der Typus des zitternden Veteranen, der um Gaben bat oder Postkarten und Briefmarken auf der Straße und in öffentlichen Verkehrsmitteln feil bot, war offensichtlich für die zeitgenössische Presse ein Topthema, das sich bestens verkaufte.[194] Als Kriegsbeschädigte »getarnte« Journalisten versuchten im Selbstversuch die Tatsache zu belegen, dass durch das Mitleid erregende, geschauspielerte Zittern des Körpers hohe finanzielle Gewinne zu erzielen waren, die »an Ministergehälter heranreich[t]en«.[195] Andere Zeitungsartikel bemaßen das stündliche Einkommen eines »falschen« »Kriegsneurotikers« auf 200 RM.[196] Die folgende Beschwerde, die der Abge-

---

191 StadtAM Wohlfahrt 3688, Direktion der städtischen Bezirksinspektion am 4. Oktober 1921, Kredithilfe für Gewerbetreibende und sonstige Mittelstandsangehörige; Vermerk des Wohlfahrtsausschusses am 22. Januar 1920.

192 LWL 614/73, Gesuch des Schwerkriegsbeschädigten Benno T. an den Landesfürsorgeverband der Provinz Westfalen am 12. März 1929.

193 BArch R 3901/9055, Erlass des Reichsarbeitsministers am 18. Dezember 1920; Schreiben des Reichsverkehrsministers betreffs des Überhand nehmenden Bettelwesens in der Bahn an den Reichsarbeitsminister am 7. August 1924; Erlass des Reichsinnenministers bezüglich der Bekämpfung des öffentlichen Bettelns am 1. Juni 1933.

194 Vgl. hierzu die zahlreichen Zeitungsartikel Berliner Tageszeitungen, beispielsweise der Täglichen Rundschau, des Berliner Lokal-Anzeigers oder des Berliner Tagblatts in BArch R 3901/9054.

195 BArch R 3901/9054, Anonym, Als Strassenhändler und Bettler durch Berlin, in: Berliner Lokal Anzeiger vom 26. September 1919, Teil II der dreiteiligen Artikelserie (21. und 26. September sowie 5. Oktober 1919).

196 BArch R 3901/9054, so z. B. Anonym, Im Kampfe gegen die Straßenbettelei unter dem Decknamen »Kriegsbeschädigte«, in: Arbeiter-Zeitung Nr. 118 vom 22. Mai 1919. Die Problematik wurde auch in der verfassunggebenden Nationalversammlung thematisiert. Vgl. Alexander

ordnete der Deutschen Volkspartei Friedrich Galebow im Januar 1920 an den Reichswehrminister richtete, zeugt jedoch davon, dass in der öffentlichen Wahrnehmung mitunter kein Unterschied zwischen »echt« und »falsch« gemacht wurde. In jedem Falle hielt man Straßenverkauf oder Betteln für unrechtmäßig und störend:

Kaum war der Zug 5 Minuten unterwegs, [...] als ein ›Kriegsbeschädigter‹ eintrat, der mit dem bekanntlichen entsetzlichen Zittern des Kopfes und der Hände mühsam aus seinem Mantel einige Serien von Ansichtskarten herauszog und bat, ihm dieselben – die Serie zu 2 Mark – abzukaufen.

Galebow berichtete weiter, dass er den Unmut der Mitfahrer auf sich zog, weil er sich bei den Versehrten nach einer Erlaubnis für das Hausieren erkundigte. Er berechnete, dass der Kriegsbeschädigte, der ihm erzählte, an diesem Vormittag bereits 122 Serien verkauft zu haben, insgesamt schon 488 RM verdient hätte.[197] Obwohl der DVP-Abgeordnete nicht explizit davon sprach, dass es sich bei dem Kriegsversehrten um einen Gauner handelte, macht seine Erzählung doch deutlich, dass er das Verhalten des Verkäufers für tendenziell kriminell hielt. Deutlich zum Ausdruck kommt, wie nah in der öffentlichen Wahrnehmung Kriminalität und psychische Versehrtheit beieinander lagen. Dies mag auch damit zusammenhängen, dass »Kriegsneurotiker« bereits während des Krieges als typische Fahnenflüchtige und »Drückeberger« gegolten hatten und nach statistischen Erhebungen der Nachkriegszeit im Vergleich zur Durchschnittsbevölkerung vermehrt kriminell wurden.[198] Eine psychiatrische Untersuchung aus dem Jahr 1919 verzeichnete die häufigsten kriminellen Delikte ehemaliger »Kriegsneurotiker« unmittelbar nach Kriegsende – jeweils im Vergleich mit der durchschnittlichen Kriminalitätsrate in Bezug auf die jeweilige Straftat.[199] Besonders häufig waren danach die Delikte des Warenhausdiebstahls, der Urkundenfälschung, der Eidesverletzung sowie der Unterschlagung. Indes führte der die Statistik ermittelnde Psychiater als Grund für die hohe Kriminalitätsrate unter psychisch Versehrten an, dass diese ihren »aufsteigenden Wünschen keinen Widerstand leisten« könnten und prinzipiell eine »innere Unwahrheit« besäßen.[200] Dass die materielle Not oder andere Beweggründe Kriegsbeschädigte dazu verleiteten, Straftaten zu begehen, wurde in dieser Publikation nicht in Erwägung gezogen. Auch die Krankenakte des psychisch Kriegsbeschädigten und früheren Kaufmanns Johann K. schweigt sich über die tatsächlichen Motive des zur psychiatrischen Begutachtung in die Klinik überwiesenen Mannes aus. Er

---

Schlicke (SPD, Reichsarbeitsminister), in: RTPr. Bd. 330, 103. Sitzung am 20. Oktober 1919, S. 3267 C.

197 BArch R 3901/9054, Schreiben des Abgeordneten Friedrich Galebow (DVP) an den Reichswehrminister am 3. Januar 1920.

198 *Kolb*, S. 50–53, insbesondere die Tabellen 7 und 10; vgl. außerdem *Wolfsberg*, S. 10 f.

199 *Kolb*, S. 53.

200 Ebd., S. 45.

arbeitete nach dem Krieg als Hilfsarbeiter des Postscheckamts München. 1920 wurde er wegen Scheckbetrugs und Urkundenfälschung angeklagt.[201]

Das kriminelle »Image« der »Kriegsneurotiker« konnte die berufliche Karriere von ehemaligen Kriegsteilnehmern mit psychischen Störungen stark beschädigen. Psychisch Versehrte argumentierten, dass sie nur aufgrund ihres Stigmas als »Rentenneurotiker« von potenziellen Arbeitgebern zurückgewiesen würden. Das berichtete auch der Kriegsbeschädigte Gustav T. 1939 in seinem Schreiben an den Reichsarbeitsminister:

Sobald meine Arbeitgeber die verbrecherisch konstruierte Krankheitsbezeichnung aus den Akten erfahren haben, wurde ich fristlos entlassen, obgleich ich meinen Dienst so auch bei der Stadtpolizei in G[...] mit Auszeichnung versehen hatte. Lediglich wegen dieser verbrecherischen Krankheitsbezeichnung ist es soweit gekommen, dass ich heute als Fabrikarbeiter mein Leben fristen muss und meinen Kindern, die alle erbgesund sind, nicht einmal das trockene Stück Brot zur Sättigung erarbeiten kann.[202]

Die Nachteile, die aus der Diagnose »Rentenneurose« für den beruflichen Werdegang resultierten, beschrieb gleichermaßen der Bankangestellte Oskar R.: Er beklagte, dass die psychiatrische Diagnose die Karrierechancen in seinem Berufsfeld erheblich mindere, da er als »Rentenneurotiker« nicht vertrauenswürdig erscheine und man ihn daher mit »Betrügern« und »Lügnern« gleichsetze.[203]

Ebenso wie die überdurchschnittliche Kriminalitätsrate wurde von medizinischer Seite eine besondere Affinität der »Kriegsneurotiker« zu Alkoholismus und Morphinismus herausgestellt. Während Ärzte die Ursache der Sucht in der psychopathologischen Abnorm der Versehrten ausmachten, führten Kriegsbeschädigte ihre Abhängigkeit – neben der kriegsbedingten Gewöhnung an Schmerzmitteln wie Morphium – auf den Krieg zurück.[204] Ein Bericht der Berliner Familienfürsorge erörterte in einer Veröffentlichung, die für Unterrichtszwecke zusammengestellt worden war, einen Fall, in welchem die Familiensituation aufgrund der Alkoholabhängigkeit des Familienvaters schwer gestört war. Die zuständige Fürsorgerin stellte fest, dass der Stiefvater, der eine Versorgungsrente für ein kriegsbedingtes »Nervenleiden« erhielt, zur Erziehung der Kinder nicht geeignet sei. Er »beunruhigt die Entwicklung der Kinder durch Gewalttätigkeiten, schwere Züchtigungen, Trunksucht, Bettel, Unzucht und Arbeitsscheu«, fasste sie ihre Beobachtungen zusammen.[205]

---

201 BAOberbay E 1392, Krankenakte des Johann K. der Heil- und Pflegeanstalt Eglfing; Begutachtung im Auftrag des Landgerichts München in Bezug auf verminderte Straffähigkeit nach § 51 RStGB vom 22. Dezember 1919 bis 13. Januar 1920.
202 BArch R 3901/10200, Schreiben des Gustav T. an den Reichsarbeitsminister am 11. Juli 1939, S. 3.
203 BArch R 3901/10220, Brief des Oskar R. an den Reichsarbeitsminister am 17. März 1939, S. 3.
204 *Beddies*, Administrative, persönliche und soziale Informationen, S. 340.
205 Soziale Therapie, S. 113, S. 128.

Das Gefühl von Auswegslosigkeit aus der eigenen Situation, das zu Drogen- und Alkoholmissbrauch führte, mag ebenso zu den bereits zitierten Selbstmorden oder Selbstmordversuchen unter psychisch Kriegsbeschädigten geführt haben. Insbesondere nach dem Entzug der Versorgungsgebührnisse nach 1934 soll die Suizidrate unter psychisch Kriegsbeschädigten stark angestiegen sein.[206]

3. Heilungschancen und »Ausmerze«

Die gesundheitlichen Schädigungen, die in ihrer psychischen und physischen Ausformung mannigfaltig und nach Schweregrad höchst unterschiedlich waren, dauerten lange über den Krieg hinaus an, kehrten zyklisch wieder oder tauchten sogar erst Jahre nach Ende des Ersten Weltkrieges erstmals auf. Nach den Rentenakten zu urteilen, waren viele psychisch Kriegsversehrte dauerhaft auf fremde Hilfe angewiesen, wurden entweder zu Hause von Familienangehörigen gepflegt, standen unter Vormundschaft oder lebten in psychiatrischen Heil- und Pflegeanstalten.[207]

In der Rückschau auf sein Leben resümierte der Kriegsversehrte Alfred R., seine psychischen Störungen, die seit dem Krieg bestünden, hätten zusammen mit dem ständigen »Kampf« um die Rente zu einer erheblichen »Einbuße der Lebenslust« geführt, so dass er sich als 46-Jähriger bereits als »vergreister, vorgealteter und verbrauchter Mensch« fühle.[208] Die psychischen Leiden schränkten die Kriegsteilnehmer in mehrfacher Hinsicht im Alltag ein, indem sie berufliche und private Entwicklungschancen hemmten und die Lebensqualität vor allem in gesundheitlicher Hinsicht stark minderten. Wie bereits im Kontext der oftmals erfolglosen Reintegration in den Arbeitsmarkt hervorgehoben wurde, kam die gesundheitliche Labilität der Kriegsbeschädigten besonders dann zum Tragen, wenn sie psychischen und physischen Belastungen ausgesetzt waren. So gab beispielsweise ein Patient der Nervenklinik Charité zu Protokoll, dass sich seine psychophysischen Störungen in Stresssituationen deutlich verschlimmerten, so dass er vor allem bei Ärger und Aufregung vermehrt mit Körperzuckungen zu kämpfen habe.[209]

---

206 BArch R 3901/10180, Schreiben des Josef G. an Hermann Göring am 19.Dezember 1939.

207 Von den untersuchten Einzelfällen psychisch Versehrter empfingen 5,66 % der Beschädigten eine einfache, 1,44 % eine erhöhte Pflegezulage. Datensatz psychisch Versehrt 2/Abfrage Pflegezulage, kA=1, N=758. Nach § 31 RVG wurde eine Pflegezulage dann gewährt, wenn der »Beschädigte infolge der Dienstbeschädigung so hilflos ist, dass er nicht ohne fremde Wartung und Pflege bestehen kann [...].« 1920 wurde hierfür der Betrag von jährlich 600 RM angesetzt, der nach Schwere des Zustandes auf das Doppelte erhöht werden konnte.

208 UA HU Nervenklinik 34, Psychiatrisches Gutachten zu Alfred R. (geb. 1892) am 11. März 1938, S. 4.

209 UA HU Nervenklinik 49, Psychiatrisches Gutachten zu Ernst Sch. (geb. 1897) am 4. März 1936, S. 3.

Neben den gesundheitlichen Einschränkungen begleiteten die Kriegsteilnehmer außerdem ihre »traumatischen« Kriegserlebnisse noch Jahre nach Ende des Krieges. Das Erlebte ließ diese Männer nicht los, sondern manifestierte sich vielmehr in deren Gedächtnis.[210] In einem medizinischen Lehrbuch beschrieb der Psychiater Kutzinski, ehemalige »Kriegsneurotiker« verarbeiteten typischerweise die als grausam und schrecklich empfundenen Erfahrungen im Krieg in ihren Träumen und erinnerten in diesen charakteristischerweise »Schlachtszenen«.[211]

Die Tatsache, dass die meisten Mediziner innerhalb der Universitätspsychiatrie den »hysterischen« und »neurotischen« Störungen keinerlei Krankheitswert einräumten und stattdessen stetig auf Arbeitszwang und Rentenentzug drangen, führte in der Konsequenz dazu, dass innovative therapeutische Verfahren für die Gruppe der psychisch Kriegsversehrten in der Klinik nicht entwickelt wurden.

Während einzelne Ärzte wie Max Isserlin sich dafür einsetzten, »Nervenkranke« sämtlicher Art zusammen mit Hirnverletzten stationär psychiatrisch-neurologisch und gleichzeitig auch psychotherapeutisch zu behandeln, suchten die Interessenvertretungen der Hirnverletzten eine solche Gruppenbildung unter allen Umständen zu verhindern:[212] Hirnverletzte seien als organisch Versehrte nicht mit »Kriegsneurotikern« in einen »Topf« zu werfen; sie seien keineswegs »blöd« oder »geisteskrank« und wollten auch im Gegensatz zu den »Kriegsneurotikern« »kein Auffallen erregen«, hieß es in der Verbandszeitung des Vereins hirnverletzter Krieger.[213] Auch andere Organisationen Hirnverletzter betrieben die Aussonderung von »Nervenkranken«. So stellte beispielsweise ein Mitglied des bayerischen Landesverbandes des Bundes Deutscher Hirnverletzter Krieger in einem Vortrag 1928 heraus, der Verband könne sich glücklich schätzen, »Neurotiker« »selbst aus seinen Reihen entfernt« zu haben.[214] Dem Wunsch, die organisch bedingten psychischen Leiden von den rein psychologisch motivierten, also psychogenen oder funktionellen Störungen abzugrenzen und damit die Unterscheidung zwi-

---

210 BArch R 3901/8724, Schreiben des hessischen Ministeriums für Kultus und Unterricht betreffend die Beschwerde des Emil Sch. an den Bundesvorstand des Reichsbundes der Kriegsbeschädigten sowie an das Reichsarbeitsministerium am 16. Mai 1928.

211 *Kutzinski*, S. 218.

212 StADt L.80.06/4, Prof. W. Poppelreuther, ärztlicher Reichsfachberater: Richtlinien betreffend die Zugehörigkeit zur »Gruppe hirnverletzter Krieger« in der NSKOV, o. O. 1933. Die Sonderfürsorge für Kriegsblinde und Hirnverletzte wurde nach 1933 noch ausgebaut. Vgl. hierzu das Gesetz über Änderungen auf dem Gebiet der Reichsversorgung vom 3. Juli 1934, in: RGBl. I, S. 541.

213 *Verein hirnverletzter Krieger u. Böhm*, S. 11.

214 BArch R 9572, Auszug aus »Rentenversorgung der Kriegshirnverletzten« von Dr. Erich Feuchtwanger, nach einem Vortrag, gehalten auf der zweiten Tagung des bayerischen Landesverbandes des Bundes Deutscher hirnverletzter Krieger im Bayerischen Sozialministerium München am 25. März 1928.

schen Kranken und Scheinkranken zu erleichtern, trug auch die klinische Psychiatrie Rechnung.[215]

Statt Menschen mit psychischen Grenzzuständen in bestehende Behandlungskonzepte zu integrieren, versuchten Vertreter der klinischen Psychiatrie mehrheitlich, ehemaligen »Kriegsneurotikern« den Zugang zu medizinischen Therapien zu verwehren. Dennoch waren psychisch Kriegsversehrte gemäß dem Reichsversorgungsgesetz grundsätzlich dazu berechtigt, kostenfreie Heilfürsorge in Anspruch zu nehmen.[216] Folglich konnten sie wie sämtliche Körperbeschädigte Anträge auf Kostenübernahme von Therapien stellen, über deren Bewilligung die Kriegsbeschädigtenfürsorgestelle entschied. Bei dauerhaftem stationärem Aufenthalt in einer psychiatrischen Klinik waren die Unterbringungs- und Pflegekosten durch die Rentenzahlungen gedeckt, die in diesen Fällen direkt an die Heil- und Pflegeanstalten überwiesen wurden. Die Therapieangebote, die psychisch Versehrten staatlicherseits zur Verfügung standen, waren auf Erholungs- und Bäderkuren, deren Anwendung Ärzte bereits zeitgenössisch als veraltet bezeichneten, sowie auf die Unterbringung in einer geschlossenen Anstalt beschränkt.[217]

Der Zugang zu Alternativen zu den staatlicherseits angebotenen medizinischen Therapien war vom finanziellen Spielraum des einzelnen Kriegsversehrten abhängig. Wie es in einem Fachbuch der Kriegsbeschädigtenfürsorge hieß, begäben sich wohlhabende »Nervenkranke« in ein privates Sanatorium – arme Kriegsbeschädigte wären dahingegen nicht im Stande, ihr gesundheitliches Los zu verbessern.[218] Des Weiteren verfügte das großstädtische Klientel über ein größeres Reservoir an fachärztlicher Betreuung und therapeutischen Spezialeinrichtungen als psychisch Versehrte, die auf dem Land wohnten. Zudem mag der Zugang zu fachärztlicher Hilfe wohl schichtspezifisch unterschiedlich gewesen sein, da die Kenntnis um die Möglichkeiten nervenärztlicher Behandlung auch vom Wissens- und Bildungsstand der Kriegsbeschädigten abhing. Sicherlich wandten sich viele ehemalige Kriegsteilnehmer, die nach dem Krieg mit psychischen Problemen zu kämpfen hatten, zunächst an ihre Hausärzte, die sie gegebenenfalls an einen Facharzt überwiesen.[219] Im

215 Vgl. z.B. *Siebeck*, S. 19.
216 RVG (1920), § 3, § 7.
217 LWL 658/158, Niederschrift über die Besprechung verschiedener Angelegenheiten der Geisteskrankenfürsorge, Redebeitrag Stadtmedizinialrat Dr. Wendenburg, Gelsenkirchen am 4. Juli 1929, S. 2.
218 *Weber*, Fürsorge und Wohlfahrtspflege, S. 74.
219 Die Krankenkassenberichte für die Stadt München der späten 1920er Jahre zeigen, dass »Hysterie« und »Neurasthenie« die beiden häufigsten Erkrankungen in der Gruppe der »Krankheiten des Nervensystems« darstellten und ihre Anzahl im Vergleich zu anderen Krankheitsgruppen recht hoch war. Verwaltungsberichte der Allgemeinen Ortskrankenkasse München (Stadt) für die Geschäftsjahre 1924–1932. Die Zahlen stiegen beispielsweise für »Neurasthenie« im Jahre 1928 auf über 3200 Fälle an. Verwaltungsbericht der Allgemeinen Ortskrankenkasse München (Stadt) für das Geschäftsjahr 1928, München 1929, S. 85. In der Invalidenversicherung standen die »Nervenkrankheiten« (15 742 Männer, 8720 Frauen) nach

Folgenden soll ein Einblick in die zeitgenössisch vorhandenen Therapieangebote psychiatrischer, psychotherapeutischer und psychoanalytischer Art gegeben werden, die ehemaligen Kriegsteilnehmern mit psychischen Störungen zur Verfügung standen, sofern diese für sie finanziell erschwinglich und örtlich erreichbar waren.

3.1 Medizinische Versorgungsmöglichkeiten

Die rigide Ablehnung der klinischen Psychiatrie gegenüber dem Krankheitswert der ihrer Ansicht nach rein psychogenen Störungen resultierte darin, dass psychisch Kriegsbeschädigte innerhalb von psychiatrischen Kliniken wenig erwünscht waren. Klinikärzte erachteten eine psychiatrische Behandlung ehemaligen »Kriegsneurotiker« als »sinnlos«.[220] Als Menschen mit psychischen Grenzzuständen, die nicht an einer »wirklichen Seelenstörung«[221] litten, galten psychisch Versehrte nicht als »Geisteskranke« und waren damit nach vielfacher medizinischer Einschätzung nicht anstaltsbedürftig. Ein Arzt der psychiatrischen Klinik der Universität Köln brachte dies recht unverblümt auf den Punkt, indem er 1921 schrieb: »Der Versuch Kriegsneurotiker jetzt noch in Anstalten zu behandeln, führt zu nichts als zu einer ergebnislosen wochenlangen Faulenzerei [...].«[222]

Dennoch zeigt die Analyse der Einzelfälle, dass psychisch Kriegsversehrte sowohl kurz- als auch langfristig in psychiatrischen Kliniken untergebracht waren. In geschlossener Behandlung befanden sich zum Zeitpunkt der Entziehung der Versorgungsgebührnisse Mitte bis Ende der 1930er Jahre immerhin ca. 5 % der hier untersuchten Gruppe.[223] Sie können sich dort aus Gründen einer versorgungsärztlichen Begutachtung vorübergehend aufgehalten haben oder aber auch über mehrere Monate oder Jahre hinweg stationär betreut worden sein.[224]

Die grundsätzliche Zurückweisung der Kliniken, Kriegsbeschädigte auf-

---

den rheumatischen Erkrankungen an zweiter Stelle, gefolgt von den »Erschöpfungskrankheiten«. *Anonym*, Gesundheitsfürsorge in der Invalidenversicherung, S. 140.

220 *Jolly*, Einige Praktische Erfahrungen, S. 1335.

221 *Butzer*, Die ärztliche Begutachtung, Sp. 79.

222 StadtAK 690 Nr. 453, fol. 87, Schreiben der Psychiatrischen Klinik der Universität Köln an das Gesundheitsfürsorgeamt Köln am 31. Dezember 1921.

223 Datensatz psychisch Versehrte 2/Abfrage in Anstalt, kA=0, N=759. Nach einer Übersicht aus dem Jahre 1920 befanden sich zu diesem Zeitpunkt nur 2 % der ehemaligen »Kriegsneurotiker« in von der Kriegsbeschädigtenversorgung und –fürsorge getragenen Heilbehandlungen. *Frankenstein*, Anlage 9.

224 Vgl. UA HU Nervenklinik 50, Psychiatrisches Gutachten zu Albert F. (geb. 1876) am 1. Juni 1935, S. 4 f. BAOberbay E 3035, Krankenakte des Max Richard W. der Heil- und Pflegeanstalt Eglfing. BAOberbay H 645, Krankenakte des Michael H. der Heil- und Pflegeanstalt Haar. Die Versorgungsbehörden verfügten über eigene Beobachtungskrankenhäuser, Versorgungsärztliche Untersuchungsstellen sowie Versorgungskuranstalten. Vgl. *Möllers*, S. 30; *Baum*, S. 354.

grund »psychischer Grenzzustände« stationär aufzunehmen, überrascht angesichts von Aufnahmebüchern und Patientenstatistiken von Heil- und Pflegeanstalten im Deutschen Reich: Danach waren auch Personen, die mit »Hysterie«, »Depression« oder »Epilepsie« diagnostiziert wurden, vor und nach dem Ersten Weltkrieg in diesen untergebracht.[225] Kliniker versuchten wohl vor dem Hintergrund steigender Anstaltsaufnahmen Neuzugänge, die sie aus medizinischer Sicht nicht unbedingt für erforderlich hielten, zu vermeiden.[226] Nach den Worten eines Arztes suchten viele psychisch Kriegsbeschädigte aufgrund zunehmenden wirtschaftlichen Drucks und fehlender Arbeitsmöglichkeiten Zuflucht in psychiatrischen Anstalten, die eine Versorgungsmöglichkeit für sich selbst oder arbeitsunfähige Familienmitglieder boten.[227]

Trotz der vorherrschenden Ablehnung der klinischen Psychiatrie, ehemalige Soldaten mit psychischen Störungen stationär zu behandeln, zeigt das Beispiel des 1933 aus dem Staatsdienst entlassenen Münchener Klinikers Max Isserlins, dass auf Initiative einzelner Personen die Möglichkeit fachärztlicher klinischer Hilfe für psychisch Versehrte bestand – sofern diese hierfür die finanziellen Mittel aufbringen konnten. Isserlin, der als Chefarzt der »Neurologischen Abteilung für Kriegsnervenkranke« im Münchener Krankenhaus rechts der Isar tätig war und dort hauptsächlich Hirnverletzte behandelte, forcierte ganz im Gegensatz zu der Mehrheit seiner klinischen Kollegen den Gedanken einer psychiatrisch-psychotherapeutischen Behandlung Hirnverletzter und »Nervenkranker« auf einer gemeinsamen Station.[228] Mitte der 1920er Jahre sollte daher ein Zusammenschluss der Abteilung im Krankenhaus rechts der Isar mit der Hirnverletztenstation des städtischen Krankenhauses Schwabing vorgenommen werden. Isserlin betonte wiederholt im Rahmen der Verhandlungen um die Modalitäten der Zusammenlegung der beiden Stationen, dass auf der einzurichtenden neurologischen Station im

225 Siehe etwa die Krankenbewegung in den Anstalten für Geisteskranke, Epileptiker, Idioten, Schwachsinnige und Nervenkranke im Deutschen Reich 1911 bis 1913 und 1920 bis 1925, in: StJB 46 (1927), S. 437. Vgl. beispielsweise auch BAOberbay, Aufnahmebücher der Heil- und Pflegeanstalt Eglfing Nr. 582, Zugänge männlich 1916–1928.

226 Die Zahlen in den psychiatrischen Heil- und Pflegeanstalten stiegen seit Ende des Ersten Weltkrieges merklich an. Von 1917 bis 1927 stieg die Patientenanzahl der öffentlichen Anstalten für Geisteskranke um ca. 65 500 Personen auf fast 235 600 an. Übersicht über die im Deutschen Reich in öffentlichen und privaten Anstalten verpflegten Kranken, 1913–1927, in: StJB 48 (1929), S. 384.

227 Hinsen, S. 109–111.

228 Diese Abteilung unter Leitung von Max Isserlin wurde durch die August Hekscher Stiftung, New York finanziell unterstützt. StadtAM 83 Krankenhaus rechts der Isar, Vertrag zwischen der Heckscher-Nerven-Heil- und Forschungsstelle e.V. und der Stadtgemeinde München betreffend die Unterbringung von Nervenkranken im Krankenhaus rechts der Isar am 8. Februar 1923.

Schwabinger Krankenhaus dezidiert auch »in ihrem Seelenleben geschädigte Kriegsteilnehmer« Aufnahme finden sollten.[229]

Über eine stationäre psychiatrische Behandlung »Nervenkranker« berieten beispielsweise auch die Mitglieder der westfälischen Gesundheitsfürsorge. Sie planten die Errichtung von Hospitälern, die therapeutische Hilfe gerade für finanziell minderbemittelte Personen anbieten sollten, die an »chronischer Erschöpfung«, »Hysterie«, »Neurasthenie« oder »Depressionen« litten. Offensichtlich versuchten die auf Bezirksebene für die Geisteskrankenfürsorge Verantwortlichen damit dem Mangel an stationärer Betreuung für die Klientel mit psychischen Grenzzuständen zu begegnen, die sie trotz gegenteiliger ärztlicher Stimmen für dringend notwendig erachteten. Allerdings muss aufgrund der abbrechenden Quellenüberlieferung angenommen werden, dass diese Einrichtungen infolge der wirtschaftlichen Entwicklung Ende der 1920er Jahre faktisch nicht mehr institutionalisiert wurden.[230]

Neben der traditionellen Anstaltstherapie existierten in der Weimarer Republik neue Formen psychiatrischer und psychotherapeutischer Hilfe, die durch öffentliche Träger oder Privatinitiativen finanziert wurden. Es handelte sich hierbei zwar nicht um Einrichtungen, die exklusiv für psychisch Kriegsbeschädigte ins Leben gerufen wurden, doch stellten diese Fürsorgestellen und Ambulatorien für die Versehrten immerhin Möglichkeiten dar, therapeutische Hilfe zu erhalten.

Seit Beginn der 1920er Jahre bemühten sich die Akteure des Gesundheitswesens immer intensiver darum, von der geschlossenen Geisteskrankenfürsorge zu einer neuen Form »offener« Fürsorge zu gelangen. Zum einen hielten Ärzte und Gesundheitspolitiker eine solche Umstrukturierung angesichts der steigenden Kosten für die Geisteskrankenpflege aus rein finanziellen Gründen für unerlässlich.[231] Zum anderen sahen sie den Anstieg in den Anstaltsaufnahmen vornehmlich durch »Psychopathen« verursacht, die keiner stationären psychiatrischen Behandlung bedurften.[232] Der preußische Minister für Volkswohlfahrt verfügte 1921 die Organisation einer Fürsorge für entlassene Patienten, »noch nicht« anstaltsbedürftige Personen und die wachsende Zahl von »seelisch abnormen Psycho- und Neuropathen«.[233] Er begründete die Notwendigkeit ambulanter Einrichtungen für Menschen mit

---

229 StadtAM 83 Krankenhaus rechts der Isar, Ausführungen Prof. Isserlin in der Vorstandsstiftung der Heckschen Stiftung, o. D. [1923/24].

230 LWL 658/158, Niederschrift über die Besprechung verschiedener Angelegenheiten der Geisteskrankenfürsorge am 4. Juli 1929, S. 2 f.

231 *Fischer*, Inwieweit läßt sich in der Gesundheitsfürsorge durch Maßnahmen der offenen Fürsorge Anstaltsfürsorge ersetzen oder verbilligen?, S. 17, S. 25.

232 Zwischen 1880 und 1913 erhöhte sich die Anzahl der in geschlossenen Anstalten untergebrachten Personen um mehr als das Doppelte. Zu den Beweggründen der Vorreiter der »offenen Fürsorge« vgl. die Zusammenfassung ihrer Ziele in *Roemer u. a.*: Die offene Fürsorge in der Psychiatrie, S. 30.

233 StadtAK 690/453, fol. 85, Preußischer Minister für Volkswohlfahrt an den Regierungspräsidenten in Köln am 8. November 1921.

psychischen Störungen damit, dass durch den Krieg – neben vielen Zivilpersonen – auch eine große Zahl an Soldaten aus dem »seelischen Gleichgewicht« geraten sei, die ohne jegliches Verantwortungsgefühl in der Ansicht verharrten, sie seien »Opfer des Krieges«.[234] Der Minister für Volkswohlfahrt warnte ausdrücklich: »Die Gefahr, die darin für das ganze Volk liegt, ist bisher nicht überall genügend gewürdigt worden.«[235] Die Äußerung des Ministers, die vor dem Hintergrund der zeitgenössisch durch Ärzte und Politiker beschworenen Übervölkerung durch »Minderwertige« zu bewerten ist, spiegelt deutlich die Vorbehalte wider, die allgemein gegenüber ehemaligen »Kriegsneurotikern« bestanden, und zeigt zudem, dass ehemalige Soldaten mit psychischen Störungen zu der angesprochenen Zielgruppe der offenen psychiatrischen Fürsorge in der Weimarer Republik zählten.

Das Prinzip der offenen Fürsorge wurde durch so genannte Fürsorgestellen für Nervöse, die in den 1920er Jahren in deutschen Großstädten eingerichtet wurden, umgesetzt. Im rheinisch-westfälischen Industriegebiet entstanden derartige Fürsorgestellen beispielsweise in 33 Städten und 10 Landkreisen.[236] Grundsätzlich standen diese Beratungsstellen, die im Zuständigkeitsbereich der Gesundheits- oder Wohlfahrtsämter lagen, der gesamten männlichen und weiblichen Bevölkerung ohne Alterseinschränkung offen.[237] Nach der Konzeption der Kölner Fürsorgestelle für Nervöse sollten dort »schwachsinnige, »idiotische« und »schwererziehbare« Kinder, »Nervenkranke aller Art«, »Epileptiker«, »Alkoholkranke«, »entlassene und nicht anstaltsbedürftige Geisteskranke« sowie »Neurotiker« – die aus der Konzeption jedoch namentlich wieder verschwanden –,[238] Hilfe erhalten.[239] Ausdrücklich wies die Kölner Stelle darauf hin: »Untersuchungen und Beratungen von Kriegsbeschädigten in Rentenangelegenheiten finden grundsätzlich nicht statt«.[240] Der Hinweis der Fürsorgestelle lässt vermuten, dass psychisch Kriegsbeschädigte die Einrichtung in hohem Ausmaß frequentierten, weil sie sich dort Hilfe auch in rechtlicher Hinsicht erwarteten, die sie von den Versorgungsbehörden nicht erhielten. Die Inanspruchnahme der psychiatrisch-psychologischen Bera-

234 NRWHStA Regierung Düsseldorf 33234, Ärztliche Ausführungen zum Erlass des Ministeriums für Volkswohlfahrt vom 2. September 1920 sowie zur Verfügung des Regierungspräsidenten am 28. September 1920.
235 NRWHStA Regierung Düsseldorf 33234, Erlass des Ministeriums für Volkswohlfahrt vom 2. September 1920.
236 *Wendenburg*, S. 373.
237 StadtAK Billstein 690/453, fol. 240, Der Landeshauptmann der Rheinprovinz an die Provinzialheil- und Pflegeanstalten am 15. März 1927.
238 StadtAK Billstein 690/453, fol. 107, Der Oberbürgermeister der Stadt Köln betreffs der Einrichtung einer Fürsorge für Nervöse an das Gesundheitsfürsorgeamt am 1. April 1922 [Entwurf].
239 StadtAK Billstein 690/453, fol. 125, Verfügung des städtischen Gesundheitsfürsorgeamtes am 25. März 1922.
240 StadtAK Billstein 690/453, fol. 133 f., Vermerk des Gesundheitsfürsorgeamtes an das Presseamt am 19. Juni 1922.

tungsgespräche war wohl nicht immer freiwillig. Aus den Akten der Kriegsbeschädigtenfürsorge geht hervor, dass psychisch Kriegsbeschädigte an die
Fürsorgestellen für Nervöse gemeldet wurden, also von Amts wegen die
Auflage hatten, sich dort einzufinden.[241] Ein Fürsorgebeamter vermerkte explizit zu den Aufgaben der offenen psychiatrischen Fürsorge, dass insbesondere Kriegsversehrte unter deren »Beobachtung« stehen sollten.[242] Das Prinzip
der offenen Fürsorge diente damit – wie hier bereits anklingt – ganz im Sinne
des Erlasses des preußischen Ministers für Volkswohlfahrt nicht nur der
fachärztlichen Versorgung gewisser Zielgruppen, sondern auch deren Kontrolle. Aus Sicht der zeitgenössischen medizinischen Forschung ließ sich außerdem durch die ambulante psychiatrische Betreuung und Beratung in
großen Mengen neues Datenmaterial über das Auftreten psychischer Grenzzustände zusammentragen.[243] Mittels der Erfassung und Registrierung der in
der offenen psychiatrischen Fürsorge betreuten Personen – deren Anzahl die
der Probanden regulärer psychiatrischer Studien mit Klinikpatienten stark
überstieg – verfolgten Mediziner das Ziel, anhand der so ermittelten Informationen zu neuen Erkenntnissen über die Verbreitung und vor allem die
postulierte Erblichkeit psychischer Störungen zu gelangen.[244]

In den Fürsorgestellen für Nervöse, die je nach Standort unterschiedliche
Bezeichnungen trugen, arbeiteten zumeist Ärzte der jeweiligen psychiatrischen Universitätskliniken. So betreute das »Beratungsamt für Nervöse und
seelisch Erkrankte« der bereits erwähnte Walter Cimbal, welcher der psychiatrischen Abteilung des Krankenhauses Altona angehörte.[245] Die personelle
und institutionelle Ausstattung dieser Fürsorgestellen trug jedoch keineswegs
der gesellschaftspolitischen Tragweite Rechnung, die der preußische Minister
für Volkswohlfahrt in seinem Erlass von 1921 verkündet hatte. Kurt Schneider,
Psychiater der Universitätsklinik Köln, betreute beispielsweise als einziger
Arzt die lokale Fürsorgestelle für Nervöse. Schneider berichtete, dass die
Sprechstunde, die einmal wöchentlich für 60 Minuten angesetzt war, voll-
kommen überlaufen sei und er daher stetig Überstunden absolviere, um den
Ratsuchenden einigermaßen gerecht zu werden.[246] Von den 404 in der Kölner
Fürsorgestelle im Jahr 1924 behandelten Erwachsenen machten »psychopa-

---

241 Knapp die Hälfte der Personen wurde den Stellen der offenen Fürsorge durch Ämter zugewiesen. Ebd., S. 57.
242 LWL 658/158, »Die Fürsorgestelle für Geisteskranke, ihrer Aufgaben und ihrer Einrichtungen«,
   o. D., S. 2.
243 *Pork*, S. 119. Vgl. außerdem *Sierck*, S. 35–40. Der Oberarzt der Erlanger Psychiatrischen
   Klinik Valentin Faltlhauser war zunächst prominent an der Etablierung der offenen Fürsorge
   beteiligt, ebenso zentral trat er jedoch auch während der »Euthanasie«-Aktionen in der Lan-
   desheilanstalt Kaufbeuren in Erscheinung.
244 *Lockot*, S. 41, S. 53 f.; *Walter*, S. 129.
245 StAHH Gesundheitsakten Altona (424–25); es existieren keine Aktenbestände zu der Bera-
   tungsstelle.
246 StadtAK Billstein 690/453, fol. 133, Dr. Kurt Schneider an den Oberbürgermeister der Stadt
   Köln am 16. Juni 1922, fol. 133.

thische Persönlichkeiten« und »psychopathische Einzelstörungen«, zu welchen auch »Hysterie« oder »hysterisches Stottern« gerechnet wurden, mehr als die Hälfte der Fälle aus.[247] Auch wenn die psychischen Störungen nicht eindeutig ehemaligen Kriegsteilnehmern zugeordnet werden können, kann doch aufgrund der spezifischen Krankheitsbilder angenommen werden, dass sich die große Zahl dieser einschlägigen Störungen durch psychisch Kriegsversehrte erklären lässt. Unter dem Druck der Finanznot musste die gesamte städtische Wohlfahrtspflege eingeschränkt werden. Ab 1929 wurde die »Fürsorge für Nervöse« in Köln wieder abgebaut.[248]

Neben den Fürsorgestellen für Nervöse als Angebot der lokalen Gesundheits- und Wohlfahrtsämter existierten in der Weimarer Republik außerdem private Einrichtungen, die psychotherapeutische Behandlung für die Allgemeinbevölkerung bereit stellten. Zu diesen gehörten auch die so genannten Psychoanalytischen Polikliniken, die den innovativen Schub für die Behandlung psychisch Kranker symbolisieren, der vornehmlich von jüdischen und politisch links orientierten Ärzten ausging.[249] Die Ambulatorien, die psychoanalytische Hilfe für Männer und Frauen jeden Alters anboten, wurden zwischen 1920 und 1938 in zehn europäischen Städten und sieben Ländern institutionalisiert. Im Deutschen Reich existierte eine derartige psychoanalytische Einrichtung lediglich in Berlin.[250] Damit war das psychoanalytische Behandlungsangebot freilich nur einem eingeschränkten Personenkreis zugänglich und kann daher auch für psychisch Kriegsbeschädigte nicht als gängige therapeutische Alternative zur psychiatrischen Klinik gelten. Die in den Ambulatorien tätigen Ärzte vertraten die Idee, die Psychoanalyse solle vor allem solchen Personen zu teil werden, die nicht über die finanziellen Mittel verfügten, um sich Hilfe in kostspieligen privaten Sanatorien zu erkaufen. Bis 1933 bot die psychoanalytische Poliklinik in Berlin ihre Beratungsgespräche und Behandlungen – deren Kosten von den gesetzlichen Krankenkassen nicht übernommen wurden – kostenfrei an.[251] Die Gründer des Berliner psychoanalytischen Ambulatoriums betonten ausdrücklich, dass sie in ihrem Vorhaben »durch Erfahrungen in der psychoanalytischen Lazarettbehandlung

---

247 StadtAK Billstein 690/453, fol. 218, Das zweite Jahr der Kölner Fürsorgestelle, Aufstellung vom 23. April 1924. Das Zahlenverhältnis entspricht auch dem ersten Jahresbericht der Fürsorgestelle. Vgl. hierzu *Schneider*, Die Kölner Fürsorgestelle für Nervöse im ersten Jahr ihres Bestehens, Sonderdruck aus: Psychiatrisch-neurologische Wochenschrift 35 (1923).

248 Das Wohlfahrtsamt beschäftigte in der Folge Familienfürsorgerinnen, welche die Aufgabe der Fürsorgestelle für Nervöse übernehmen sollten. Wohlfahrtsamt der Stadt Köln 1931/32. Sonderdruck aus dem Verwaltungsbericht der Stadt Köln 1931/32, S. 7.

249 Auch der »Vater« der Gestalttherapie, Friedrich Salomon Perls (1893–1970) baute seine Arbeit vor dem Hintergrund seiner »traumatischen« Kriegserfahrungen auf. Er war ebenso wie viele Psychoanalytiker Vertreter der jüdisch-deutschen »Berliner Kulturavantgarde« der Weimarer Republik. Vgl. *Bocian*, S. 14, S. 22 f.

250 Vgl. die einschlägige Monographie von *Danto*.

251 *Danto*, S. 52.

der Kriegsneurotiker ermutigt« worden waren.[252] Die Behandlung sollte sich nicht von der »gut bezahlender Privatpatienten« unterscheiden und genau für die Personen erreichbar sein, die »als ›Psychopathen‹ und ›Neurastheniker‹ den anderen Polikliniken und Ambulatorien nur eine Belästigung waren«.[253] Zu den häufigsten Diagnosen, welche die Psychoanalytiker in den Ambulatorien stellten, zählten »Angsthysterien«, »neurotische Depressionen«, »Hysterie«, »Neurasthenie« sowie »traumatischen Neurosen«. Letztere wurde explizit mit schweren »Traumata« wie »Granatverschüttungen« in Verbindung gebracht.[254] Zwischen 1920 und 1930 konsultierten ca. 2000 Personen das Berliner Institut; ca. 600 Fälle erhielten dort eine weiterführende psychoanalytische Behandlung.[255] Das Berliner psychoanalytische Ambulatorium wurde 1936 von der Deutschen Gesellschaft für psychologische Forschung und Psychotherapie unter der Leitung von Matthias H. Göring übernommen, nachdem seine prominenten Mitglieder und Gründer Deutschland hatten verlassen müssen.[256]

Das sozialpolitische Selbstverständnis sowie die therapeutische Ausrichtung des Berliner Instituts reflektierten in vielerlei Hinsicht die Anliegen derjenigen Mediziner, die sich als »Gegner« der »herrschenden« psychiatrischen Lehre bezeichneten. Die psychoanalytischen Ambulatorien verwirklichten im Kern die Forderung der sich in den 1920er Jahren institutionalisierenden psychotherapeutischen Bewegung, den Menschen in seinem Leiden in den Mittelpunkt des therapeutischen Interesses zu stellen.[257] Mit der erzwungenen Emigration führender Psychotherapeuten wie Arthur Kronfeld oder Waldimir G. Eliasberg – aber auch jener, die wie beispielsweise Max Isserlin ein Zusammenwirken zwischen Klinik und psychotherapeutischer Praxis angestrebt hatten – verlor nicht nur der wissenschaftliche Diskurs an Pluralität, sondern es verminderte sich auch ganz konkret das potenzielle, alternative Behandlungsangebot für Menschen, die an psychischen Grenzzuständen litten. Die kommunalen Sparzwänge auf dem Gesundheitssektor, die sich gegen Ende der 1920er Jahre auch auf die offene psychiatrische Fürsorge auswirkten, bewirkten schließlich, dass fachärztliche therapeutische Betreuung insbesondere für finanziell schlecht gestellte psychisch versehrte Kriegsteilnehmer – unabhängig davon, ob sie Versorgungsrenten bezogen – praktisch ausgeschlossen war.

252 *Eitington u. a.*, S. 7.
253 *Simmel*, S. 10 f.
254 *Fenichel*, S. 16.
255 *Ders.*, S. 17; *Danto*, S. 114.
256 Ebd., S. 280.
257 Vgl. hierzu ausführlich Kap. I. 4.

3.2 Psychisch Kriegsversehrte als Opfer
der nationalsozialistischen Gesundheitspolitik

Die von der Versorgungsbürokratie angelegten Individualakten dokumentierten das psychische Kriegsleiden und standen auf dem Dienstwege auch anderen Verwaltungseinheiten der Sozialversicherung sowie den Gesundheitsbehörden zur Einsicht zur Verfügung. Diese Informationen, die auf dem Behördenweg auch an die Erbgesundheitsgerichte zirkuliert werden konnten,[258] erleichterten es der nationalsozialistischen Gesundheitsverwaltung, »minderwertige« und daher »auszumerzende« Bürger auszumachen. Diese Transparenz der persönlichen und vor allem medizinischen Daten wurde den ehemaligen Kriegsteilnehmern im nationalsozialistischen Staat in jenem Moment zum Verhängnis, als ihre psychischen Leiden nicht länger als kriegsbedingt galten, sondern vielmehr als Ausdruck ihrer vermeintlich minderwertigen Konstitution. Als Erbkranke gerieten psychisch Kriegsbeschädigte nach 1933 in den Fokus nationalsozialistischer Vernichtungspolitik.[259] Wie Einzelfallschicksale belegen, wurden psychisch versehrte Soldaten des Ersten Weltkrieges sowohl aufgrund der Beschlüsse von Erbgesundheitsgerichten sterilisiert als auch im Rahmen der »Euthanasie«-T4-Aktionen getötet.[260]

Nach dem »Gesetz zur Verhütung erbkranken Nachwuchses« von 1933 konnten Personen, die an erblichen psychischen Störungen litten, auf Beschluss von Erbgesundheitsgerichten hin zwangsweise sterilisiert werden.[261] Das galt nach den gesetzlichen Bestimmungen in erster Linie für Personen, die an »angeborenem Schwachsinn, Schizophrenie, zirkulärem (manisch-depressivem) Irresein, erblicher Fallsucht, erblichem Veitstanz (Huntington‹sche Chorea), erblicher Blindheit, erblicher Taubheit, schwerer erblicher körperlicher Missbildung« sowie an »schwerem Alkoholismus« litten.[262] Bei »Hysterikern« sollte eine Unfruchtbarmachung nur dann vorgenommen

---

258 Ärzte, die für die Erbgesundheitsgerichte gutachteten, hatten Einblick in die Versorgungsakten. UA HU Nervenklinik 47, Psychiatrisches Gutachten zur Wilhelm Sch. (geb. 1898) am 1. November 1937; Nervenklinik 49, Psychiatrisches Gutachten zu Ernst Sch. (geb. 1897) am 4. März 1936, S. 2. Auf der anderen Seite war es den Versorgungsämtern nicht ohne weiteres gestattet, in die Akten der Erbgesundheitsgerichte Einblick zu erhalten. BArch R 3901/10232, Schreiben des Reichsministers des Innern an den Reichsarbeitsminister am 21. Oktober 1939.

259 Die historische Forschung hat sich in den letzten Jahren intensiv mit den nationalsozialistischen Krankenmorden im Rahmen der »Euthanasie«-T4-Aktionen beschäftigt. Ergebnis sind zahlreiche Studien, die sich vor allem auf einzelne Kliniken beziehen. Einen Überblick über die aktuelle Forschungslage gibt *Kaminsky*, S. 269–290. Erst die nachfolgend genannte Studie nimmt eine Gesamtdarstellung der »Euthanasie«-Aktionen vor: *Rotzoll u. a.*, Die nationalsozialistische »Euthanasie«-Aktion »T4«.

260 Vgl. hierzu *Rauh*.

261 Vgl. den an der aktuellen Forschungslage orientierten Beitrag von *Bock*.

262 GzVeN § 1 Abs. 2–3.

werden, wenn es sich nach Ansicht der ärztlichen Gutachter um besonders ernste Formen handelte.[263]

Vor die Erbgesundheitsgerichte gelangten auch Fälle psychisch Kriegsbeschädigter zur Entscheidung. Die entsprechenden Personen waren zuvor durch einen Facharzt auf ihren psychischen Gesundheitszustand hin untersucht worden. Die Mediziner hatten festzustellen, ob die diagnostizierte psychiatrische Erbkrankheit bestätigt und dementsprechend der Sterilisationsbeschluss ärztlicherseits befürwortet werden konnte. Die einzelnen Krankengeschichten, die in den Erbgesundheitsverfahren ersichtlich werden, lassen deutlich die Diagnosewechsel erkennen, die bei psychisch Kriegsbeschädigten in der Zwischenkriegszeit häufig vorgenommen wurden.[264] Gerade diese sich in den wandelnden Krankheitsbezeichnungen manifestierende, differentialdiagnostische Unsicherheit kam innerhalb der Sterilisationsverfahren zum Tragen. Die folgenden Beispiele zeigen, dass die divergierenden ärztlichen Urteile vor und nach 1933, welche in den Erbgesundheitsverfahren kollidierten und nun eine endgültige Entscheidung verlangten, von existenzieller Bedeutung für den einzelnen Kriegsversehrten waren. Auf der Grundlage des Aktenbestandes der Nervenklinik der Berliner Charité standen bei der Personengruppe der ehemaligen Kriegsteilnehmer im Rahmen der Erbgesundheitsverfahren weitaus am häufigsten die Diagnosen »Schizophrenie« oder »Epilepsie« zur Klärung an. In jedem zweiten Fall, in den psychisch Kriegsversehrte involviert waren, korrigierten die psychiatrischen Gutachter der Charité die bestehenden Diagnosen. Sie befanden oftmals, die »Schizophrenien« oder »Epilepsien« seien nicht erwiesen und empfahlen demzufolge die Kriegsbeschädigten nicht zu sterilisieren.[265] Stattdessen attestierten sie »Hysterien«[266], »psychopathische Reaktionen«, »Rentenhysterien«[267] und »querulantische Verhaltensweisen«[268]. Die gutachtenden Psychiater

---

263 LAB B Rep 142–06 Nr. 433, 2. Beiheft zum Reichsgesundheitsblatt Nr. 15/1933, Dr. E. Hesse, Die Unfruchtbarmachung aus eugenischen Gründen, S. 31 f.

264 Vgl. hierzu die beschriebenen Fallbeispiele in Kap. I. 1.1 und Kap. II. 3.4.

265 UA HU Nervenklinik 36, Auszug aus den Akten des Erbgesundheitsgerichtes Frankfurt/Oder sowie des Erbgesundheitsobergerichtes Berlin in der Sache des Gustav J. (geb. 1880) vom [...] 1936, S. 1–3. Der Kriegsbeschädigte Gustav J. aus Fürstenwalde an der Spree hatte beispielsweise bis zum Zeitpunkt seines Sterilisationsverfahrens noch eine Kriegsrente wegen »schwermütiger Niedergeschlagenheit durch Überanstrengung und Entbehrungen-Feldzugseinwirkungen« erhalten. Der lokale Amtsarzt stellte den Antrag auf Unfruchtbarmachung wegen Schizophrenie, die zunächst angeordnet, nach der Beschwerde des Pflegers des Kriegsbeschädigten jedoch wieder zurückgenommen wurde, da eine klinische Untersuchung eine Schizophrenie nicht bestätigte.

266 UA HU Nervenklinik 49, Psychiatrisches Gutachten zu Ernst Sch. (geb. 1897) am 4. März 1936, S. 11. UA HU Nervenklinik 61/1, Psychiatrisches Gutachten zu Erich R. (geb. 1885) am 5. Dezember 1938, S. 7 f.; UA HU Nervenklinik 64, Psychiatrisches Gutachten zu Walter C. am 17. Dezember 1934, S. 13.

267 UA HU Nervenklinik 34, Auszug aus den Akten des Erbgesundheitsgerichtes Berlin sowie des Erbgesundheitsobergerichtes Berlin in der Sache des Max G. (geb. 1893) vom [...] 1937, S. 8.

kehrten in vielen Fällen zu den Ursprungsdiagnosen zurück, die oftmals noch während des Ersten Weltkrieges oder kurz danach gestellt worden waren. So wurde beispielsweise der ehemalige Kriegsteilnehmer Otto K. anlässlich seines Sterilisationsverfahrens in der Nervenklinik der Berliner Charité im Auftrag des Erbgesundheitsgerichtes Berlin hinsichtlich einer Schizophrenie begutachtet. Der damit betraute Psychiater verneinte die bestehende Diagnose eines schizophrenen Zustandes und argumentierte aus der Krankengeschichte des Patienten heraus: Bei Otto K. seien nach dem Kriegsdienst an der Westfront »Verwirrtheitszustände« aufgetreten, die als »funktionelle Neurose bei leichter Debilität« anzusehen seien und nicht als schizophrene Zustände klassifiziert werden könnten.[269] Wie aus den psychiatrischen Erbgesundheitsgutachten der Berliner Charité hervorgeht, lehnten Psychiater Unfruchtbarmachungen wie in dem vorliegenden Fall vielfach mit der Begründung ab, dass das angebliche psychische Erbleiden tatsächlich eine Fehldiagnose sei. Diese »Richtigstellungen« der Gutachter führten nun zu paradoxen Situationen: Kriegsbeschädigte, denen nach 1934 die Renten mit der Begründung entzogen worden waren, sie litten nicht an kriegs-, sondern an erbbedingten Störungen, wandten sich nach der »Korrektur« der bis dahin bestehenden Diagnose erneut an die Versorgungsämter. Sie brachten nun vor, die Rente sei ihnen wieder zu gewähren, da das Erbgesundheitsgericht bestätigt habe, dass ein Erbleiden nicht vorliege.[270]

Psychisch Kriegsbeschädigte, die aufgrund ihrer aktuellen Diagnosen zwar unter das »Gesetz zur Verhütung erbkranken Nachwuchses« fielen, deren Leiden aber zuvor auch anderslautend benannt worden war, hatten daher deutlich höhere Chancen dem Sterilisationsbeschluss zu entkommen als Kriegsversehrte, die sich seit langem permanent mit einer gleichnamigen Diagnose in geschlossenen Anstalten aufhielten. Allerdings zeigen die Fallgeschichten, dass Psychiater in bestimmten Fällen auch dann Sterilisierungen befürworteten, wenn vormalige Diagnosen mit »Kriegsneurose«, »Hysterie« oder »Nervenzerrüttung« angegeben waren, die aktuelle Diagnose etwa auf »Nervenschwäche«[271] lautete oder die psychischen Störungen durch »Schreck«[272] oder »Nervenschock« entstanden waren.[273] Willi L. aus Wup-

268 UA HU Nervenklinik 33, Psychiatrisches Gutachten zu Willi R. (geb. 1888) am 28. September 1942, S. 14.
269 UA HU Nervenklinik 61, Psychiatrisches Gutachten zur Otto K. (geb. 1893) am 27. Mai 1938, S. 22–31.
270 BArch R 3901/10232, Schreiben des OKW an den Reichsminister des Innern am 6. November 1939.
271 BArch R 3901/10173, Versorgungssache des August P., VA Gelsenkirchen am 11. Januar 1937.
272 BArch R 3901/10220, Beschwerdebrief des Walter B. an Adolf Hitler am 22. August 1938, S. 4.
273 UA HU Nervenklinik 47, Psychiatrisches Gutachten zu Rudolf T. (geb. 1896) am 26. November 1936, S. 3. Der Patient war erstmals 1916 wegen »Hysterie« in einem Kriegslazarett aufgenommen worden. Der Gutachter stimmte der Unfruchtbarmachung zu, da er eine »erbliche Fallsucht« für erwiesen hielt. Ebd., Psychiatrisches Gutachten zur Wilhelm Sch. (geb. 1898) am 1. November 1937. Der Kriegsbeschädigte erhielt eine Rente für »Hysterie und Epilepsie«. Auch

pertal beispielsweise hatte bis 1934 eine Rente entsprechend einer Erwerbsminderung von 50 % für »Epilepsie« und »Hysterie« erhalten. Während des Ersten Weltkrieges war er mehrmals verschüttet worden, woraufhin sich »Krampfanfälle« eingestellt hatten. Er wurde sterilisiert, nachdem der ärztliche Gutachter sein Leiden als genuine Epilepsie bestätigt hatte; das zuständige Erbgesundheitsgericht sah die psychopathologische Konstitution des Willi L. als erwiesene »neue« Ursache an.[274] Im Fall des Kriegsbeschädigten Wilhelm B. lautete die Diagnose zum Zeitpunkt seines Erbgesundheitsverfahrens ebenso auf Epilepsie. Er hatte seit 1920 eine staatliche Versorgung aufgrund einer »Neurasthenie« erhalten, die erst 1930 zu einer »Epilepsie« umdiagnostiziert wurde. Anders als im Fall des Willi L. wurde bei Wilhelm B. die Unfruchtbarmachung abgelehnt, weil die Einschätzung eines Erbleidens für falsch gehalten und stattdessen das Leiden als kriegsbedingt – also durch exogene Faktoren bedingt – eingestuft wurde.[275]

Das Denken in Diagnosen, welches die medizinische Sprache des ärztlichen Alltags prägte, beherrschte keineswegs gleichzeitig die begriffliche Vorstellung der Betroffenen von ihrer Gesundheitsstörung. Wie Versehrte ihre eigene psychische Beeinträchtigung benannten, kann quellenmäßig kaum eruiert werden; fraglich ist auch, ob sie das medizinische Vokabular selbst verwendeten, um ihre Störung zu beschreiben, ob sie es überhaupt zuordnen konnten oder vielleicht sogar bewusst ablehnten. Als seltenes Beispiel für die Diskrepanz zwischen dem medizinischen Anspruch psychische Leidenszustände zu kategorisieren und der Selbstwahrnehmung der eigenen Störung bei den Betroffenen kann ein im Bestand der Nervenklinik im Originaltext erhalten gebliebenes Arzt-Patientengespräch gelten; es fand zwischen einem Kriegsversehrten und einem Psychiater anlässlich eines Sterilisationsverfahrens 1936 in der Berliner Charité statt und gibt die Begutachtungsszene wieder, in welcher der Arzt versuchte, die psychiatrische Diagnose zu bestimmen.[276] Nachdem er eine Reihe von Auskünften zur Person eingeholt hatte, forderte der Psychiater den Kriegsbeschädigten Otto K. auf, das Wesen seiner psy-

in seinem Fall wurde eine erbliche Epilepsie attestiert und die Sterilisierung ärztlicherseits befürwortet. UA HU Nervenklinik 50, Psychiatrisches Gutachten zu Willi B. (geb. 1888) am 15. Dezember 1934, S. 2. Der Patient war nach Ende des Krieges zwei Jahre wegen »Kriegsneurose« in Behandlung. Der Gutachter in der Charité stellte fest, dass es sich um eine genuine Epilepsie handele. UA HU Nervenklinik 64, Auszug aus den Akten des Erbgesundheitsgerichtes Berlin sowie des Erbgesundheitsobergerichtes Berlin in der Sache des Kurt W., o. D. Nach einer Verschüttung im Weltkrieg 1914–1918 hatte Kurt W. einen »Nervenzusammenbruch« erlitten. Außerdem LWL 658, Krankenakte des Heinrich A. O. der Westfälischen Provinzialheilanstalt Münster, Vertrauensärztliches Gutachten über den Rentenbewerber erstattet durch den leitenden Arzt der Provinzialheilanstalt Münster an das Landesversorgungsamt Westfalen am 11. Oktober 1932.
274 BArch R 3901/10208, Versorgungsache des Willi L., VA Wuppertal am 4. November 1937.
275 BArch R 3901/10132, Versorgungsache des Wilhelm B., OKW Berlin in 3. November 1939.
276 UA HU Nervenklinik 61, Psychiatrisches Gutachten zur Otto K. (geb. 1893) am 27. Mai 1938, S. 22–31.

chischen Störung zu beschreiben. Der Arzt versuchte durch seine wiederholte Nachfrage nach Halluzinationen ein wesentliches Kriterium für Schizophrenie festzumachen:

[Dr. B.]: Und worin hat denn nun ihre Krankheit bestanden?

[Otto K.]: Herr Doktor, das weiss ich ja nicht, ich bin doch verschüttet worden. Ja, ich habe doch die ganzen Akten überhaupt nicht gesehen [...]. Ich habe nur aus dem Schriftstück oder aus der Erklärung vom vorigen Jahr ersehen, dass ich geisteskrank sein soll.

[Dr. B.]: Haben Sie denn irgendwelche Gestalten gesehen?

[Otto K.]: Herr Dr., das kann ich Ihnen heute auch nicht mehr sagen, ich halte mich ganz für mich und bemühe mich zu vergessen.

[Dr. B.]: Sie bemühen sich, zu vergessen, aber Sie haben doch nicht vergessen?

[Otto K.]: Ja H[er]r. Dr., sehen Sie, die ganze Sache ist ein schwarzer Fleck in meinem Leben. Sie werden doch verstehen, dass man Minderwertigkeitsgefühle haben muss. [...] Sehen sie, Herr Dr., ich nehme an, dass ich zu Ihnen als Arzt doch mal im menschlichen Vertrauen sprechen kann. [...].

[Dr. B.]: Na ja, wir machen es ja hier ganz diskret.

[Otto K.]: Ja Herr Dr., ich muss ja meine ganze Hoffnung auf Sie setzen, Sie entscheiden über Leben und Tod sozusagen. Wenn der Beschluss [der Sterilisation, Anm. d. Verf.] hier eingeleitet wird, dann ist man doch ein Mensch zweiter Klasse, das ist doch ganz klar.

[Dr. B.]: Nun müssen Sie doch aber auch ein bißchen eingehen auf die damaligen Vorgänge. Haben sie den Stimmen gehört?

[Otto K.]: Ich weiss nur, dass es in den letzten Jahren besser gegangen ist und ich kann mich an nichts mehr erinnern.

[Dr. B.]: Sie sind damals 1916 wegen einer Geistesstörung mit Angstzuständen aufgenommen worden im Kriegslazarett.

[Otto K.]: Herr Dr., es mag sein, aber ich weiss davon jetzt nichts mehr.

Der Kriegsbeschädigte vermied es sichtlich, dem Arzt eine definitive Antwort auf seine wiederholt gestellte Frage zu geben, wie er selbst seine psychische Störung beschreiben würde. Er beharrte darauf, seine Erinnerungen an den Krieg, während dessen sein Leiden erstmals aufgetreten war, vergessen zu haben und versuchte, nicht auf seine aktenkundigen Störungen einzugehen.[277]

---

277 Ein anderer Gutachter sprach in einem ähnlich gelagerten Fall davon, dass der Begutachtete versuche, seinen Gesundheitszustand zu »bagatellisieren«. UA HU Nervenklinik 49, Psychiatrisches Gutachten zu Ernst Sch. (geb. 1897) am 4. März 1936, S. 11.

Es ist zwar anzunehmen, dass der Versehrte auch aus Angst vor der Sterilisation keine Auskünfte erteilte, doch bezeugt insbesondere seine erste Antwort, dass er selbst für sein eigenes Leiden keinen Namen hatte, sondern stattdessen auf amtliche Schriftstücke verwies, wonach er als »geisteskrank« galt. Für den Kriegsversehrten spielte es offenbar jahrelang gar keine Rolle, wie sein Leiden in der ärztlichen Außenwahrnehmung genannt wurde. Die Worte von Otto K. beschreiben außerdem sein Empfinden der Arzt-Patientenbeziehung, in der er sich befand. Er betrachtete den gutachtenden Psychiater sowohl als Autoritätsperson, der über sein Schicksal entschied, als auch als Vertrauensperson, der er sich – auf das Arztgeheimnis bauend – anvertrauen konnte. Der Psychiater urteilte abschließend, dass der Kriegsversehrte an keiner Schizophrenie erkrankt sei. In seinem Gutachten vom Mai 1938 stellte er fest, Otto K. leide an keinen »eigentlichen psychischen Ausnahmezuständen«, sondern neige »zu hysterischen Produktionen, wenn ihm die Lage unbequem wird oder besondere Zwecke zu erreichen sind.[278] Eine Erbkrankheit schloss der gutachtende Arzt dementsprechend aus. Der psychische Zustand des Kriegsversehrten fiel damit nicht unter die im »Gesetz zur Verhütung erbkranken Nachwuchses« genannten Störungen und war nach Ansicht des Psychiaters außerdem nicht gravierend genug, um einen Sterilisationsbeschluss zu befürworten.

Ebenso wie sämtliche psychische Kranke, die sich Ende der 1930er Jahre in geschlossener Anstaltsbehandlung befanden, drohten auch psychisch Kriegsversehrte, die in Heil- und Pflegeanstalten untergebracht waren, der »Vernichtung unwerten Lebens« im Rahmen des organisierten Krankenmords im NS-Staat zum Opfer zu fallen. Dokumente aus dem Zuständigkeitsbereich der zentralen Euthanasie-Beauftragten lassen zunächst vermuten, dass Weltkriegsteilnehmer grundsätzlich von den »Euthanasie«-T4-Aktionen, die ab 1939 im Deutschen Reich anliefen, ausgenommen wurden.[279] Eine Entscheidung der Euthanasie-Beauftragten vom Januar 1941 lautete dahingehend: »Bei allen nachweisbaren Fällen der Kriegsteilnehmerschaft (a. d. Front) ist kurz zu treten. Leute mit Auszeichnungen sind grundsätzlich nicht in die Aktion einzubeziehen.«[280] Im März des gleichen Jahres wurde dieser Grundsatz in

---

278 UA HU Nervenklinik 61, Psychiatrisches Gutachten zur Otto K. (geb. 1893) am 27. Mai 1938, S. 33.

279 Trotz den seit Anfang der 1990er Jahre entstandenen Studien zu den nationalsozialistischen Krankenmorden blieb lange die Frage offen, inwiefern Kriegsbeschädigte von der Überweisung in eine Tötungsklinik »zurückgestellt« wurden. »Rückstellung« bedeutet, dass zur Tötung bestimmte Patienten psychiatrischer Anstalten dann »zurückgestellt« werden konnten, wenn sie als Soldaten im Ersten Weltkrieg gekämpft hatten. Klee nennt zwei Fälle von Rückstellungen, die offenbar aufgrund der Kriegsteilnahme vorgenommen wurden. Klee, S. 101, S. 143 f.; keine praktischen Rückstellungen nimmt an *Platen-Hallermund*, S. 64; zu den »Rückstellungen« vgl. die einschlägige Untersuchung von *Rüdenburg*.

280 BArch R 96 1/2, fol. 400 f., Entscheidungen der beiden Euthanasie-Beauftragten hinsichtlich der Begutachtung, Berlin am 30. Januar 1941.

320

einem weiteren Runderlass leicht modifiziert wiederholt. So genannte »Rückstellungen« von den »T4«-Aktionen sollten nur noch bei »verdienten« »Frontkämpfern« erfolgen.[281]

Anhand der untersuchten Einzelfälle von psychisch versehrten Rentenempfängern lässt sich jedoch nachweisen, dass es trotz dieses theoretisch bestehenden Rückstellungsgebotes faktisch zur Tötung von versehrten Weltkriegsteilnehmern kam.[282] Auch schützte sie ihre Frontkämpfereigenschaft nicht davor, zu Tode zu kommen. Es handelte sich bei den getöteten Kriegsbeschädigten vor allem um Schizophrenie-Patienten, die sich seit längerem in geschlossenen psychiatrischen Heil- und Pflegeanstalten befanden.[283] Aus ihren Krankenblättern ergibt sich, dass die psychischen Leiden dieser Kriegsbeschädigten erstmals im Feld oder kurze Zeit später aufgetreten und in früheren ärztlichen Untersuchungen mitunter auch als »Hysterien« diagnostiziert worden waren.[284] Dies war auch im Fall des 1895 geborenen Adolf P. der Fall:[285] Der Kriegsbeschädigte war nach den vorliegenden Krankengeschichten im Ersten Weltkrieg an West- und Ostfront eingesetzt und wurde 1917 erstmals in eine psychiatrische Anstalt in der Heimat eingewiesen. Die erste ärztliche Diagnose lautete dort auf »einfache Seelenstörung mit Hysterie/Epilepsie«.[286] Nach 1918 wurde sein psychisches Leiden von den

---

281 BArch R 96 1/2, fol. 398 f., Entscheidungen der beiden Euthanasie-Beauftragten hinsichtlich der Begutachtung unter Einbeziehung der Ergebnisse der Besprechung in Berchtesgaden am 10. März 1941.

282 Dies ergibt auch die Studie der Heidelberger Projektgruppe. Danach wurden Kriegsteilnehmer ohne kriegsbedingte Schädigung sowie Kriegsversehrte – darunter auch solche mit militärischer Auszeichnung – im Rahmen der »Euthanasie«-Aktionen getötet. Allerdings lässt sich aufgrund der von der Projektgruppe in Heidelberg konzipierten Auswertung nicht entnehmen, ob der Anstaltsaufenthalt durch eine psychische Erkrankung aus dem Krieg (Versorgungsleiden) bedingt war. Siehe auch Anm. 289.

283 BArch R 179/13573, Krankenakte des Fritz Otto S. (Diagnose: Schizophrenie); ebd./22814, Krankenakte des Hugo M. (Diagnose: Dementia Paranoides); ebd./5495, Krankenakte des Martin D. (Diagnose: Schizophrenie); ebd./12238, Krankenakte des Nikolaus E. (Diagnose: Schizophrenie); ebd./12427, Krankenakte des Richard M. (Diagnose: Schizophrenie); ebd./ 12430, Krankenakte des Johann B. (Diagnose: Schizophrenie); ebd./12940, Krankenakte des Gustav W. (Diagnose: progressive Paralyse); ebd./15062, Krankenakte des Franz B. (Diagnose: progressive Paralyse); ebd./23738, Krankenakte des Engelbert V. (Diagnose: Schizophrenie).

284 BArch R 179/21855, Krankenakte des Heinrich Sch. (Diagnose: Schizophrenie). Der ehemalige Kriegsteilnehmer hatte während des Ersten Weltkrieges infolge eines Granateinschlages einen »Nervenzusammenbruch« erlitten. Ebd./6175, Krankenakte des Paul Eugen N. (Diagnose: Schizophrenie). Der Kriegsteilnehmer wurde Ende der 1920er Jahre aufgrund von »Nervenleiden und Depressionszustand« behandelt.

285 BArch R 3901/10182, Versorgungssache des Adolf P., VA Liegnitz am 18. September 1941. Der Einzelfall konnte mittels eines Abgleichs der im Bundesarchiv Berlin-Lichterfelde befindlichen Patientenakten der »Euthanasie«-T4-Aktionen und den Versorgungsfällen aus dem Bereich des Hauptversorgungsamtes Brandenburg-Pommern namhaft gemacht werden.

286 Das Original bzw. eine Abschrift des Krankenblattes von 1917 ist nicht verfügbar. Daher ist die Erstdiagnose nicht sicher feststellbar. Nach dem ärztlichen Aufnahmebogen 1925 wird als frühere Diagnose eine »einfache Seelenstörung mit Hysterie/Epilepsie« angegeben, dabei

Versorgungsbehörden als Dienstbeschädigung anerkannt und dementsprechend berentet. Der Kriegsversehrte war 1925 und 1926 zeitweise in stationärer Behandlung und ab 1929 – nur mit kurzen Unterbrechungen – bis zu seiner »Verlegung« 1941 permanent in der Landesheil- und Pflegeanstalt Bunzlau in Schlesien untergebracht. Die ärztliche Diagnose änderte sich in dieser Zeit von der ursprünglich angenommenen »Hysterie/Epilepsie« in »Schizophrenie«. Als Ursache des Leidens kam nach den ärztlichen Aufzeichnungen »der Krieg mit seinen körperlichen und seelischen Strapazen, nachher der Kampf um die Rente und der soziale Rückgang vom wohlhabenden Bauersohn zum [...] Arbeiter in Frage«.[287] Ab 1932 verschlechterte sich sein geistiger Zustand der Krankengeschichte zufolge erheblich, so dass Adolf P. nicht mehr zur Arbeit in der Anstalt herangezogen wurde. Im April 1941 wurde er in die Anstalt Groß-Schweidnitz in Sachsen gebracht, von wo aus er drei Monate später in die Tötungsanstalt Pirna-Sonnenstein abtransportiert wurde. Am 14. Juli 1941 erreichte seine Ehefrau ein Schreiben, dass ihr Mann am 14. Juli 1941 in der Landes- Heil- und Pflegeanstalt Sonnenstein aufgrund einer »Gehirnschwellung« unerwartet verstorben sei.[288]

Die Tötung des Adolf P. im Rahmen der »Euthanasie«-Aktionen bestätigt, dass die Frontkämpferideologie auf der Ebene der praktischen Politikimplementierung keine ausschlaggebende Rolle spielte. Wie bereits die Analyse der Verteilung der Sozialleistung des so genannten Härteausgleichs zeigte, entschieden andere Kriterien über die Kategorisierung als zu förderndes und nicht zu förderndes Mitglieder der »Volksgemeinschaft«. Auch bei der Auswahl der zu tötenden Patienten der psychiatrischen Heil- und Pflegeanstalten standen rationale Nützlichkeitserwägungen im Vordergrund. Ein von der Deutschen Forschungsgemeinschaft getragenes Projekt des Medizinhistorischen Instituts der Universität Heidelberg hat anhand einer statistischen Auswertung der Krankenakten der innerhalb der »Euthanasie«-T4-Aktionen ermordeten Personen diese Selektionskriterien ermittelt.[289] Auch die Kran-

---

dürfte es sich mit großer Wahrscheinlichkeit um die Erstdiagnose bzw. um das als Dienstbeschädigung anerkannte Leiden handeln.

287 BArch R 179/9701, Landes Heil- und Pflegeanstalt Bunzlau/Schlesien, Ärztlicher Fragebogen zum Aufnahmegesuch betreffend Adolf P. aus Girbigsdorf, Kreis Sprottau am 10. November 1925, S. 2.

288 BArch R 3901, Nr. 9607, Schreiben der Landes- Heil- und Pflegeanstalt Sonnenstein an Juliana P. am 14. Juli 1941.

289 DFG-Projekt: Wissenschaftliche Erschließung und Auswertung des Krankenaktenbestandes der Nationalsozialistischen »Euthanasie«-Aktion T4 im Bundesarchiv Berlin-Lichterfelde. Das Projekt wurde betreut von der Klinik für allgemeine Psychiatrie der Universität Heidelberg und dem dortigen Medizinhistorischen Institut (Prof. Dr. Wolfgang U. Eckhart). Ich danke Herrn. Dr. med. Gerrit Hohendorf, Leiter der Projektgruppe, für die freundliche Unterstützung bei meinen spezifischen Fragen und die Einsicht in die noch nicht publizierten Daten. *Fuchs u. a.*, Die NS-«Euthanasie»-Aktion T4, S. 16–36, *Rotzoll u. a.*, Die nationalsozialistische «Euthanasieaktion T4«.

kenakte des dargelegten Falles des Kriegsbeschädigten Adolf P., der 1941 in Pirna-Sonnenstein starb, gibt die Schlüsselkategorien wieder, welche die Tötung der Patienten indizierten: Adolf P. galt als genuiner Schizophrener – vom medizinischen Standpunkt aus als unheilbar. Nachdem sich der Gesundheitszustand des ehemaligen Weltkriegsteilnehmers den Aufzeichnungen des Krankenpersonals zufolge seit Beginn der 1930er Jahre stetig verschlechterte, so dass er schließlich die ihm noch verbliebene Arbeitskraft gänzlich verlor, wurde er zur Tötung bestimmt. Sein Fall spiegelt damit exemplarisch die Selektionskriterien für den Krankenmord wieder: Denn die Studie der Heidelberger Projektgruppe zu den »Euthanasie«-T4-Aktionen hat herausgearbeitet, dass neben dem Kriterium der Erblichkeit der Erkrankung und der Anpassung an die Anstaltsordnung primär der Verlust der Arbeitsfähigkeit die Überführung in eine der sechs Tötungsanstalten bedingte.[290] Die Rolle des Erblichkeitsfaktors ist nach den neuesten Erkenntnissen der Heidelberger Studie sogar zu bezweifeln, zumindest ist sie nicht ausschlaggebend für die Ermordung psychisch Kranker gewesen.[291] Betrachtet man die Selektionskriterien für den nationalsozialistischen Krankenmord, nämlich Arbeitsfähigkeit, Sozialverhalten und medizinische Prognose, lässt sich vor dem Hintergrund der Debatte um die »Neurosenfrage« der Weimarer Republik feststellen, dass diese auch zentrale Bezugspunkte der »herrschenden« psychiatrischen Lehre Karl Bonhoeffers, Ewald Stiers und Martin Reichardts waren: In der medizinischen Sprache der Universitätspsychiatrie galt der »Kriegs«-, »Renten«- und »Unfallneurotiker« seit den 1920er Jahren als nicht therapierbar, »asozial« und »arbeitsscheu«; er wurde mitunter sogar recht polemisch als »Schmarotzer« bezeichnet.

Ehemalige Kriegsteilnehmer gerieten im Nationalsozialismus in den mörderischen Fokus des politischen Systems, weil sie im Rahmen versorgungsärztlicher Untersuchungen mit Erbkrankheiten diagnostiziert worden waren. Ob sie an diesen tatsächlich litten, war bereits zeitgenössisch ein wesentlicher Streitpunkt zwischen psychiatrischen Gutachtern der 1920er und 1930er Jahre. Aus medizinhistorischer Perspektive hingegen liegt das Interesse nicht auf einer retrospektiven Diagnostik, die die Ursächlichkeit der psychischen Störungen Kriegsversehrter vom aktuellen wissenschaftlichen Kenntnisstand aus beurteilt. Von hohem Erkenntnisinteresse ist hingegen vielmehr die Entwicklung der ärztlichen Diagnostik in Bezug auf diese psychischen Störungen. Die Fallgeschichten sterilisierter und getöteter psychisch Kriegsbeschädigter dokumentieren, dass die eigentlich »wahre« Diagnose nicht den entschei-

---

290 Ebd., S. 25 f. Die Arbeitsleistung der Opfer wurde nur in einem Viertel der Fälle als »produktiv« oder »mittelmäßig« angegeben. Die restlichen 75 % wurden hinsichtlich ihrer Arbeitskraft als »mech. wenig brauchbar« bewertet oder konnten keiner Arbeit mehr nachgehen. Ihr Sozialverhalten wurde in mehr als 80 % der Fälle als »stumpf«, »störend« und »(pot.) gefährlich« klassifiziert.

291 Vgl. *Hohendorf*, Die Selektion der Opfer.

denden Aspekt darstellte, der letztlich zur Verstümmelung oder Tötung führte. Gerade aufgrund der in dieser Arbeit dargelegten ärztlichen Unsicherheit in Bezug auf die Diagnosestellung wird deutlich, dass Menschen nicht aufgrund einer »Krankheit« im engeren Sinne, sondern aufgrund einer ärztlichen Diagnose sterilisiert oder ermordet wurden, die mit der eigenen Wahrnehmung des Leidens wohl oftmals nur sehr wenig zu tun hatte.

Resümee

Die Versorgungspolitik gegenüber psychisch versehrten Soldaten des Ersten Weltkriegs war das Ergebnis eines vielschichten Interaktionsprozesses divergierender Deutungsmuster zum Kriegstrauma. Mit dem Reichsversorgungsgesetz hatte der Weimarer Sozialstaat zwar den potenziellen Rechtsanspruch auf Versorgung bei psychischen Störungen und damit die prinzipielle Gleichstellung mit körperlichen »Kriegsdienstbeschädigungen« festgeschrieben; doch eröffnete der Gesetzgeber damit gleichzeitig einen Aushandlungsprozess um die Entschädigungswürdigkeit bei psychischen Störungen, der sich alltäglich auf Versorgungsämtern und vor Versorgungsgerichten abspielte. Die versorgungsrechtlichen Bestimmungen zu implementieren, erforderte die psychiatrische Expertise und rechtswissenschaftliche Prüfung des Einzelfalls, woraus sich im Versorgungsalltag allzu oft ein Kampf um die Deutungshoheit zwischen Medizinern und Juristen entwickelte. Beide Disziplinen beurteilten den Kausalzusammenhang zwischen Kriegsdienst, psychischem Leid und Erwerbsbeschränkung und daraus folgend den Rentenanspruch innerhalb divergierender Denkmodelle. Die im zeitgenössisch psychiatrisch-juristischen Diskurs häufig als verwirrend und fehlleitend bezeichneten Termini, welche in der jeweiligen Fachsprache zudem in unterschiedlicher Bedeutung gebraucht wurden, ließ die Kommunikation über den Entschädigungsanspruch überdies als äußerst mühsamen Prozess erscheinen.

Kennzeichnend für den Versorgungsalltag der Weimarer Zeit waren Meinungspluralität und Diskursivität, die sich in der Berentungspraxis bei psychischer Versehrtheit niederschlugen. Den Einzelfall sowohl in rechtlicher als auch medizinischer Hinsicht anhand normierter Erklärungsmuster zu beurteilen, erwies sich als diffizil: Den medizinischen Begutachtungsalltag prägte eine Fülle unterschiedlicher medizinischer Termini, welche die Ärzte verwendeten, um die mannigfaltigen psychischen und physischen Symptome ehemaliger Kriegsteilnehmer begrifflich zu fassen. Die »Kriegs«-, »Unfall«- und »Rentenneurosen« dominierte zwar als Schlagwort die medizinische Fachliteratur und sozialpolitische Debatte, in der ärztlichen Praxis hingegen war ein differenzierteres und weiter gestreutes Spektrum an Diagnosen gebräuchlich. Die von meinungsbildenden und auf dem versorgungspolitischen Parkett einflussreichen psychiatrischen Experten erhobene Forderung nach Uniformität in der psychiatrischen Begutachtung lief bis in die 1930er Jahre oftmals in Leere.

Die »herrschende« Lehre um den Direktor der Nervenheilanstalt der Charité in Berlin, Karl Bonhoeffer, der zufolge Berentungen keinesfalls zulässig sein durften, stellte vor 1933 die – auch innerhalb des Reichsarbeitsministeriums – wirkungsmächtigste psychiatrische Doktrin zum Kriegstrauma dar. Sie verortete die psychischen Störungen Kriegsversehrter im Bereich der Psychopathien, der eine Vielzahl sozial devianten Verhaltens fasste, und unterstrich die zentrale Bedeutung des gesellschaftspolitisch aufgeladenen Begriffs des »Willens« als ätiologische Ursache für psychisch bedingte Invalidität. Das erfolgversprechendste Therapeutikum stellte in diesem Verständnis primär eine sozialpolitische und fürsorgerische Intervention dar, denn eine rein medizinische.

Aus den Reihen der Universitätspsychiatrie sowie der psychotherapeutischen Medizin erfuhr die »herrschende« Lehre heftigen Widerspruch. Dieser bezog sich primär auf das Diktum der Erblichkeit, das äußeren Kriegseinwirkungen folglich kaum ätiologische Wirkung zubilligte, sowie auf die Behandlungsunwürdigkeit psychisch Versehrter. Am vehementesten forderten die sich als »Gegner« der »herrschenden« Lehre bezeichnenden psychotherapeutisch orientierten Mediziner um Arthur Kronfeld eine Neukonzeption der medizinischen Herangehensweise an Menschen mit psychischen Grenzstörungen. Psychotherapeuten postulierten den Anspruch, das psychische Leiden unter Berücksichtigung des individuellen Empfindens im Rahmen einer von gegenseitigem Vertrauen geprägten Behandlungssituation zu therapieren.

Die medizinische Debatte um »Kriegs-« oder »Rentenneurosen« bedingte zudem eine Auseinandersetzung mit dem ärztlichen Selbstverständnis: Die sozialmedizinische Begutachtungstätigkeit wie auch die Frage der ärztlichen Auskunftspflicht gegenüber Versorgungsbehörden kollidierten im zeitgenössischen – nicht allein psychotherapeutischen – Verständnis mit Kernprinzipien des ärztlichen Berufsethos. Auf der anderen Seite richteten Mediziner nach dem Ersten Weltkrieg ihr ärztliches Handeln dezidiert auf ein abstraktes »Volkswohl«, denn auf individuelle Leidenszustände aus. Psychiater verstanden sich als Experten, die soziale Problemlagen wie die »Neurosenfrage« definierten, wissenschaftlich aufarbeiteten und medizinische wie sozialpolitische Lösungsstrategien anboten.

Auch wenn sich die im Laufe der 1920er Jahre etablierenden Lager der »Gegner« und Befürworter der »herrschenden« Lehre im psychiatrischen Diskurs um die »Neurosenfrage mitunter polemisierend angriffen, existierten zwischen ihnen Schnittstellen. In personeller Hinsicht waren es Mediziner wie Max Isserlin oder Viktor von Weizsäcker, die einen Brückenschlag zwischen psychiatrischer Klinik und Psychotherapie intendierten und dies in ihrer ärztlichen Praxis umzusetzen suchten. Zudem argumentierten auch psychotherapeutisch orientierte Mediziner, ebenso wie die von ihnen so heftig kritisierte psychiatrische Elite, nicht einheitlich zugunsten einer Berentung – wohl aber hielten sie stets an der Behandlungswürdigkeit der Neurosen fest.

Die Berentungsfrage bei psychischen Störungen wurde innerhalb einer Debatte über den solidarischen Grundgedanken des Sozialstaats geführt, so dass politische Argumentationen in den psychiatrisch-psychotherapeutischen Diskurs hineinragten. Sie fungierte als Stellvertreter für die Frage, welche gesellschaftlichen Umstände »Rentenneurosen« – im Sinne einer psychopathologisch determinierten »Willensschwäche« – hervorriefen und welche sozialpolitische und rechtliche Lösung dies indizieren solle. Insofern bot die Problematik psychisch bedingter Erwerbsminderung, die nur schwerlich objektivierbar war, innerhalb der vielfach als krisenbehaftet wahrgenommenen und faktisch wirtschaftlich schwer angeschlagenen Nachkriegsgesellschaft eine besonders geeignete Angriffsfläche für eine grundsätzliche Kritik an sozialen und politischen Strukturen. Die konservativen psychiatrischen wie die psychotherapeutischen medizinischen Erklärungsmodelle zu den »Kriegs«-, »Unfall«- und »Rentenneurosen« lassen sich daher auch als Gesellschaftsdiagnosen lesen. Die persönliche »traumatische« Kriegserfahrung, welche die Versorgungsakten *en masse* als auslösendes Moment für die psychischen Störungen der Kriegsteilnehmer festhielt, wurde angesichts des sozialpolitisch aufgeladenen Kontextes der »Neurosenfrage« bereits während der Weimarer Republik in den wissenschaftlichen und versorgungspolitischen Debatten an den Rand gedrängt.

Der Weimarer Rechtsstaat hatte psychisch Kriegsbeschädigten den Anspruch auf Rente garantiert, sofern die Antragsbedingungen nach dem Reichsversorgungsgesetz von 1920 erfüllt waren. Auf dieser gesetzlichen Grundlage gewährten Versorgungsämter und Versorgungsgerichte bis zur nationalsozialistischen »Machtergreifung« in tausenden von Fällen staatliche Versorgung.

Die Berentungen wurden zugesprochen, obwohl die als Experten in der »Neurosenfrage« geltenden, weithin anerkannten Psychiater Karl Bonhoeffer, Ewald Stier, Martin Reichardt und der im bayerischen Versorgungswesen in leitender Funktion tätige Karl Weiler sich seit Kriegsende vehement gegen eine Entschädigung bei psychischer Versehrtheit aussprachen. Die Versorgungspolitiker im Reichsarbeitsministerium wehrten in der Weimarer Zeit die psychiatrischen Forderung nach dem Ausschluss psychisch Versehrter aus der Reichsversorgung aufgrund ihrer weitreichenden sozialrechtlichen Implikationen ab. Dies ist umso bemerkenswerter, da sich die genannten Mediziner durch ihre Beratertätigkeit – auch in anderen Fragen der Sozial- und Gesundheitspolitik – in unmittelbarer Nähe zu politischen Entscheidungsstrukturen bewegten. Zudem verfügten sie über machtpolitisch relevante Netzwerke in Wissenschaft, Militär und Verwaltung, die sie nutzen und bis zu einem gewissen Grad wohl auch steuern konnten. Trotz dieser Faktoren, die eine Implementierung der – gegen eine finanzielle Kompensation bei psychischen Störungen gerichtete – »herrschenden« Lehre in den versorgungspolitischen Alltag begünstigten, kam es zwischen 1920 und 1933 zu keiner umfassenden »Verwissenschaftlichung« der Versorgungspolitik. Dies dokumentiert für die konzeptionelle Ebene der Versorgungspolitik der Weimarer Zeit insbesondere der »Neurotikererlass« des Reichsarbeitsministers aus dem Jahr 1929. Ebenso vermochte es die medizinische Theorie der psychiatrischen

Elite nicht, auf dem Wege der ärztlichen Gutachtertätigkeit die Entscheidungen der Versorgungsverwaltung sowie der Versorgungsgerichte zu diktieren und damit die Anerkennungspraxis gänzlich zu durchdringen.

Vor allem blockierten zwei wesentliche Faktoren eine reibungslose Implementierung der psychiatrischen Doktrin der Psychiater Bonhoeffer, Stier und Reichardt in den Verwaltungsalltag der Versorgungsbehörden. Wie dargelegt wurde, erwiesen sich der innerwissenschaftliche Fachdiskurs um die »Neurosenfrage« einerseits sowie die rechtsstaatlichen Entscheidungsstrukturen innerhalb des Versorgungswesens andererseits als zentrale Widerstände gegen die kritiklose Übernahme dieses spezifischen Expertenwissens. Die Analyse des psychiatrischen Diskurses der Zwischenkriegszeit ergab, dass die psychiatrisch »herrschende« Lehre zwar die Majorität der wissenschaftlichen Auffassungen innerhalb der Universitätspsychiatrie bündelte, keineswegs jedoch eine geschlossene und allgemeingültige Lehrmeinung sämtlicher praktizierender und forschender Psychiater darstellte. Für die Versorgungspraxis war dies insofern von großer Bedeutung, da der wissenschaftliche Meinungspluralismus vor 1933 die Vereinheitlichung des psychiatrischen Standpunkts in der Begutachtung verhinderte. Divergierende psychiatrische Positionen zur Ätiologie der »Kriegs«-, »Unfall«- und »Rentenneurosen«, deren Relevanz die psychiatrische Elite stetig zu marginalisieren suchte, beschnitten nicht nur den Alleinvertretungsanspruch der wissenschaftlichen Expertise Bonhoeffers, Stiers und Reichardts. Die Existenz des psychotherapeutischen Krankheitskonzeptes, das die Behandlungswürdigkeit und den Krankheitswert psychischer Störungen verfocht, eröffnete darüber hinaus den gutachtenden Ärzten bei der Beurteilung des Einzelfalls alternative Entscheidungsmöglichkeiten zugunsten eines Versorgungsanspruchs bei psychischer Versehrtheit. Der innerwissenschaftliche Diskurs als Ausdruck einer pluralistischen Wissenschaftspflege besaß folglich vor 1933 eine wichtige Kontrollfunktion, indem er dem totalen Zugriff der exklusiven Lehrmeinung der Universitätspsychiatrie auf den psychisch Kriegsbeschädigten Einhalt gebot.

Die Entscheidungsbefugnis über den Rentenanspruch verblieb bis 1933 innerhalb der juristischen Sphäre der Versorgungsgerichte, welche die Macht der psychiatrischen Expertise deutlich zu relativieren vermochten. Das ärztliche Gutachten fiel bei der Verhandlung um die Entschädigungswürdigkeit freilich schwer ins Gewicht, dennoch besaß das medizinische »Urteil« formell nur den Charakter eines Beweismittels. Entgegen dem machtpolitischen Impetus der Ärzteschaft war der gutachtende Psychiater bis 1933 innerhalb des Versorgungsverfahrens »Zeuge« und nicht »Richter«. Die rechtswissenschaftliche Prüfung des Versorgungsanspruchs verlieh dem subjektiven Rechtsanspruch des Bürgers gegenüber dem Staat Geltung. Entgegen der dominanten psychiatrischen Lehrmeinung stellten Versorgungsgerichte in ihren Urteilen fest, dass weder die Annahme der Erblichkeit für die psychischen Störungen noch der lange zeitliche Abstand zu den eigentlichen Kriegsereignissen genügten, um einmal gewährte Renten zu entziehen. Medizinische Erklärungsmuster, denen zufolge ehemalige Kriegsteilnehmer aufgrund der psychopathologischen Ursächlichkeit ihrer Leiden nicht rentenberechtigt waren, wirkten sich vom rechtlichen Standpunkt nicht zwingend negativ auf den Versorgungsanspruch aus. Die Rechtsprechung in Versorgungssachen vor 1933 trug insgesamt wesentlich dazu bei, den im Reichsversorgungsgesetz formulierten Rechtsanspruch der Kriegsversehrten auf Versorgung zu garantieren – unabhängig von der Art ihrer Beschädigung.

Die Untersuchung der Spruchpraxis der Versorgungsgerichte zeigte, dass es sich bei der Weimarer Versorgungspolitik um kein monolithisches Zweckgebilde handelte, das allein zur Abwehr von Rentenansprüchen ins Leben gerufen worden war. Tatsächlich erwies sich die Frage der Dienstbeschädigung auch hier als verhandelbar. Obwohl sich die Versorgungsjustiz einerseits scharf von der medizinischen Argumentation abgrenzte, lässt sich anhand ihrer Rechtsprechung andererseits feststellen, dass sie bei der Beurteilung des kausalen Zusammenhangs Elemente der psychiatrischen Ätiologie zur »Kriegs«-, »Unfall«- und »Rentenneurose« rezipierte. Das Verhältnis zwischen Justiz und Medizin, das durch einen kontinuierlichen Streit um die Deutungshoheit in der »Neurosenfrage« gekennzeichnet war, erweist sich vor diesem Hintergrund als ambivalent.

Dem diskursiven und pluralistischen Charakter der Debatten um die Entschädigungswürdigkeit psychischer Störungen und der nicht minder konfliktreichen Versorgungspraxis in der Weimarer Zeit setzte die ideologische Neukonzeption der Kriegsbeschädigtenversorgung nach 1933 ein abruptes Ende. Der politische Systemwechsel wirkte sich umgehend auf die Kriegsbeschädigtenversorgung und insbesondere auch auf den Status psychisch Kriegsversehrter aus. In mehrfacher Hinsicht fielen psychisch Kriegsbeschädigte in das Raster nationalsozialistischer Aussonderungspolitik: Ihre vermeintlich psychopathologische Konstitution sowie ihre dadurch motivierte, scheinbare Arbeitsunwilligkeit markierte psychisch Versehrte als »asoziale« Feiglinge, die als Männer weder der Gefechtssituation des Frontalltags gewachsen waren, noch sich den Herausforderungen des modernen Arbeitslebens stellten. Im Nationalsozialismus, den Goebbels als »heroisch« und »männlich« bezeichnete, konnten psychisch Kriegsversehrte, denen das Stigma anlagebedingten unsoldatischen Verhaltens anhaftete, schwerlich ihren Platz finden.[1] Die ab 1920 nach dem Reichsversorgungsgesetz gewährten Renten an psychisch Versehrte kassierte der nationalsozialistische Staat und stellte damit seinem Selbstverständnis nach wieder Recht her, indem er »unwürdige« Rentenempfänger, welche die Solidargemeinschaft vermeintlich zu Unrecht belasteten, aus der Gemeinschaft der Kriegsbeschädigten ausschloss.

Während strukturelle und ideelle Blockaden zur Zeit der Weimarer Republik ein flächendeckendes Ineinandergreifen von psychiatrischen und versorgungspolitischen Konzepten verhindert hatten, überlagerten sich in den

---

1 *Schoenbaum*, S. 79.

Jahren 1933 bis 1945 die bisher diskontinuierlich verlaufenden Prozesse der »Verwissenschaftlichung der Politik« sowie der »Politisierung der Wissenschaft«. Mit dem Ausschluss psychisch Kriegsbeschädigter aus der Reichsversorgung erfüllte sich die Agenda führender Psychiater, die seit dem Ersten Weltkrieg konsequent gegen den Versorgungsanspruch bei psychischen Störungen argumentiert hatten. Der Deutungsanspruch medizinischer Experten in der »Neurosenfrage«, der während der Weimarer Republik durch verfahrensrechtliche Bestimmungen reguliert und konkurrierende psychiatrische wie rechtswissenschaftliche Positionen in Frage gestellt wurde, steigerte sich nach 1933 zur Deutungshoheit: Die nationalsozialistische Versorgungsverwaltung entzog die Versorgung auf der Grundlage psychiatrischer Wissensbestände, welche die Heredität der psychischen Störungen der Kriegsteilnehmer festschrieb und dementsprechend die Haftungsfrage durch den Staat obsolet werden ließ.

Das Diktat der nach 1934 im Versorgungswesen nun faktisch »herrschenden« Doktrin der klinischen Psychiatrie wurde durch flankierende politische Maßnahmen sicher gestellt. Mit der personellen »Gleichschaltung« der *scientific community* eliminierte der nationalsozialistische Staat den potenziellen Meinungspluralismus in der Begutachtungspraxis, der während der Weimarer Republik die Anerkennung psychischer Störungen als Dienstbeschädigungen positiv beeinflusst hatte. Gleichzeitig schufen die Nationalsozialisten im Zuge der Aushöhlung des Rechtsstaates ein ideologiekonformes versorgungsrechtliches Kontrollsystem, das nicht länger subjektive Rechtsansprüche der Kriegsbeschädigten wahrte, sondern ausschließlich das Kollektivrecht der »Volksgemeinschaft« verteidigte. Auf diesem Wege fielen die Widerstände, welche zuvor in den divergierenden psychiatrischen bzw. psychotherapeutischen und rechtswissenschaftlichen Herangehensweisen an die Problematik der »Neurosenfrage« in der Kriegsbeschädigtenversorgung zum Ausdruck gekommen waren, in sich zusammen.

Neben den Akteuren der Versorgungspolitik in Politik, Medizin und Justiz stand die Masse der betroffenen Kriegsbeschädigten im Zentrum der vorliegenden Untersuchung. Ihre Lebensläufe zwischen 1920 und 1939 reflektierten die faktische Wirkung der Versorgungspolitik auf ihre soziale und wirtschaftliche Situation; sie gewährten gleichermaßen Einblick in persönliche Erfahrungen innerhalb des Berentungsprozesses und zeigten subjektive Wahrnehmungsweisen psychischen Leidens auf.

Die Auswertung der Berentungsakten belegte, dass Rentenvergabe und medizinische Begutachtung nicht nach einem uniformen Muster abliefen. Psychiater wählten die unterschiedlichsten Diagnosen, um die mannigfaltigen psychophysischen Zustände der Kriegsteilnehmer zu benennen. Desgleichen variierten die Feststellung der verbliebenen Erwerbsfähigkeit und damit auch die Höhe der Versorgungsgebührnisse beträchtlich – selbst bei gleichlautenden ärztlichen Diagnosen. Zwar wurden psychisch Kriegsversehrte vielfach den Leichtbeschädigten zugerechnet, doch urteilten Verwaltungs- und

Spruchinstanzen innerhalb ihres Ermessensspielraums abhängig vom Einzelfall höchst divergierend. Die Berentungsgeschichten verliefen demnach selten gleichförmig, sondern waren häufig Veränderungen unterworfen: Zu Beginn des Zweiten Weltkrieges konnte ein psychisch versehrter Kriegsteilnehmer auf einen nahezu zwanzigjährigen Disput mit den Versorgungsbehörden zurückblicken. Typischerweise hatten mehrere Ärzte sein psychisches Leiden über die Jahre hinweg unterschiedlich diagnostiziert, seine Erwerbsminderung war daraufhin neu bestimmt und seine Bezüge waren abermals kalkuliert worden. Unter Umständen hatte die Versorgungsstellen ihm seine Rente sogar entzogen und schließlich wieder zugesprochen, nachdem er sich durch den Instanzenweg bis zum Reichsversorgungsgericht durchgekämpft hatte. Die stetige Sorge um die materielle Existenz sowie das Unbehagen über das psychische oder psychophysische Handicap mögen eine schwere Bürde für das alltägliche Leben psychisch Kriegsbeschädigter und ihrer Familien bedeutet haben.

Die Analyse der sozioökonomischen Situation psychisch Versehrter ergab, dass sich die Gesundheitsstörung oftmals als Hindernis erwies, um nach dem Krieg wieder in das Erwerbsleben zurückzukehren. Hier kamen auch tradierte Negativstereotypisierungen psychischer Krankheit zum Tragen, da sie Glaubwürdigkeit und Seriosität psychisch Versehrter bei potenziellen Arbeitgebern untergruben. Fürsorgeämter erachteten psychisch Kriegsbeschädigte überwiegend als »hoffnungslose« Fälle, deren Integration in den Arbeitsmarkt nahezu unmöglich schien. Kriegsversehrte, die keine Arbeit mehr finden oder gesundheitsbedingt nicht mehr ausüben konnten, drohte der soziale Abstieg, wie die Lebensläufe oftmals dokumentieren. Allerdings muss betont werden, dass psychische Versehrtheit nicht zwangsläufig dazu führte, dass sich die Betroffenen als Straßenmusikanten und Streichholzschachtelverkäufer – so ein gängiges Klischee der Weimarer Zeit – verdingten. Ob die Rückkehr ins Erwerbsleben gelang, hing jeweils von den individuellen Voraussetzungen und Möglichkeiten ab.

Auf Grundlage der Quellen ließ sich konstatieren, dass sich der Gesundheitzustand von Kriegsbeschädigten, die aufgrund psychischer Störungen Renten erhielten, häufig nicht stabilisierte, sondern in ein chronisches Leiden überging. Die dadurch beeinträchtigte Leistungsfähigkeit und die hieraus resultierenden sozialen und wirtschaftlichen Nachteile prägten nicht nur den Lebensweg der Betroffenen, sondern wirkten sich auf das gesamte familiäre Umfeld aus.

Die nach Schweregrad und Symptomatik sehr unterschiedlichen gesundheitlichen Schädigungen hielten laut den Versorgungsakten noch lange nach dem Krieg an, kehrten periodisch wieder oder machten sich Jahre später erstmals bemerkbar. Im Rahmen der Heilbehandlung, die das Reichsversorgungsgesetz Rentenberechtigten garantierte, fand keine programmatische gruppenspezifische Betreuung psychisch Versehrter statt, wie etwa im Falle von Hirnverletzten oder Blinden. Sofern sie nicht in psychiatrischen Anstalten untergebracht waren, bot auch die klinische Psychiatrie, bis auf wenige Ausnahmen, psychisch Kriegsbeschädigten keine Therapien an. In der Zeit der Weimarer Republik konnten die Betroffenen dagegen auf medizinische Betreuungsangebote zurückgreifen, die auch finanziell schlecht Gestellten zur Verfügung standen. Die durch Gesundheits- und Wohlfahrtsämter oder Privatinitiativen getragenen »offenen« Fürsorgestellen oder psychoanalytischen Polikliniken stellten für die Versehrten immerhin Chancen dar, therapeutische Hilfe zu erhalten. Allerdings muss sowohl die Breitenwirkung als auch die Intensität dieser medizinischen Versorgung skeptisch betrachtet werden.

Nach 1933 verschlechterte sich die Lebenssituation psychisch Kriegsbeschädigter drastisch. Der Entzug der Versorgungsgebührnisse verbunden mit dem symbolträchtigen Ausschluss aus der Gemeinschaft der »rechtmäßigen« Empfänger sozialer Leistungen bedeutete in ökonomischer wie mentaler Hinsicht einen gravierenden Einschnitt, wie deren Selbstzeugnisse verdeutlichen. Der Rentenentzug erschütterte insbesondere jene, die der nationalsozialistischen Propaganda gefolgt und dem Frontkämpfermythos, der sich in der Person Adolf Hitlers kristallisierte, Glauben geschenkt hatten. Gleichermaßen wurde ihr Selbstwertgefühl von der Anlagebedingtheit ihrer psychischen Leiden nachhaltig belastet, die von den nationalsozialistischen Versorgungsbehörden festgeschrieben worden war und den Ausschlag für die Rentenaberkennung gab. Die existenzielle Bedrohung, die vom nationalsozialistischen System ausging, erfuhren des Weiteren insbesondere jene psychisch Kriegsbeschädigten, die in den Fokus der Erbgesundheitsgerichte gerieten und innerhalb der »Euthanasie«-Aktionen ihr Leben verloren.

Die Einbeziehung der Adressatenebene bei der Untersuchung der staatlichen Entschädigungspolitik zwischen 1920 und 1939 ermöglichte es, zeitgenössische Innen- und Außenansichten sowohl auf das Phänomen des psychischen Traumas als auch auf den medizinischen Begutachtungsprozess wiederzugeben. Bereits die Untersuchung der Militärpsychiatrie während des Ersten Weltkrieges unterstrich die Dichotomie zwischen militärischer, wissenschaftlicher und persönlicher Wahrnehmung der »Kriegsneurose«. In der Weimarer Republik herrschte auch weiterhin kein gleichberechtigter Dialog zwischen individueller Wahrnehmung und fachwissenschaftlichen Deutungsmustern. Der verrechtlichte und medikalisierte Vorgang der Überprüfung der Versorgungsberechtigung unterband weitestgehend eine Kommunikation über das psychische Trauma sowohl im Rahmen des Arzt-Patienten-Verhältnisses als auch während der Verhandlungen vor den Versorgungsgerichten. Die kontinuierliche Überlastung der Versorgungsbehörden, die dazu führte, dass sich Anhörungen auf ein Minutenmaß reduzierten sowie Änderungen in der Verfahrensgesetzgebung, welche die Chancen auf eine mündliche Verhandlung im Laufe der 1920er Jahre zunehmend schmälerten, verschlechterten die Chancen des Kriegsbeschädigten, seinen eigenen Fall persönlich mit zu verhandeln, erheblich.

Ihre Verbitterung über die Marginalisierung ihrer psychischen Leiden durch Bürokratie und Ärzte brachten die psychisch Versehrten bis in die 1940er Jahre kontinuierlich gegenüber den Behörden vor. Auf der Grundlage der Selbstzeugnisse psychisch Kriegsbeschädigter lässt sich konstatieren, dass sie die psychischen Störungen angesichts ihrer Kriegserlebnisse mehrheitlich als normal ansahen und sich erst durch die sich verschärfende Erbgesundheitspolitik nach 1933 selbst als abnorm und unwert wahrnahmen. Hieran wird besonders deutlich, wie sozial konstruierte Krankheitsbegriffe – wie sie die »Kriegs«-, »Unfall«- und »Rentenneurose« darstellte – die individuelle Wahrnehmung von Krankheit verdrängen konnten und als Deutungsmuster in das persönliche Bewusstsein übernommen wurden.

Aus den Ergebnissen der vorliegenden Studie ergeben sich Problemfelder und Fragenkomplexe, welche im Hinblick auf heutige gesellschaftliche Debatten um die Verteilungsgerechtigkeit sozialer Leistungen sowie für das aktuell gültige soziale Entschädigungsrecht relevant sind. Medikalisierung und Verrechtlichung als charakteristische Prozesse der Moderne prägen auch heute den sozialmedizinischen und sozialrechtlichen Umgang mit psychischer Invalidität. Wie die Untersuchung darlegte, prägte das Paradigma der individuellen wie kollektiven Produktivität sämtliche Konzeptionen der Entschädigungspolitik nach 1920: Die Rehabilitation der Erwerbsfähigkeit stellte den zentralen politischen Impetus der Kriegsbeschädigtenversorgung dar und fand seine Entsprechung in der Gestalt des Versorgungsrechts. Ebenso postulierten das psychiatrische Erklärungsmodell zur »Kriegs«-, »Unfall«- und »Rentenneurose« sowie die daraus folgenden Therapie- bzw. Disziplinierungskonzepte »Arbeit« als Weg und Ziel der psychischen Genesung. Der Begriff der Krankheit war damit in Politik wie in Wissenschaft aufs Engste mit dem der Arbeitsfähigkeit verknüpft. Der habilitierte Psychiater Arthur Kronfeld schrieb 1924 in seinem Standardwerk zur Psychotherapie:

So hat unser Zeitalter das sozial Nützliche mit dem an sich Wertvollen verwechselt, und immer mehr wird die Arbeitsfähigkeit nicht bloß zum Maßstab der äußerlichen Brauchbarkeit, sondern sogar des Guten, Sittlichen und Hygienischen (›Ertüchtigung‹) [...] Die soziale Anpassungsfähigkeit ist nur eine Erweiterung dieser spezielleren ökonomisch-sozialen Bewertung.[2]

Kronfeld benannte damit nicht nur eine ihm offensichtliche Verschiebung der Wertemaßstäbe in der industriellen Arbeitsgesellschaft der ersten Hälfte des 20. Jahrhunderts, sondern deutete ebenso auf die Gefahr der Hypostasierung der menschlichen Leistungsfähigkeit hin, die auch in unserer heutigen immer komplexer werdenden Arbeitsgesellschaft angelegt ist.

Menschen mit psychischen Störungen, wie sie seit Mitte der 1990er Jahre zunehmend diagnostiziert werden,[3] geraten häufig in Beweisnot, ihre Leiden

2 *Kronfeld*, Psychotherapie, S. 102.
3 *Kramer*, S. 2.

als Grund einer Arbeitsunfähigkeit glaubhaft zu machen. Trotz der Fortschritte, die in Politik und Psychiatrie in der Herangehensweise an psychische Traumatisierungen gemacht worden sind, wird der Terminus der »Rentenneurose« weiterhin in der juristischen und medizinischen Fachsprache geführt. Seine Definition ist mit jener der 1920er und 1930er Jahre weitestgehend identisch.[4] Gleichermaßen wird in der Öffentlichkeit über psychisch bedingte Leistungseinschränkung bisweilen stark polemisiert. Stereotype, mitunter auch schichtspezifische Charakterisierungen von Menschen mit psychogenen und funktionellen psychischen Störungen implizieren häufig den Vorwurf des Nicht-Gesundwerden-Wollens und provozieren die Annahme, die Betroffenen ließen sich durch den Sozialstaat zu Unrecht »aushalten«.[5] Hier spiegeln sich klar tradierte gesellschaftliche Wahrnehmungsformen psychisch bedingter Arbeitsunfähigkeit wider, die in Analogie zur moralischen Bewertung der »Kriegs«-, »Unfall«- und »Rentenneurotiker« der Weimarer Zeit und des Nationalsozialismus stehen. Die Unmöglichkeit, individuelle psychische Abläufe nach außen hin abzubilden, birgt daher auch gegenwärtig noch das Potenzial der Diskriminierung in sich.[6] Selbst die für viele neuropsychiatrische Krankheitsbilder so innovative Diagnostik mittels bildgebender Verfahren befreit die Psychotraumatologie – und damit ebenso die betroffenen Patienten – bislang nicht aus diesem Dilemma.[7]

Zwei Personengruppen, die heute in Deutschland mit der Durchsetzung von Entschädigungsansprüchen aufgrund psychischer Störungen zu kämpfen haben, sind aus Auslandseinsätzen zurückkehrende Soldaten sowie die Opfer des SED-Regimes. Sowohl das aktuell gültige Soldatenversorgungsgesetz als auch das so genannte Opferrentengesetz vom September 2007 greifen Formulierungen des Reichsversorgungsgesetzes von 1920 auf. Dies gilt primär für die Bestimmung des Kausalzusammenhangs zwischen erlittenem »Trauma« sowie die Ermittlung der hieraus resultierenden Erwerbsminderung.[8] In der Art, wie Betroffene heute die Versorgungsregelungen wahrnehmen, lassen sich deutliche Analogien zu den Berichten psychisch versehrter Kriegsteilnehmer nach 1918 erkennen.[9] Die Berichte der Betroffenen gleichen in vielerlei Hinsicht jenen der psychisch Kriegsbeschädigten in der Zwischen-

---

4 *Tilch u. Arloth*, Bd. 2, S. 2465. »Hier flüchtet sich der Geschädigte (idR unbewusst) in die Vorstellung, der Schädiger müsse eine Rente zahlen, weshalb es nicht lohne, die Schadensfolgen zu überwinden. In derartigen Fällen wird eine Ersatzpflicht heute auch dann verneint, wenn der Geschädigte inzwischen nicht mehr in der Lage ist, seine Begehrungsvorstellungen zu überwinden.«

5 Vgl. z. B. *Blech*.

6 *Verband Deutscher Rentenversicherungsträger*, S. 6.

7 Zur funktionellen kernspintomografischen Untersuchung von Patienten mit Posttraumatischen Belastungsstörungen vgl. *Peres u. a.*

8 Drittes Gesetz zur Verbesserung rehabilitierungsrechtlicher Vorschriften für Opfer der politischen Verfolgung in der ehemaligen DDR vom 21. August 2007; Gesetz über die Versorgung für die ehemaligen Soldaten der Bundeswehr und ihrer Hinterbliebenen vom 26. Juli 1957.

9 Vgl. *Spitzer u. a.*; *Trobisch-Lütge*.

kriegszeit. Sie schildern den Ärger über die bürokratische und als unnötig schwerfällig empfundene Abwicklung des Rentengesuchs sowie das Unverständnis gegenüber der fehlenden gesamtgesellschaftlichen Anerkennung des erlittenen gesundheitlichen Schadens. Heimkehrende »traumatisierte« Bundeswehrsoldaten konstatieren eine deutliche Benachteiligung gegenüber körperbeschädigten Kameraden. Als Grund dafür, dass viele Betroffene sich nicht psychiatrisch behandeln ließen, gab der Wehrbeauftragte 2008 vor dem Bundestag an, die Soldaten fürchteten durch die Diagnose stigmatisiert zu werden sowie ihre militärische Karriere zu gefährden. Außerdem wollten sie sich nicht den problematischen und aufwändigen Wehrdienstbeschädigungsverfahren aussetzen.[10]

Durch Krieg, Gewalt oder Katastrophen psychisch Versehrte beklagen bis heute, dass für sie der Kampf um die Rente einen Prozess mangelnder gesellschaftlicher Würdigung darstelle und dass selbst die materielle Kompensation dies nicht ausgleichen könne. Selbst die Anerkennung eines Rechtsanspruchs auf Versorgung ändert für viele Betroffene nichts daran, dass sie sich mit ihren traumatischen Erinnerungen isoliert fühlen, die ihrer Ansicht nach durch die Psychiatrie delegitimiert werden.[11]Aus diesem Grunde fordern Psychiater und Psychologen derzeit, individuell erlittene Traumata im gesamtgesellschaftlichen Kontext zu verarbeiten und betonen die Relevanz eines Dialogs mit den Betroffenen.[12] Diesen Anspruch zu verwirklichen und herkömmliche verrechtlichte und medikalisierte Formen der Entschädigungspolitik zu durchbrechen, unternahm die South African Truth and Reconciliation Commission (TRC) im Rahmen der Aufarbeitung des während des Apartheid-Regimes begangenen Unrechts.[13] Hier wurde innerhalb der Verhandlungen um den Entschädigungsanspruch den Opfernarrativen – neben der wissenschaftlichen Expertise – zentrale Bedeutung zugemessen, um die öffentliche Wertschätzung und das gesamtgesellschaftliche Interesse an dem erlittenen Unrecht auszudrücken. Der juristische Prozess sollte den Initiatoren zufolge therapeutischen Nutzen haben und damit als Teil einer *restorative justice* fungieren.[14] Damit steht für zukünftige Entschädigungspolitiken ein Modell bereit, welches tradierte staatliche Herangehensweisen an die Entschädigung psychischer Störungen gewinnbringend weiterentwickeln kann.

10 Deutscher Bundestag 16. Wahlperiode, Drucksache 16/8200, Unterrichtung durch den Wehrbeauftragten, Jahresbericht 2007 (49. Bericht) am 4. März 2008, S. 37; ebenso spricht der israelische Psychologe Dan Bar-On, dass die Diagnose einer Posttraumatischen Belastungsstörung zu Stigmatisierung innerhalb des Militärs führe. *Bar-On*, Kriegstrauma, S. 79.
11 *Davidovitch u. Margalit*, S. 124.
12 Vgl. zum psychologischen Verständnis des Erzählens als Methode der Traumaverarbeitung *Quindeau*, S. 261.
13 *Brunner*, Trauma and Justice.
14 Ebd., S. 109.

Abkürzungen

AÄGP	Allgemeine Ärztlichen Gesellschaft für Psychotherapie
AB	Ausführungsbestimmungen
AfS	Archiv für Sozialgeschichte
AG	Arbeit und Gesundheit. Schriftenreihe zum Reichsarbeitsblatt
AOG	Arbeitsordnungsgesetz
ÄSZ	Aerztliche Sachverständigen Zeitung
BGB	Bürgerliches Gesetzbuch
BGBl	Bundesgesetzblatt
DAÄGP	Deutsche Allgemeine Ärztliche Gesellschaft für Psychotherapie
DAF	Deutsche Arbeitsfront
DB	Dienstbeschädigung
DDP	Deutsche Demokratische Partei
DFA	Deutsche Forschungsanstalt für Psychiatrie
DMW	Deutsche Medizinische Wochenschrift
DRL	Deutsches Rechtslexikon
DVP	Deutsche Volkspartei
EntRVGer	Entscheidung des Reichsversorgungsgerichts
GG	Geschichte und Gesellschaft
GzVeN	Gesetz zur Verhütung erbkranken Nachwuchses
HÄE	Handbuch der Ärztlichen Erfahrungen im Weltkriege
HdR	Handwörterbuch der Rechtswissenschaft
HRV	Handbuch der Reichsversorgung
HSB	Heeres-Sanitäts-Bericht
HVA	Hauptversorgungsamt
HWRV	Handwörterbuch der Reichsversorgung
JW	Juristische Wochenschrift
KPD	Kommunistische Partei Deutschlands
KWG	Kaiser-Wilhelm-Gesellschaft
MdE	Minderung der Erwerbsfähigkeit
MMW	Münchener Medizinische Wochenschrift
MVG 06	Mannschaftsversorgungsgesetz von 1906
NSDAP	Nationalsozialistische Deutsche Arbeiterpartei
NSKVO	Nationalsozialistische Kriegsopferversorgung
NVPr	Stenografische Berichte über die Verhandlungen der National-versammlung
RAM	Reichsarbeitsministerium
RG	Reichsgericht
RGBl	Reichsgesetzblatt

RM	Reichsmark
RStGB	Reichsstrafgesetzbuch
RTPr	Stenografische Berichte über die Verhandlungen des Reichstags
RVA	Reichsversicherungsamt
RVBl	Reichsversorgungsblatt
RGBl	Reichsgesetzblatt
RVG	Reichsversorgungsgesetz
RVGer	Reichsversorgungsgericht
RVO	Reichsversicherungsordnung
SPD	Sozialdemokratische Partei Deutschlands
StGB	Strafgesetzbuch
StJB	Statistisches Jahrbuch für das Deutsche Reich
USPD	Unabhängige Sozialdemokratische Partei Deutschlands
VA	Versorgungsamt
VerfG	Verfahrensgesetz in Versorgungssachen
VG	Versorgungsgericht
WFVG	Wehrmachtsfürsorge- und Versorgungsgesetz
Z	Zentrumspartei
ZNR	Zeitschrift für Neuere Rechtsgeschichte

Quellen- und Literaturverzeichnis

Archivalien

Archiv des Landschaftsverbandes Westfalen-Lippe, Münster (LWL)
610, Versorgungsangelegenheiten, 56, 35, 154
614, Kriegsbeschädigtenfürsorge, 28, 73
658, Krankenakten der Westfälischen Provinzialheilanstalt Münster – Männer, 68, 158, 171

Archiv des Bezirkes Oberbayern München (BAOberbay)
Aufnahmebücher der Heil- und Pflegeanstalt Eglfing 582
Krankenakten der Heil- und Pflegeanstalt Eglfing E 1910, E 2047
Krankenakten der Heil- und Pflegeanstalt Eglfing-Haar EH 2047, EH 2846

Archiv der Ludwig-Maximilians-Universität München (UAM)
G-IX-7, Bd. 22, Nr. 8778, Promotionsurkunde Dr. med. Karl Weiler
O – N – Prom, SS 1924, Promotionsakte Dr. med. Wladimir Eliasberg
E II, Nr. 1852, Personalakte Dr. med. Max Isserlin

Archiv der Humboldt-Universität Berlin (UA HU)
Nachlass Karl Bonhoeffer, 9, 10
Nachlass Max de Crinis, 301
Nervenklinik, 18, 20, 22, 27, 29, 30, 33, 36, 37, 47, 56, 61/1
UK Personalia, St 64a, Personalakte Dr. med. Ewald Stier

Archiv der Max-Planck Gesellschaft Berlin (AMPG)
I. Abt. Rep. 1 A, Gründung und Organisation der KWG, 2442

Bayerisches Hauptstaatsarchiv München I und IV (BayHstA)
Minn 85351
ML 3214
MilGer. 6625, 6924, 6630, 6777, 7071, 6769, 6878, 7010, 6714, 7361, 6791, 6612, 6734, 6625, 6865, 7083, 6791, 6721
Mkr 11709, 11925, 12681, 12683, 13802
OP 2945, 53531, 21301, 44371, 50923, 47315, 47601, 50002, 70041
AOK 247
Stv. GenKdo. I. AK., SanA. 188, 281, 332, 337, 458, 485
Stv. GenKdo. II. AK., SanA. Bd.11, Bd. 14/I

Bundesarchiv Militärarchiv Freiburg (BA-MA)
RH 12 – 23 Heeres- und Sanitätsinspektion, 199, 629, 649, 677, 687, 1884

Bundesarchiv Berlin-Lichterfelde (BArch)
NS 18 Reichspropagandaleiter 403, 455, 961, 1068, 1256
R 72 Stahlhelm 1149, 1150, 1174, 1175, 1176, 1172
R 86 Reichsgesundheitsamt 2371, 2372, 2373, 2374
R 89 Reichsversicherungsamt 15113, 15114, 15115
R 166 Reichsversorgungsgericht 2, 195, 196, 197, 199, 204, 256, 261, 254, 255, 257, 263, 264, 265, 293, 341, 715, 725
R 179 »Euthanasie«-Opfer, Personenakten 13573, 15122, 21855, 22814, 5495, 6175, 8284, 9253, 9701, 11254, 12238, 12427, 12430, 12940, 15062, 23738
R 3901 Reichsarbeitsministerium 296, 8591, 8719, 8720, 8721, 8914, 9054, 9055, 9338, 9584, 9585, 9587, 9605, 9701, 9703, 10208, 10208 – 10213, 10164 – 10233

Deutsches Hygiene Museum Dresden (DHMD)
DHMD 2007/871, Reservelazarett Hornberg i. Schwarzwald, Behandlung der Kriegsneurotiker, ca. 1918 (Filmdokument)

Geheimes Staatsarchiv Preußischer Kulturbesitz Berlin (GStAPK)
HA I Rep 76, Kultusministerium, Va, Sekt. 2, Tit. III, Nr. 1, Bd. 7

Hauptstaatsarchiv NRW, Düsseldorf (NRWHStA)
Regierung Aachen 17043
Regierung Düsseldorf 33234

Landesarchiv Berlin (LAB)
B Rep 142 – 01 Kriegsbeschädigtenfürsorge 5212/II
B Rep 142 – 04 Kriegsbeschädigtenfürsorge 500, 834
B Rep 142 – 06 Kriegsbeschädigtenfürsorge 433
F Rep 240 Plakate 235B, 265B
A Rep 240 – 01 Versorgungsamt Berlin 591,597

Staatsarchiv Hamburg (StAHH)
352 – 10 Gesundheitsverwaltung 364, Personalakte Dr. med. Walter Cimbal

Stadtarchiv München (StadtAM)
Bürgermeister und Rat 262, 264
Krankenhaus rechts d. Isar 83
Wohlfahrt 3688, 3700, 4175, 4182
Polizeiliche Meldebogen (PMB) W 108, Dr. med. Karl Weiler
Einwohnermeldekarten 65, Dr. med. Wladimir G. Eliasberg

Stadtarchiv Köln (StadtAK)
Bestand Kriegsbeschädigtenfürsorge 690/453
Handakten Heinrich Billstein 903/492, 903/77

Staats- und Personenstandarchiv Detmold (NRWStADT)
L. 80.06 Versorgungsgericht 3, 4, 7
L 80 IC Gr. XXIII Irrenpflege Fach 82/131; Fach 76 Nr. 111, Bd. III
L 80 IC Gr. XXXIV Berufsberatung Fach 47, Nr. 1
Stadtarchiv Bamberg (StadtAB)
C51 Kriegsopferfürsorge 1114
C2 neu Städtische Schule für Bauhandwerker 5985

Wellcome Collection London (WCL)
429 V Dr. med. Max Nonne: Funktionell-motorische Reiz- und Lähmungs-Zustände
    bei Kriegsteilnehmern und deren Heilung durch Suggestion und Hypnose,
    Psychiatrische Klinik Hamburg-Eppendorf 1916 (Filmdokument)

Gedruckte Quellen und amtliche Schriften

Abenheimer, K., Zivilrechtliche Haftung für Unfallneurosen, in: Der Nervenarzt 6
    (1933), S. 525–534.
Änderungen im Versorgungswesen vom 10. November 1923, in: RVBl. 1923, Nr. 906,
    S. 433.
Anonym, Auf die Person kommt es an! Ein Beitrag zum Kapitel der Neurose, in:
    Reichsbund. Organ des Reichsverbandes Deutscher Kriegsbeschädigter und
    Kriegshinterbliebener e. V. 14 (1931), S. 5.
Anonym, Beisitzer aus der sozialen Fürsorge, in: Versorgungs-Fürsorge 3 (1927),
    S. 1 f.
Anonym, Gesundheitsfürsorge in der Invalidenversicherung 1929, in: Deutsche In-
    validenversicherung 9 (1930), S. 140.
Anonym, Drohender Zusammenbruch des Reichsversorgungsgerichts, in: Reichs-
    bund. Organ des Reichsverbandes Deutscher Kriegsbeschädigter und Kriegs-
    hinterbliebener e. V. 11 (1921), Sp. 161–163.
Anonym, Kriegsbeschädigte und Kriegerhinterbliebene im Reichs-, Staats- und
    Kommunaldienst. Fast völlige Wertlosigkeit des Beamtenscheins […], in:
    Reichsbund. Organ des Reichsverbandes Deutscher Kriegsbeschädigter und
    Kriegshinterbliebener e. V. 8 (1922), Sp. 109–112.
Anonym, Pseudowissenschaftler im Dienst des Rentenabbaus, in: Internationaler
    Bund. Organ des Internationalen Bundes der Opfer der Krieges und der Arbeit 10
    (1928), S. 104 f.
Anonym, Selbstmord, in: Internationaler Bund. Organ des Internationalen Bundes
    der Opfer der Krieges und der Arbeit 5 (1930), S. 21 f.

Anonym, Steigende Teuerung und Versorgung der Kriegsopfer, in: Reichsbund. Organ des Reichsverbandes Deutscher Kriegsbeschädigter und Kriegshinterbliebener e. V. 15 (1921), Sp. 225–228.

Anonym, Tod nach Rentenbegehrungsvorstellungen, in: Reichsbund. Organ des Reichsverbandes Deutscher Kriegsbeschädigter und Kriegshinterbliebener e. V. 2 (1927), S. 12 f.

Anonym, Versorgungsverhandlung. Berliner Straße 11, in: Internationaler Bund. Organ des Internationalen Bundes der Opfer der Krieges und der Arbeit 13 (1931), S. 17.

Arendts, C., Die Begriffe Arbeitsunfähigkeit – Erwerbsunfähigkeit – Invalidität im Sinne der Reichsversicherung und Reichsversorgung, in: ÄSZ 44 (1938), S. 85–94.

– Kommentar zum Reichsversorgungsgesetz. Gesetz über die Versorgung der Militärpersonen und ihrer Hinterbliebenen, Bd. 2: Ärztliche und richterliche Stellungnahme zu einzelnen Leiden, Berlin 1933[3].

– Neurosenfrage und Rechtsprechung, in: Rechtswissenschaft, Ursachenbegriff und Neurosenfrage. Juristische Beiträge zur Angleichung ärztlicher und rechtlicher Auffassungen über die Entschädigungspflicht bei Neurosen (= AG 39), Leipzig 1941, S. 13–43.

– (Hg.), Das Reichsversorgungsgesetz vom 12.5.1920 (RGBl. S. 989). Altrentnergesetz vom 18.7.1921 (RGBl. S. 953) und Kriegsbeschädigungsgesetz vom 15.7. 1922 (RGBl. S. 515). Textausgabe mit Anmerkungen, Berlin 1928.

Aschaffenburg, G., Die Konstitutionellen Psychopathen, in: O. von Schjerning (Hg.), Handbuch der Ärztlichen Erfahrungen im Weltkriege 1914/1918, Bd. 4: Geistes- und Nervenkrankheiten, hg. v. K. Bonhoeffer, 1. Teil, Leipzig 1922, S. 122–153.

Auch ein armes Vaterland kann dankbar sein. Dem deutschen Soldaten des Weltkrieges und den Seinen zugeeignet, hg. v. d. Reichsorganisationsleitung, Abt. Kriegsopferversorgung, Diessen bei München, o. J.

Barbusse, H., Das Feuer. Tagebuch einer Korporalschaft, Zürich 1979 [Erstausgabe 1916].

Baum, M. (Hg.), Grundriss der Gesundheitsfürsorge. Zum Gebrauch für Schwestern, Kreisfürsorgerinnen, Sozialbeamtinnen und andere Organe der öffentlichen Fürsorge, München 1923.

Baumgarten, A., Nervosität und ihre Heilung (= Gesundheit für Alle, H. 22), Bad Wörishofen 1922[2].

Baur, E. u. a., Grundriss der menschlichen Erblichkeitslehre und Rassenhygiene, München 1921.

Berend, E., Die Kausalitätstheorie des Reichsgerichts in Zivilsachen, Diss. iur., Königsberg/Preussen 1928.

– Versorgungsrecht und Versorgungsverfahren, Berlin 1926.

Betzendahl, W., Frühsymptome hysterischer Seelenstörung in ihrer Bedeutung für das Zusammenleben in Familie und Beruf, in: ÄSZ 45 (1939), S. 183–192.

Bickel, H., Gibt es heute noch eine Kriegsneurose? Eine statistische Untersuchung, in: Deutsche Zeitschrift für Nervenheilkunde 74 (1922), S. 206–220.

Binswanger, O. u. E. Siemerling, Lehrbuch der Psychiatrie, Jena 1923[6].

Birkmeyer, K. (Hg.), Encyclopädie der Rechtswissenschaft, bearb. v. Adolf Arndt, Berlin 1904².

Bleuler, E., Dementia Praecox oder die Gruppe der Schizophrenien (= Handbuch der Psychiatrie, hg. v. G. Aschaffenburg, spez. Teil, 4. Abtl. 1. Hälfte), Leipzig 1911 [Nachdruck 1978].

– Lehrbuch der Psychiatrie, Berlin 1920³.

Blum, K., Hysterie (= Handbuch der Psychiatrie, hg. v. G. Aschaffenburg, spezieller Teil, 7. Abtl., 2. Teil, 2. Hälfte), Köln 1927.

Böhmer, M., Die Psychopathenfürsorge in ihrer volkswirtschaftlichen Bedeutung, Düsseldorf 1925.

Bohne, G., Rechtsfragen aus der ärztlichen Praxis, in: DMW 61 (1935), S. 349.

Bonhoeffer, K. u. J. Zutt, Über den Geisteszustand des Reichstagsbrandstifters Marinus van der Lubbe, in: Monatsschrift für die gesamte Psychiatrie und Neurologie 89 (1934), S. 185–213.

Bonhoeffer, K. u. P. Jossmann, Obergutachten über das Wesen der sogenannten traumatischen, richtiger Renten- und Unfallgesetz-Neurose, in: Entschädigungspflicht bei sogenannten Unfallneurosen? Beiträge zur Rechtsprechung des Reichsversicherungsamtes, Leipzig 1928, S. 15–23.

Bonhoeffer, K. u. W. His, Beurteilung, Begutachtung und Rechtsprechung bei den sogenannten Unfallneurosen von Geh. Med.-Rat Prof. Dr. Bonhoeffer u. Geh. Med.-Rat Prof. His, Referate, erstattet in der gemeinsamen Sitzung des Vereins für innere Medizin und Kinderheilkunde und der Berliner Gesellschaft für Psychiatrie und Nervenkrankheiten, 7. Dezember 1926, Leipzig 1926.

Bonhoeffer, K., Der Geisteszustand der Alkoholdeliranten. Habilitationsschrift, in: Wernicke's Psychiatrische Abhandlungen, H. 6, Breslau 1897.

– Die symptomatischen Psychosen im Gefolge akuter Infektionen und innerer Erkrankungen, Leipzig 1910.

– Die Unfruchtbarmachung der geistig Minderwertigen, in: Klinische Wochenschrift 3 (1924), S. 798–801.

– Die Widerstandsfähigkeit des Gehirns, in: Ders., Nervenärztliche Erfahrungen und Eindrücke, Berlin 1941, S. 36–46.

– Ein Beitrag zur Kenntnis des großstädtischen Bettel- und Vagabundentums, Berlin 1900.

– Nervenheilkunde und Berufswahl, in: Ders., Nervenärztliche Erfahrungen und Eindrücke, Berlin 1941, S. 5–17.

– Psychopathologische Erfahrungen und Lehren des Weltkriegs, in: MMW 81 (1934), S. 1212–1215.

– Über die Bedeutung der Kriegserfahrungen für die allgemeine Psychopathologie und Ätiologie der Geisteskrankheiten, in: O. von Schjerning, Handbuch der Ärztlichen Erfahrungen im Weltkriege 1914/1918, Bd. IV: Geistes- und Nervenkrankheiten, hg. v. K. Bonhoeffer, Erster Teil, Leipzig 1922, S. 3–44.

– Vergleichende psychopathologische Erfahrungen aus den beiden Weltkriegen, in: Der Nervenarzt 18 (1947), S. 1–4.

– Zur Kenntnis des großstädtischen Bettel- und Vagabundentums. Zweiter Beitrag:

Prostituierte, in: Zeitschrift der gesamten Strafrechtswissenschaft 23 (1903), S. 106–120.

Bratz, E., Die Begutachtung psychogener Zustände, ÄSZ 30 (1924), S. 171–175.

– Die offene psychiatrische Fürsorge, in: O. Bumke u. a. (Hg.), Handwörterbuch der psychischen Hygiene und der psychiatrischen Fürsorge, Berlin, 1931, S. 117–120.

Breil, A., Die Geschichte der deutschen Kriegsbeschädigtenversorgung und ihr heutiger Aufbau im deutschen Bundesgebiet, Diss. iur., Köln 1951.

Brennecke, H., Allgemeine Betrachtung über Irrtümer und Gefahren in der praktischen Psychiatrie, in: Monatsschrift für Psychiatrie 79 (1931), S. 223–236.

Bumke, O., Die Diagnose der Geisteskranken, Wiesbaden 1919.

– Die Revision der Neurosenfrage. Referat erstattet auf der 15. Jahresversammlung des Vereins deutscher Nervenärzte in Kassel am 3. September 1925, in: MMW 43 (1925), S. 1815–1819.

– Eine Krisis der Medizin. Rede gehalten bei der Übernahme des Rektorats am 24. November (= Münchener Universitätsreden, H. 13), München 1929.

– Lehrbuch der Geisteskrankheiten, München 1929[3].

– Lehrbuch der Geisteskrankheiten, München 1936[4].

Butzer, [?], Die ärztliche Begutachtung nach Art 6 der bayer. AUB zur Reichsfürsorgeverordnung, in: Bayerische Fürsorgeblätter 2 (1927), Sp. 79.

Cimbal, W., Aufgaben und Weg einer deutschen Seelenheilkunde, in: Kongressbericht der Deutschen Allgemeinen Ärztlichen Gesellschaft für Psychotherapie über die Tagung in Breslau vom 3.–6. Oktober 1935, Heidelberg o. J., S. 108–118.

– Die Neurosen des Lebenskampfes, Berlin 1931.

Curtius, Friedrich, Die organischen und funktionellen Erbkrankheiten des Nervensystems, Stuttgart 1935.

Dansauer, F. u. A. Rieth, Über Morphinismus bei Kriegsbeschädigten nach amtlichen Unterlagen (= AG 18), Berlin 1931.

Dansauer, F. u. W. W. Schellworth (Hg.), Neurosenfrage, Ursachenbegriff und Rechtsprechung, Nervenfacharzt der versorgungsärztlichen Untersuchungsstelle Berlin (= AG 37), Leipzig 1939.

Dansauer, F., Einiges zur Begriffsanwendung in der ärztlichen Gutachtertätigkeit, in: DMW 59 (1933), S. 418–419.

– Kausalbegriff und Neurosenfrage unter erkenntnistheoretischen Gesichtspunkten, in: F. Dansauer u. W. W. Schellworth (Hg.), Neurosenfrage, Ursachenbegriff und Rechtsprechung (= AG 37), Leipzig 1939, S. 40–70.

Das neue Reichsversorgungsgesetz für Kriegsbeschädigte und Hinterbliebene. Gemeinverständlicher Führer mit ausführlichen Rententabellen, Donauwörth 1920, bearb. v. J. Hartan u. [?] Dübell.

Degener, H. A. L. (Hg.), Unsere Zeitgenossen. Wer ist's?, Berlin 19289.

Die Versorgungsbehandlung der Kriegsbeschädigten nach dem Reichsversorgungsgesetz unter Berücksichtigung aller Änderungen mit den Ausführungsbestimmungen und den amtlichen Rententafeln, Berlin 1932.

Döllner, M., Zur Begutachtung der Hysterie, in: ÄSZ 34 (1928), S. 305–310.

Dreist, A., Die Untersuchung Kriegsbeschädigter auf Rentenansprüche, in: ÄSZ 26 (1920), S. 135–136.

Dresel, E. G., Soziale Fürsorge (Sozialhygienischer Teil). Eine Übersicht für Studierende und sozial Tätige, Berlin 19222.

Dritte Verordnung zur Durchführung des Gesetzes zur Wiederherstellung des Berufsbeamtentums vom 6. Mai 1933, in: RGBl. I, S. 247.

Drittes Gesetz zur Verbesserung rehabilitierungsrechtlicher Vorschriften für Opfer der politischen Verfolgung in der ehemaligen DDR vom 21. August 2007, in: BGBl. I, S. 2118.

Ebermayer, L., Arzt und Patient in der Rechtsprechung, Berlin 1925.

Eckert, H., Der Kausalzusammenhang in der Reichsversicherungsordnung, Diss. iur., Kallmünz 1932.

Ehre und Recht für die Deutschen Kriegsopfer. Rede des Reichsführers der National-Sozialistischen Kriegsopferversorgung Parteigenosse Hanns Oberlindober im Goldenen Saal des Kulturvereinshauses anlässlich des Reichsparteitages in Nürnberg 1933, hg. v. Reichsorganisation und Propaganda Abteilung der National-Sozialistischen Kriegsopferversorgung e. V., Berlin 1933.

Eichelsbacher, F. (Hg.), Reichsversicherungsordnung (RVO) […] in der Fassung vom 1. November 1935, München 1935.

Eitington, M. u. a., Zehn Jahre Berliner Psychoanalytisches Institut, 1920–1930, hg. v. A. Freud, Berliner Psychoanalytisches Institut der deutschen psychoanalytischen Vereinigung, Meisenheim 1970 [Nachdruck der Ausgabe von 1930].

Eliasberg, W. G., Widersprechende Sachverständigengutachten, in: Die Justiz 7 (1933), S. 313.

– (Hg.), Bericht über den I. Allgemeinen ärztlichen Kongress für Psychotherapie in Baden-Baden, 17.–19. April 1926, Halle/Saale 1927.

– »Nur ein Fall für Hysterie«, in: Medizinische Welt 3 (1929), S. 968–970.

– Die wirtschaftliche Bedeutung der seelischen Heilbehandlung, in: MMW 73 (1926), S. 2031.

– Grundriss einer allgemeinen Arbeitspathologie, Leipzig 1924.

– Ist die Unfallneurose ein rein medizinisches Problem? Beziehungen des Unfall-neurosenproblems zur Medizin (Psychotherapie). Sozialpsychologie. Recht. Wirtschaft, in: Klinische Wochenschrift 6 (1927), S. 1388–1392.

– Ist seelische Heilbehandlung für die Kassen lohnend?, in: Allgemeine Ärztliche Zeitschrift für Psychotherapie und psychische Hygiene 1 (1928), S. 46–48.

– Rechtspflege und Psychologie. Eine Einführung in die Wissenschaften vom seelischen Leben der Menschen […] für die an der Rechtsverwirklichung Mitwirkenden […], Berlin 1933.

– Soziale Probleme der Psychotherapie, in: Klinische Wochenschrift 4 (1925), S. 2407 f.

– Zur Begutachtung der Unfallneurotiker, in: ÄSZ 34 (1928), S. 226–233.

– Therapie der Unfallneurosen, in: W. Riese (Hg.), Die Unfallneurose als Problem der Gegenwartsmedizin. Voraussetzungen und Grundlagen ihrer Beurteilung, Begutachtung und Behandlung, Stuttgart 1929, S. 235–258.

Elster, A., Kausalzusammenhang, in: F. Stier-Somlo u. Ders. (Hg.), HdR, Bd. 3, Berlin 1928, S. 517–525.

Entschädigungspflicht bei sogenannten Unfallneurosen? Beiträge zur Rechtsprechung des Reichsversicherungsamtes, Leipzig 1928.

Entscheidungen des Reichsversorgungsgerichts. Amtliche Veröffentlichungen, hg. v. den Mitgliedern des Reichsversorgungsgerichts, Bd. 1–14, Berlin 1921–1940.

Erste Verordnung zur Durchführung und Ergänzung des Reichsarbeitsdienstversorgungsgesetzes vom 3. Februar 1939, in: RGBl. I, S. 137.

Federkiel, F., Fürsorgeträger und Fürsorgestelle in Bayern, Diss. iur., Erlangen 1931.

Fenichel, O., Statistischer Bericht über die therapeutische Tätigkeit 1920–1930, in: M. Eitington u. a., Zehn Jahre Berliner Psychoanalytisches Institut, 1920–1930, hg. v. A. Freud, Berliner Psychoanalytisches Institut der deutschen psychoanalytischen Vereinigung, Meisenheim 1970 [Nachdruck der Ausgabe von 1930], S. 13–19.

Fischer, [?], Inwieweit läßt sich in der Gesundheitsfürsorge durch Maßnahmen der offenen Fürsorge Anstaltsfürsorge ersetzen oder verbilligen?, in: Die Gesundheitsfürsorge einer Großstadt. Erörtert am Beispiel der Städt Höchst a. M. von Stadtmagistrat Dr. Hagen (= Aufbau und Ausbau der Fürsorge. Veröffentlichungen des Deutschen Vereins für öffentliche und private Fürsorge, H. 6), Frankfurt/Main 1925, S. 17–34.

Fischer, I. (Hg.), Biographisches Lexikon der hervorragenden Ärzte der letzten fünfzig Jahre, Bd. 1, München 1962³.

Flatau, G., Neue Anschauungen auf dem Gebiet der Neurosen und ihr Einfluß auf die Therapie (=Abhandl. A.d. eb. D. Med. Psych. H. 7), Stuttgart 1928.

– Unfall-Neurosen (= Abhandlungen a. d. Gebiet d. medizinischen Psychologie, H. 15) Stuttgart 1931.

Flotho, C., Das großstädtische Gesundheitsamt. Unter besonderer Berücksichtigung der Verhältnisse der Stadt Gelsenkirchen (= Beiträge zur sozialen Fürsorge, hg. i. A. d. Westfälischen Provinzialverbandes v. B. Jung u. H. Weber, H. 5), Münster 1925.

Förster, F., Die Zusatzrente für Kriegsbeschädigte und Kriegshinterbliebene, Berlin 1939.

Frank, R. (Hg.), Das Strafgesetzbuch für das Deutsche Reich, nebst dem Einführungsgesetz, Tübingen 192415.

Fränkel, F., Ist die Unfallneurose eine Krankheit?, in: W. Riese (Hg.), Die Unfallneurose als Problem der Gegenwartsmedizin. Voraussetzungen und Grundlagen ihrer Beurteilung, Begutachtung und Behandlung, Stuttgart 1929, S. 57–64.

Frankenstein, L., Die soziale Kriegsbeschädigtenfürsorge während des Krieges, Aachen 1920.

Franzisket, W., Die Beziehungen zwischen Beruf, Beschädigung und Fürsorge bei den Schwerkriegsbeschädigten der Rheinprovinz. Im Auftrage des Landeshauptmannes der Rheinprovinz bearbeitet von Ingenieur und Gewerbelehrer W. Franzisket, Düsseldorf [1917].

Friedrichs, H., Die sog. Unterbrechung des Kausalzusammenhanges (Ein Beitrag zur Lehre von Kausalität und Teilnahme), Diss., iur., Köln 1932.

Friedrichs, K., Subjektives Recht, in: HdR, Bd. 5, 1928, S. 823–827.

Fuchs, C., Yoga in Deutschland. Rezeption – Organisation – Typologie, Stuttgart 1990.

Fünfgeld, E., Zur Beurteilung psychopathischer Persönlichkeiten, in: DMW 62 (1936), S. 1002–1004.

Fünftes Gesetz zur Änderung des Gesetzes über das Verfahren in Versorgungssachen vom 3. Juli 1934, in: RGBl. I, S. 547.

Fürth, H., Das Bevölkerungsproblem in Deutschland, Jena 1925.

Gaugele, [?], Der Einfluß der Unfallbegutachtung auf die ärztliche Wissenschaft, in: Archiv der orthopädischen Chirurgie 34 (1933), S. 189–196.

Gaupp, R., Die künftige Stellung des Arztes im Volke, Tübingen 1919.

– Die Nervenkranken des Krieges, ihre Beurteilung und Behandlung. Ein Wort zur Aufklärung und Mahnung an weite Kreise unseres Volkes, Stuttgart 1917.

– Die Unfruchtbarmachung geistig und sittlich kranken und Minderwertiger. Erweitertes Referat, erstattet auf der Jahresversammlung des Deutschen Vereins für Psychiatrie am 2. September 1925 in Kassel, Berlin 1925.

– Schreckneurosen und Neurasthenie, in: O. von Schjerning (Hg.), Handbuch der Ärztlichen Erfahrungen im Weltkriege 1914/1918, Bd. IV: Geistes- und Nervenkrankheiten, hg. v. K. Bonhoeffer, Erster Teil, Leipzig 1922, S. 68–101.

Gebbing, M., Die Erbanlage bei Neurotikern, in: Deutsche Zeitschrift für Nervenheilkunde 123 (1932), S. 45–85.

Geib, [?], Die Einrichtung und Entwicklung der Abteilung »Bäder- und Anstaltsfürsorge« des Zentralkomitees der Deutschen Vereine vom Roten Kreuz, in: Die Kriegsbeschädigtenfürsorge 9–10 (1917), S. 444–451.

Geisweid, E., Über posttraumatische Pseudodemenz nebst Mitteilung von vier Fällen mit Berücksichtigung ihrer Unfall-Begutachtung, Diss. med., Bonn 1923.

Gerlach, [?], Fürsorge für Kriegsbeschädigte und Kriegshinterbliebene, in: Rheinische Provinzialverwaltung. Ihre Entwicklung und ihr heutiger Stand, Düsseldorf 1925, S. 292.

Gesetz über das Verfahren in Versorgungssachen vom 10. Januar 1922, in: RGBl. I, S. 59.

Gesetz über das Verfahren in Versorgungssachen vom 20. März 1928, in: RGBl. I, S. 71.

Gesetz über die Beschäftigung Schwerbeschädigter in der Fassung vom 12. Januar 1923«, in: RGBl. I, S. 58.

Gesetz über die Personen der Unterklassen des Reichsheeres, der Kaiserlichen Marine und der Kaiserlichen Schutztruppen (Mannschaftsversorgungsgesetz vom 31. Mai 1906) nebst Ausführungsbestimmungen des Bundesrats vom 19. Juni 1906 […], hg. v. Preußischen Kriegsministerium im Dezember 1915, Berlin 1916.

Gesetz über die Versorgung der Militärpersonen und ihrer Hinterbliebenen bei Dienstbeschädigung (Reichsversorgungsgesetz) vom 12. Mai 1920, in: RGBl., S. 989.

Gesetz über die Versorgung für die ehemaligen Soldaten der Bundeswehr und ihrer Hinterbliebenen vom 26. Juli 1957, in: BGBl. I, S. 1629.

Gesetz zur Verhütung erbkranken Nachwuchses vom 14. Juli 1933 nebst Ausführungsverordnung, bearbeitet und erläutert von A. Gütt, E. Rüdin, F. Ruttke, München 1936².

Gesetz zur Wiederherstellung des Berufsbeamtentums von 7. April 1933.

GESOLEI. Große Ausstellung für Gesundheitspflege, Soziale Fürsorge, Leibesübungen. Amtlicher Katalog, Düsseldorf 1926².

Gigglberger, F. X., Meine Nervosität und wie behandle ich sie?, München 1930.

Goldscheid, R., Kriegsopferversorgung und Menschenökonomie (Schluß), in: Reichsbund. Organ des Reichsverbandes Deutscher Kriegsbeschädigter und Kriegshinterbliebener e. V. 6 (1931), S. 47–49.

– Kriegsopferversorgung und Menschenökonomie, in: Reichsbund. Organ des Reichsverbandes Deutscher Kriegsbeschädigter und Kriegshinterbliebener e. V. 5 (1931), S. 37–39.

Göring, M. H., Die nationalsozialistische Idee in der Psychotherapie, in: Kongressbericht der Deutschen Allgemeinen Ärztlichen Gesellschaft für Psychotherapie über die Tagung in Breslau vom 3.– 6. Oktober 1935, Heidelberg o. J., S. 12–13.

Gottstein, A., Soziale Hygiene und Gesundheitsfürsorge, in: O. Bumke u. a., Handwörterbuch der psychischen Hygiene und der psychiatrischen Fürsorge, Berlin 1931, S. 330–341.

Grünewald, A., Das Wehrmachtsfürsorge- und -versorgungsgesetz vom 26. August 1938. Textausgabe mit sämtlichen Durchführungs- und Ausführungsbestimmungen, Berlin-Lichterfelde 1939.

Gruhle, H. W., Psychotherapie und ärztliche Praxis, in: DMW 54 (1928), S. 1531–1533.

Günther, K., Sammlung und Auswertung ärztlicher Gutachten aus der Kriegsbeschädigtenversorgung (Reichsversorgung) über die Bedeutung äußerer Einflüsse für die Entstehung und Verlauf chronischer Krankheiten. Ein sozialmedizinischer Beitrag zur Pathogenese und Klinik dieser Krankheiten (= AG 38), Leipzig 1940.

Handbuch der Reichsversorgung, hg. v. Reichsarbeitsminister, Bd. 1, Berlin 1932.

Handwörterbuch der Reichsversorgung mit Einbeziehung der Wehrmachtfürsorge- und Versorgungsgesetze von M. Wuttke und M. Wenzel, Stuttgart 1942².

Hanse, A., Über fehlerhafte Invalidenrentengewährung bei Nervenleiden und ihre Entziehungsmöglichkeit, in: MMW 80 (1933), S. 1827–1829.

Harnach, A. von, Kaiser-Wilhelm-Gesellschaft zur Förderung der Wissenschaften. Handbuch der Kaiser-Wilhelm-Gesellschaft zur Förderung der Wissenschaften, Berlin 1928.

Hartmann, K. E., Lehrbuch der Kriegsbeschädigten- und Kriegerhinterbliebenenfürsorge mit besonderer Berücksichtigung der neuen sozialpolitischen Maßnahmen der Reichsregierung, Minden 1919.

Hasenpatt, E., Die Entwicklung der medizinischen und rechtlichen Beurteilung der sogenannten Unfallneurose, Diss. med., Greifswald 1930.

Hattingberg, H. von, Ist Nervosität eine Krankheit? (= Der nervöse Mensch, Bd. 1), Prien/Chiemsee 1924.

Hauptmann, A., Krieg der Unfall-Hysterie!, Deutsche Zeitschrift für Nervenheilkunde 88 (1925), S. 186–193.

Heberer, H., Die Bedeutung der Psychotherapie in der Gynäkologie, in: Archiv für Gynäkologie 117 (1922), S. 332–336.

Heinze, H., Psychopathische Persönlichkeiten: Erbbiologischer Teil, in: A. Gütt (Hg.), Handbuch der Erbkrankheiten, Bd. 4: Zirkuläres Irresein (manisch-depressives), Psychopathische Persönlichkeiten, bearb. v. Hans Heinze, Johannes Lange, Hans Luxenburger, Kurt Pohlisch, Leipzig 1942, S. 274–310.

Hellpach, W. H., Die Kriegsneurasthenie, in: Zeitschrift für die gesamte Neurologie und Psychiatrie 45 (1919), S. 177–229.

Helmschmied, F., Invalide national, in: Reichsbund. Organ des Reichsverbandes Deutscher Kriegsbeschädigter und Kriegshinterbliebener e. V. 19 (1926), S. 149 f.

Hertwig, O., Der Staat als Organismus. Gedanken zur Entwicklung der Menschheit, Jena 1922.

Herz, R., Die Rechtsstellung der Kriegsbeschädigten, Diss. iur., Erlangen 1922.

Hiddemann, E., Statistische Beiträge zur Frage der Kriegsneurosen, Diss. med., Bonn 1921.

Hildebrandt, K., Forensische Begutachtung eines Spartakisten, in: Allgemeine Zeitschrift für Psychiatrie und psychisch-gerichtliche Medizin 76 (1919), S. 479–518.

Hinsen, [?], Moderne Geisteskrankenfürsorge, in: Gesundheitsfürsorge und Kommunalverwaltung (= Beiträge zur sozialen Fürsorge, hg. i. A. des Landeshauptmanns der Provinz Westfalen), Münster 1931, S. 96–114.

Hirsch. S., Über die Grenzen medizinischer Sachverständigentätigkeit im Rahmen der RVO und des RVG, Sonderabdruck aus: Klinische Wochenschrift 7 (1928), S. 1651–1655.

His, W., Die Front der Ärzte, Bielefeld 19312.

Hoch, [?], Zur neuen Entscheidung des Reichsversicherungsamts über Unfallneurose, in: MMW 74 (1927), S. 1507.

Hoche, A. E. u. K. Binding, Die Freigabe der Vernichtung Lebensunwerten Lebens. Ihr Maß und ihre Form, Leipzig 1920.

– Ist die Hysterie wirklich entlarvt?, in: DMW 58 (1932), S. 1–3.

– Unzulässige Auslegung der Unfallversicherungsgesetzes, in: DMW 54 (1928), S. 1195–1196.

Hoche, A., Vortrag im Reichsarbeitsministerium [i. Original ohne Titel], in: Die »Unfall- (Kriegs-) Neurose«. Vorträge und Erörterungen gelegentlich eines Lehrgangs für Versorgungsärzte im Reichsarbeitsministeriums vom 6.–8. März 1929, zusammengestellt im Reichsarbeitsministerium (= AG 13), Berlin 1929, S. 55–71.

Hoffmann, F., Arbeitsscheu, in: HdR, Bd. 1, 1926, S. 282.

Hoffmann, H., Psychologie und Kriegsopfer, in: Reichsbund. Organ des Reichsverbandes Deutscher Kriegsbeschädigter und Kriegshinterbliebener e. V. 9 (1926), S. 100.

- Krank oder gesund?, in: DMW 64 (1938), S. 267–269.
Honigmann, G., Hauptperioden der geschichtlichen Entwicklung der Medizin, Folge XI: Entwicklungsgang des ärztlichen Berufs, in: MMW 7 (1925), S. 270–273.
Hübner, A. H., Zur Neurosenfrage, in: ÄSZ 28 (1922), S. 2–4.
Isserlin, M., Psychotherapie. Ein Lehrbuch für Studierende und Ärzte, Berlin 1926.
- Über Temperatur und Wärmeproduktion poikilothermer Tiere, Diss. med., Königsberg/Preussen 1903.
Jolly, P., Einige Praktische Erfahrungen bei den hysterischen Reaktionen ehemaliger Kriegsteilnehmer, in: DMW 57 (1931), S. 1334–1335.
- Über den weiteren Verlauf hysterischer Reaktionen bei Kriegsteilnehmern und über die Zahl der jetzigen Rentenempfänger, in: Archiv für Psychiatrie und Nervenkrankheiten 89 (1930), S. 589–643.
Jones, E., Die Kriegsneurosen und die Freudsche Theorie, in: Zur Psychoanalyse der Kriegsneurose. Diskussion auf dem V. Internationalen Psychoanalytischen Kongresses in Budapest, 28. und 29. September 1918, Leipzig 1919, S. 61–82.
Jossmann, P., Rentenneurose und Arbeitsfähigkeit, in: Der Nervenarzt 3 (1930), S. 474–481.
- Über die Bedeutung des Rechtsbegriffes »äußerer Anlass« und »innerer Zusammenhang« für die medizinische Beurteilung der Rentenneurose, in: Der Nervenarzt 2 (1929), S. 385–393.
Jünger, E., In Stahlgewittern, Stuttgart 199536 [Erstauflage 1924].
Jung, E. J., Die Herrschaft der Minderwertigen. Ihr Zerfall und ihre Ablösung, Berlin 1927.
Jungmichel, G., Zur Frage des ursächlichen Zusammenhangs, in: ÄSZ 39 (1933), S. 127–132.
Kahn, E., Konstitution, Erbbiologie und Psychiatrie, in: Zeitschrift für die gesamte Neurologie und Psychiatrie 57 (1920), S. 280–311.
- Psychopathie und Revolution, in: MMW 66 (1919), S. 968–969.
- Unfallereignis und Unfallerlebnis, in: MMW 72 (1925), S. 1458–1459.
Kaldewey, W., Zum Kapitel der »Unfallneurosen«, in: Klinische Wochenschrift 6 (1927), S. 1475–1476.
Kasteleiner, G., Die Arbeitsfürsorge für Erwerbsbeschränkte in Düsseldorf, Düsseldorf 1925.
Kaup, I., Gestaltlehre des Lebens und der Rasse. Lösung der Krise der Medizin und Hygiene, Leipzig 1935.
Klee, [?.], Kausalzusammenhang, in: Rechtslexikon. Handwörterbuch der Rechts- und Staatswissenschaften, hg. von Paul Posener, Bd. 1, Berlin 1909, S. 901–903.
Klein, J., Die ärztliche Schweigepflicht nach § 13 der Reichsärzteordnung, Diss. iur, Köln 1937.
Klieneberger, O., Zur Beurteilung der Unfallneurose, in: Deutsche Zeitschrift für Nervenheilkunde 111 (1929), S. 170–176.
Klug, U., Zum Problem der logischen und erkenntnistheoretischen Grundlagen der Kausalitätslehre, in: Rechtswissenschaft, S. 169–184.
Klute, Arbeitsnachweis, Erwerbslosenfürsorge und Berufsberatung, in: GESOLEI.

350

Zeitschrift der großen Ausstellung für Gesundheitspflege, Soziale Fürsorge und Leibesübungen 9 (1926), S. 168–169.

Knaak, R., Das Schwerbeschädigtengesetz. Kommentar zum Gesetz über die Beschäftigung Schwerbeschädigter, Berlin 1928.

Knoll, E., Die Rechtsfragen bei der Beurteilung der Unfallneurose, in: Allgemeine Ärztliche Zeitschrift für Psychotherapie und psychische Hygiene 1 (1928), S. 385–412.

– Die Rechtsprechung des Reichsgerichts zur Frage der Rentenneurose, in: Rechtswissenschaft, Ursachenbegriff und Neurosenfrage. Juristische Beiträge zur Angleichung ärztlicher und rechtlicher Auffassungen über die Entschädigungspflicht bei Neurosen (= AG 39), Leipzig 1941, S. 75–132.

– Grundsätzliche Rechtsfragen zur »traumatischen Neurose«, in: Entschädigungspflicht bei sogenannten Unfallneurosen? Beiträge zur Rechtsprechung des Reichsversicherungsamts, Leipzig 1928, S. 48–80.

– Vortrag im Reichsarbeitsministerium [i. Original ohne Titel], in: Die »Unfall- (Kriegs-) Neurose«. Vorträge und Erörterungen gelegentlich eines Lehrgangs für Versorgungsärzte im Reichsarbeitsministeriums vom 6.–8. März 1929, zusammengestellt im Reichsarbeitsministerium (= AG 13), Berlin 1929, S. 83–103.

Kolb, G., Die nervös Kriegsbeschädigten vor Gericht und im Strafvollzug, Berlin 1919.

Kollmann, M., Zur Frage der Rentenneurose, in: DMW 52 (1926), S. 1814–1816.

Kongressbericht der Deutschen Allgemeinen Ärztlichen Gesellschaft für Psychotherapie über die Tagung in Breslau vom 3.–6. Oktober 1935, Heidelberg o. J.

Körbel, H., Die neuen sozialpolitischen Aufgaben des Arztes, in: DMW 14 (1938), S. 498–500.

Kretschmer, E., Körperbau und Charakter, Berlin 1928 [Erstauflage 1921].

– Körperbau und Charakter, Stuttgart 1977[26] [Erstauflage 1921].

– Medizinische Psychologie, Leipzig 1926[3].

– Psychotherapie, in: O. Bumke u. a., Handwörterbuch der psychischen Hygiene und der psychiatrischen Fürsorge, Berlin 1931, S. 323–324.

– Über Hysterie, Leipzig 1923[1].

Kretschmer, E., hg. v. Wolfgang Kretschmer, Medizinische Psychologie, Stuttgart 1975[14].

Kriegsbeschädigte, Kriegshinterbliebene! Was leistet das Reich für Euch?, hg. v. d. Reichszentrale für Heimatdienst, Berlin 1920.

Kronfeld, A., Bemerkungen zur Struktur der sogenannten Unfallneurosen, in: Die »Unfall- (Kriegs-) Neurose«. Vorträge und Erörterungen gelegentlich eines Lehrgangs für Versorgungsärzte im Reichsarbeitsministeriums vom 6.–8. März 1929, zusammengestellt im Reichsarbeitsministerium (= AG 13), Berlin 1929, S. 11–32.

– Das Wesen der psychiatrischen Erkenntnis, Beiträge zur allgemeinen Psychiatrie, Berlin 1920.

– Der psychotherapeutische Gedanke in der gegenwärtigen Medizin, in: DMW 54 (1928), S. 685–687, S. 733–736, S. 772–774.

- Perspektiven der Seelenheilkunde, Leipzig 1930.
- Psychotherapie. Charakterlehre, Psychoanalyse, Hypnose, Psychagogik, Berlin 1924².
Kutzinski, A., Hysterie, in: F. Kraus u. T. Brugsch, Spezielle Pathologie und Therapie innerer Krankheiten, Bd. 10, Teil III: Die Erkrankungen des vegetativen Nervensystems und die Dyskinesien, Berlin 1924, S. 183–260.
Landauer, K., Die Unfallneurose im Lichte der Psychoanalyse, in: W. Riese (Hg.), Die Unfallneurose als Problem der Gegenwartsmedizin. Voraussetzungen und Grundlagen ihrer Beurteilung, Begutachtung und Behandlung, Stuttgart 1929, S. 65–86.
Lange, J. u. A. Bostroem, Kurzgefasstes Lehrbuch der Psychiatrie, Leipzig 1941⁴.
Lange, J., Psychopathie und Erbpflege, Berlin 1934.
Laß, L., Soziales Versicherungsrecht, in: J. Kohler (Hg.), Enzyklopädie der Rechtswissenschaft in systematischer Bearbeitung, Bd. 4, München 1914, S. 460–518.
Laub, H., Die Kriegsbeschädigten- und Kriegshinterbliebenenversorgung. Das grundsätzlich Neue im Reichsversorgungsgesetz vom 12. Mai 1920 für Offizier und Mann, Würzburg 1920.
Lehmann, H., Die bevölkerungspolitische Wertigkeit der noch im Herbst 1936 Arbeitslosen, in: DMW 64 (1938), S. 416–419.
Leppmann, F., Leitsätze zur Frage der sogenannten Kriegs- und Unfallneurose, in: Die »Unfall- (Kriegs-) Neurose«. Vorträge und Erörterungen gelegentlich eines Lehrgangs für Versorgungsärzte im Reichsarbeitsministeriums vom 6.–8. März 1929, zusammengestellt im Reichsarbeitsministerium (= AG 13), Berlin 1929, S. 24–32.
Levy-Suhl, M., Der Ausrottungskampf gegen die Rentenneurosen und seine Konsequenzen, Sonderabdruck aus DMW 52 (1926), S. 1727–1729.
- Die Bedeutung des Krankheitsgewinnes oder der Rente in Unfall- und anderen Neurosen zugleich ein Beitrag zur Charakterologie der Sozialversicherten, in: W. Riese (Hg.), Die Unfallneurose als Problem der Gegenwartsmedizin. Voraussetzungen und Grundlagen ihrer Beurteilung, Begutachtung und Behandlung, Stuttgart 1929, S. 111–132.
- Die Funktion des Gewissens in den neurotischen Krankheiten (= Arzt und Seelsorger, H. 26), Schwerin 1932.
- Die seelischen Heilmethoden des Arztes. Eine Lehre vom neurotischen Menschen. Mit Beispielen aus der Praxis, Stuttgart 1930.
- Über Unfall- und Kriegsneurosen. Die gegenwärtige ärztliche und rechtliche Lage der Diskussion, in: Der Sozialistische Arzt 3 (1927), S. 24–39.
- Zur Frage des Schicksals der Unfallneurotiker nach Erledigung ihrer Ansprüche, in: ÄSZ 33 (1927), S. 160–162.
Leyser, E., Die Arbeitsfähigkeit und die Arbeitstherapie bei den Neurosen, in: Klinische Wochenschrift 6 (1927), S. 2095–2098.
Liek, E., Die Schäden der sozialen Versicherungen und Wege zur Besserung, München 1927.
- Soziale Versicherung und Volksgesundheit (= Schriften zur politischen Bildung,

hg. v. d. Gesellschaft »Deutscher Staat«, VII. Reihe Volksturm, H. 9), Langensalza 1929.

Lindenau, H., Die Stellung des Arztes im Gesetz zur Verhütung erbkranken Nachwuchses, in: DMW 59 (1933), S. 1295–1297.

Lohmar, [?], Die Berufsgenossenschaften in der Kriegsbeschädigtenfürsorge, in: Kriegsbeschädigtenfürsorge 2–3 (1916), S. 100–113.

Lohmar, Walter, Der Unfall als Ursache in der Unfallversicherung in der Reichsversicherungsordnung, Würzburg 1936.

Lorenz, H., Beiträge zur Lehre der Kriegsneurosen, Diss. med., Kiel 1920.

– Der ärztliche Sachverständige im Verfahren vor den Versorgungsgerichten, in: ÄSZ 37 (1931), S. 588 f.

Ludendorff, E., Der totale Krieg, München 1935.

Lübke, C., Die Schweigepflicht der Rechtsanwälte, Ärzte und ihrer Gehilfen, Diss. iur., Hamm 1920.

Martineck, O., Der Begriff »Auslösen« als Ursachenbegriff in der Reichsunfallversicherung und Reichsversorgung, in: ÄSZ 44 (1938), S. 1–8.

– Vorwort, in: Neurosenfrage, Ursachenbegriff und Rechtsprechung von Prof. Dr. med. Dansauer, Oberregierungsmedizinalrat a. D. Berlin und Dr. med. Dr. phil. Schellworth, Nervenfacharzt der versorgungsärztlichen Untersuchungsstelle Berlin (= AG 37), Leipzig 1939, o. S.

Meggendorfer, F., Erbpathologie der Psychosen (mit Ausnahme des schizophrenen, manisch-depressiven und epileptischen Erbkreises), in: G. Just (Hg.), Handbuch der Erbpathologie des Menschen, Bd. 5: Erbbiologie und Erbpathologie nervöser Zustände und Funktionen, 2. Teil: Erbpsychiatrie, Berlin 1939, S. 1077–1079.

Meng, H., Bemerkungen eines Psychoanalytikers zur Frage des Rentenentzugs (Das Kind und die Unfallneurose), in: W. Riese (Hg.), Die Unfallneurose als Problem der Gegenwartsmedizin. Voraussetzungen und Grundlagen ihrer Beurteilung, Begutachtung und Behandlung, Stuttgart 1929, S. 99–110.

Menzel, P., Die Neufeststellung der Versorgungsgebührnisse nach § 57 des RVG vom 12. 5. 1920 (RGBl. S. 989) in Verwaltung und Rechtsprechung, Stuttgart 1928.

Meyer, M., Kritisches zur Praxis und Beurteilung nervöser Unfallfolgen durch Privatversicherungsgesellschaften, in: W. Riese (Hg.), Die Unfallneurose als Problem der Gegenwartsmedizin. Voraussetzungen und Grundlagen ihrer Beurteilung, Begutachtung und Behandlung, Stuttgart 1929, S. 171–190.

Meyer-Köppen, [?], zur Beurteilung nervöser Unfallfolgen auf Grund katamnestischer Erhebungen, in: Allgemeine Ärztliche Zeitschrift für Psychotherapie und psychischer Hygiene 2 (1928), S. 82–94.

Mölders, Carl, Die Arbeitslosenunterstützung, die Kurzarbeiterunterstützung und die Krisenunterstützung im Gesetz über Arbeitsvermittlung und Arbeitslosenversicherung. Diss. iur., Köln 1931.

Möllers, B., Die Organisation des Gesundheitswesens im Deutschen Reich, in: Gesundheitswesen und soziale Fürsorge im Deutschen Reich. Ein Sammlung von Ausarbeitungen und Leitsätzen für die von der Hygiene-Organisation des Völkerbundes veranstaltete Internationale Studienreise für ausländische Medizinalbeamte in Deutschland 1927, zusammengestellt im Reichsgesundheitsamt, hg. v. Reichsausschuss für das ärztliche Fortbildungswesen, Berlin 1928, S. 22–36.

Mörchen, F., Der nervöse Mensch unserer Zeit. Wie hilft man ihm und wie hilft er sich? (= Der Arzt als Erzieher, H. 68), München 1933.

– Über die Entschädigungspflicht »seelisch-nervöser« Unfallfolgen, in: Der Nervenarzt 1 (1928), S. 419–422.

Moschel, W., Die zivilrechtliche Bedeutung der Rentenneurose, Berlin 1936.

Moser, K., Zur Frage der Neurosebegutachtung (»Pensionierungs- und Abbauneurosen«), in: Archiv für Psychiatrie 77 (1926), S. 814–828.

Moses, J., Arbeitslosigkeit: Ein Problem der Volksgesundheit. Eine Denkschrift für Regierung und Parlamente, Berlin 1931.

– Die Krise des Ärztestandes und die Sozialhygiene, in: Deutsche Krankenkasse 8 (1930), S. 218–228.

Müller, O., Die Stellung der Medizin zu den anderen Wissenschaften. Weltanschauungsfrage des Arztes, Stuttgart 1927.

Nonne, M., Therapeutische Erfahrungen an den Kriegsneurosen in den Jahren 1914–1918, in: O. von Schjerning, Handbuch der Ärztlichen Erfahrungen im Weltkriege 1914/1918, Bd. IV: Geistes- und Nervenkrankheiten, hg. v. K. Bonhoeffer, Erster Teil, Leipzig 1922, S. 102–121.

Nothaas, J., Die Kriegsbeschädigtenfürsorge (Unter besonderer Berücksichtigung Bayerns.), in: Zeitschrift des Bayerischen Statistischen Landesamts 53 (1921), S. 148–209.

Notruf der Kriegsopfer. Reichsbund der Kriegsbeschädigten und Kriegshinterbliebenen, Berlin 1932.

Oberlindober, H., Jedem das Seine! Über allem steht jedoch der Grundsatz, dass Arbeit vor Versorgung geht!, o. O. o. J.

– (Hg.), 5 Jahre Arbeit für Führer und Volk. Ein Rechenschaftsbericht über die Tätigkeit des Hauptamtes für Kriegsopfer der N.S.D.A.P. und der Nationalsozialistischen Kriegsopferversorgung e. V. für die Jahre 1933–1938, Berlin o. J.

Observator, Über die Nervosität im deutschen Charakter. Entwurf zu einer Analyse der deutschen Volksseele von der Reichsgründung bis zum Zusammenbruch, Leipzig 1922.

Panse, F., Das Erb- und Erscheinungsbild der Psychopathen. Vortrag am 4. Dezember 1940 in der vom Nationalsozialistischen Dozentenbund (NDB) getragenen Vollversammlung der Rheinischen Friedrich-Wilhelms-Universität Bonn. (= Kriegsvorträge der Rheinischen Friedrich-Wilhelms-Universität Bonn, H. 30), Bonn 1941.

– Das Schicksal von Renten- und Kriegsneurotikern nach Erledigung ihrer Ansprüche, in: Archiv für Psychiatrie und Nervenkrankheiten 77 (1926), S. 61–92.

Panzer, G., Versorgungskatechismus für die Kriegsbeschädigten und Kriegshinterbliebenen, Berlin 1921.

Pieper, [?], Der behandelnde Arzt als Zeuge im Spruchverfahren der Sozialversicherung und Reichsversorgung. Kritische Bemerkungen zu dem gleichnamigen Buche von Dr. iur. Kersten, in: ÄSZ 45 (1939), S. 45–49.

Poetsch, F. (Hg.), Handausgabe der Reichsverfassung vom 11. August 1919, Berlin 1919.

Pohlisch, K., Erbpflege im Dritten Reich (= Kriegsvorträge der Rheinischen Friedrich-Wilhelms-Universität Bonn H. 29), Bonn 1941.

Pork, [?], Praktische Verwaltungsfragen bei der Unterbringung von Geisteskranken, in: Gesundheitsfürsorge und Kommunalverwaltung (= Beiträge zur sozialen Fürsorge, hg. i. A. des Landeshauptmanns der Provinz Westfalen), Münster 1931.

Preuß, [?], Großstädtische Kriegsbeschädigtenversorgung, in: Die Kriegsbeschädigtenfürsorge. hg. v. Reichsausschuss der Kriegsbeschädigtenfürsorge 2–3 (1916), S. 71–77.

Proske, A., Die ärztliche Schweigepflicht im Strafrecht, Erlangen 1936.

Prost, [?], Die strafrechtlichen Bestimmungen der Reichsärzteordnung, in: Deutsches Ärzteblatt 10 (1936), S. 258

Quensel, F., Der Streit um die Beurteilung der Unfallneurosen, in: Medizinische Klinik 25 (1929), S. 213–215.

– Unfallneurose und Rechtsprechung des Reichsgerichts, Leipzig 1940.

Reichardt, M., Bemerkungen über Unfallbegutachtung und Gutachterwesen, Jena 1910.

– Der heutige Stand der Beurteilung der sogenannten Unfallneurosen, in: Entschädigungspflicht bei sogenannten Unfallneurosen? Beiträge zur Rechtsprechung des Reichsversicherungsamts? Beiträge zur Rechtsprechung des Reichsversicherungsamts 1928, S. 24–47.

– Einführung in die Unfall- und Invaliditätsbegutachtung, Jena 19212.

– Einzelgutachten, in: Sammlung und Auswertung ärztlicher Gutachten aus der Kriegsbeschädigtenversorgung (Reichsversorgung) über die Bedeutung äußerer Einflüsse für die Entstehung und Verlauf chronischer Krankheiten. Ein sozialmedizinischer Beitrag zur Pathogenese und Klinik dieser Krankheiten von Dr. med. K. Günther, Ministerialrat im Reichsarbeitsministerium (= AG 38), Leipzig 1940, S. 16–19.

– Kriegsbeschädigung und strafrechtliche Zurechnungsfähigkeit, in: Würzburger Abhandlungen aus dem Gesamtgebiet der praktischen Medizin 19 (1919), S. 75–162.

– Psychologie und Politik, München 1935.

– Über die nervösen Unfallfolgen I. Schreck- und Schockwirkung, in: Medizinische Klinik 26 (1930), S. 1214–1216.

– Über die nervösen Unfallfolgen II. Die übrigen nervösen Unfallreaktionen, in: Medizinische Klinik 26 (1930), S. 1359–1363.

Reichsarbeitsblatt. Amtsblatt des Reichsarbeitsministeriums, 1920–1939.

Reichsärzteordnung vom 13. Dezember 1935, in: RGBl. I, S. 1433.

Reichsversicherungsordnung (RVO), 3. Buch: Unfallversicherung, Reichsversicherungsordnung nach dem neuesten Stande mit allen Ausführungsvorschriften, bearb. v. J. Eckert u. M. Sauerborn/G. Zschimmer, Berlin 1925.

Reichsversorgungsblatt. Amtliche Nachrichten über die Versorgungs- und Fürsorgeangelegenheiten der Kriegsbeschädigten und Kriegshinterbliebenen, 1920–1939.

Riese, H., Die Unfallneurose in ihrer Abhängigkeit von sozialen und Bevölkerungsvorgängen, in: W. Riese (Hg.), Die Unfallneurose als Problem der Gegenwartsmedizin. Voraussetzungen und Grundlagen ihrer Beurteilung, Begutachtung und Behandlung, Stuttgart 1929, S. 133–152.

Riese, W. u. O. Rothbarth, Falsche Beurteilung des Unfallneurotikers und ihre Rechtsfolgen, in: ÄSZ 38 (1932), S. 157–159.

Riese, W., Bemerkungen zu der Entscheidung des Reichsversorgungsgerichtes (13. Senat) vom 11.5.1928, in: Ders. (Hg.), Die Unfallneurose als Problem der Gegenwartsmedizin. Voraussetzungen und Grundlagen ihrer Beurteilung, Begutachtung und Behandlung, Stuttgart 1929, S. 17–24.

– Die Unfallneurose und das Reichsgericht, Stuttgart 1930.

– Die Unfallneurose in der Auffassung des Reichsgerichts, Stuttgart u. Leipzig 1930.

– Krieg und Schizophrenie. Teile eines dem Versorgungsgericht erstatteten Gutachtens, in: Zentralblatt für Psychotherapie und ihre Grenzgebiete einschließlich der medizinischen Psychologie und psychischen Hygiene. Organ der Allgemeinen Ärztlichen Gesellschaft für Psychotherapie 3 (1930), S. 741–752,

– Krieg und Schizophrenien. Nebst Bemerkungen zur Psychopathologie der Schizophrenen, in: Allgemeine Ärztliche Zeitschrift für Psychotherapie und psychische Hygiene 1 (1928), S. 509–519.

– (Hg.), Die Unfallneurose als Problem der Gegenwartsmedizin. Voraussetzungen und Grundlagen ihrer Beurteilung, Begutachtung und Behandlung, Stuttgart 1929.

– Arzt und Kranker in der Begutachtung der Unfallneurose, in: Ders. (Hg.), Die Unfallneurose als Problem der Gegenwartsmedizin. Voraussetzungen und Grundlagen ihrer Beurteilung, Begutachtung und Behandlung, Stuttgart 1929, S. 41–56.

Rieth, A. u. W. W. Schellworth, Hysterie und Kriegsdienstbeschädigung. Eine grundsätzliche Stellungnahme, in: ÄSZ 43 (1937), S. 218–224.

Rink, W., Die Objektivation bei den versicherungsmedizinischen Untersuchungen, in: DMW 59 (1933), S. 1930–1931.

Roemer, H., Psychische Hygiene, in: O. Bumke u. a., Handwörterbuch der psychischen Hygiene und der psychiatrischen Fürsorge, Berlin 1931, S. 296–313.

– u. a.: Die offene Fürsorge in der Psychiatrie und ihren Grenzgebieten, Berlin 1927.

Rosenfeld, M., Zur Frage der Herausgabe von Originalkrankengeschichten an Behörden, in: DMW 53 (1927), S. 667–669.

– Zur Beurteilung der Unfalls- und Kriegsneurotiker, in: MMW 86 (1939), S. 209.

Ross, C. A., Die psychologische Begutachtung von Erwerbsbeschränkten, in: Soziale Praxis. Zentralblatt für Sozialpolitik und Wohlfahrtspflege 39 (1930), S. 1210–1213.

Rothbarth, O., Der Rechtsbegriff der adäquaten Verursachung, in: W. Riese (Hg.), Die Unfallneurose als Problem der Gegenwartsmedizin. Voraussetzungen und

Grundlagen ihrer Beurteilung, Begutachtung und Behandlung, Stuttgart 1929, S. 13–21.

Rückläufigkeit der Versorgung und Fürsorge für die Kriegsopfer im Zeichen der Notverordnungen. Eine Denkschrift des Reichsbundes der Kriegsbeschädigten und Kriegshinterbliebenen, Berlin 1931.

Rüdin, E., Erblichkeit, Rassenhygiene und Bevölkerungspolitik, in: MMW 81 (1934), S. 1049–1052.

– Kraepelins sozialpsychiatrische Grundgedanken, in: Archiv für Psychiatrie 87 (1929), S. 75–86.

Runde, [?], Rentenneurose und Spruchverfahren, in: Zeitschrift für die gesamte Neurologie und Psychiatrie 126 (1930), S. 313–316.

Salinger, F., Beitrag zur Frage der Rentenneurosen, in: Allgemeine Zeitschrift für Psychologie 92 (1930), S. 303–305.

Schellworth, W. W., Die Kernfrage der Neurosenbegutachtung, in: ÄSZ 45 (1939), S. 99–104.

– Die Neurose in der Rechtsprechung, in: F. Dansauer u. W. W. Schellworth (Hg.), Neurosenfrage, Ursachenbegriff und Rechtsprechung (= AG 37), Leipzig 1939, S. 11–39.

– Neurosenfrage, Ursachenbegriff und Rechtsprechung (= AG, N. F. 53), 2. umgearbeitete u. erweiterte Aufl., Stuttgart 1953.

– Unfallneurose und Reichsgericht, in: MMW 86 (1939), S. 1587.

Schläger, [?], Unfallneurose und Rechtsprechung des Reichsgerichts (Ärztliche Rechtsfragen), in: Medizinische Klinik 25 (1929), S. 1569 f.

Schmelzeisen, G. K., Deutsches Recht. Einführung in die Rechtswissenschaft, Leipzig 1938.

Schmidt, M., Über die Pathogenese der Kriegsneurosen auf Grund der Erfahrungen des letzten Krieges, Diss. med., Breslau 1921.

Schmitz, W., Das ärztliche Berufsgeheimnis, in: Medizinische Welt 7 (1933), S. 1651–1653.

Schneider, K., Die abnormen seelischen Reaktionen, in: G. Aschaffenburg (Hg.), Handbuch der Psychiatrie, spezieller Teil, 7. Abtl., 2. Teil, 1. Hälfte, Leipzig 1927.

– Die Hysterie- und Neurastheniefrage. Somatopathie und Psychopathie, in: DMW 33 (1933), S. 1275–1278.

– Die psychopathischen Persönlichkeiten, Leipzig 1928².

– Psychiatrische Rentenbegutachtung, in: DMW 59 (1933), S. 1711–1713.

– Psychopathische Persönlichkeiten, in: DMW 59 (1933), S. 1156–1160.

– Reaktion und Auslösung bei der Schizophrenie, Berlin 1920.

Scholtze, G., Praktische Auswertung der wissenschaftlichen Ergebnisse, in: Die »Unfall- (Kriegs-) Neurose«. Vorträge und Erörterungen gelegentlich eines Lehrgangs für Versorgungsärzte im Reichsarbeitsministeriums vom 6.–8. März 1929, zusammengestellt im Reichsarbeitsministerium (= AG 13), Berlin 1929, S. 116–117.

Schoppen, H., Das Gesetz über die Beschäftigung Schwerbeschädigter vom 12. Januar 1923 in der jetzt geltenden Fassung sowie die Ausführungsverordnung zu dem Gesetz über die Beschäftigung Schwerbeschädigter vom 13. Februar 1924, Berlin 1930.

Schröder, P., Rentensucht und Moralischer Schwachsinn, in: DMW 52 (1926), S. 1325–1327.

Schultz, A., Yoga-Praxis. Ein praktischer Schlüssel zum Studium der Geheimlehre aller Religionen und zur Entwicklung höherer Seelen-Kräfte. Von der Selbst-Induktion des Willens, Physik und Metaphysik des Atems, Berlin-Pankow 19202.

Schultz, J. H., Das autogene Training. Konzentrative Selbstentspannung. Versuch einer klinisch-praktischen Darstellung, Leipzig 1932.

Schultz-Henke, H., Die Tüchtigkeit als psychotherapeutisches Ziel, in: Kongressbericht der Deutschen Allgemeinen Ärztlichen Gesellschaft für Psychotherapie über die Tagung in Breslau vom 3.–6. Oktober 1935, Heidelberg o. J., S. 84–97.

Schwarz van Berk, H., Die sozialistische Auslese, Breslau 1934.

Schweyer, F., Die Ansprüche der Kriegsbeschädigten und Kriegshinterbliebenen, nach dem neuen Reichsversorgungsgesetz, gemeinverständlich dargestellt und durch Berechnungen erläutert, Berlin 1920.

Seelert, H., Die Neurosen der Rentenbewerber, in: Medizinische Klinik 23 (1927), S. 786–790.

Seif, L., Volksgemeinschaft und Neurose, in: Kongressbericht der Deutschen Allgemeinen Ärztlichen Gesellschaft für Psychotherapie über die Tagung in Breslau vom 3.–6. Oktober 1935, Heidelberg o. J., S. 52–60.

Seiffert, [?] u. F. Dansauer, »Unfallneurose« und Reichsgericht, in: Deutsches Recht 1939, S. 611 f.

Sellmann, A., Das Seelenleben unserer Kriegsbeschädigten, Witten 1916.

Siebeck, R., Organisch, funktionell, neurotisch in Diagnose und Therapie, in: Ders. u. a., Über seelische Krankheitsentstehung, Leipzig 1939, S. 9–26.

Simmel, E., Zur Geschichte und sozialen Bedeutung des Berliner Psychoanalytischen Instituts, in: M. Eitington u. a., Zehn Jahre Berliner Psychoanalytisches Institut, 1920–1930, hg. v. A. Freud, Berliner Psychoanalytisches Institut der deutschen psychoanalytischen Vereinigung, Meisenheim 1970 [Nachdruck der Ausgabe von 1930], S. 7–12

Simon, H., Parasitismus Socialis. Eine grundsätzliche gutachterliche Stellungnahme zur »Neurosen«frage, in: ÄSZ 37 (1931), S. 243–249.

Sommer, R., Psychotherapie und psychische Hygiene, Teil I, in: Allgemeine Ärztliche Zeitschrift für Psychotherapie und Psychische Hygiene 1 (1928), 1928, S. 6–10.

Soziale Therapie. Ausgewählte Akten aus der Fürsorgearbeit für Unterrichtszwecke zusammengestellt und bearbeitet von S. Wronsky und A. Salomon unter Mitwirkung von E. Giese, Berlin 1926.

Spatz, W., Bilder aus der deutschen Kriegsbeschädigtenfürsorge (= Volksschriften zum großen Krieg 144/145), Berlin 1918.

Spengler, A., Die Grenzen der ärztlichen Schweigepflicht nach deutschem und schweizerischem Recht in rechtsvergleichender Darstellung, unter besonderer Berücksichtigung der Strafgesetzentwürfe dieser Länder und des geltenden französischen und italienischen Rechts, Coburg 1932.

Sperling, O., Zur Psychologie der Schreck- und sog. Rentenneurosen, in: W. Riese (Hg.), Die Unfallneurose als Problem der Gegenwartsmedizin. Voraussetzungen und Grundlagen ihrer Beurteilung, Begutachtung und Behandlung, Stuttgart 1929, S. 87 – 98.

Statistisches Jahrbuch für das Deutsche Reich, hg. v. Statistischen Reichsamt, Berlin 1919 – 1938.

Stenografische Berichte über die Verhandlungen der verfassungsgebenden Deutschen Nationalversammlung, Berlin 1919 f.

Stenografische Berichte über die Verhandlungen des Deutschen Reichstages, 1920 – 1933, Berlin 1920 – 1933.

Stern, F., Zusammenfassender Überblick, in: Die »Unfall- (Kriegs-) Neurose«. Vorträge und Erörterungen gelegentlich eines Lehrgangs für Versorgungsärzte im Reichsarbeitsministeriums vom 6.–8. März 1929, zusammengestellt im Reichsarbeitsministerium (= AG 13), Berlin 1929, S. 107 – 109.

Stier, E., Acht Leitsätze, in: Entschädigungspflicht bei sogenannten Unfallneurosen? Beiträge zur Rechtsprechung des Reichsversicherungsamts?, Leipzig 1928, S. 6 – 8.

– Der Militärdienst der geistig Minderwertigen und die Hilfsschulen, Langensalza 1907.

– Die akute Trunkenheit und ihre strafrechtliche Begutachtung. Mit bes. Berücksichtigungen d. militärischen Verhältnisse, Jena 1907.

– Die ärztliche Gutachtertätigkeit in der Sozialversicherung, in: DMW 60 (1934), S. 481 – 485.

– Die traumatischen Neurosen, in: F. Kraus u. T. Brugsch (Hg.), Spezielle Pathologie und Therapie innerer Krankheiten, Bd. 10, Teil III: Die Erkrankungen des vegetativen Nervensystems und die Dyskinesien, Berlin 1924, S. 293 – 305.

– Fahnenflucht und unerlaubte Entfernung. Eine psychologische, psychiatrische und militärrechtliche Studie, Halle/Saale, S. 1905.

– Neurasthenie, in: F. Kraus u. T. Brugsch (Hg.), Spezielle Pathologie und Therapie innerer Krankheiten, Bd. 10, Teil III: Die Erkrankungen des vegetativen Nervensystems und die Dyskinesien, Berlin 1924, S. 261 – 292.

– Rentenversorgung bei nervösen und psychisch erkrankten Feldzugsteilnehmern, in: O. von Schjerning (Hg.), Handbuch der Ärztlichen Erfahrungen im Weltkriege 1914/1918, Bd. IV: Geistes- und Nervenkrankheiten, hg. v. Karl Bonhoeffer, Erster Teil, Leipzig 1922, S. 168 – 193.

– Vortrag im Reichsarbeitsministerium [i. Original o. Titel], in: Die »Unfall- (Kriegs-) Neurose«. Vorträge und Erörterungen gelegentlich eines Lehrgangs für Versorgungsärzte im Reichsarbeitsministeriums vom 6.–8. März 1929, zusammengestellt im Reichsarbeitsministerium (= AG 13), Berlin 1929, S. 44 – 54.

Stierlin, E., Über die medizinischen Folgezustände der Katastrophe von Courrières (10. Mai 1906). Unter eingehender Berücksichtigung der ursächlichen Momente mit vergleichenden Beobachtungen über die Katastrophe von Hamm (12. November 1908) und die Erdbeben von Valpariso (16. August 1906) und Süditalien (23. Dezember 1908), Berlin 1909.

Stier-Somlo, F., Grundpflichten der Reichsangehörigen, in: F. Stier-Somlo u. A. Elster (Hg.), HdR, Bd. 3, Berlin 1928, S. 45–47.

– Rechtskraft, in: HdR, Bd. 4, Berlin 1927, S. 704–711.

Stoll, H., Ergebnisse psychiatrischer Begutachtungen beim Kriegsgericht, in: A. Finger u. a. (Hg.), Juristisch-psychiatrische Grenzfragen, Bd. 10, H. 5, Halle 1919 S. 1–46.

Strassmann, G., Gerichtsärztliche Erfahrungen und Spätuntersuchungen an Kriegsneurotikern, in: Deutsche Zeitschrift für die gesamte Gerichtliche Medizin 7 (1926), S. 309–332.

– Kommentar zum Urteil des Reichsgerichts vom 12. November 1928, in: JW 14 (1929), S. 937.

Stumpfl, F., Psychiatrische Eugenik, in: DMW 59 (1933), S. 1287–1290.

Sturm, R., Über soziale Folgen der Kriegsneurose, Diss. med., Bonn 1920.

Takaori, S., Über die Einteilung der traumatischen Neurose, in: ÄSZ 41 (1935), S. 15–18.

Tomor, E., Die Grundirrtümer der heutigen Rassenhygiene, in: Würzburger Abhandlungen aus dem Gesamtgebiet der praktischen Medizin 20 (1920), S. 67–89.

Tröscher, H.-O., Die Begutachtung der Arbeitsunfähigkeit in der Krankenversicherung, München 1930.

Verein hirnverletzter Krieger u. W. Böhm (Hg.), Die Notwendigkeit einer besonderen Versorgung und Fürsorge für Hirnverletzte Kriegsbeschädigte, o. O., o. J.

Verordnung zur Herabminderung der Personalausgaben des Reichs (Personal-Abbau-Verordnung) vom 27. Oktober 1923, in: RGBl. I, S. 999.

Verschuer, O., von, Erbpathologie, Dresden 1937².

– Sozialpolitik und Rassenhygiene (= Schriften zur politischen Bildung, hg. v. der Gesellschaft »Deutscher Staat«, VII. Reihe, H. 8), Langensalza 1928.

– Wehrwesen und Rassenbiologie, in: Der Erbarzt 8 (1940), S. 141–150.

Verwaltungsbericht der Allgemeinen Ortskrankenkasse München (Stadt) für das Geschäftsjahr 1928, München 1929.

Vogt, A., Ärztliche Tradition, ärztliche Besinnung, ärztliche Entscheidung, in: DMW 65 (1937), S. 361–362.

Wagner, M., Die Erbanlage bei Rentenneurotikern, in: Deutsche Zeitschrift für Nervenheilkunde 123 (1932), S. 230–273

Weber, A., Fürsorge und Wohlfahrtspflege. Eine Einführung in die soziale Hilfsarbeit, Berlin 1926.

Wehrmachtsfürsorge- und -versorgungsgesetz vom 26. August 1938, in: RGBl. I, S. 1293.

Weiler, K., »Renten-neurose«, in: MMW 73 (1926), S. 1839–1841.

– Wie steht man heute zu dem Problem der Neurosen als Kriegsdienstbeschädigung?, in: Zeitschrift für ärztliche Fortbildung 17 (1934), S. 85.

– Der Arzt der Zukunft (Fortsetzung), in: Bayerische Ärztezeitung 32 (1929), S. 25–28.

– Der Arzt der Zukunft (Fortsetzung), in: Bayerische Ärztezeitung 32 (1929), S. 13–15.

- Der Arzt der Zukunft (Schluss), in: Bayerische Ärztezeitung 32 (1929), S. 41–43.
- Der Arzt der Zukunft, in: Bayerische Ärztezeitung 32 (1929), S. 1 f.
- Die Kriegsbeschädigten in Oberbayern (=Sonderdruck aus MMW 48), München 1930.
- Hysterie und kein Ende, in: MMW 78 (1931), S. 279–280.
- Nervöse und seelische Störungen bei Teilnehmern am Weltkriege, ihre ärztliche und rechtliche Beurteilung, erster Teil: nervöse und seelische Störungen psychogener und funktioneller Art (= AG 22), Leipzig 1933.
- Nervöse und seelische Störungen bei Teilnehmern am Weltkriege, ihre ärztliche und rechtliche Beurteilung, zweiter Teil: Geisteskrankheiten und organische Nervenstörungen (= AG 25), Leipzig 1935.
- Untersuchung des Kniesehnenreflexes beim Menschen, Diss. med., Berlin 1910.
- Zur Begutachtungsfrage der hysterischen Kriegsteilnehmer, in: Bayerische Ärztezeitung 32 (1929), S. 199–201.
- Zur Behandlungsfrage der hysterischen Rentenempfänger, in: Bayerische Ärztezeitung 32 (1929), S. 224–228.
- Zusammenfassender Überblick, in: Die »Unfall- (Kriegs-) Neurose«. Vorträge und Erörterungen gelegentlich eines Lehrgangs für Versorgungsärzte im Reichsarbeitsministerium vom 6.–8. März 1929, zusammengestellt im Reichsarbeitsministerium (= AG 13), Berlin 1929, S. 103–107.
Weinmann, K., Zum Problem der Psychotherapie der Neurosen, in: Deutsche Zeitschrift für Nervenheilkunde 88 (1926), S. 253–264.
Weizsäcker, V. von, Begriff der Therapie, in: DMW 59 (1933), S. 1168–1170.
- Die soziale Krankheit, in: DMW 59 (1933), S. 1567–1570.
- Soziale Krankheit und Soziale Gesundung, Berlin 1930.
- Über Rechtsneurosen, in: E. Kretschmer u. R. Sommer (Hg.), Zentralblatt für Psychotherapie und ihre Grenzgebiete einschließlich der medizinischen Psychologie und psychischen Hygiene. Organ der Allgemeinen Ärztlichen Gesellschaft für Psychotherapie 3 (1930), S. 644–648.
- Über Rechtsneurosen, in: Der Nervenarzt 2 (1929), S. 569–581.
Wendenburg, [F.], Offene Fürsorge für Geisteskranke, in: Gesundheitswesen und soziale Fürsorge im Deutschen Reich, hg.v. Reichsausschuss für das ärztliche Fortbildungswesen, Berlin 1928, S. 372–373.
Weygandt, W., Hysterie als Erbkrankheit, in: Zeitschrift für die gesamte Neurologie und Psychiatrie 155 (1936), S. 758–782.
Wietfeldt, H., Kriegsneurose als psychisch-soziale Mangelkrankheit, Leipzig 1936.
Wilmanns, K., Die Wiederertüchtigung der an funktionellen Neurosen leidenden Kriegsbeschädigten, in: Die Kriegsbeschädigtenfürsorge 3 (1917), S. 129–150.
- Vortrag im Reichsarbeitsministerium [i. Original ohne Titel], in: Die »Unfall- (Kriegs-) Neurose«. Vorträge und Erörterungen gelegentlich eines Lehrgangs für Versorgungsärzte im Reichsarbeitsministeriums vom 6.–8. März 1929, zusammengestellt im Reichsarbeitsministerium (= AG 13), Berlin 1929, S. 72–82.
Wittgenstein, F., Die Stellung des Reichsversicherungsamtes zur Frage der rechtlichen Beurteilung traumatischer Neurosen, in: W. Riese (Hg.), Die Unfallneurose

als Problem der Gegenwartsmedizin. Voraussetzungen und Grundlagen ihrer Beurteilung, Begutachtung und Behandlung, Stuttgart 1929, S. 9 – 16.

Wolfsberg, G., Die Kriminalistik der Kriegsbeschädigten, in: Reichsbund. Organ des Reichsverbandes Deutscher Kriegsbeschädigter und Kriegshinterbliebener e. V. 3 (1920), S. 10 f.

Zimmermann, F., Die Einteilung der Unfallneurosen, in: ÄSZ 27 (1921), S. 262 – 267.

– Die Psychologie im Zivilrecht und in der sozialen Versicherung, in: ÄSZ 28 (1922), S. 249 – 257.

– Über gerichtliche und soziale Medizin, in: ÄSZ 30 (1924), S. 51 – 57.

Forschungsliteratur

50 Jahre Kriegsopfer- und Schwerbeschädigtenfürsorge. Dokumentation über Entwicklung und Rechtsgrundlagen aus Anlass der 50jährigen Wiederkehr der Verkündung der Verordnung über die soziale Kriegsbeschädigten- und Kriegshinterbliebenenfürsorge vom 8. Februar 1919, hg. v. d. Arbeitsgemeinschaft der Deutschen Hauptfürsorgestellen, zusammengestellt v. A. Szilagi, München 1969.

Abelshauser, W. u. a., Deutsche Sozialgeschichte 1914 – 1945. Ein historisches Lesebuch, München 1985.

Abelshauser, W., Die Weimarer Republik – ein Wohlfahrtsstaat?, in: Ders., (Hg.) Die Weimarer Republik als Wohlfahrtsstaat. Zum Verhältnis von Wirtschafts- und Sozialpolitik in der Industriegesellschaft (= VSWG Beiheft, Bd. 81.), Stuttgart 1987, S. 9 – 31.

Ackerknecht, E. A., Kurze Geschichte der Psychiatrie, 3. A., Stuttgart 1985.

Aly, G., Hitlers Volksstaat. Raub, Rassenkrieg und nationaler Sozialismus, Frankfurt/ Main 2005.

Angermund, R., »Recht ist, was dem Volke nutzt«. Zum Niedergang von Recht und Justiz im Dritten Reich, in: Bracher, K. D. u. a. (Hg.), Deutschland 1933 – 1945. Neue Studien zur nationalsozialistischen Herrschaft, Bonn 1993[2], S. 57 – 75.

– Deutsche Richterschaft 1919 – 1945. Krisenerfahrung. Illusion. Politische Rechtsprechung, Frankfurt/Main 1997.

Appel, W., Personalbibliographie von Prof. und Dozenten der Psychiatrie und Neurologie der Universität München, Erlangen 1970.

Ash, M. G., Wissenschaft und Politik als Ressourcen füreinander, in: R. vom Bruch u. B. Kaderas (Hg.), Wissenschaften und Wissenschaftspolitik. Bestandsaufnahme zu Formationen, Brüchen und Kontinuitäten im Deutschland des 20. Jahrhunderts, Stuttgart 2002, S. 32 – 51.

– Wissenschaftswandlungen und politische Umbrüche im 20. Jahrhundert – was hatten sie miteinander zu tun?, in: R. vom Bruch u. a. (Hg.), Kontinuitäten und Diskontinuitäten in der Wissenschaftsgeschichte des 20. Jahrhunderts (= Wissenschaft, Politik und Gesellschaft, hg. v. R. vom Bruch, Bd. 1), Stuttgart 2006, S. 19 – 37.

- Emigration und Wissenschaftswandel als Folgen der nationalsozialistischen Wissenschaftspolitik, in: D. Kaufmann (Hg.), Geschichte der Kaiser-Wilhelm-Gesellschaft im Nationalsozialismus. Bestandsaufnahme und Perspektiven der Forschung, Bd. 2, (= Geschichte der Kaiser-Wilhelm-Gesellschaft im Nationalsozialismus, hg. v. R. Rürup und W. Schieder, Bd. 1/2), Göttingen 2000, S. 610–631.

Ashwort, T., Trench Warfare 1914–1918. The Live and Let Live System, London 1980.

Assmann, A., Wie wahr sind Erinnerungen?, in: H. Welzer (Hg.), Das Soziale Gedächtnis. Geschichte, Erinnerung, Tradierung, Hamburg 2001, S. 103–122.

Assmann, J., Erinnerungskultur, in: Ders., Das kulturelle Gedächtnis. Schrift, Erinnerung und politische Identität in frühen Hochkulturen, München 1999[2], S. 29–86.

Ayaß, W., »Asoziale« im Nationalsozialismus, Stuttgart 1995.

- »Ein Gebot der nationalen Arbeitsdisziplin«. Die Aktion »Arbeitsscheu Reich« 1938, in: Beiträge zur nationalsozialistischen Gesundheits- und Sozialpolitik, Bd. 6, Berlin 1988, S. 43–74.

Baader, G. u. U. Schultz (Hg.), Medizin und Nationalsozialismus. Tabuisierte Vergangenheit – ungebrochene Tradition?, Berlin 1983[2].

Babington, A. Shell shock. A History of the Changing Attitudes to War Neurosis, London 1997.

Baldwin, P., The Politics of Social Solidarity. Class Bases of the European Welfare State, Cambridge 1990.

Barham, P., Forgetten Lunatics of the Great War, New Haven 2004.

Bar-On, D., Die Last des Schweigens. Gespräche mit Kindern von Nazi-Tätern, Reinbeck bei Hamburg 1996.

- Kriegstrauma als soziales Phänomen. Erfahrungen in Israel, in: E. Bronfen u. a. (Hg.), Trauma. Zwischen Psychoanalyse und kulturellem Deutungsmuster, Köln 2000, S. 77–94.

Bavaj, R., Die Ambivalenz der Moderne im Nationalsozialismus. Eine Bilanz der Forschung, München 2003.

Beddies, T., Administrative, persönliche und soziale Informationen, in: T. Beddies u. A. Dörries (Hg.), Die Patienten der Wittenauer Heilstätten in Berlin, 1919–1960 (= Abhandlungen zur Geschichte der Medizin und der Naturwissenschaften, hg. v. R. Winau und J. Bleker, H. 91), Husum 1999, S. 237–340.

Behrenbeck, S., Der Kult um die toten Helden. Nationalsozialistische Mythen, Riten und Symbole 1923 bis 1945 (= Kölner Beiträge zur Nationsforschung, Bd. 2), Vierow bei Greifswald 1996.

Beil, C., Zwischen Hoffnung und Verbitterung. Selbstbild und Erfahrungen von Kriegsbeschädigten in den ersten Jahren der Weimarer Republik, in: Zeitschrift für Geschichtswissenschaft 46 (1998), S. 139–157.

Bender, G., Arbeitsvermittlung und Arbeitslosenversorgung in der Weimarer Republik. Ein sozialhistorischer Überblick, in: H.-P. Benöhr (Hg.), Arbeitsvermittlung und Arbeitslosenversorgung in der neueren deutschen Rechtsgeschichte (=

Beiträge zur Rechtsgeschichte des 20. Jahrhunderts, Bd. 5), Tübingen 1991, S. 137–169.

– Der Arztphilosoph Viktor von Weizsäcker. Leben und Werk im Überblick, Göttingen 2007.

– Viktor von Weizsäcker und der Erste Weltkrieg, in: W. U. Eckart u. C. Gradmann (Hg.), Die Medizin und der Erste Weltkrieg, Herbolzheim 2003, S. 71–84.

Berg, W. u. a. (Hg.), Deutsche Verwaltungsgeschichte, Bd. 4: Das Reich als Republik und in der Zeit des Nationalsozialismus, Stuttgart 1985.

Berger, L., The Long-Term Psychological Consequences oft he Holocaust on the Survivors and Their Offspring, in: R. L. Braham (Hg.), The Psychological Perspectives of the Holocaust and its Aftermaths, New York 1988, S. 175–222.

Berndt, H., Die Entwicklung der Psychiatrie und Psychotherapie in Deutschland seit 1920, 2003 [Internetpublikation, 18.04.2007].

Bessel, R., »Eine nicht allzu große Beunruhigung des Arbeitsmarktes«. Frauenarbeit und Demobilmachung in Deutschland nach dem Ersten Weltkrieg, in: GG 9 (1983), S. 211–229.

– Die Heimkehr der Soldaten. Das Bild der Frontsoldaten in der Weimarer Republik, in: G. Hirschfeld u. a. (Hg.), »Keiner fühlt sich hier mehr als Mensch…«. Erlebnis und Wirkung des Ersten Weltkrieges. Frankfurt/Main 1996[2], S. 260–282.

Bierbaumer, N. u. D. Langewiesche, Neuropsychologie und Historie – Versuch einer empirischen Annäherung. Posttraumatische Belastungsstörung (PTSD) und Soziopathie in Österreich nach 1945, in: GG 32 (2006), S. 153–175.

Binneveld, H., From Shellshock to Comat Stress. A Comparative History of Military Psychiatry, Amsterdam 1997.

Blasius, D., »Einfache Seelenstörung«. Geschichte der deutschen Psychiatrie 1800–1945, Frankfurt/Main 1994.

Blech, J., Krankheiten, die der Himmel schickt, in: DER SPIEGEL, Nr. 32, 2004, S. 130–132.

Bocian, B., Zu den Berliner Wurzeln der Gestalttherapie: Expressionismus – Psychoanalyse – Judentum, in: T. Müller (Hg.), Psychotherapie und Körperarbeit in Berlin. Geschichte und Praktiken der Etablierung (= Abhandlungen zur Geschichte der Medizin und der Naturwissenschaften, hg. v. R. Winau u. J. Bleker, H. 86), Husum 2004, S. 13–52

Bock, G., Nationalsozialistische Sterilisationspolitik, in: K. D. Henke, Tödliche Medizin. Von der Rassenhygiene zum Massenmord (= Schriften des Deutschen Hygiene-Museum Dresden, Bd. 7), Köln 2008, S. 85–99.

Bösl, E., Integration von Kriegsbeschädigen in die Kriegswirtschaft im Ersten Weltkrieg. Genese, Umsetzung und Krisen des Idealkonzepts der staatlichen Kriegsbeschädigtenfürsorge in Bayern, unveröffentl. Magisterarbeit, München 2002.

Böhme, G., Die Ausdifferenzierung wissenschaftlicher Diskurse, in: N. Stehr u. R. König (Hg.): Wissenschaftssoziologie (= Sonderheft 18 der KZfSS), Opladen 1975, S. 231–253

Bogacz, T., War Neurosis and Cultural Change in England, 1914–1922: The Work of the War Office Committee of Enquiry into »Shell Shock«, in: Journal of Contemporary History 24 (1989), S. 227–256.

Bogs, W., Die Sozialversicherung in der Weimarer Demokratie, München 1981.

Borck, C., Message in a bottle from »the crisis of reality«. On Ludwik Fleck's interventions for an open epistemology, in: Studies in History and Philosophy of Biological and Biomedical Sciences 35 (2004), S. 447–464.

Bourke, J., Effeminacy, Ethnicity and the End of Trauma. The Suffering of ‹Shellshocked› Men in Great Britain and Ireland, 1914–1939, in: Journal of Contemporary History 35 (2000), S. 57–69.

Bracher, K. D., Zeitalter der ideologischen Auseinandersetzungen zwischen demokratischen und totalitären Systemen, in: E. Jesse (Hg.), Totalitarismus im 20. Jahrhundert. Eine Bilanz der internationalen Forschung, Bonn 1999[2], S. 137–151.

– Die Auflösung der Weimarer Republik, Villingen 1971[5].

– Die Deutsche Diktatur. Entstehung, Struktur, Folgen des Nationalsozialismus, Köln 1969.

Breidbach, O., Bilder des Wissens. Zur Kulturgeschichte der wissenschaftlichen Wahrnehmung, München 2005.

Breil, A., Die Geschichte der deutschen Kriegsbeschädigtenversorgung und ihr heutiger Aufbau im deutschen Bundesgebiet, Diss. iur., Köln 1951.

Breymeyer, U. u. a. (Hg.), Willensmenschen. Über deutsche Offiziere, Frankfurt/Main 1999.

Brocke, B. vom, Die Kaiser-Wilhelm-, Max-Planck-Gesellschaft und ihre Institute. Studien zu ihrer Geschichte: Das Harnack-Prinzip, Berlin 1996.

Bröckling, U., Disziplin. Soziologie und Geschichte militärischer Gehorsamsproduktion, München 1997.

Bröer, R. u. W. U. Eckart, Schiffbruch und Rettung der modernen Medizin, in: *ruperto carola*. Forschungsmedizin der Universität Heidelberg 1–2 (1993), S. 4–9.

Bromann, T., Wie bildet man eine Experten-Sphäre heraus?, in: E. J. Engstrom u. a. (Hg.), Figurationen des Experten. Ambivalenzen der wissenschaftlichen Expertise im ausgehenden 18. und frühen 19. Jahrhundert (= Berliner Beiträge zur Wissenschaftsgeschichte, hg. v. W. Höppner, Bd. 7), Frankfurt/Main 2005, S. 19–42.

Bronfen, E., Das verknotete Subjekt. Hysterie in der Moderne, Berlin 1998.

Bronfen, E. u. a. (Hg.), Trauma. Zwischen Psychoanalyse und kulturellem Deutungsmuster, Köln 1999.

Broszat, M., Der Staat Hitlers. Grundlagen und Entwicklung seiner inneren Verfassung (= dtv-Weltgeschichte des 20. Jahrhunderts, hg. v. M. Broszat und H. Heiber, Bd. 9, München 1973[3].

Bruch, R. vom u. B. Kaderas (Hg.), Wissenschaften und Wissenschaftspolitik. Bestandsaufnahmen zu Formationen, Brüchen und Kontinuitäten im Deutschland des 20. Jahrhunderts, Stuttgart 2002.

Bruch, R. vom u. a. (Hg.), Kontinuitäten und Diskontinuitäten in der Wissenschaftsgeschichte des 20. Jahrhunderts (= Wissenschaft, Politik und Gesellschaft, hg. v. R. vom Bruch, Bd. 1), Stuttgart 2006.

Bruder-Bezzel, A., Geschichte der Individualpsychologie, Göttingen 1999².

Brunner, J., Psychiatry, Psychoanalysis and the Politics of the First World War, in: Journal of Behavioural Sciences 27 (1991), S. 352–265.

– Trauma and Justice: The Moral Grammar of Trauma Discourse from Wilhelmine Germany to Post-Apartheid South Africa, in: Sarat u. a., Trauma and Memory, 2007, S. 97–118.

Bühring, P., Psychoanalytiker im Nationalsozialismus: »Durchschnittliche Deutsche« in: Deutsches Ärzteblatt 99 (2002), S. 1646 f.

Bunge, M., Kausalität, Geschichte und Probleme, Tübingen 1987.

Bürck, H., War die Spruchtätigkeit des Reichsversicherungsamtes, der Versicherungsämter, der Versorgungsgerichte und der Schiedsgerichte nach damaligem und heutigem Rechtsverständnis Rechtsprechung ?, in: Entwicklung des Sozialrechts. Aufgabe der Rechtsprechung. Festgabe aus Anlaß des 100jährigen Bestehens der sozialgerichtlichen Rechtsprechung, hg. v. Deutschen Sozialrechtsverband e. V., Köln u. a. 1984, S. 139–170.

Burke, P., Geschichte als soziales Gedächtnis, in: A. Assmann u. D. Harth (Hg.), Mnemosyne. Formen und Funktionen der kulturellen Erinnerung, Frankfurt/Main 1991, S. 289–304.

Buschmann, A., Nationalsozialistische Weltanschauung und Gesetzgebung 1933–1945, Bd. II: Dokumentation einer Entwicklung, Wien 2000.

Buschmann, N. u. H. Carl, Zugänge zur Erfahrungsgeschichte des Krieges, in: dies. (Hg.), Die Erfahrung des Krieges, Paderborn 2001, S. 11–26.

Butterwege, C., Krise und Zukunft des Sozialstaates, Wiesbaden 2005².

Chickering, R., Das Deutsche Reich und der Erste Weltkrieg, München 2002.

Cocks, G., Psychotherapy in the Third Reich: The Göring Institute, New Brunswick 1997².

– The Göring Institute, 1936–1945. Contents and Contexts of Knowledge and Power in German Psychiatry, in: E. J. Engstrom u. a. (Hg.), Knowledge and Power. Perspectives in the History of Psychiatry, Berlin 1999, S. 145–156.

Cohen, D., The War Come Home. Disabled Veterans in Britain and Germany, 1914–1939, Berkeley 2001.

– Will to Work. Disabled Veterans in Britain and Germany after the First World War, in: D. A. Gerber (Hg.), Disabled Veterans in History, Ann Arbor 2000, S. 295–321.

Collin, P., Die strafrechtliche Armierung der Sozialpolitik in Deutschland in historischer Perspektive, in: forum historiae iuris am 31. August 2001, Abs. 35 f. URL: http://www.rewi.hu-berlin.de/FHI/zitat/0102collin.htm [10.05.2007].

Condrau, F., The Patient's View meets the Clinical Gaze, in: Social History of Medicine 20/3 (2007), S. 525–540.

Conrad, C., Alterssicherung, in: H. G. Hockerts (Hg.), Drei Wege deutscher Sozialstaatlichkeit. NS-Diktatur, Bundesrepublik und DDR im Vergleich (= Schriftenreihe der Vierteljahrshefte für Zeitgeschichte, Bd. 76), München 1998, S. 101–116.

Crew, D. F., »Wohlfahrtsbrot ist bitteres Brot«. The Elderly, the Disabled and the Local Welfare Authorities in the Weimar Republic 1924–1933, in: AfS 30 (1999), S. 217–245.

- Germans on Welfare. From Weimar to Hitler, Oxford 1998.

Crouthamel, J., The Great War and German Memory. Society, Politics and Psychological Trauma, 1914–1945, Exeter 2009.

- Nervous Nazis: War Neurosis, National Socialism and the Memory of the First World War, in: War & Society 21 (2003), S. 55–75.

- War Neurosis versus Saving Psychosis. Working-class Politics and Psychological Trauma in Weimar Germany, in: Journal of Contemporary History 37 (2002), S. 163–182.

Daniel, U., Kompendium Kulturgeschichte. Theorien, Praxis, Schlüsselwörter, Frankfurt/Main 2006[5].

Dannecker, F. J., Der Krankheitsbegriff im Arbeits- und Sozialversicherungsrecht, Diss. iur., München 1968.

Danto, E. A., Freud's Free Clinics. Psychoanalysis and Social Justice, 1918–1938. New York 2005.

Daston, L., die Kultur der wissenschaftlichen Objektivität, in: O. G. Oexle (Hg.), Naturwissenschaft, Geisteswissenschaft, Kulturwissenschaft: Einheit – Gegensatz – Komplementarität?, Göttingen 1998, S. 9–39.

Davidovitch, N. u. A. Margalit, Public Health, Law, and Traumatic Collective Experiences: The Case of Mass Ringworm Irradiations, in: Sarat u. a., Trauma and Memory, 2007, S. 119–167.

Diehl, J. M., Victors or Victims? Disabled Veterans in the Third Reich, in: Journal of Modern History 59 (1987), S. 705–736.

Dietrich, D. D., Catholic Eugenics in Germany, 1920–1945: Hermann Muckermann, S. J. and Joseph Mayer, in: Journal of Church and State 34 (1992), S. 575–600.

Dilcher, G., Zur Rolle der Rechtsgeschichte in einer Sozialgeschichte des 20. Jahrhunderts. Überlegungen und Thesen, in: ZNR 21 (1999), S. 389–407.

Doehring, K. u.a., Jahrhundertschuld – Jahrhundertsühne. Reparationen. Wiedergutmachung. Entschädigung für nationalsozialistisches Kriegs- und Verfolgungsunrecht, München 2001.

Dölling, D., Willensfreiheit aus kriminalitätstheoretischer Sicht, in: T. Fuchs u. G. Schwarzkopf (Hg.), Verantwortlichkeit – nur eine Illusion?, Heidelberg 2010, S. 375–390.

Döring, H., Der Weimarer Kreis. Studien zum politischen Bewusstsein verfassungstreuer Hochschullehrer in der Weimarer Republik (= Mannheimer sozial- und wissenschaftsgeschichtliche Studien, hg. v. H. Albert u. M. Irle, Bd. 10), Meisenheim 1975.

Dörner, K., Die Endlösung der Sozialen Frage, in: E. J. Engstrom u.a. (Hg.), Knowledge and Power. Perspectives in the History of Psychiatry, Berlin 1999, S. 157–161.

Dörries, A., Akten und Computer: Methodik einer computergestützten Analyse historischer Krankenakten, in: T. Beddies u. A. Dörries (Hg.), Die Patienten der Wittenauer Heilstätten in Berlin, 1919–1960 (= Abhandlungen zur Geschichte der Medizin und der Naturwissenschaften, hg. v. R. Winau u. J. Bleker, H. 91), Husum 1999, S. 211.

- Der Würzburger Schlüssel von 1933. Diskussionen um die Entwicklung einer Klassifikation psychischer Störungen, in: T. Beddies u. A. Dörries (Hg.), Die Patienten der Wittenauer Heilstätten in Berlin, 1919–1960 (= Abhandlungen zur Geschichte der Medizin und Naturwissenschaften, Bd. 91), Husum 1999, S. 188–200.

Drecoll, u. a., Nationalsozialistische Verfolgung der jüdischen Ärzte in Bayern. Die berufliche Entrechtung durch die Vierte Verordnung zum Reichsbürgergesetz von 1938, München 1998.

Dunn, J. E. R., Bonhoeffer und die exogenen psychischen Reaktionstypen, Diss. med., Zürich 1966.

Eckart, W. U. u. A. J. Reuland, First Principles: Julius Moses and Medical Experimentation in the Late Weimar Republic, in: W. Eckart (Hg.), Man, Medicine and the State. The Human Body as an Object of Government Sponsored Medical Research in the 20th Century, Stuttgart 2006, S. 35–47.

Eckart, W. U. u. C. Gradmann (Hg.), Ärztelexikon. Von der Antike bis zum 20. Jahrhundert, München 1995.

- Medizin, in: G. Hirschfeld u. a. (Hg.), Enzyklopädie Erster Weltkrieg, München 2003, S. 210–219.

Eckart, W. U. u. G. H. Seidler (Hg.), Verletzte Seelen. Möglichkeiten und Perspektiven einer historischen Traumaforschung, Gießen 2005.

Eckart, W. U., Aesculap in the Trenches: Aspects of German Medicine in the First World War, in: B. Hüppauf (Hg.), War, Violence and the Modern Condition (= European Cultures. Studies in Literature and Arts, Vol. 8), Berlin 1997, S. 177–193.

- Und »über allem waltet die Persönlichkeit des Arztes« – Ludolf Krehls Suche nach der Einheit im Kranksein und Heilen, in: P. Kröner u. a. (Hg.), *ars medica*. Verlorene Einheit der Medizin, Stuttgart 1995, S. 85–95.

Eghigian, G. A., The Politics of Victimization: Social Pensioners and the German Social State in the Inflation of 1914–1924, in: Central European History 26 (1993), S. 375–416.

- Die Bürokratie und die Entstehung von Krankheit. Die Politik und die Rentenneurosen 1890–1926, in: J. Reulecke u. A. Gräfin zu Castell Rüdinhausen (Hg.), Stadt und Gesundheit, Stuttgart 1991, 203–223.

Eichenhofer, E., Sozialrecht, Tübingen 2000³.

Einhaus, C., Zwangssterilisation in Bonn (1934–1945). Die medizinischen Sachverständigen vor dem Erbgesundheitsgericht, Köln 2006.

Engel, M., Die Kriegsbeschädigtenfürsorge im Ersten Weltkrieg unter besonderer Berücksichtigung sozialmedizinischer Gesichtspunkte, Univ. Diss. med., Leipzig 2002.

Engelhardt, D. v. (Hg.), Biographische Enzyklopädie deutschsprachiger Mediziner, Bd. 1, München 2002.

Engstrom, E. J. u. V. Hess, Einleitung, in: Dies. u. U. Thomas (Hg.), Figurationen des Experten. Ambivalenzen der wissenschaftlichen Expertise im ausgehenden 18.

und frühen 19. Jahrhundert (= Berliner Beiträge zur Wissenschaftsgeschichte, hg. v. W. Höppner, Bd. 7), Frankfurt/Main 2005, S. 7–17.

Engstrom, E. J., Clinical Psychiatry in Imperial Germany. A History of Psychiatric Practice, Ithaca 2003.

Erwin, E. (Hg.), The Freud Encyclopedia. Theory, Therapy, and Culture, London 2002.

Fandrey, W., Krüppel, Idioten, Irre. Zur Sozialgeschichte behinderter Menschen in Deutschland, Stuttgart 1990.

Faulstich, H., Hungersterben in der Psychiatrie 1914–1949. Mit einer Topographie der NS-Psychiatrie, Freiburg i. Breisgau 1998.

Feldpostbriefe – Lettres des poilus. Eine Sendereihe im Deutschlandfunk 1998 [Audiodatei].

Feller, W., Der Begriff der »Rentenneurose« geschichtliche Entwicklung und Stellung im Sozialrecht, Diss. med., Bochum 1993.

Ferdinand, U., Health like liberty is indivisible – zur Rolle der Prävention im Konzept der Sozialhygiene Alfred Grotjahns (1869–1931), in: M. Lengwiler u. J. Madarász (Hg.), Das präventive Selbst. Eine Kulturgeschichte moderner Gesundheitspolitk, Bielefeld 2010, S. 115–135.

Ferguson, N., The Pity of War, London 1998.

Fischer, G. u. P. Riedesser, Lehrbuch der Psychotraumatologie, München 1999^2.

Fischer, I., Biographisches Lexikon der hervorragenden Ärzte der letzten fünfzig Jahre: Bd. 2, Berlin 1962.

Fischer-Homberger, E., Die traumatische Neurose. Vom somatischen zum sozialen Leiden, Bern 1975.

– Haut und Trauma: Zur Geschichte der Verletzung, in: G. H. Seidler u. W. U. Eckart (Hg.), Verletzte Seelen. Möglichkeiten und Perspektiven einer historischen Traumaforschung, Gießen 2005, S. 57–83.

– Der Erste Weltkrieg und die Krise der ärztlichen Ethik, in: J. Bleker u. H.-P. Schmiedebach (Hg.), Medizin im Krieg. Vom Dilemma der Heilberufe 1865 bis 1985, Frankfurt/Main 1987, S. 122–132.

Fleck, L., Entstehung und Entwicklung einer wissenschaftlichen Tatsache. Einführung in die Lehre vom Denkstil und Denkkollektiv, Frankfurt/Main 1980 [Erstauflage 1935].

Focke, W., W. G. Niederland. Psychiater der Verfolgten. Seine Zeit – sein Leben – sein Werk, Würzburg 1992.

Fojcik, D., Auf der Suche nach einem Platz in der Gesellschaft: Kriegsversehrte des Ersten Weltkrieges in Deutschland 1919–1939, in: T. Beckers (Hg.), »Zur Erkenntnis der die Gegenwart prägenden Faktoren der Vergangenheit…«: Projekte deutscher und europäischer Geschichte in Düsseldorfer Magister- und Examensarbeiten, Neuried 2001, S. 176–191.

Föllmer, M., Der »kranke Volkskörper«. Industrielle, hohe Beamte und der Diskurs der nationalen Regeneration in der Weimarer Republik«, in: GG 27 (2001), S. 41–67.

Föllmer, M. u. a., Einleitung: Die Kultur der Krise in der Weimarer Republik, in: M.

Föllmer u. R. Graf (Hg.), Die »Krise« der Weimarer Republik. Zur Kritik eines Deutungsmusters, Frankfurt 2005, S. 9–41.

Foucault, M., Die Politik der Gesundheit im 18. Jahrhundert, in: Österreichische Zeitschrift für Geschichtswissenschaften 7 (1996), S. 311–326.

– Überwachen und Strafen. Die Geburt des Gefängnisses, Frankfurt/Main 1998[12].

Frei, N., Der Führerstaat. Nationalsozialistische Herrschaft 1933 bis 1945 (= Deutsche Geschichte der neuesten Zeit, Bd. 17, hg. v. von M. Broszat u. a., München 1989[2].

Frevert, U., Akademische Medizin und soziale Unterschichten im 19. Jahrhundert. Professionalisierungsinteressen – Zivilisationsmission – Sozialpolitik, in: Jahrbuch des Instituts für Geschichte der Medizin der Robert Bosch Stiftung 4 (1985), S. 41–59.

– Neue Politikgeschichte: Konzepte und Herausforderungen, in: Dies. u. H.-G. Haupt (Hg.), Neue Politikgeschichte. Perspektiven einer historischen Politikforschung, Frankfurt/Main 2005, S. 7–26.

– Das Militär als »Schule der Männlichkeit«. Erwartungen, angebote, Erfahrungen im 19. Jahrhundert, in: Dies. (Hg.), Militär und Gesellschaft, Stuttgart 1997, S. 145–173.

Freyberger, H. J. u. a., Psychiatrische Untersuchung und Befunderhebung, in: H. J. Freyberger u. R.-D. Steglitz (Hg.), Kompendium der Psychiatrie und Psychotherapie, Basel 1996[10].

Friedländer, S., Vom Antisemitismus zur Judenvernichtung: Eine historiographische Studie zur nationalsozialistischen Judenpolitik und Versuch einer Interpretation, in: E. Jäckel u. J. Rohwer (Hg.), Der Mord an den Juden im Zweiten Weltkrieg. Entschlussbildung und Verwirklichung, Stuttgart 1985, S. 18–60.

Fuchs, C., Yoga in Deutschland. Rezeption – Organisation – Typologie, Stuttgart 1990.

Fuchs, P. u. a., Die NS-»Euthanasie«-Aktion T4 im Spiegel der Krankenakten. Neue Ergebnisse historischer Forschung und ihre Bedeutung für die heutige Diskussion medizinethischer Fragen, in: Jahrbuch der juristischen Zeitgeschichte 7 (2005/06), S. 16–36.

Führer, K. C., Für das Wirtschaftsleben ›mehr oder weniger wertlose Personen‹. Zur Lage von Invaliden- und Kleinrentnern in den Inflationsjahren 1918–1924, in: AfS 30 (1990), S. 145–180.

Funke, A., Der Psychiater Alfred Erich Hoche und »Die Freigabe der Vernichtung lebensunwerten Lebens«, in: B. Grün u. a. (Hg.), Medizin und Nationalsozialismus. Die Freiburger Medizinische Fakultät und das Klinikum in der Weimarer Republik und im »Dritten Reich« (= Medizingeschichte im Kontext, hg. v. Ulrich Tröhler und K.-H. Leven, Bd. 10), Frankfurt/Main 2002, S. 76–91.

Galassi, S., Kriminologie im Kaiserreich. Geschichte einer gebrochenen Verwissenschaftlichung (= Pallas Athene. Studien zur Universitäts- und Wissenschaftsgeschichte, hg. v. R. vom Bruch u. E. Henning, Bd. 9), Stuttgart 2004.

Gast, L., Fluchtlinien – Wege ins Exil, in: Forum der Psychoanalyse 15 (1999), S. 135–150.

Gerhard, U., Überlegungen zur »Wertfreiheit« und Objektivität als Problem der Wissenschaftsgeschichte, in: R. vom Bruch u.a. (Hg.), Kontinuitäten und Diskontinuitäten in der Wissenschaftsgeschichte des 20. Jahrhunderts (= Wissenschaft, Politik und Gesellschaft, hg. v. R. vom Bruch, Bd. 1), Stuttgart 2006, S. 39–67.

Gerrens, U., Medizinisches Ethos und theologische Ethik. Karl und Dietrich Bonhoeffer in der Auseinandersetzung um Zwangssterilisation und »Euthanasie« im Nationalsozialismus (= Schriftenreihe der Vierteljahrshefte für Zeitgeschichte, Bd. 73, hg. v. K. D. Bracher, u.a., München 1996, S. 57–123.

Geyer, M. H., Soziale Sicherheit und wirtschaftlicher Fortschritt. Überlegungen zum Verhältnis von Arbeitsideologie und Sozialpolitik im »Dritten Reich«, in: GG 15 (1989), S. 382–406.

Geyer, M., Ein Vorbote des Wohlfahrtsstaates. Die Kriegsopferversorgung in Frankreich, Deutschland und Großbritannien nach dem Ersten Weltkrieg, in: GG 9 (1983), S. 230–277.

Gilles, J. R., Memory and Identity. The History of a Relationship, in: Ders. (Hg.), Commemorations. The Politics of national Identity, Princeton 1994, S. 3–24.

Goltermann, S., Massentod, Opferdiskurs und Psychiatrie 1945–1956, in: K. Naumann (Hg.), Nachkrieg in Deutschland, Hamburg 2001, S. 343–363.

– Psychisches Leid und herrschende Lehre. Der Wissenschaftswandel in der Psychiatrie der Nachkriegszeit 1945–1970, in: B. Weisbrod (Hg.), Akademische Vergangenheitspolitik. Beiträge zur Wissenschaftskultur der Nachkriegszeit, Göttingen 2002, S. 263–280.

– Die Gesellschaft der Überlebenden. Deutsche Kriegsheimkehrer und ihre Gewalterfahrungen im Zweiten Weltkrieg, München 2009.

Goschler, C., »Wahrheit« zwischen Seziersaal und Parlament. Rudolf Virchow und der kulturelle Deutungsanspruch der Naturwissenschaften, in: GG 30 (2004), S. 219–249.

– Wiedergutmachung. Westdeutschland und die Verfolgten des Nationalsozialismus (= Quellen und Darstellungen zur Zeitgeschichte, Bd. 34), München 1992.

Gradmann, C., Krankheit im Labor. Robert Koch und die medizinische Bakteriologie, Göttingen 2005.

Graml, W., Personalbibliographien von Professoren und Dozenten der Hals-, Nasen-, Ohrenheilkunde der Psychiatrie und Neurologie an der Medizinischen Fakultät der Universität Würzburg im ungefähren Zeitraum von 1900–1945. Mit kurzen biographischen Angaben und Überblick über die wichtigen Arbeitsgebiete, Amberg 1970.

Grau, B., Entschädigungs- und Rückerstattungsalten als neue Quelle der Zeitgeschichtsforschung am Beispiel Bayerns, in: Zeitenblicke 3 (2004); URL: http://zeitenblicke.historicum.net/2004/02/grau/index. html [13.09.2004].

Grell, U., Karl Bonhoeffer und die Rassenhygiene, in: Totgeschwiegen 1933–1945. Die Geschichte der Karl-Bonhoeffer-Nervenklinik, hg.v. d. Arbeitsgruppe zur Erforschung der Karl-Bonhoeffer-Nervenklinik (= Deutsche Vergangenheit, »Stätten der Geschichte Berlins«, Bd. 17), Berlin 1988, S. 207–219.

Grimm, D., Das Reichsgericht in Wendezeiten (= Leipziger Juristische Vorträge, H. 25), in: Ders., Das Reichsgericht in Wendezeiten, Leipzig 1997, S. 21–45.

Grüttner, M., Wissenschaftspolitik im Nationalsozialismus, in: D. Kaufmann (Hg.), Geschichte der Kaiser-Wilhelm-Gesellschaft im Nationalsozialismus. Bestandsaufnahme und Perspektiven der Forschung, Bd. 2 (= Geschichte der Kaiser-Wilhelm-Gesellschaft im Nationalsozialismus, hg. v. R. Rürup und W. Schieder, Bd. 1/2), Göttingen 2000, S. 557–585.

Habeck, M. H., Die Technik im Ersten Weltkrieg – von unten gesehen, in: J. Winter u. G. Parker u. a. (Hg.), Der Erste Weltkrieg und das 20. Jahrhundert, Hamburg 2002, S. 101–132.

Hachtmann, R., Arbeiterverfassung, in: H. G. Hockerts (Hg.), Drei Wege deutscher Sozialstaatlichkeit. NS-Diktatur, Bundesrepublik und DDR im Vergleich (= Schriftenreihe der Vierteljahrshefte für Zeitgeschichte, Bd. 76), München 1998, S. 27–54.

– Wissenschaftsmanagement im »Dritten Reich«. Geschichte der Generalverwaltung der Kaiser-Wilhelm-Gesellschaft (= Geschichte der Kaiser-Wilhelm-Gesellschaft im Nationalsozialismus, Bd. 15/I), Göttingen 2007.

Hagner, M., Ansichten der Wissenschaftsgeschichte, in: Ders. (Hg.), Ansichten der Wissenschaftsgeschichte, Frankfurt/Main 2001, S. 7–30.

Hanson, N., The Unknown Soldier. The Story of the Great Missing of the Great War, London u. a. 2005.

Hardtwig, W., Ordnungen in der Krise. Zur politischen Kulturgeschichte Deutschlands 1900–1933, München 2007.

Harrison, M., Medicine and the Management of Modern Warfare: An Introduction, in: R. Cooter u. a. (Hg.), Medicine and Modern Warfare, Amsterdam 1999.

Harwood, J., The Rise of the Party-Political Professor? Changing Self-understandings among German Academics, 1890–1933, in: D. Kaufmann (Hg.), Geschichte der Kaiser-Wilhelm-Gesellschaft im Nationalsozialismus. Bestandsaufnahme und Perspektiven der Forschung, Bd. 1, (= Geschichte der Kaiser-Wilhelm-Gesellschaft im Nationalsozialismus, hg. v. Reinhard Rürup und Wolfgang Schieder, Bd 1/1), Göttingen 2000, S. 21–45.

Hausen, K.: Die Sorge der Nation: Ein Bereich der Geschlechterpolitik während der Weimarer Republik, in: J. Kocka u. a. (Hg.), Von der Arbeiterbewegung zum modernen Sozialstaat. Festschrift für G. A. Ritter zum 65. Geburtstag, München 1994, S. 719–739.

Heim, S., »Vordenker der Vernichtung«. Wissenschaftliche Experten als Berater der nationalsozialistischen Politik, in: D. Kaufmann (Hg.), Geschichte der Kaiser-Wilhelm-Gesellschaft im Nationalsozialismus. Bestandsaufnahme und Perspektiven der Forschung, Bd. 1, (= Geschichte der Kaiser-Wilhelm-Gesellschaft im Nationalsozialismus, hg. v. R. Rürup und W. Schieder, Bd 1/2), Göttingen 2000, S. 77–91.

Heinz, A., Psychopathen und Volksgenossen. Zur Konstruktion von Rasse- und Gesellschaftsfeinden, in: C. Kopke (Hg.), Medizin und Verbrechen. Festschrift zum 60. Geburtstag von Walter Wuttke, Ulm 2001, S. 22–43.

Herbst, L., Das nationalsozialistische Deutschland 1933–1945, Frankfurt/Main 1996.

Herold-Schmidt, H., Ärztliche Interessensvertretung im Kaiserreich 1871–1914, in: R. Jütte (Hg.), Geschichte der deutschen Ärzteschaft. Organisierte Berufs- und Gesundheitspolitik im 19. und 20. Jahrhundert, Köln 1997, S. 43–96.

Herwig, H. H., Von Menschen und Mythen – Gebrauch und Mißbrauch der Geschichte und des Ersten Weltkrieges, in: J. Winter u. a. (Hg.), Der Erste Weltkrieg und das 20. Jahrhundert, Hamburg 2002, S. 298–346.

Herzogenrath, W. u. J.-K. Schmidt (Hg.), Otto Dix. Zum 100. Geburtstag 1891–1991. Galerie der Stadt Stuttgart u. Staatliche Museen Preußischer Kulturbesitz Berlin, Stuttgart 1991.

Heyder, B., Die Reichsärzteordnung von 1935 und ihre Folgen für den ärztlichen Berufsstand in den Jahren der nationalsozialistischen Diktatur, Aachen 1996.

Hillenkamp, T., Willensfreiheit ist Illusion – oder: Was lässt die Hirnforschung vom Strafrecht übrig? auch veröffentlicht in: C. Gestrich u. T. Wabel (Hg.), Freier oder unfreier Wille, Handlungsfreiheit und Schuldfähigkeit im Dialog der Wissenschaften, Beiheft 2005 zur Berliner Theologischen Zeitschrift, Berlin 2005, S. 72–89.

Hirsch, M. u. a. (Hg.), Recht, Verwaltung und Justiz im Nationalsozialismus. Ausgewählte Schriften, Gesetze und Gerichtsentscheidungen von 1933 bis 1945 mit ausf. Erläuterungen und Kommentierungen, Baden-Baden 1997.

Hirschfeld, G. u. a. (Hg.), »Keiner fühlt sich mehr als Mensch...«. Erlebnis und Wirkung des Ersten Weltkriegs, Frankfurt/Main 1993.

Hockerts, H. G. u. a. (Hg.), Grenzen der Wiedergutmachung. Die Entschädigung für NS-Verfolgte in West- und Osteuropa 1945–2000, Göttingen 2006.

Hofer, H.-G. u. L. Sauerteig, Ideengeschichtliche Voraussetzungen nationalsozialistischer Gesundheitspolitik. Ein Überblick, in: B. Grün u. a. (Hg.), Medizin und Nationalsozialismus. Die Freiburger Medizinische Fakultät und das Klinikum in der Weimarer Republik und im »Dritten Reich« (= Medizingeschichte im Kontext, hg. v. U. Tröhler und K.-H. Leven, Bd. 10), Frankfurt/Main 2002, S. 34–49.

– Perspektiven einer Kulturgeschichte der Medizin, in. Medizinhistorisches Journal 42 (2007), S. 105–141.

Hofer, H.-G., »Nervöse Zitterer«. Psychiatrie und Krieg, in: H. Konrad (Hg.), Der Erste Weltkrieg und die österreichische Moderne, Wien 2000, S. 15–135.

– »War Neuroses«, in: Europe since 1914. Encyclopedia of the Age of War and Reconstruction, hg. v. John Merriman u. Jay Winter, Vol. 5, Detroit 2006, S. 2699–2705.

– Nervenschwäche und Krieg. Modernitätskritik und Krisenbewältigung in der österreichischen Psychiatrie (1880–1920), Wien 2004.

– Was waren »Kriegsneurosen«? Zur Kulturgeschichte psychischer Erkrankungen im Ersten Weltkrieg, in: Der Erste Weltkrieg im Alpenraum. Erfahrung, Deutung, Erinnerung, hg. v. H. J. W. Kuprian u. O. Überegger, Innsbruck 2006, S. 309–321.

Hoff, P., Geschichte der Psychiatrie, in: H.-J. Möller u. a. (Hg.), Psychiatrie und Psychotherapie, Berlin 2003², S. 1–25.

Hohendorf, G. u. M. Rotzoll, Zur Geschichte der Ethik psychiatrischer Forschung, in:

M. Bormuth u. U. Wiesing (Hg.), Ethische Aspekte der Forschung in Psychiatrie und Psychotherapie, Köln 2005.

Hohendorf, G., Die Selektion der Opfer zwischen rassenhygienischer »Ausmerze«, ökonomischer Brauchbarkeit und medizinischem Erlösungsideal, in: M. Rotzoll u. a. (Hg.): Die nationalsozialistische »Euthanasie«-Aktion »T4« und ihre Opfer. Geschichte und ethische Konsequenzen für die Gegenwart, Paderborn u. a. 2010, S. 310–324.

Hohls, R. u. H. Kaelble (Hg.), Die regionale Erwerbsstruktur im Deutschen Reich und in der Bundesrepublik 1895–1970 (= Quellen und Forschungen zur historischen Statistik von Deutschland, hg. v. W. Fischer u. a., Bd. 9), St. Katharinen 1989.

Horne, J., Kulturelle Demobilmachung 1919–1939. Ein sinnvoller historischer Begriff?, in: W. Hardtwig (Hg.), Politische Kulturgeschichte der Zwischenkriegszeit 1918–1939, Göttingen 2005, S. 129–150.

Horstmann, B., Hitler in Pasewalk. Die Hypnose und ihre Folgen, Düsseldorf 2004.

Hudemann, R., Kriegsopferpolitik nach den beiden Weltkriegen, in: H. Pohl (Hg.), Staatliche, städtische, betriebliche und kirchliche Sozialpolitik vom Mittelalter bis zur Gegenwart. Referate der 13. Arbeitstagung der Gesellschaft für Sozial- und Wirtschaftsgeschichte vom 28. März bis 1. April 1989 in Heidelberg (= VSWG Beiheft, Bd. 95), Stuttgart 1991, S. 269–293.

Hübel, S., Vergleichende Darstellung der psychiatrischen und neurologischen Begutachtung in der Zeitschrift »Der Nervenarzt« in den Jahren 1928–1944, Diss. med., München 2006.

Ingleby, D., The Social Construction of Mental Illness, in: P. Wright u. A. Treacher (Hg.), The Problem of Medical Knowledge. Examing the Social Construction of Medicine, Edinburgh 1982, S. 123–143.

Jackson, C. R., Infirmative Action: The Law of the Severely Disabled in Germany, in: Central European History 4 (1993), S. 417–455.

Jäger, C., Determinismus und Verantwortung. Was kann das Konsequenzargument, in: Deutsche Zeitschrift für Philosophie 57 (2009), S. 119–131.

Jahr, C., Gewöhnliche Soldaten. Desertion und Deserteure im deutschen und britischen Heer, 1914–1918 (= Kritische Studien zur Geschichtswissenschaft, Bd. 123, hg. v. H. Berding u. a., Göttingen 1998.

Jansen, C., Professoren und Politik. Politisches Denken und Handeln der Heidelberger Hochschullehrer 1914–1935 (= Kritische Studien zur Geschichtswissenschaft, hg. v. H. Berding u. a., Bd. 99), Göttingen 1992.

Jasper, H., Maximinian de Crinis. 1889–1945. Eine Studie zur Psychiatrie im Nationalsozialismus (= Abhandlungen zur Geschichte der Medizin und der Naturwissenschaften, Bd. 63), Husum 1991.

Jaspers, K., Allgemeine Psychopathologie, Berlin 1948[5] [Erstauflage 1913].

Joerden, J. C.: Zur Entstehung und Entwicklung einer rechtswissenschaftlichen Tatsache, in: Ders. u. B. Chołuj (Hg.), Von der wissenschaftlichen Tatsache zur Wissensproduktion. Luwik Fleck und seine Bedeutung für die Wissenschaft und Praxis (= Studien zur Ethik in Ostmitteleuropa, Bd. 11), Frankfurt/Main 2007, S. 325–342.

Jones, E. u. a., War Pensions (1900–1945). Changing Models of Psychological Understanding, in: British Journal of Psychiatry 180 (2002), S. 374–379.

– Flashbacks and Post-traumatic stress disorder. The Genesis of a 20th-century Diagnosis, in: British Journal of Psychiatry 182 (2003), S. 158–163.

Jones, E. u. S. Wessely, Psychiatric Battle Casualities. An Intra- and Interwar Comparison, in: British Journal of Psychiatry 178 (2001), S. 242–247.

– Shell Shock to PTSD, Military Psychiatry from 1900 to the Gulf War, Hove 2005, S. 139–170.

– War Syndromes, The Impact of Culture in Medically Unexplained Symptoms, in: Medical History 49 (2005), S. 55–78.

Jones, E., The Psychology of Killing: The Combat Experience of British Soldiers during the First World War, in: Journal of Contemporary History 2 (2006), S. 229–246.

Kaminsky, U., Die NS-»Euthanasie«. Ein Forschungsüberblick, in: K.-D. Henke (Hg.), Tödliche Medizin im Nationalsozialismus. Von der Rassenhygiene zum Massenmord (= Schriften des Deutschen Hygiene Museums, hg. v. G. Staupe, Bd. 7), Köln 2008, S. 269–290.

Kaplan, M., Konsolidierung eines bürgerlichen Lebens im kaiserlichen Deutschland 1871–1918, in: Dies. (Hg.), Geschichte des jüdischen Alltags in Deutschland. Vom 17. Jahrhundert bis 1945, München 2003, S. 226–346.

Kater, M. H., Ärzte als Hitlers Helfer, Hamburg 2000.

– Die soziale Lage der Ärzte im NS-Staat, in: A. Ebbinghaus u. K. Dörner (Hg.), Vernichten und Heilen. Der Nürnberger Ärzteprozeß und seine Folgen, Berlin 2001, S. 51–67.

Kaufmann, D., »Kriegsbeschädigungen« Ehefrauen und Witwen sogenannter Kriegsneurotiker in der Weimarer Republik, in: B. Duden, u. a. (Hg.), Geschichte in Geschichten. Ein historisches Lesebuch, S. 195–200.

– »Widerstandsfähige Gehirne« und »kampfunlustige Seelen«. Zur Mentalitäts- und Wissenschaftsgeschichte des I. Weltkriegs, in: M. Hagner (Hg.), Ecce Cortex. Beiträge zur Geschichte des modernen Gehirns, Göttingen 2000, S. 206–223.

– Aufklärung, bürgerliche Selbsterfahrung und die »Erfindung« der Psychiatrie in Deutschland, 1770–1850 (= Veröffentlichung des MPI für Geschichte, Bd. 122), Göttingen 1995.

– Eugenische Utopie und wissenschaftliche Praxis im Nationalsozialismus. Zur Wissenschaftsgeschichte der Schizophrenieforschung, in: W. Hardtwig (Hg.), Utopie und politische Herrschaft im Europa der Zwischenkriegszeit, München 2003, S. 309–325.

– (Hg.), Geschichte der Kaiser-Wilhelm-Gesellschaft im Nationalsozialismus. Bestandsaufnahme und Perspektiven der Forschung (= Geschichte der Kaiser-Wilhelm-Gesellschaft im Nationalsozialismus, hg. v. R. Rürup und W. Schieder), 2 Bde., Göttingen 2000.

Kaufmann, F. X., Sozialpolitisches Denken. Die deutsche Tradition, Frankfurt/Main 2003.

Kern, B.-R., u. a., »Die Freigabe der Vernichtung lebensunwerten Lebens« – Juristi-

sche Perspektiven, in: Ortrun Riha (Hg.): »Die Freigabe der Vernichtung lebensunwerten Lebens«. Beiträge des Symposiums über Karl Binding und Alfred
Hoche am 2. Dezember 2004 in Leipzig, Aachen 2005, S. 145–154.

Kershaw, I., Der NS-Staat. Geschichtsinterpretationen und Kontroversen im Überblick, Reinbek bei Hamburg 1994.

Kienitz, S., Körper – Beschädigungen. Kriegsinvalidität und Männlichkeitskon-
struktionen in der Weimarer Republik, in: K. Hagemann u. S. Schüler-Springorum
(Hg.), Heimat – Front. Militär und Geschlechterverhältnisse im Zeitalter der
Weltkriege, Frankfurt 2002, S. 188–207.

– Beschädigte Helden. Kriegsinvalidität und Körperbilder 1914–1923 (= Krieg in
der Geschichte, Bd. 41), Paderborn 2008.

Killen, A., From Shock to Schreck: Psychiatrists, Telephone Operators und Traumatic
Neurosis in Germany, 1900–1926, in: Journal of Contemporary History 38/2
(2003), S. 201–220.

Kittel, I.-W., Arthur Kronfeld 1886–1941. Ein Pionier der Psychologie, Sexualwissenschaft und Psychotherapie, Ausstellung vom 6. Juni bis 28. Juni 1988 in der
Universität Konstanz, Konstanz 1988.

Klee, E., »Euthanasie« im NS-Staat. Die »Vernichtung lebensunwerten Lebens«,
Frankfurt/Main 2004.

Kleinschmidt, C., ›Unproduktive Lasten‹: Kriegsinvaliden und Schwerbeschädigte in
der Schwerindustrie nach dem Ersten Weltkrieg, in: Jahrbuch für Wirtschaftsgeschichte 2 (1994), S. 155–165.

Kloocke, R. u. a., Psychological Injury in the two World Wars: Changing Concepts
and Terms in German Psychiatry, in: History of Psychiatry 16 (2005), S. 43–64.

Klosterkötter, J., Traditionelle Klassifikationssysteme, in: H.-J. Möller u. a. (Hg.),
Psychiatrie und Psychotherapie, Berlin 2003², S. 327–348.

Koch-Hillebrecht, M., Hitler – ein Sohn des Krieges. Fronterlebnis und Weltbild,
München 2003.

Köck, W., Kausalität und Zurechnung im Haftungsrecht. Klassische und moderne
Problemkonstellationen, in: W. Lübbe (Hg.), Kausalität und Zurechnung. Über
Verantwortung in komplexen kulturellen Prozessen, Berlin u. New York, 1994,
S. 9–40.

Kohl, W., Das Reichsverwaltungsgericht. Ein Beitrag zur Entwicklung der Verwaltungsgerichtsbarkeit in Deutschland, Tübingen 1991.

Kramer, J., Die Rentenneurose. Problemgebiet zwischen Medizinern und Juristen?,
Diss. med., Göttingen 1989.

Kranig, A., Nationalsozialistische Arbeitsmarkt- und Arbeitseinsatzpolitik, in: H.-P.
Benöhr (Hg.), Arbeitsvermittlung und Arbeitslosenversorgung in der neueren
deutschen Rechtsgeschichte (= Beiträge zur Rechtsgeschichte des 20. Jahrhunderts, Bd. 5), Tübingen 1991, S. 171–216.

Krassnitzer, P., Die Geburt des Nationalsozialismus im Schützengraben. Formen der
Brutalisierung in den Autobiographien von nationalsozialistischen Frontsoldaten,
in: J. Dülffer u. G. Krumeich (Hg.), Der verlorene Frieden. Politik und Kriegs-

kultur nach 1918 (= Schriften der Bibliothek für Zeitgeschichte N. F. Bd. 15), Essen 2002, S. 119–148.

Kraus, H.-C. u. T. Nicklas (Hg.), Geschichte der Politik. Alte und Neue Wege (= Historische Zeitschrift, Beiheft 44), München 2007.

Kreuter, A., Deutschsprachige Neurologen und Psychiater. Ein biographisch-bibliographisches Lexikon bis zur Mitte des 20. Jahrhunderts, 2 Bde, München 1996.

Kroll, F.-L., Utopie als Ideologie. Geschichtsdenken und politisches Handeln im Dritten Reich, Paderborn 1999.

Krumeich, G.: Der Mensch als »Material«. Verdun, 21. Februar bis 9. September 1916, in: S. Förster, u. a., Schlachten der Weltgeschichte. Von Salamis bis Sinai, München 2001, S. 295–305.

– Langemarck, in: E. Francois u. H. Schulze, Deutsche Erinnerungsorte, Bd. 3, München 2001, S. 292–309.

– Nationalsozialismus und Erster Weltkrieg, in: Begrifflichkeiten und theoretischen Probleme der Moderne als Epochenbegriff und analytische Kategorie U. Schneider u. L. Raphael (Hg.), Dimensionen der Moderne. Festschrift für Christoph Dipper, Frankfurt 2008, S. 393–402.

– Versailles 1919. Der Krieg in den Köpfen, in: Ders. (Hg.), Versailles 1919. Ziele – Wirkung – Wahrnehmung (= Schriften der Bibliothek für Zeitgeschichte, hg. v. G. Hirschfeld, NF Bd. 14), Essen 2001, S. 11–16.

Kühl, S., Die Internationale der Rassisten. Der Aufstieg und Niedergang der internationalen Bewegung für Eugenik und Rassenhygiene im zwanzigsten Jahrhundert, Frankfurt/Main u. New York 1997.

Labisch, A. u. F. Tennstedt, Der Weg zum »Gesetz über die Vereinheitlichung des Gesundheitswesens« vom 3. Juli 1934. Entwicklungslinien und -momente des staatlichen und kommunalen Gesundheitswesens in Deutschland, Bd. 1–2 (= Schriftenreihe der Akademie für öffentliches Gesundheitswesen in Düsseldorf, Bd. 13), Düsseldorf 1985.

Labisch, A., Die »hygienische Revolution« im medizinischen Denken. Medizinisches Wissen und ärztliches Handeln, in: A. Ebbinghaus u. K. Dörner, Vernichten und Heilen. Der Nürnberger Ärzteprozess und seine Folgen, Berlin 2001, S. 68–92.

– Stand und Perspektiven der Medizingeschichte in Deutschland, in: Medizinhistorisches Journal, 37 (2002), S. 352–379.

– The Social Construction of Health, in: J. Lachmund u. G. Stolberg (Hg.), The Social Construction of Illness (= MedGG 1) Stuttgart 1992, S. 83–101.

Lachmund, J. u. G. Stolberg (Hg.), The Social Construction of Illness (= MedGG 1) Stuttgart 1992.

Lange, H. u. G. Schiemann, Schadensersatz (= Handbuch des Schuldrechts in Einzeldarstellungen, hg. v. J. Gernhuber, Bd. 1), Tübingen 2003[3].

Laplanche, J. u. J.-B. Pontalis, Das Vokabular der Psychoanalyse, 10. A., Stuttgart 1991.

Landwehr, Achim: Diskurs – Macht – Wissen. Perspektiven einer Kulturgeschichte des Politischen, in: Archiv für Kulturgeschichte 85 (2003), S. 71–118

Latour, B. u. S. Woolgar, Labotary Life. The Construction of Scientific Facts, Beverly Hills 1986.

Leed, E., Fateful Memories: Industrialized War and Traumatic Neurosis, in: Journal of Contemporary History, 35, 2000, S. 85–100

Leese, P., Shell Shock: Traumatic Neurosis and the British Soldiers of the First World War. London 2002.

Lembach, F., Die »Kriegsneurose« in deutschsprachigen Fachzeitschriften der Neurologie und Psychiatrie von 1889 bis 1922, Diss. med, Mannheim 1998.

Lemmens, F., Zur Entwicklung der Militärpsychiatrie in Deutschland zwischen 1870 und 1918, in: »Medizin für den Staat – Medizin für den Krieg«. Aspekte zwischen 1914 und 1945 (= Abhandlungen zur Geschichte der Medizin und der Naturwissenschaften, H. 69), Husum 1994, S. 35–44.

Lengwiler, M., Risikopolitik im Sozialstaat. Die Schweizer Unfallversicherung 1870–1970 (= Industrielle Welt. Schriftenreihe des Arbeitskreises für moderne Sozialgeschichte, hg. v. L. Raphael und F. Wilhelm Graf, Bd. 69). Köln u. a. 2006.

– Zwischen Klinik und Kaserne. Die Geschichte der Militärpsychiatrie in Deutschland und der Schweiz 1870–1914, Zürich 2000.

Lengwiler, M. u. J. Madarász, Einleitung, in: Dies. (Hg.), Das präventive Selbst. Eine Kulturgeschichte moderner Gesundheitspolitk, Bielefeld 2010, S. 11–28.

Lepenies, W., Von der Geschichte der Politik der Mentalitäten, in: HZ 261 (1995), S. 673–694.

– Hysterical Men. War, Psychiatry, and the Politics of Trauma in Germany, 1890–1930, Ithaca 2003.

– »Ein Sieg deutschen Willens: Wille und Gemeinschaft in der deutschen Kriegspsychiatrie, in: W. U. Eckart u. C. Gradmann (Hg.): Die Medizin und der Erste Weltkrieg, Pfaffenweiler 1996, S. 85–107.

– Rationalizing the Therapeutic Arsenal: German Neuropsychiatry in the World War I, in: G. Cocks u. M. Berg (Hg.), Medicine and Modernity: Public Health and Medical Care in 19th and 20th Century Germany, New York 1997, S. 121–148.

Leven, K.-H., Krankheiten – historische Deutung versus retrospektive Diagnostik, in: P. Nolte u. T. Schlich (Hg.), Medizingeschichte. Aufgaben, Probleme, Perspektiven, Frankfurt/Main 1998, S. 153–185.

Leys, R., Trauma. A Genealogy, Chicago 2000.

Lockot, R., Erinnern und Durcharbeiten. Zur Geschichte der Psychoanalyse und Psychotherapie im Nationalsozialismus, Frankfurt/Main 1985.

Loughran, T., Hysteria and Neurasthenie in pre-1914 British Medical Discourse and in Histories of Shell-Shock, in: History of Psychiatry 19 (2008), S. 25–46.

Loetz, F., »Medikalisierung« in Frankreich, Großbritannien und Deutschland, 1750–1850. Ansätze, Ergebnisse und Perspektiven der Forschung, in: W. Eckart u. R. Jütte (Hg.), Das europäische Gesundheitssystem. Gemeinsamkeiten und Unterschiede in historischer Perspektive, Stuttgart 1994, S. 123–161.

Löwy, I., Introduction: Ludwik Fleck's epistemology of medicine and biomedical sciences, in: Studies in History and Philosophy of Biological and Biomedical Sciences 35 (2004), S. 437–445.

378

Maehle, A. H., Zwischen medizinischem Paternalismus und Patientenautonomie: Albert Molls »Ärztliche Ethik« (1902) im historischen Kontext, in: A. Frewer u. J. N. Neimann (Hg.), Medizingeschichte und Medizinethik. Kontroversen und Begründungsansätze 1900–19050, Frankfurt/Main 2001, S. 33–56.

Maetze, G., Psychoanalyse in Deutschland, in: Die Psychologie im 20. Jahrhundert, Bd. 2: Freud und die Folgen, hg. von Dieter Eicke, Zürich 1976, S. 1145–1179.

Majer, D., Grundlagen des nationalsozialistischen Rechtssystems. Führerprinzip, Sonderrecht, Einheitspartei, Stuttgart u. a. 1987.

Malleier, E., Formen männlicher Hysterie. Die Kriegsneurosen im Ersten Weltkrieg, in: E. Mixa u. E. Malleier u. a. (Hg.), Körper – Geschlecht – Geschichte. Historische und aktuelle Debatten in der Medizin, Innsbruck 1996, S. 147–163.

Mason, T. W., Zur Entstehung des Gesetzes zur Ordnung der nationalen Arbeit, vom 20. Januar 1934. Ein Versuch über das Verhältnis »archaischer« und »moderner« Momente in der neuesten deutschen Geschichte, in: H. Mommsen u. a. (Hg.), Industrielles System und politische Entwicklung in der Weimarer Republik, 2 Bde., Düsseldorf 1977, Bd. 1, S. 322–351.

Mason, T. M., Sozialpolitik im Dritten Reich, Opladen 1977.

Mayer-Maly, T., Arbeitsrecht, Arbeitsgerichtsbarkeit und Nationalsozialismus, in: F. J. Säcker (Hg.), Recht und Rechtslehre im Nationalsozialismus, Baden-Baden 1992, S. 125–140.

Mayntz, R. (Hg.), Implementation politischer Programme II. Ansätze zur Theoriebildung, Opladen 1983.

– Implementation politischer Programme. Empirische Forschungsberichte, Königstein/Taunus 1980.

– Die Implementation politischer Programme. Theoretische Überlegungen zu einem neuen Forschungsgebiet, in: Dies. (Hg.), Implementation politischer Programme. Empirische Forschungsergebnisse, Königstein 1980, S. 236–249.

– Soziologie der öffentlichen Verwaltung, Heidelberg 1978.

McNally, R. J., Remembering Trauma, Cambridge 2003.

Meder, S., Rechtsgeschichte, Köln 2005[2].

Mergel, T., Überlegungen zu einer Kulturgeschichte der Politik, in: GG 28 (2002), S. 574–607.

Merridale, C., The Collective Mind: Trauma and Shell-Shock in Twentieth-Century Russia, in: Journal of Contemporary History 35 (2000), S. 39–55.

Micale, M. S. u. P. Lerner (Hg.), Traumatic Pasts. History, Psychiatry, and Trauma in the Modern Age, 1870–1930, Cambridge 2001.

Michl, S., Im Dienste des »Volkskörpers«. Deutsche und französische Ärzte im Ersten Weltkrieg (= Kritische Studien zur Geschichtswissenschaft, Bd. 177), Göttingen 2007.

Mollin, V., Auf dem Weg zur »Materialschlacht«. Vorgeschichte und Funktionieren des Artillerie-Industrie-Komplexes im Deutschen Kaiserreich, Pfaffenweiler 1986.

Moser, G., Der Arzt im Kampf gegen »Begehrlichkeit und Rentensucht« im deutschen Kaiserreich und in der Weimarer Republik, in: Jahrbuch für kritische Medizin 16 (1992), S. 161–183.

Mosse, G. L., Gefallen für das Vaterland. Nationales Heldentum und nationales Sterben, Stuttgart 1993.

Mülder-Bach, I. (Hg.), Modernität und Trauma. Beiträge zum Zeitenbruch des Ersten Weltkriegs, Wien 2000.

Müller, R., Wege zum Ruhm. Militärpsychiatrie im Zweiten Weltkrieg. Das Beispiel Marburg, Köln 2001.

Müller, S. O., Die Nation als Waffe und Vorstellung. Nationalismus in Deutschland und Großbritannien im Ersten Weltkrieg (= Kritische Studien zur Geschichtswissenschaft, Bd. 158), Göttingen 2003.

Müller-Dietz, H., Recht im Nationalsozialismus. Gesammelte Beiträge (= Juristische Zeitgeschichte, Abt. 2, Bd. 8), Baden-Baden 2000.

Naumann, V., Kampf um Anerkennung. Die westdeutsche Kriegsfolgengesellschaft im Spiegel der Versorgungsämter, in: K. Naumann (Hg.), Nachkrieg in Deutschland, Hamburg 2001, S. 364–383.

Neria, Y. u. a., Post-traumatic stress disorder following disasters: a systematic review, in: Psychological Medicine 38 (2008), S. 567–480.

Neumann, J. N., Hauptströmungen der medizinischen Theoriediskussion in ihrer Bedeutung für die Medizinethik der Weimarer Republik, in: A. Frewer u. J. N. Neumann, Medizingeschichte und Medizinethik. Kontroversen und Begründungsansätze 1900–1950, Frankfurt 2001, S. 85–123.

Neumann, S., Die Parteien der Weimarer Republik, Stuttgart 1965.

Neumärker, K.-J., Karl Bonhoeffer. Leben und Werk eines deutschen Psychiaters und Neurologen in seiner Zeit, Berlin 1990.

- Karl Bonhoeffers Entscheidungen zur Zwangssterilisation und Euthanasie. Versuch einer ethischen Beurteilung unter Berücksichtigung D. Bonhoeffers, in: C. Gestrich u. J. Neugebauer (Hg.), Der Wert des menschlichen Lebens. Medizinische Ethik bei Dietrich Bonhoeffer und Karl Bonhoeffer, Berlin 2006, S. 33–65.

Niehuss, M., Arbeiterschaft in Krieg und Inflation. Soziale Schichtung und Lage der Arbeiter in Augsburg und Linz 1910 bis 1925 (= Veröffentlichungen der Historischen Kommission zu Berlin, Bd. 59), Berlin 1985.

Nipperdey, T., 1933 und die Kontinuität der deutschen Geschichte, in: HZ 227 (1978), S. 86–101.

- Deutsche Geschichte 1866–1918, Bd. 1: Arbeitswelt und Bürgergeist, München 1998.

Noak, T. u. H. Fangerau: Zur Geschichte des Verhältnisses von Arzt und Patient in Deutschland, in: S. Schulz u. a. (Hg.), Geschichte, Theorie und Ethik der Medizin. Eine Einführung, Frankfurt/Main 2006, S. 77–93.

Parsons, T., Definition von Gesundheit und Krankheit im Lichte der Wertbegriffe der sozialen Struktur Amerikas, in: A. Mitscherlich u. a. (Hg.), Der Kranke in der modernen Gesellschaft, Köln u. Berlin 1979, S. 57–87.

- Struktur und Funktion moderner Medizin, in: R. König u. M. Tönnesmann (Hg.), Probleme der Medizin-Soziologie, Köln 1958, S. 10–57.

Paul, N. u. T. Schlich, Einführung: Medizingeschichte, Aufgaben, Probleme, Perspektiven, in: Dies. (Hg.), Medizingeschichte, Aufgaben, Probleme, Perspektiven, Frankfurt 1998, S. 9–21.

Peres, J. F. u. a., Traumatic Memories: Bridging the Gap between Functional Neu-roimaging and Psychotherapy, in: The Australian and New Zealand Journal of Psychiatry 42 (2008), S. 478–488.

Petzina, D. u. a., Sozialgeschichtliches Arbeitsbuch, Bd. 3: Materialien zur Statistik des Deutschen Reiches 1914–1945, München 1978.

Peukert, D. J. K., Die Weimarer Republik. Krisenjahre der Klassischen Moderne, Frankfurt/Main 1987.

Platen-Hallermund, A., Die Tötung Geisteskranker in Deutschland, Frankfurt/Main 1948.

Porter, D. E., Health, Civilization and the State. A History of Public Health from Ancient to Modern Times, London 1999.

Porter, R., Die Kunst des Heilens. Eine medizinische Geschichte der Menschheit von der Antike bis heute, Berlin 2000.

– Madness. A Brief History, Oxford 2002.

– The Patient's View. Doing Medical History from Below, in: Theory and Society 14 (1985), S. 175–198.

Preller, L., Sozialpolitik in der Weimarer Republik, Düsseldorf 1978 [Erstauflage 1949].

Preussler, R., Zum Krankheitsbegriff bei Kurt Schneider, Diss. med., München 1989.

Prisching, M., Solidarität: Der vielschichtige Kitt gesellschaftlichen Zusammenle-bens, in: S. Lessenich (Hg.,), Wohlfahrtsstaatliche Grundbegriffe. Historische und aktuelle Diskurse (= Theorie der Gesellschaft, hg. v. A. Honneth, Bd. 52), Frankfurt/Main 2003, S. 157–190.

Prüll, C.-R., Medizin am Toten oder am Lebenden? Pathologie in Berlin und London, 1900–1945 (= Veröffentlichungen der Gesellschaft für Universitäts- und Wis-senschaftsgeschichte, hg. v. Rainer Christoph Schwinges, Bd. 5), Basel 2003.

Quindeau, I., Trauma und Geschichte. Interpretationen autobiografischer Erzäh-lungen von Überlebenden des Holocaust, Frankfurt/Main 1995.

Quinkert, B. u. a. (Hg.), Krieg und Psychiatrie 1914–1950 (= Beiträge zur Geschichte des Nationalsozialismus, Bd. 26), Göttingen 2010.

Radkau, J., Das Zeitalter der Nervosität. Deutschland zwischen Bismark und Hitler, München 1998.

– Die wilhelminische Ära als nervöses Zeitalter, oder: Die Nerven als Netz zwischen Tempo- und Körpergeschichte, in: GG 2 (1994), S. 211–241.

Rädlinger, C., 100 Jahre Arbeitsamt München. 1895–1995. Von der Arbeitsvermitt-lung zur Arbeitsförderung, München 1995.

Raphael, L., Die Verwissenschaftlichung des Sozialen als methodische und konzep-tionelle Herausforderungen für eine Sozialgeschichte des 20. Jahrhunderts, in: GG 2 (1996), S. 165–193.

– Experten im Sozialstaat, in: H. G. Hockerts (Hg.), Drei Wege deutscher Sozial-staatlichkeit. NS-Diktatur, Bundesrepublik und DDR im Vergleich (= Schriftenreihe der Vierteljahrshefte für Zeitgeschichte, Bd. 76.), München 1998, S. 231 – 258.

– Sozialexperten in Deutschland zwischen konservativem Ordnungsdenken und rassistischer Utopie (1918 – 1945), in: W. Hardtwig (Hg.), Utopie und politische Herrschaft im Europa der Zwischenkriegszeit (Schriften des Historischen Kollegs, Kolloquien 56), München 2003, S. 327 – 346.

Rauh, P., Von Verdun nach Grafeneck. Die psychisch kranken Veteranen des Ersten Weltkriegs als Opfer der nationalsozialistischen Krankenmordaktion T4, in: B. Quinkert u. a. (Hg.), Krieg und Psychiatrie 1914 – 1950 (= Beiträge zur Geschichte des Nationalsozialismus, Bd. 26), Göttingen 2010, S. 54 – 74.

Recker, M.-L., Nationalsozialistische Sozialpolitik im Zweiten Weltkrieg, München 1985.

Reichsversicherungsamt, Bestand R 89, Teil 1: Zentralbüro (= Findbücher zu den Beständen des Bundesarchivs, Bd. 32), Koblenz 1990, bearb. v. H.-D. Kreikamp.

Reidegeld, E., Sozialpolitik in Deutschland, Bd. 2: Sozialpolitik in Demokratie und Diktatur 1919 – 1945, Wiesbaden 2006.

Reif, S., Hunger, Wohnungsnot, Arbeitslosigkeit, »Demobilmachung«. Folgen des Ersten Weltkrieges in München, in: S. Krafft, Zwischen den Fronten. Münchner Frauen in Krieg und Frieden 1900 – 1950, München 1995, S. 108 – 122.

Reimann, A., Die heile Welt der Stahlgewitter: Deutsche und englische Feldpost aus dem Ersten Weltkrieg, in: G. Hirschfeld u. a. (Hg.), Kriegserfahrungen. Studien zur Sozial- und Mentalitätsgeschichte des Ersten Weltkrieges (= Schriften der Bibliothek für Zeitgeschichte NF, hg. v. G. Hirschfeld, Bd. 5), Essen 1997, S. 129 – 145.

Reinecke, C., Krisenkalkulationen. Demographische Krisenszenarien und statistische Expertise in der Weimarer Republik, in: M. Föllmer u. R. Graf (Hg.), Die »Krise« der Weimarer Republik. Zur Kritik eines Deutungsmusters, Frankfurt/ Main 2005, S. 209 – 240.

Riedesser, P. u. A. Verderber, »Maschinengewehre hinter der Front«. Zur Geschichte der deutschen Militärpsychiatrie, Frankfurt/Main 1996.

Rimpau, W., Viktor von Weizsäcker im Nationalsozialismus, in: G. Hohendorf u. A. Magull-Seltenreich (Hg.), Von der Heilkunde zur Massentötung. Medizin im Nationalsozialismus, Heidelberg 1990, 113 – 135.

Ringer, F. K., Die Gelehrten. Der Niedergang der deutschen Mandarine 1890 – 1933, Stuttgart 1983.

– The Decline of the German Mandarins. The German Academic Community 1890 – 1933, Cambridge/Massachussetts 1969.

Ritter, G. u. J. Kramer, Unfallneurose, Rentenneurose: posttraumatic stress disorder (PTSD), Erlangen 1991.

Ritter, G. A., Der Sozialstaat, Entstehung und Entwicklung im internationalen Vergleich (= Historische Zeitschrift Beiheft 11), München 1991².

– Entstehung und Entwicklung des Sozialstaates in vergleichender Perspektive. in: HZ 243 (1986), S. 8 – 10.

Roelcke, V., Biologizing Social Facts. An early 20th Century Debate on Kraepelin's

Concepts of Culture, Neurasthenia, and Degeneration, in: Culture, Medicine and Psychiatry 21 (1997), S. 383 – 403.

- Die Entwicklung der Psychiatrie zwischen 1880 und 1932. Theoriebildung, Institutionen, Interaktionen mit zeitgenössischen Wissenschafts- und Sozialpolitik, in: Bruch, R. vom u. Kaderas, B. (Hg.), Wissenschaften und Wissenschaftspolitik. Bestandsaufnahmen zu Formationen, Brüchen und Kontinuitäten im Deutschland des 20. Jahrhunderts, Stuttgart 2002, S. 109 – 124.
- Krankheit und Kulturkritik. Psychiatrische Gesellschaftsdeutungen im bürgerlichen Zeitalter (1790 – 1914), Frankfurt/Main 1999.
- Laborwissenschaft und Psychiatrie. Prämissen und Implikationen bei Emil Kraepelins Neuformulierung der psychiatrischen Krankheitslehre, in: C. Gradmann u. T.Schlich, Strategien der Kausalität. Konzepte der Krankheitsverursachung im 19. und 20. Jahrhundert (= Neuere Medizin- und Wissenschaftsgeschichte, Quellen und Studien, Bd. 5), Pfaffenweiler 1999, S. 93 – 116.
- Möglichkeiten und Grenzen der Anwendung eines kulturwissenschaftlichen Konzepts in der Medizingeschichte, in: P. Nolte u. T. Schlich (Hg.), Medizingeschichte. Aufgaben, Probleme, Perspektiven, Frankfurt/Main 1998, S. 107 – 129.
- Programm und Praxis der psychiatrischen Genetik an der Deutschen Forschungsanstalt für Psychiatrie unter Ernst Rüdin. Zum Verhältnis von Wissenschaft, Politik und Rassebegriff vor und nach 1933, in: Medizin Historisches Journal 1 (2002), S. 21 – 56.

Rönz, W.-D., Leben und Werk von Wladimir G. Eliasberg, Diss. med., Mainz 1975.

Roth, K. H., Psychosomatische Medizin und »Euthanasie«: Der Fall Viktor von Weizsäcker, in: 1999. Zeitschrift für Sozialgeschichte des 20. und 21. Jahrhunderts 1 (1986), S. 65 – 99.

Rother, R., Der unbekannte Soldat, in: G. P. Groß (Hg.), Die vergessene Front. Der Osten 1914/15. Ereignis, Wirkung, Nachwirkung (= Zeitalter der Weltkriege Bd. 1), Paderborn 2006, S. 353 – 372.

Rotzoll, M. u. a. (Hg.), Die nationalsozialistische »Euthanasie«-Aktion »T4« und ihre Opfer. Geschichte und ethische Konsequenzen für die Gegenwart, Paderborn u. a. 2010.

Dies. u. a., Die nationalsozialistische »Euthanasie«-Aktion »T4«. Historische Forschung, individuelle Lebensgeschichten und Erinnerungskultur, in: Der Nervenarzt 81 (2010), S. 1326 – 1332.

Roudeboush, M., A Patient Fights Back. Neurology in the Court of Public Opinion in France during the First World War, in: Journal of Contemporary History 35 (2000), S. 29 – 38.

Rüdenburg, B., Die Rückkehrer aus »Grafeneck« in der Heil- und Pflegeanstalt Zwiefalten, in: M. Rotzoll u. a. (Hg.), Die nationalsozialistische »Euthanasie«-Aktion »T4« und ihre Opfer. Geschichte und ethische Konsequenzen für die Gegenwart, Paderborn u. a. 2010, S. 152 – 155.

Rudloff, Wilfried, Die Wohlfahrtsstadt. Kommunale Ernährungs-, Fürsorge- und Wohnungspolitik am Beispiel Münchens 1910 – 1933, 2 Bde., München 1998.

- Einleitung: Politikberatung als Gegenstand historischer Betrachtung. Forschungsstand, neue Befunde, übergreifende Fragestellungen, in: Ders. u. S. Fisch (Hg.), Experten und Politik: Wissenschaftliche Politikberatung in geschichtlicher Perspektive, Berlin 2004, S. 13–57.

Rüther, M., Ärztliches Standeswesen im Nationalsozialismus 1933–1945, in: R. Jütte (Hg.). Geschichte der deutschen Ärzteschaft. Organisierte Berufs- und Gesundheitspolitik im 19. und 20. Jahrhundert, Köln 1997, S. 143–193.

Rüthers, B., Entartetes Recht. Rechtslehren und Kronjuristen im Dritten Reich, München 1988.

– Wir denken die Rechtsbegriffe um. Weltanschauung als Auslegungsprinzip, Zürich 1987.

Sachße, C. u. F. Tennstedt, Geschichte der Armenfürsorge in Deutschland, Bd. 2: Fürsorge und Wohlfahrtspflege 1871–1929, Stuttgart u. a. 1988.

– Geschichte der Armenfürsorge in Deutschland, Bd. 3: Der Wohlfahrtsstaat im Nationalsozialismus, Stuttgart u. a. 1992.

– Sicherheit und Disziplin: Eine Skizze zur Einführung, in: Dies. (Hg.), Soziale Sicherheit und soziale Disziplinierung. Beiträge zu einer Theorie der Sozialpolitik, Frankfurt/Main 1986, S. 11–44.

Sarat, A. u. a., Trauma and Memory. Between Individual and Collective Experiences, in: Dies. (Hg.), Trauma and Memory. Reading. Healing, and Making Law, Palo Alto 2007, S. 3–18.

Schabel, E., Zwischen den Weltkriegen. Kritik des imperialistischen Kriegs und die Gaskriegdebatte im Verein Sozialistischer Ärzte, 1924–1936, in: J. Bleker u. H.-P. Schmiedebach (Hg.), Medizin und Krieg. Das Dilemma der Heilberufe 1865–1985, Frankfurt/Main 1987, S. 173–190.

Scheller, H.: Martin Reichardt, in: Der Nervenarzt 38 (1967), S. 477–478.

Schieder, W., Die Umbrüche von 1918, 1933, 1945 und 1989 als Wendepunkte deutscher Geschichte, in D. Papenfuß u. W. Schieder (Hg.), Deutsche Umbrüche im 20. Jahrhundert. Tagungsbeiträge eines Symposiums der Alexander von Humboldt-Stiftung Bonn-Bad Godesberg 14.–18. März 1999 in Bamberg, Köln 2000, S. 3–18.

Schilling, R., »Kriegshelden«. Deutungsmuster heroischer Männlichkeit in Deutschland 1813–1945 (= KriG, hg. v. Förster, Stig u. a., Bd. 15), Paderborn 2002.

Schipperges, H., *Homo patients*. Zur Geschichte des kranken Menschen, München 1985.

Schlich, T., Wissenschaft: Die Herstellung wissenschaftlicher Fakten als Thema der Geschichtsforschung, in: P. Nolte u. T. Schlich (Hg.), Medizingeschichte: Aufgaben, Probleme, Perspektiven. Frankfurt/Main u. New York 1998, S. 107–129.

Schmidt, M. G., Sozialpolitik. Historische Entwicklung und internationaler Vergleich (= Grundwissen Politik, Bd. 2, hg. v. U. von Alemann und L. Kißler), Opladen 1988.

Schmidt-Recla, A., Theorien der Schuldfähigkeit. Psychowissenschaftliche Konzepte zur Beurteilung strafrechtlicher Verantwortlichkeit im 19. und 20. Jahrhundert (= Leipziger Juristische Studien, hg. v. E. Becker-Eberhard u. a., Bd. 4), Leipzig 2000.

Schmiedebach, H.-P., Politische Positionen und ethisches Engagement: Julius Moses und die Medizin im 20. Jahrhundert, in: M. Schneider (Hg.), Julius Moses. Schrittmacher der sozialdemokratischen Gesundheitspolitik in der Weimarer Republik. Vorträge anlässlich der Ausstellungseröffnung am 15. Dezember 2005 in der Friedrich-Ebert-Stiftung, Berlin (= Gesprächskreis Geschichte, H. 65), Bonn 2006, S. 9–37

– Post-traumatic neurosis in nineteenth-century Germany: a disease in political, juridicial and professional context, in: History of Psychiatry 10 (1999), S. 27–57.

– The Mentally Ill Patient Caught Between State Demands and the Professional Interest of Psychiatrists, in: M. Berg u. G. Cocks (Hg.), Medicine and Modernity. Public Health and Medical Care in 19th and 20th Century Germany, Cambridge 1997, S. 99–119.

Schmitt, W., Die posttraumatische Belastungsstörung im sozialen Entschädigungsrecht. Von der unüberprüfbaren Tatsachenfeststellung zur berechenbaren Rechtsanwendung, in: Vierteljahrsschrift für Sozialrecht 1 (2006), S. 69–84.

Schmitz-Berning, C., Vokabular des Nationalsozialismus, Berlin 1998.

Schmuhl, H.-W., Arbeitsmarktpolitik und Arbeitsmarktpolitik in Deutschland 1871–2002, Zwischen Fürsorge, Hoheit und Markt, Nürnberg 2003.

– Grenzüberschreitungen. Das Kaiser-Wilhelm-Institut für Anthropologie, menschliche Erblehre und Eugenik 1927–1945 (= Geschichte der Kaiser-Wilhelm-Gesellschaft im Nationalsozialismus, hg. v. R. Rürup und W. Schieder, Bd. 9), Göttingen 2005.

Schneider, M., Unterm Hakenkreuz, Arbeiter und Arbeiterbewegung 1933 bis 1939, Bonn 1999.

Schoenbaum, D., Die braune Revolution. Eine Sozialgeschichte des Dritten Reiches, Frankfurt/Main, 1999.

Schomerus, G., Ein Ideal und sein Nutzen. Ärztliche Ethik in England und Deutschland, 1902–1933 (= Medizingeschichte im Kontext Bd. 8), Frankfurt/Main 2001.

Schott, H. u. R. Tölle, Geschichte der Psychiatrie. Krankheitslehren. Irrwege. Behandlungsformen, München 2006.

Schröder, W. H. u.a., Historische Parlamentarismus-, Eliten- und Biographieforschung (= Historische Sozialforschung 11 [2000]), Köln 2000, S. 68–76.

Schüring, M., Minervas verstoßene Kinder. Vertriebene Wissenschaftler und die Vergangenheitspolitik der Max-Planck-Gesellschaft (= Geschichte der Kaiser-Wilhelm-Gesellschaft im Nationalsozialismus, hg. v. R. Rürup u. W. Schieder, Bd. 13), Göttingen 2006.

Schulze, W., Einführung in die Neuere Geschichte, Stuttgart 1996³.

Schwartz, F. W., Von der »medicinischen Polizey« zu den Gesundheitswissenschaften: zum Verhältnis von Gesundheitsexperten und Staat, in: S. Schleiermacher u. U. Schagen (Hg.), 100 Jahre Sozialhygiene, Sozialmedizin und Public Health in Deutschland (= Beiträge und Dokumente zur Zeitgeschichte der Medizin, Bd. 8), Berlin 2005, S. 1–12.

Schwartz, M., Sozialistische Eugenik. Eugenische Sozialtechnologien in Debatten und Politik der deutschen Sozialdemokratie 1890–1933, Bonn 1995.

Schwoch, R., Ärztliche Standespolitik im Nationalsozialismus. J. Hadrich und K. Haedenkamp als Beispiele (= Abhandlungen zur Geschichte der Medizin und der Naturwissenschaften, hg. v. Rolf Winau und Johanna Bleker, H. 95), Husum 2001.

Seidler, G. H. u. W. U. Eckart (Hg.), Möglichkeiten und Perspektiven einer historischen Traumaforschung (= Psyche und Gesellschaft, hg. v. Johann August Schülein und Hans-Jürgen Wirth), Gießen 2005.

Senn, M., Die Verrechtlichung der Volksgesundheit im Zeichen der Hygiene- und Rassenlehren, in: Zeitschrift der Savigny-Stiftung für Rechtsgeschichte, Germanistische Abteilung 116 (1999), S. 407–435.

Shepard, B., A War of Nerves, London 2000.

Shorter, E., Medicine and the Law, in: W. F. Bynum u. R. Porter (Hg.), Compagnion Encyclopedia of the History of Medicine, Bd. 2, London 1993, S. 1619–1640.

Showalter, E., The Female Malady. Women, Madness and British Culture, 1830–1980, London 1993.

– Hystories. Hysterical Epidemics and Modern Media, New York 1997.

Sieder, R., Behind the Lines. Working-class Family Life in wartime Vienna, in: R. Wall u. J. M. Winter (Hg.), The Upheaval of War. Family, Work and Welfare in Europe 1914–1918, Cambridge 1988. S. 109–138.

Siegel, D. J., Entwicklungspsychologische, interpersonelle und neurobiologische Dimensionen des Gedächtnisses. Ein Überblick, in: H. Welzer u. H. J. Markowitsch (Hg.), Warum sich Menschen erinnern können. Fortschritte der interdisziplinären Gedächtnisforschung, Stuttgart 2006, S. 19–49.

Siemen, H.-L., Psychiatrie in Nationalsozialismus, in: M. von Cranach u. Ders. (Hg.), Psychiatrie im Nationalsozialismus. Die bayerischen Heil- und Pflegeanstalten zwischen 1933 und 1945, München 1999, S. 15–34.

Siemens, D., Die »Vertrauenskrise der Justiz« in der Weimarer Republik, in: M. Föllmer u. R. Graf (Hg.), Die »Krise« der Weimarer Republik. Zur Kritik eines Deutungsmusters, Frankfurt/Main 2005, S. 139–163.

Sierck, U., Arbeit ist die beste Medizin. Zur Geschichte der Rehabilitationspolitik, Hamburg 1992.

Sontheimer, K., Antidemokratisches Denken in der Weimarer Republik. Die politischen Ideen des deutschen Nationalismus zwischen 1918 und 1933, München 1962[4].

Spitzer, C. u. a., Beobachtet, verfolgt, zersetzt – psychische Erkrankungen bei Betroffenen nichtstrafrechtlicher Repressionen in der ehemaligen DDR, in: Psychiatrische Praxis 34 (2007), S. 81–86.

Stertz, G., Karl Bonhoeffer (1868–1948), in: Kurt Kolle: Große Nervenärzte, Bd. 1: 21 Lebensbilder, Stuttgart 1956, S. 17–26.

Stolleis, M., Geschichte des Sozialrechts in Deutschland. Ein Grundriss, Stuttgart 2003.

– Recht im Unrecht. Studien zur Rechtsgeschichte des Nationalsozialismus, Frankfurt/Main 1994.

- Reichsversicherungsamt, in: A. Erler u. a. (Hg.), Handwörterbuch zur deutschen Rechtsgeschichte, Bd. 4,. Berlin 1990, S. 801–802.

Storz, D., Alpenkrieg, in: G. Hirschfeld u. a. (Hg.), Enzyklopädie Erster Weltkrieg, München u. a. 2003, S. 331–334.

Süß, W., Der »Volkskörper« im Krieg. Gesundheitspolitik, Gesundheitsverhältnisse und Krankenmord im nationalsozialistischen Deutschland, 1939–1945, München 2003.

Summerfield, D., War and Mental Health: A Brief Overview, in: British Medical Journal 321, 2000, S. 232–235.

Szöllösi-Janze, M., Der Wissenschaftler als Experte. Kooperationsverhältnisse von Staat, Militär, Wirtschaft und Wissenschaft, 1914–1933, in: D. Kaufmann (Hg.), Geschichte der Kaiser-Wilhelm-Gesellschaft im Nationalsozialismus. Bestandsaufnahme und Perspektiven der Forschung, Bd. 1, (= Geschichte der Kaiser-Wilhelm-Gesellschaft im Nationalsozialismus, hg. v. R. Rürup u. W. Schieder, Bd 1/1), Göttingen 2000, S. 46–64.

- National Socialism and the Sciences. Reflections, Conclusions, and Historical Perspectives, in: M. Szöllösi-Janze (Hg.), Science and the Third Reich (= German Historical Perspectives, hg. v. G. A. Ritter u. A. J. Nicholls, Vol. XII), Oxford 2001, S. 1–35.

- Politisierung der Wissenschaften – Verwissenschaftlichung der Politik. Wissenschaftliche Politikberatung zwischen Kaiserreich und Nationalsozialismus, in: S. Fisch u. W. Rudloff (Hg.), Experten und Politik: Wissenschaftliche Politikberatung in geschichtlicher Perspektive, Berlin 2004, S. 79–100.

- Wissensgesellschaft – ein neues Konzept zur Erschließung der deutsch-deutschen Zeitgeschichte?, in: H. G. Hockerts (Hg.), Koordinaten deutscher Geschichte in der Epoche des Ost-West-Konflikts (= Schriftenreihe des Historischen Kollegs, Kolloquium, Bd. 55), München 2004, S. 277–305.

Tennstedt, F., Berufsunfähigkeit im Sozialrecht. Ein soziologischer Beitrag zur Entwicklung der Berufsunfähigkeitsrenten in Deutschland, Frankfurt/Main 1972.

- Sozialgeschichte der Sozialversicherung, in: M. Blohmke (Hg.), Handbuch der Sozialmedizin, Bd. 3, Stuttgart 1976, S. 385–492.

Thomann, K.-D. u. M. Rauschmann, Die »posttraumatische Belastungsstörung« – historische Aspekte einer »modernen« psychischen Erkrankung im deutschen Sprachraum, in: Medizinhistorisches Journal 38 (2003), S. 105–113.

Thomann, K.-D., »Es gibt kein Krüppeltum, wenn der eiserne Wille vorhanden ist, es zu überwinden!«. K. Biesalski und die Kriegsbeschädigtenfürsorge 1914–1918, in: Medizinisch-orthopädische Technik 114 (1994), S. 114–121.

Thomas, G., Treating the Trauma of the Great War: Soldiers, Civilians, and Psychiatry in France, 1914–1940, Baton Rouge 2009.

Tilch, H. u. F. Arloth (Hg.), Deutsches Rechtslexikon, Bd. 2, München 2001.

Tölle, R., Die »Kriegsneurose« – ein frühes Modell der pluridimensional verstandenen psychiatrischen Traumatologie, in: Psychiatrische Praxis 32 (2005), S. 336–341.

Tragl, T., Solidarität und Sozialstaat. Theoretische Grundlagen, Probleme und Perspektiven des modernen sozialpolitischen Solidaritätskonzeptes (= Edition Sozialpolitik, hg. v. H.-R. Vetter u. Gregor Richter, Bd. 1), München 2000.

Trobisch-Lütge, S., Das späte Gift. Folgen politischer Traumatisierung in der DDR und ihre Behandlung, Gießen 2004.

Trommler, F., The Therapeutic Response. Continuities from World War I to National Socialism, in: B. Hüppauf (Hg.), War, Violence and the Modern Condition (= European Cultures. Studies in Literature and Arts, Bd. 8), Berlin 1997, S. 65–76.

Ulrich, B., Die Augenzeugen. Deutsche Feldpostbriefe in Kriegs- und Nachkriegszeit 1914–1933 (= Schriften der Bibliothek für Zeitgeschichte NF, hg. v. G. Hirschfeld, Bd. 8), Essen 1997.

– Die umkämpfte Erinnerung. Überlegungen zur Wahrnehmung und Darstellung des Ersten Weltkriegs in der Weimarer Republik, in: J. Duppler u. G. P. Groß (Hg.), Kriegsende 1918. Ereignis, Wirkung, Nachwirkung, München 1999, S. 367–375.

– Militärgeschichte von »unten«. Anmerkungen zu ihren Ursprüngen, Quellen und Perspektiven im 20. Jahrhundert, in: GG 22 (1996), S. 473–503

– Nerven und Krieg. Skizzierung einer Beziehung, in: B. Loewenstein (Hg.), Geschichte und Psychologie. Annäherungsversuche, Pfaffenweiler 1992, S. 163–191.

Verband Deutscher Rentenversicherungsträger (Hg.): Empfehlungen für die sozialmedizinische Beurteilung psychischer Störungen. Hinweise zur Begutachtung (= DRV-Schriften, Bd. 30), Frankfurt/Main 2001, S. 6.

Verhey, J., Der »Geist von 1914« und die Erfindung der Volksgemeinschaft, Hamburg 2000.

Vollmoeller, W., Was heißt psychisch krank? Der Krankheitsbegriff in Psychiatrie, Psychotherapie und Forensik, Stuttgart 1998.

Walter, B., Psychiatrie und Gesellschaft in der Moderne. Geisteskrankenfürsorge in der Provinz Westfalen zwischen Kaiserreich und NS-Regime, Paderborn 1996.

Wannagat, G., Lehrbuch des Sozialversicherungsrechts, Bd. 1, Tübingen 1965.

Watson, A., Self-Deception and Survival: Mental Coping Strategies on the Western Front, 1914–18, in: Journal of Contemporary History 42 (2006), S. 247–268.

Wehler, H.-U., Deutsche Gesellschaftsgeschichte, Bd. 4: 1914–1949, München 2003.

Weickmann, D., Rebellion der Sinne. Hysterie – ein Krankheitsbild als Spiegel der Geschlechterordnung (1880–1920), Frankfurt/Main 1997.

Weindling, P., Health, Race und German Politics between National Unification and Nazism 1870–1945, Cambridge 1989.

Weingart, P. u. a., Rasse, Blut Gene. Geschichte der Eugenik und Rassenhygiene in Deutschland, Frankfurt/Main 1988.

Weipert, M., »Mehrung der Volkskraft«. Die Debatte über Bevölkerung, Modernisierung und Nation 1890–1933, Paderborn 2006.

Weiß, E., Der Augenzeuge, Frankfurt/Main 1999 [Erstausgabe 1963].

Weiss, S. F., Humangenetik und Politik als wechselseitige Ressourcen. Das Kaiser-Wilhelm-Institut für Anthropologie, menschliche Erblehre und Eugenik im »Dritten Reich« (= Geschichte der Kaiser-Wilhelm-Gesellschaft im Nationalsozialismus, Bd. 17), Berlin 2004.

Welzer, H., Das soziale Gedächtnis, in: Ders. (Hg.), Das Soziale Gedächtnis. Geschichte, Erinnerung, Tradierung, Hamburg 2001, S. 9–21

Weyer von Schoultz, M., Max von Pettenkofer (1818–1901). Die Entstehung der modernen Hygiene aus den empirischen Studien menschlicher Lebensgrundlagen, Frankfurt/Main 2006.

Whalen, R. W., Bitter Wounds. German Victims of the Great War 1914–1939, Ithaka 1984.

Wiesemann, C. u. T. Schnalke (Hg.), Die Grenzen des Anderen. Medizingeschichte aus postmoderner Perspektive, Köln 1998.

Wildt, A., Solidarität – Begriffsgeschichte und Definition heute, in: K. Bayertz, Solidarität. Begriff und Problem, Frankfurt/Main 1998, S. 202–216.

Willms, A., Grundzüge der Entwicklung der Frauenarbeit von 1880 bis 1980, in: W. Müller u. a. (Hg.), Strukturwandel in der Frauenarbeit 1880–1980, Frankfurt 1983, S. 25–54.

Wilmanns, J. C. u. G. Hohendorf, Der Verlust des Mitgefühls in der Psychiatrie des Nationalsozialismus. Ideengeschichtlicher Hintergrund, in: H. Förstl (Hg.), Theory of Mind. Neurobiologie und Psychologie sozialen Verhaltens, Heidelberg 2007, S. 183–206.

Winstel, T., Verhandelte Gerechtigkeit. Rückerstattung und Entschädigung für jüdische NS-Opfer in Bayern und Westdeutschland, München 2006.

Winter, J. M., Shell Shock and the Cultural History of the Great War, in: Journal of Contemporary History 35 (2000), S. 7–11.

– Sites of Memory, Sites Of Mourning, Cambridge 1995.

– The Great War and the Persistence of Tradition: Languages of Grief, Bereavement, and Mourning, in: B. Hüppauf (Hg.), War, Violence and the Modern Condition (= European Cultures. Studies in Literature and the Arts, hg. v. W. Pape, Bd. 8), S. 33–45.

Withuis, J., Introduction: The Politics of War Trauma, in: Dies. u. A. Mooij (Hg.), The Politics of War Trauma. The aftermath of World War II in eleven European countries, Amsterdam 2010, S. 1–15.

Wirsching, A. (Hg.), Vernunftrepublikanismus in der Weimarer Republik. Politik, Literatur, Wissenschaft, Stuttgart 2008.

Woelk, W. u. F. Sparing, Forschungsergebnisse und -desiderate der deutschen Universitätsgeschichtsschreibung. Impulse einer Tagung, in: W. Woelk u. a. (Hg.), Universitäten und Hochschulen im Nationalsozialismus und in der frühen Nachkriegszeit, Stuttgart 2004, S. 7–32.

Woelk, W. u. a. (Hg.), Geschichte der Gesundheitspolitik in Deutschland. Von der Weimarer Republik bis in die Frühgeschichte der »doppelten Staatsgründung« (= Schriften zur Wirtschafts- und Sozialgeschichte, Bd. 73), Berlin 2002.

Wolff, E., Mehr als nur materielle Interessen: Die organisierte Ärzteschaft im Ersten Weltkrieg und in der Weimarer Republik, in: R. Jütte (Hg.). Geschichte der deutschen Ärzteschaft. Organisierte Berufs- und Gesundheitspolitik im 19. und 20. Jahrhundert, Köln 1997, S. 97–142.

Wollasch, A., Tendenzen und Probleme gegenwärtiger historischer Wohlfahrtsforschung in Deutschland, in: Westfälische Forschungen 43 (1993), S. 1–15.

Young, Allan, The Harmony of Illusions. Inventing Post-Traumatic Stress Disorder, Princeton 1995.

Zacher, Hans F., Verrechtlichung im Bereich des Sozialrechts, in: F. Kübler (Hg.), Verrechtlichung von Wirtschaft, Arbeit und sozialer Solidarität. Vergleichende Analysen, Baden-Baden 1984, S. 11–72.

– Abhandlungen zum Sozialrecht, hg. v. B. Baron v. Maydell u. E. Eichenhofer, Heidelberg 1983.

Zaretsky, E., Secrets of the Soul: A Social and Cultural History of Psychoanalysis, New York 2004.

Zeller, U., Psychotherapie in der Weimarer Zeit – die Gründung der »Allgemeinen Ärztlichen Gesellschaft für Psychotherapie« (AÄGP), Tübingen 2001.

Ziemann, B., Die deutsche Nation und ihr zentraler Erinnerungsort. Das »Nationaldenkmal für die Gefallenen im Weltkriege« und die Idee des »unbekannten Soldaten« 1914–1935, in: H. Berding u. a. (Hg.), Krieg und Erinnerung, Fallstudien zum 19. und 20. Jahrhundert, Göttingen 2000, S. 67–91.

– Die Konstruktion der Kriegsveteranen und die Symbolik seiner Erinnerung, in: J. Dülffer u. G. Krumeich (Hg.), Der verlorene Frieden. Politik und Kriegskultur nach 1918 (= Schriften der Bibliothek für Zeitgeschichte– NF, hg. v. G. Hirschfeld, Bd. 15), S. 101–118.

– Front und Heimat. Ländliche Kriegserfahrungen im südlichen Bayern 1914–1923 (= Veröffentlichungen des Instituts zur Erforschung der europäischen Arbeitsbewegung, Schriftenreihe A, Bd. 8), Leipzig 1997.

– Kriegsfreiwillige, in: G. Hirschfeld u. a., Enzyklopädie Erster Weltkrieg, München 2003, S. 639 f.

Sachregister

Wenn Sie weiterlesen möchten ...

Hedwig Richter
Pietismus im Sozialismus
Die Herrnhuter Brüdergemeine in der DDR

Seit ihrer Gründung im 18. Jahrhundert hat die Herrnhuter Brüdergemeine mit zivilgesell-schaftlichem Engagement und internationalen Verbindungen eine wichtige Rolle innerhalb des Protestantismus gespielt. Wie ging die sozialistische Obrigkeit der DDR mit dieser pie-tistischen Gemeinschaft um? Wie gelang es den Herrnhutern, im Sozialismus zu überleben? Hedwig Richter wirft allgemeine Probleme des Verhältnisses zwischen Herrschaft und Gesell-schaft in der Diktatur ebenso auf wie transfergeschichtliche Fragen nach den Möglichkeiten eines internationalen Austausches über den Eisernen Vorhang hinweg.

»[Die Studie] bietet viele interessante Informationen über Personen und Konstellationen, ihr sozialhistorischer Ansatz vermeidet auf fruchtbare Weise Vereinfachungen und sie regt zu weiteren Debatten über den kulturellen und zivilisatorischen Konflikt zwischen Religion und Kommunismus an.« *Ehrhart Neubert, www.sehepunkte.de*

Heinrich Hartmann
Organisation und Geschäft
Unternehmensorganisation in Frankreich und Deutschland 1890–1914

Dass Unternehmen jeweils eigene Formen von betrieblicher Organisation haben, scheint heu-te selbstverständlich. Dass diese Strukturen von viel mehr abhängig sind als von den Konzep-ten eines einzelnen Unternehmers, dagegen nicht immer. Vor dem Ersten Weltkrieg machten sich an den frühen wissenschaftlichen Reflexionen über betriebliche Strukturen auch natio-nale Ambitionen und soziale Problemlagen fest. Heinrich Hartmann untersucht die natio-nalen, sozialen und kulturellen Kontexte, aus denen sich am Anfang des 20. Jahrhunderts in Deutschland und Frankreich eine Organisationswissenschaft entwickelte.

Simone Derix
Bebilderte Politik
Staatsbesuche in der Bundesrepublik Deutschland 1949–1990

Derix lässt neben den deutschen Politikern der Bonner Republik eine Vielzahl von Akteuren auftreten: von den »hohen« Staatsgästen bis hin zu den »einfachen« Bürgern auf der Straße.

Nach dem Ende des Zweiten Weltkriegs hatten Staatsbesuche international Konjunktur, und von Anfang an erkannten die Westdeutschen das darstellerische Potenzial, das in diesen Er-eignissen lag. Sie konnten die Reisen der auswärtigen Staatsoberhäupter so gestalten, dass die Facetten der Bundesrepublik differenziert zum Ausdruck gebracht oder überhaupt erst ent-worfen wurden. Der Blick auf die exklusiven Gesellschaften der Festsäle und auf die Zuschau-er am Straßenrand gewährt tiefe Einsichten in den strukturellen Wandel des Verhältnisses zwischen Staat und Gesellschaft im Zeitalter der Massenmedien.

»Wie sie das Wie, Wer, Was und Warum von Staatsbesuchen seziert, ist durchweg erhellend und eine wahre Freude zu lesen.« *Anne Haeming, Das Parlament*

Niels P. Petersson

Anarchie und Weltrecht
Das Deutsche Reich und die Institutionen der Weltwirtschaft 1890–1930

Welche Probleme entstanden durch die neuen globalen Märkte für das Deutsche Reich? Wie konnte es gelingen, Rahmenbedingungen für den internationalen Handel und Kapitalverkehr zu schaffen?

In der zweiten Hälfte des 19. Jahrhunderts entstanden im Zuge der »ersten Globalisierung« zunehmend enger integrierte Weltmärkte. Welche Mechanismen, Akteure und Probleme spielten bei der Globalisierung wirtschaftlicher und wirtschaftsrechtlicher Normen eine Rolle? Welche Möglichkeiten der Institutionalisierung internationaler Wirtschaftsbeziehungen gab es? Petersson untersucht am Beispiel des Deutschen Reichs nach 1890 die rechtliche Absicherung des internationalen Verkehrs und die Anstrengungen der Akteure, für den globalen Handel und Kapitalverkehr stabile Rahmenbedingungen zu schaffen.

Volker Berghahn

Industriegesellschaft und Kulturtransfer
Die deutsch-amerikanischen Beziehungen im 20. Jahrhundert

Deutsche Wirtschafts- und Unternehmensgeschichte, die »Amerikanisierung« der westeuropäischen Industrie und die europäisch-amerikanischen Kulturbeziehungen im Kalten Krieg.

Volker Berghahn untersucht in diesem Band die wirtschafts- und unternehmenshistorischen Debatten um die Rolle des amerikanischen Industriemodells bei den Veränderungen, die das deutsche Industriesystem zuerst vor 1914, dann in der Zwischenkriegszeit und schließlich nach 1945 erfuhr. Weitere Aufsätze behandeln die konkreten Wandlungen dieses Systems und dessen forcierten Umbau durch die amerikanische Besatzungsmacht. Im Kalten Krieg schließlich entstand erneut Druck zu politischen und kulturellen Anpassungen, bei denen die großen amerikanischen Stiftungen eine bedeutende Rolle spielten.

Klaus Nathaus

Organisierte Geselligkeit
Deutsche und britische Vereine im 19. und 20. Jahrhundert

Singen, turnen, Tauben züchten – die Studie vergleicht über zwei Jahrhunderte hinweg die Entwicklung deutscher und britischer Vereine und ihren Beitrag zur sozialen Integration ihrer Mitglieder.

Tragen gesellige Vereine für Musik, Sport, Theater, Kameradschafts- und Traditionspflege im 19. und 20. Jahrhundert zu sozialer Integration bei? Klaus Nathaus zeigt, dass deutsche wie britische Vereine sozial integrativ wirkten, aber auch dazu dienten, soziale Ausschlüsse vorzunehmen und Statusunterschiede hervorzuheben. Und: In Großbritannien waren Vereine marktnah und wurden von Wirtschaftsunternehmen wie Presseverlagen oder Brauereien materiell unterstützt. In Deutschland dagegen übte der Staat den prägenden Einfluss aus und förderte Vereine zu »gemeinnützigen« Zwecken.

Kritische Studien zur Geschichtswissenschaft

V&R

Band 200: Jürgen Kocka

Arbeiten an der Geschichte

Gesellschaftlicher Wandel im
19. und 20. Jahrhundert

2011. 400 Seiten mit 5 Tab., gebunden
ISBN 978-3-525-37021-6

Der Band enthält Jürgen Kockas wichtigste Aufsätze zur historischen Theorie, Sozialgeschichte und deutschen Geschichte aus vierzig Jahren.

Band 199: Hans Günter Hockerts

Der deutsche Sozialstaat

Entfaltung und Gefährdung seit 1945

2011. 367 Seiten, gebunden
ISBN 978-3-525-37001-8

Hockerts untersucht die sozialstaatliche Gründung der BRD, den Zenit der Sozialstaatsexpansion im »goldenen Zeitalter« und die Herausforderungen, vor denen der Sozialstaat heute steht.

Band 196: Claudius Torp

Konsum und Politik
in der Weimarer Republik

2011. 384 Seiten mit 5 Abb. und 7 Tab.,
gebunden
ISBN 978-3-525-35715-6

Claudius Torp untersucht den Zusammenhang von Konsum und Politik in der Weimarer Republik und eröffnet damit eine neue Perspektive auf Probleme und Potenziale dieser Zeit.

Band 195: Isabella Löhr

Die Globalisierung
geistiger Eigentumsrechte

Neue Strukturen internationaler
Zusammenarbeit 1886–1952

2010. 342 Seiten mit 5 Abb. und 6 Tab., geb.
ISBN 978-3-525-37019-3

Die Studie analysiert das Verhältnis von geistigem Eigentum und internatonalen Organisationen seit dem späten 19. Jahrhundert.

Band 194: Jan Eike Dunkhase

Werner Conze

Ein deutscher Historiker im 20. Jahrhundert

2010. 378 Seiten, gebunden
ISBN 978-3-525-37012-4

Die erste Biographie des Historikers Werner Conze (1910–1986) auf der Grundlage seines Nachlasses.

»hochinformative und flüssig geschriebene Studie« Frankfurter Allgemeine Zeitung

Band 193: Nina Verheyen

Diskussionslust

Eine Kulturgeschichte des
»besseren Arguments« in Westdeutschland

2010. 372 Seiten mit 7 Abb., gebunden
ISBN 978-3-525-37014-8

Das Buch untersucht die zunehmende Verbreitung von mündlich geführten Diskussionen als soziale Praxis der westdeutschen Alltagskultur.

Vandenhoeck & Ruprecht

Kritische Studien zur Geschichtswissenschaft

V&R

Band 192: Jörg Neuheiser

Krone, Kirche und Verfassung

Konservatismus in den
englischen Unterschichten 1815–1867

2010. 349 Seiten, gebunden
ISBN 978-3-525-37009-4

»Popular Conservatism« – Jörg Neuheiser untersucht den plebejischen Konservatismus in Politik, Alltags- und Festkultur in England.

Band 191: Jakob Zollmann

Koloniale Herrschaft und ihre Grenzen

Die Kolonialpolizei in Deutsch-Südwestafrika
1894–1915

2010. Ca. 400 Seiten mit 1 Karte, gebunden
ISBN 978-3-525-37018-6

Darstellung der Polizei in Deutsch-Südwestafrika, ihrer Strafpraxis und ihrem Wirken in Windhoek; dem Farmgebiet und dem Norden der Kolonie.

Band 190: Vera Hierholzer

Nahrung nach Norm

Regulierung von Nahrungsmittelqualität
in der Industrialisierung 1871–1914

2010. 399 Seiten mit 6 Abb. und 5 Tab., gebunden
ISBN 978-3-525-37017-9

Dieser Band untersucht am Beispiel der Nahrungsmittelregulierung den Normenwandel in der Phase des Übergangs zur industrialisierten Konsumgesellschaft im späten 19. und frühen 20. Jahrhundert.

Band 189: Benno Gammerl

Untertanen, Staatsbürger und Andere

Der Umgang mit ethnischer Heterogenität im Britischen Weltreich und im Habsburgerreich 1867–1918

2010. 400 Seiten mit 9 Abb., 4 Diagramme,
7 Tab. und 5 Karten, gebunden
ISBN 978-3-525-37011-7

»Als wissenschaftliches Fachbuch zum konkreten Thema und als Grundlage zur weiteren Arbeit ... uneingeschränkt zu empfehlen.« *www.buchvergleich.de*

Band 188: Aribert Reimann

Dieter Kunzelmann

Avantgardist, Protestler, Radikaler

2009. 392 Seiten, gebunden
ISBN 978-3-525-37010-0

»Reimann [...] destilliert den verwinkelten Lebenslauf des Individuums Kunzelmann aus den oft widersprüchlich-vertrackten Bewegungen seiner Zeit und umgekehrt. Er legt damit aufregende neue Blickschneisen frei.«
Pieke Biermann, www.dradio.de

Band 187: Christiane Eisenberg

Englands Weg in die Marktgesellschaft

2009. 166 S. mit 5 Tab. und 12 Abb., gebunden
ISBN 978-3-525-37008-7

»Ein spannendes Buch [...], das eine solide Basis für und viele Anregungen zu neuen Forschungsfragen bietet.«
Andreas Fahrmeir, www.sehepunkte.de

Vandenhoeck & Ruprecht